흡인세포진단의 실제

유방과 갑상선

Fine Needle Aspiration Cytology Breast and Thyroid

의학박사 **이 중 달**

한양대학교 명예교수

송도병원 병 원 장

머리말

유방암과 갑상선암이 최근 몇 년 사이에 갑자기 증가하는 추세를 보이고 있다. 요즈음 진단되는 유방암과 갑상선암은 환자의 연령이 젊어졌고, 암조직 덩어리의 크기가 작아진 공통적 특징을 보인다. 이런 특징으로 미루어 판단컨대 두 장기의 암은 다른 장기의 암에 비하여 더 이른 시기에 진단되는 것 같다.

이들 암의 조기진단에 큰 몫을 하게 된 원동력은 바로 방사선 영상기자재의 일상적인 이용과 흡인세포검사의 활발한 시술이라고 생각한다. 만져지지도 않는 작은 병변일지라도 방사선 조영상의 유도로 정확한 위치를 한정할 수 있게 되고, 세포학적 판정에 필요한 충분한 양의 검사물을 가는 바늘로 흡인할 수 있는 숙련된 기술이 이들 암의 조기진단에 결정적인 역할을 했다고 본다. 최근에 와서 유방과 갑상선의 세침흡인세포검사가 갑자기 증가한 이유도 세포검사가 번거로운 조직검사를 대신할 수 있는 정확성 때문일 것이다.

이 참고서는 유방과 갑상선의 질병, 특히 악성 종양의 세포학적 변화를 자세하게 기술하고 있다. 유방과 갑상선 병변의 임상적 특징을 요약하고, 흡인세포학적 변화를 원색도보와 함께 알기 쉽게 설명하고 있다. 저자가 과거 40여 년간 모아둔 귀중한 자료를 정리하고 소개하는 목적으로 집필하기 시작하였다. 평생을 교직에 몸담고 있으면서 경험한 세포진단의 문제점을 명쾌하게 풀이 하고자 노력하였지만 결코 쉽지 않는 일임을 알 수 있었다. 워낙 흡인세포학 자체가 짧은 기간 내에 발전하였고, 아직 연구되어야 할 분야가 많이 남아 있다는 사실과 이 책자가 일상 진료의 탁상용 열람물이 되길 바라는 마음을 이 책을 통하여 밝히고자 한다.

이 책을 만들기까지 동료와 후배로부터 많은 도움을 받았다. 한양대학교 구리병원 박용욱교수, 울산대학교 서울아산병원 공경엽교수, 순천향대학교병원 병리과 진소영교수 그리고 한국원자력의학원 원자력병원 고재수과장의 도움에 감사한다. 특히 유방의 과립세포종의 희귀한 증례를 고재수과장의 호의로 게재할 수 있었다. 이 자리를 빌려 더욱 감사를 표하는 바이다.

저자의 난필초고를 오랫동안 전산기록으로 깨끗하게 처리한 송도병원 병리과 이지혜양에게 감사한 마음을 전한다. 끝으로 이 책자의 출판을 계속해서 맡아주신 고려의학 최병진 사장에게 감사하고, 편집부 유혜승 실장, 이창용 차장 그리고 서상석 과장의 노고로 선명한 색상분해가 돋보이며, 천연색 도보가 재 모양을 갖추었다. 편집부 여러분의 각별한 노고에 감사한다.

2007년 10월

이 중달

목차

유 방

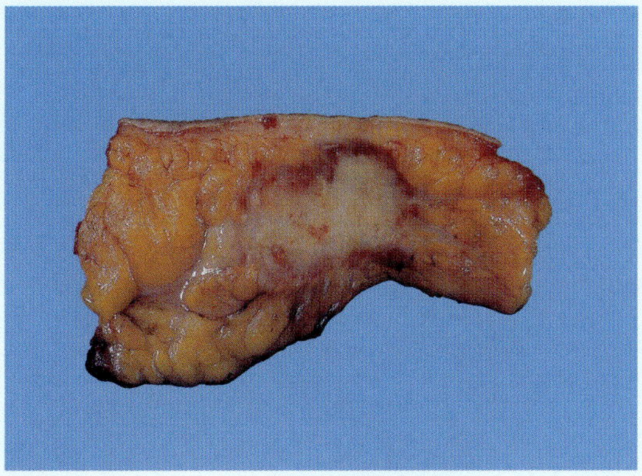

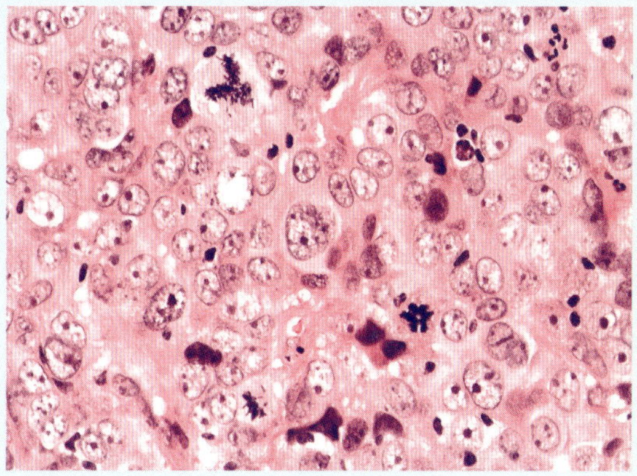

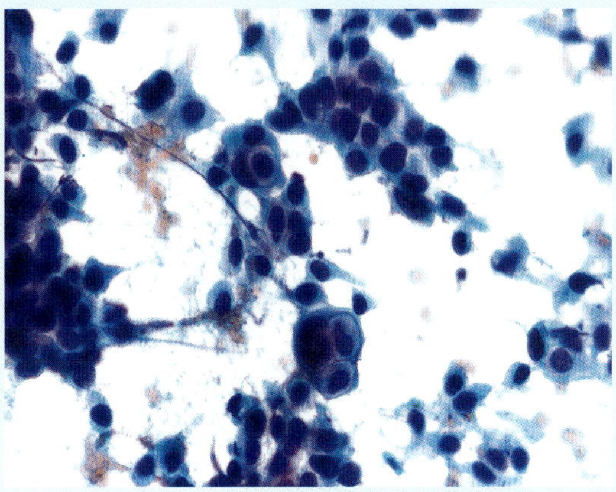

유방암종, 절제 단면 육안표본

도관암종, 불량한 분화 조직표본

도관암종, 고등급 도말표본

유 방

발생, 해부, 조직 및 병리

사람의 유방은 좌-우 양쪽의 가슴 윗부분에 돔 모양으로 자리를 잡고 있다. 유방의 밑으로 흉근이 깔려 있어, 늑골과 경계를 이룬다. 유방은 태생기에 표피의 원기가 진화를 거듭하여 유두와 배출통로인 도관계통으로 발전한다.

유방의 표면을 덮고 있는 피부의 중층편평상피가 계속해서 유두의 표면과 주도관의 개구부를 덮게 된다. 유두로 개구하는 6 내지 10개의 주도관은 두층으로 된 입방상피로 깔려있다. 유두 주위 색소침착 부위를 유륜(areola)이라고 부른다. 유륜을 덮고 있는 피부는 메라닌 색소의 침착이 다른 부위에 비하여 두드러진다. 이 부위는 피하로부터 평활근이 받치고 있다.

주도관이 연속적으로 가지를 치고 점점 내강이 좁아진 도관이 되어 마지막에는 종말도관(terminal duct)에 도달한다. 성인이 되면 종말도관이 분지하여 포도송이 모양의 작은 선방(acinus)이 되고 여러 개의 선방이 모여서 한 소엽(lobule)을 만든다. 이 구조를 종말도관 소엽단위(terminal duct lobular unit, TDLU)라고 한다. 각 도관과 소엽은 두 종류의 세포로 덮여 있다. 한 세포는 납작한 근상피세포(myoepithelial cell)인데 불연속적으로 기저막의 안쪽을 따라 깔려 있다. 다른 종류의 것이 입방상피세포인데 근상피세포의 위를 덮고 내강에 바로 연하고 있다. 이 내강쪽 입방상피세포가 유즙을 생산하는 세포로 변한다.

유방을 구성하는 대부분의 기질은 결합조직과 지방조직(소엽사이 기질)의 혼합으로 이뤄진다. 소엽은 점액 성분이 풍부한 섬유조직으로 기질을 만든다(소엽내 기질).

유방을 구성하고 있는 상피와 기질조직에서 각각 양성 병변과 악성 종양이 발생한다. 세포학적 검사의 빈번한 대상이 되는 유방 병변의 발생부위를 도표로 표시해 보면 다음과 같다 (그림 B-1-1).

정상 구조

조직소견

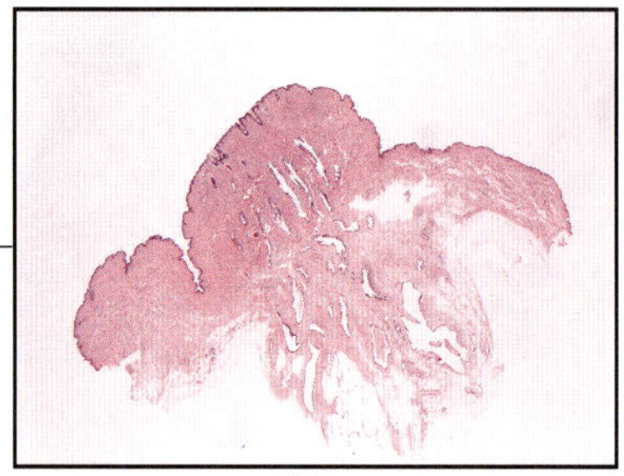

유두

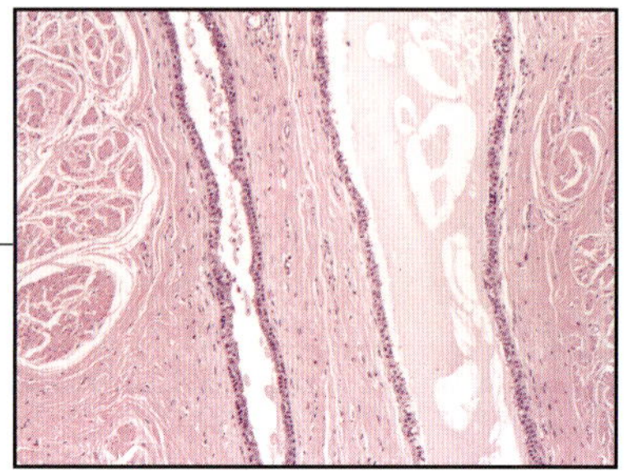

유륜하 도관 팽대부

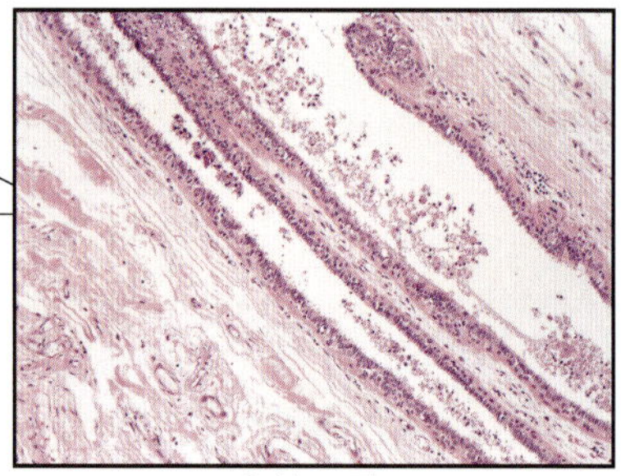

유선 도관

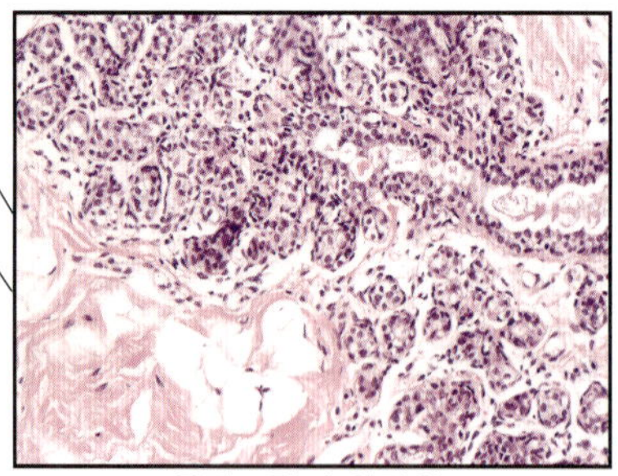

종말도관 소엽단위

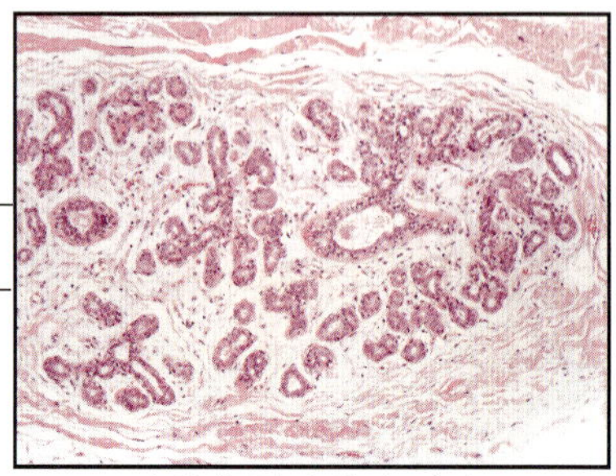

소엽내 및 소엽간 기질

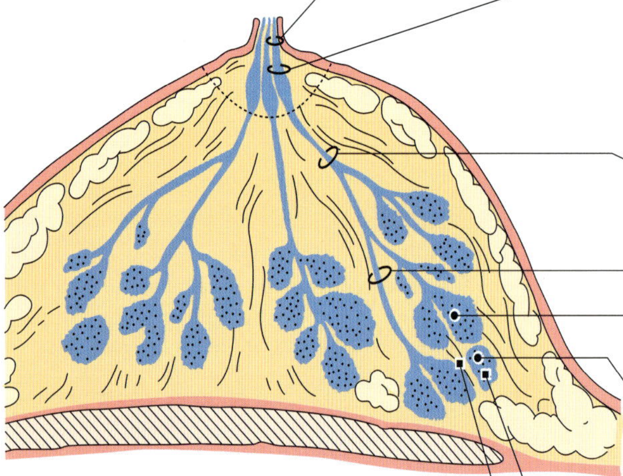

그림 B-1-1. 유방의 단면구조와 각 구조에서
흔히 발생하는 병변

정상 구조

흔히 발생하는 병변

세포도말소견

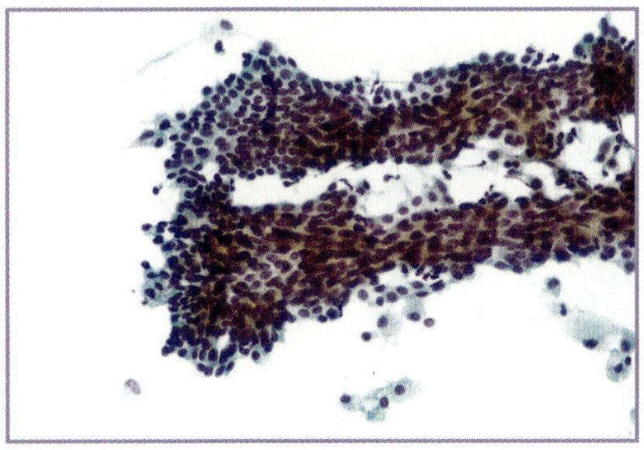

유두

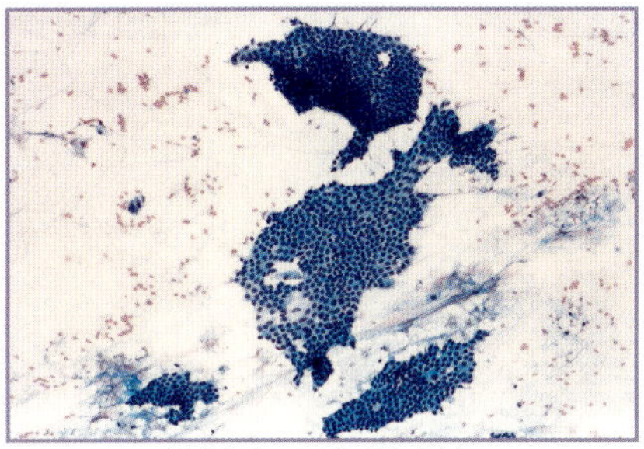

유륜하 도관 팽대부

- 유륜하 농양, subareolar abscess
- 유두선종, nipple adenoma
- 유륜하 도관 유두종증, subareolar duct papillomatosis
- 파제트병, Paget's disease

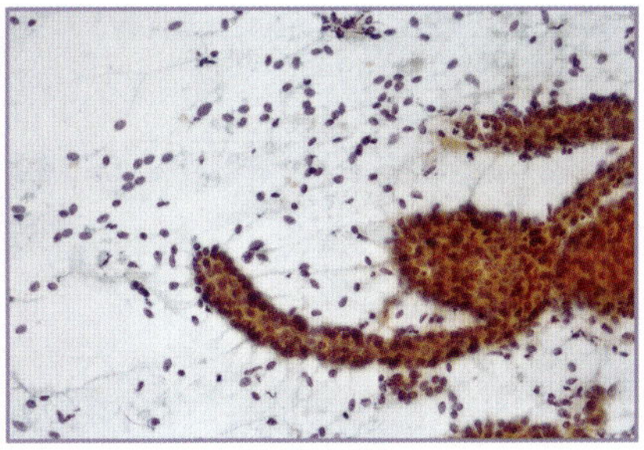

유선 도관

- 도관 확장증, ductectasia
- 급성 유방염, acute mastitis
- 도관 선종, ductal adenoma
- 도관 내 유두종, intraductal papilloma
- 유듀상 암종, papillary carcinoma
- 도관 암종, 각종, ductal carcinoma, variants

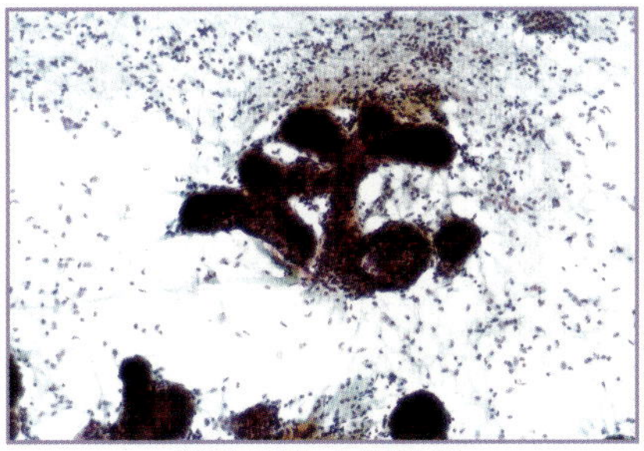

종말도관 소엽단위

- 섬유낭성 병변, 선증, fibrocystic lesion, adenosis
- 섬유 선종, fibroadenoma
- 엽상 종양, phyllodes tumor
- 관상 선종, tubular adenoma
- 도관 암종, 각종, ductal carcinoma, variants
- 소엽 암종, lobular carcinoma

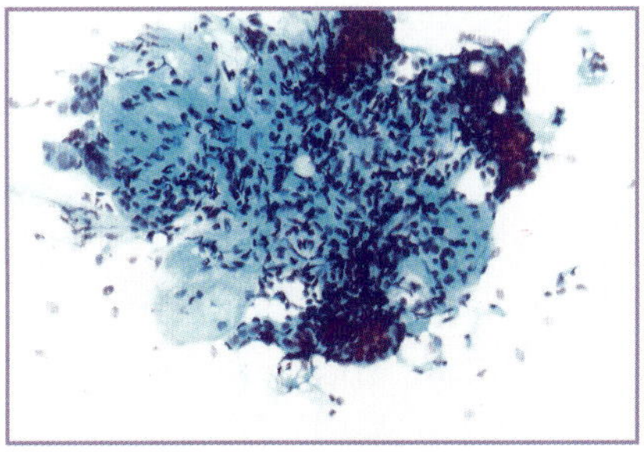

소엽내 및 소엽간 기질

- 지방괴사, fat necrosis
- 급성 유방염, 농양, acute mastitis, abscess
- 지방종, lipoma
- 혈관종, hemangioma
- 결절성 근막염, nodular fasciitis
- 과립세포종, granular cell tumor
- 육종, sarcoma
- 악성림프종, malignant lymphoma

유방 병변의 취급

유방 병변은 우선 유방의 촉진으로 응어리(덩어리, 멍울, 망울, 혹, 종괴, 종물, 결절, 종양)를 발견하게 된다. 촉진상 유방에 병변이 의심될 때에 유방 조영술을 실시한다. 조영상에 나타난 의심스러운 부위에서 세침흡인세포검사(fine needle aspiration cytology, FNA)가 실시된다. 이러한 유방의 검사절차를 유방의 3대 기본검사(triple tests)라고 부른다. 이런 과정으로 얻어진 세포검사 결과는 유방 병변의 치료 방향을 결정하고, 수술 전 생검과 수술시 동결절편 검사를 대신하게 된다. 3대 기본검사에 의한 유방 병변의 취급은 대략 다음과 같은 과정으로 진행된다 (그림 B-1-12).

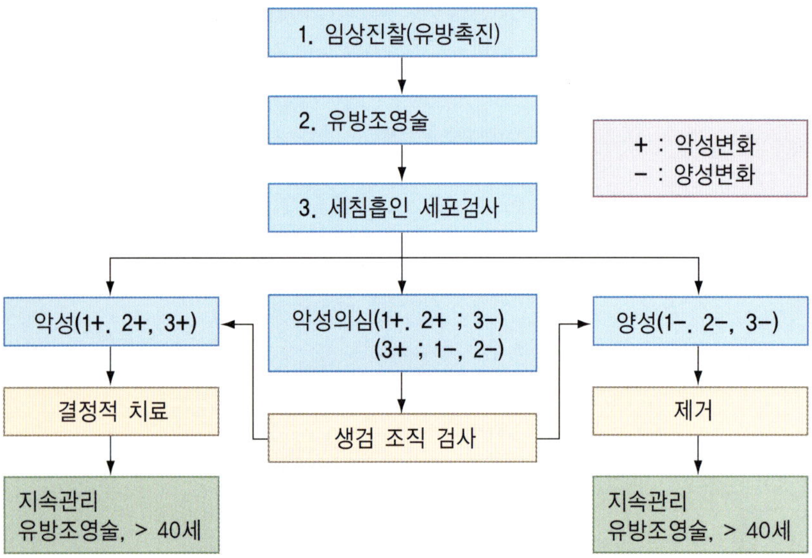

그림 B-1-12. 3대 기본검사(triple tests)에 따른 유방 병변의 취급과정.
유방의 3대 기본검사란 **1.** 임상진찰(유방 촉진), **2.** 유방 조영술 그리고 **3.** 세침흡인 세포학적 검사를 일컫는다. 치료 후에는 계속 관찰 대상이 되고, 환자 나이 40세가 넘으면 정기적인 유방 조영술로 지속관리한다.

FNA가 유방병변의 형태학적 진단을 얻는데 가장 효율적인 검사법이지만 그 나름대로 제한성을 가지고 있다. 정확한 진단을 얻는데 가장 중요한 검사 과정이 적절한 흡인물을 얻는 일이다. FNA는 체강액이나 삼출물을 천자하여 세포학적으로 검사하는 이른바 Papanicolaou 검사와 전혀 다른 개념의 검사법이다. FNA는 바늘심지생검(needle core biopsy)처럼 조직을 검사물로 얻되 판독은 세포학적으로 이뤄지는 흡인생검세포학(aspiration biopsy cytology, ABC)이다. 조직검사와 세포검사의 절충적인 검사법이다.

가는 바늘(통상 25게이지)의 음압으로 흡인된 조직은 주사침과 주사침의 허브(원통부)안에 들어 있어 시술자는 조직 흡인물을 볼 수 없다. 주사침 안에 들어 있는 조직을 슬라이드 위에 분출하고 2장의 슬라이드로 부드럽게 도말하면 비로소 회백색의 미세한 과립들이 흩어져 도말된 것을 확인할 수 있다. 한 병변에서 얻은 2장 또는 4장의 도말 슬라이드로 충분하다.

주사통 내로 빨려들은 용액은 전부 흡인한 다음 남아 있는 병소로부터 다시 흡인한다. 한 유방에 많은 결절이 있다고 전부가 세포검사의 대상이 되는 것은 아니다. 여러 결절 중 가장 의심스러운 것 하나만을 골라서 세포검사를 실시한다. 만일 특성이 전혀 다른 제2의 결절이 있을 경우에는 재차 FNA를 시도하되 정확한 위치를 명기하고, 첫째 결절의 세포학적 변화와 비교한다.

세포학적 진단은 생검으로 얻은 조직진단과 달라서 "미확정 또는 악성의심(undetermined or suspicious for malignancy)"이란 진단명이 통용되고 있다. 이런 진단이 용납되는 첫 번째 이유는 주어진 병변이 양성인지 악성인지를 세포학적으로 도저히 구별할 수 없을 때이다(예, 도관 내 유두종과 유두상 암종). 이때는 재차 FNA로도 명확한 진단을 얻지 못한다. 다만 생검만이 실체를 밝혀준다. 두 번째 이유는 검사물(흡인물)이 양적으로나 질적으로 부적절해서 진단을 할 수 없는 경우이다. 이때는 FNA를 재차 실시하면 유익한 정보를 얻을 수 있다.

임신-수유기 변화와 염증성 질병

임신 중이거나 수유기의 유방에 생긴 응어리의 실체를 파악하는데 FNA가 유익한 역할을 한다.

임신 제 6주에서 20주 사이에 유방이 가장 비대해 진다. 이때 세포학적 수준에서 관찰해 보면 도관과 소엽을 구성하는 상피세포들이 증식하고 이들의 핵과 세포질이 커진다. 이런 증식성 변화는 임신 마지막 3개월까지 활발하게 진행하다가 그 후부터는 증식하지 않거나 다소 위축한다. 수유중에는 분비세포가 오히려 작아지고, 납작하게 되면서 세포질 내에 공포가 생긴다(그림 B-1-13). 수유기가 끝난 후에는 종말도관 소엽단위(TDLU)가 임신 전 상태로 뒤돌아간다.

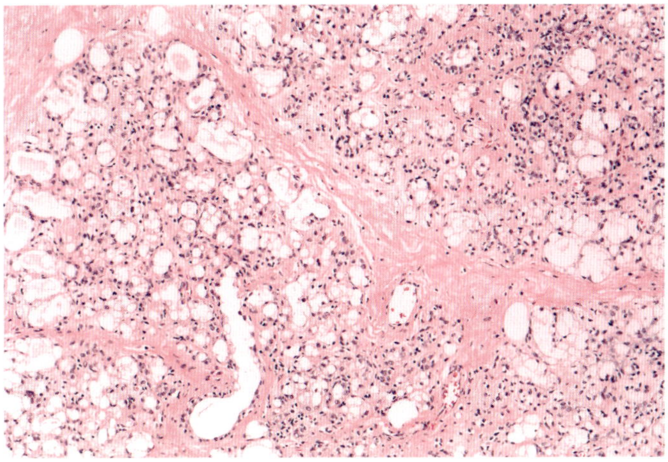

그림 B-1-13. 유방의 수유기 변화

임신 중에 발생한 응어리는 임신 호르몬의 자극에 대한 유방조직의 고르지 못한 반응으로 발생할 수도 있고, 섬유선종과 같이 이미 존재하던 종양이 호르몬의 영향을 받아 더 커지는 경우도 있다. 임신 유방에서 발생하는 응어리로 젖낭종(그림 B-1-14)과 수유선종(그림 B-1-15)이 있다. 수유기에 발생하는 가장 흔한 유방의 응어리는 급성 염증으로 오는 농양이다(그림 B-1-16). 다행스럽게도 임신 중 유방에 발생하는 종양의 빈도는 매우 낮고, 대부분이 양성으로 판명된다. 유방의 모든 세포학적 검사 중 임신 유방의 종양으로 진단되는 경우는 1.6%의 빈도이고, 임신 유방에 발생하는 암종은 모든 유방암의 0.12%에 불과하다.

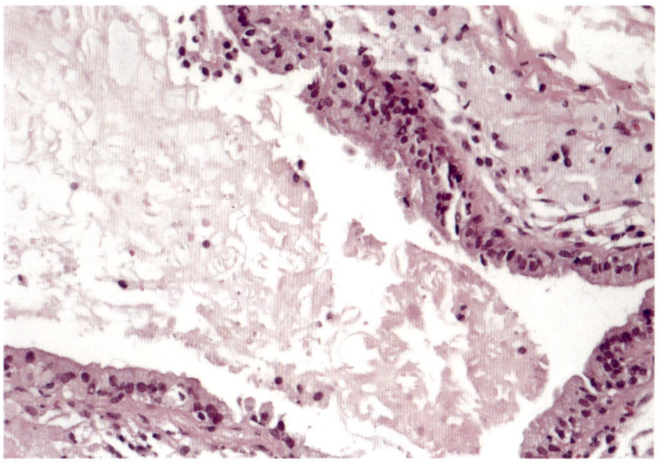

그림 B-1-14. 젖낭종

급성 유방염은 수유기에 잘 발생한다. 황색 포도상 구균과 연쇄상 구균이 흔한 원인균이 된다. 임상적으로 급성 유방염은 다른 장기의 급성 염증에서 보는 일반적인 증상 즉 국소의 통증, 발적, 발열 그리고 부종으로 인한 응어리로 만져진다. 유방염은 응어리를 만들고 발적 때문에 유방암종

(특히, 염증성 암종)으로부터 감별되어야하고, 이때 FNA가 결정적인 해답을 준다.

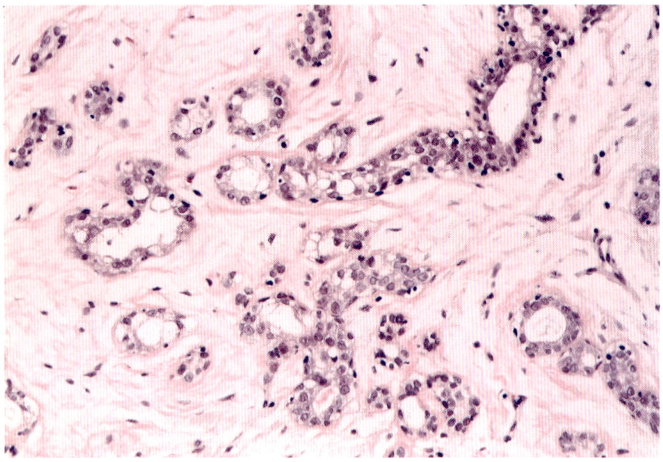

그림 B-1-15. 수유선종

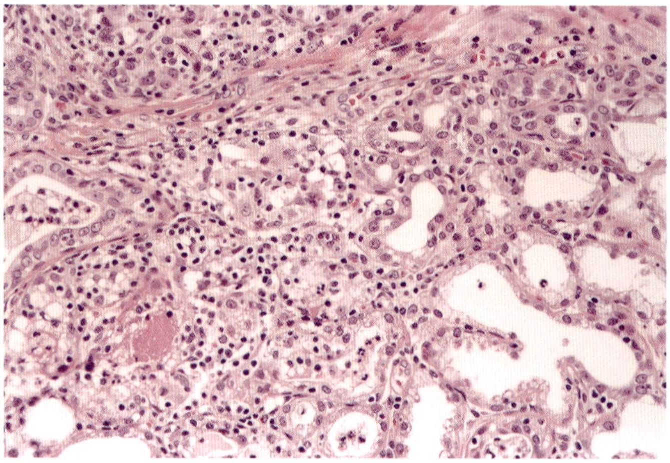

그림 B-1-16. 수유기 유방 농양

임신-수유기 변화, pregnancy and lactation

임신과 수유 중에 실시되는 FNA는 외과적 침습을 최소한으로 제한하는데 유익한 역할을 한다. 임신 유방과 수유 중 유방은 다같이 종말도관 소엽단위의 상피세포가 활동적인 분비상태를 보인다. 잠재적인 응어리가 임신 유방이나 수유 중 유방에 만져질 때에 비로소 FNA의 표적이 된다. 이때 FNA는 병소주위의 정상 유즙분비세포를 함께 흡인하고, 이들의 세포학적 변화가 매우 요란하게 보인다. 이런 변화에 익숙하지 않는 판독자는 무척 당황하게 된다. 유즙분비유방의 세포학적 소견은 수유선종의 변화와 비슷하고(44쪽 참조), 유방암종 특히 소엽암종 또는 분비암종의 변화와 혼동하기 쉽다.

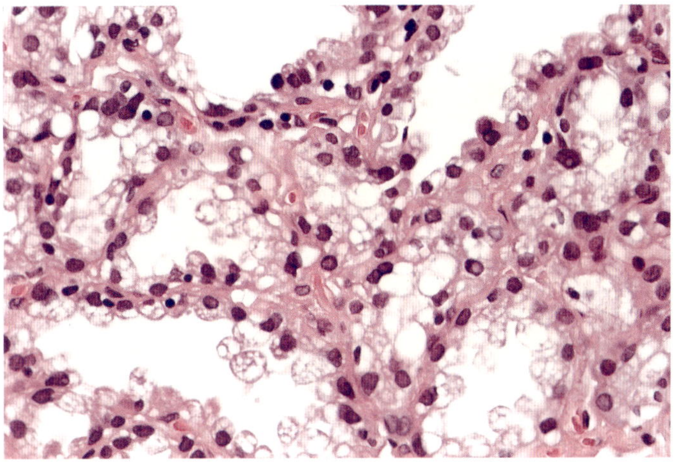

그림 B-1-17. 조직표본은 수유기 유방의 선방 구조이다. 선방세포의 세포질은 여러 크기의 공포로 채워지고 확장된다. 핵은 납작하게 세포질의 한쪽으로 밀려 있다. 확장된 내강에는 거품(유즙)이 차 있다.

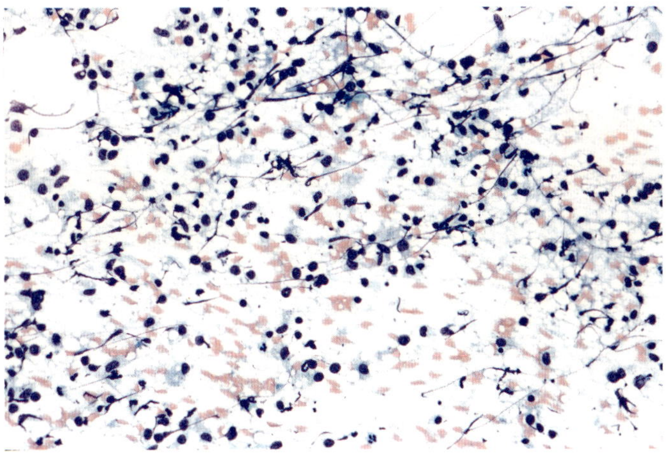

그림 B-1-18. 도말표본의 저배율에서 세포밀도가 높다. 세포들은 개별세포로 흩어져 도말된다. 둥근핵 주위에 있는 희미한 세포질은 그 경계가 뚜렷하지 않다. 개별세포들은 주로 나핵으로 도말된다.

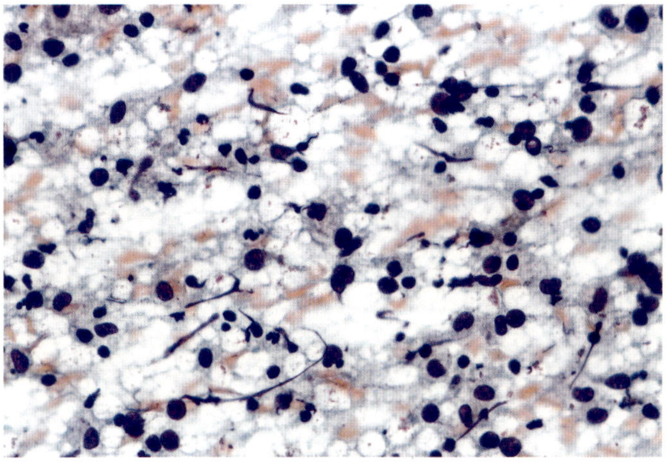

그림 B-1-19. 도말배경에는 많은 지방공포(유즙)가 나타난다. 세포질은 거의 볼 수 없고, 둥근 나핵으로 도말된다. 연약한 세포질은 작은 유즙 공포로 채워진다. 이러한 세포학적 소견은 수유선종의 변화와 대동소이하다.

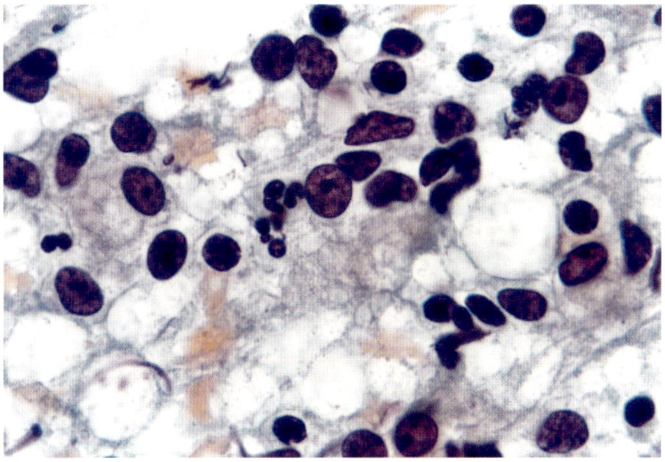

그림 B-1-20. 도말표본의 고배율 배경에는 크고 작은 공포(유즙)가 많이 나타난다. 세포질은 떨어져 나가고, 나핵으로 도말된다. 붙어 있는 세포질은 과립상이다. 그 안에 공포가 들어 있다. 핵은 둥글고, 얇은 핵막은 고루 매끈하다. 염색질은 과립상이다. 뚜렷한 핵소체는 크고, 둥글고, 핵의 중앙에 위치한다.

젖낭종, galactocele

젖낭종은 유방의 도관이 주머니 모양으로 확장되고 그 안에 유즙이 고이는 병변이다. 대개 임신-수유기에 잘 발생한다. 이따금 젖낭종은 진득거리는 유즙이 대량 축적해서 큰 덩어리로 만져지는 수가 있다. 확장된 도관벽에는 염증반응이 뒤따르고, 도관 주위 기질에는 림프구의 침윤으로 된 만성 염증이 동반된다.

젖낭종은 유즙으로 된 흡인물로 진단을 확인할 수 있고, 흡인만으로 진단과 치료를 동시에 병행할 수 있는 병변이다.

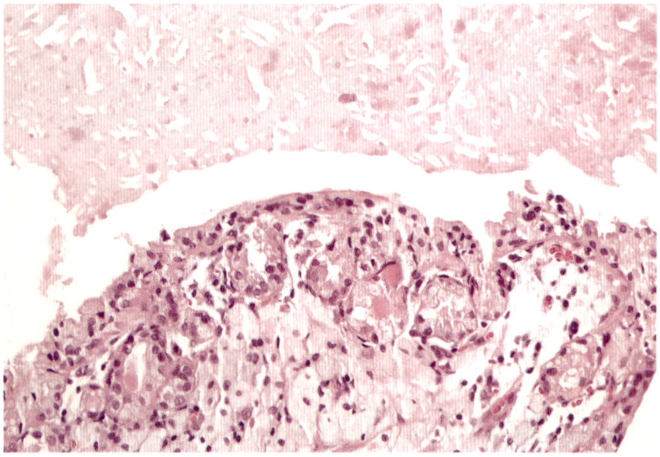

그림 B-1-21. 조직표본은 유즙으로 찬 확장된 도관이다. 도관벽에는 만성 염증 세포들이 나타난다.

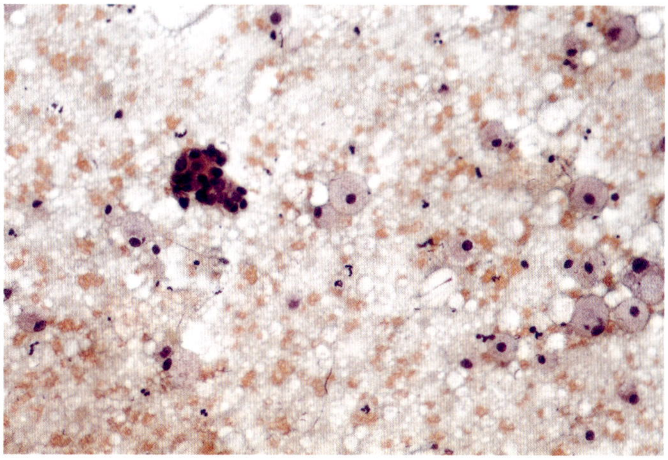

그림 B-1-23. 간혹 도관 상피세포가 작은 집단으로 유즙 내에 떠 있다. 매우 얌전하게 보인다. 비정형성은 인정되지 않는다.

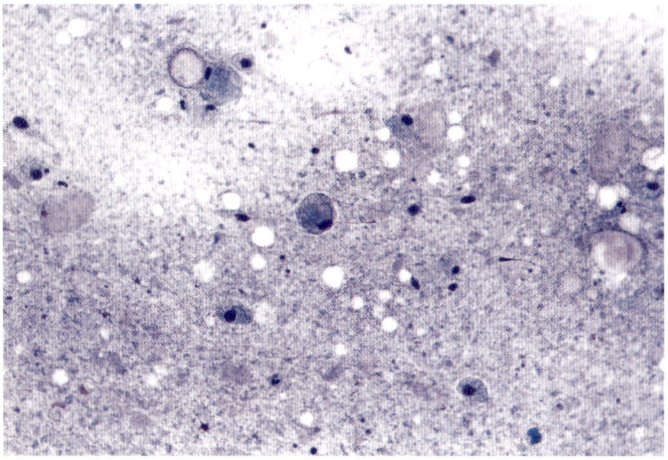

그림 B-1-22. 도말표본의 저배율에서 유즙으로 된 단백질성 액체와 지방방울 그리고 무수한 공포를 본다. 포말 조직구가 이따금 보인다.

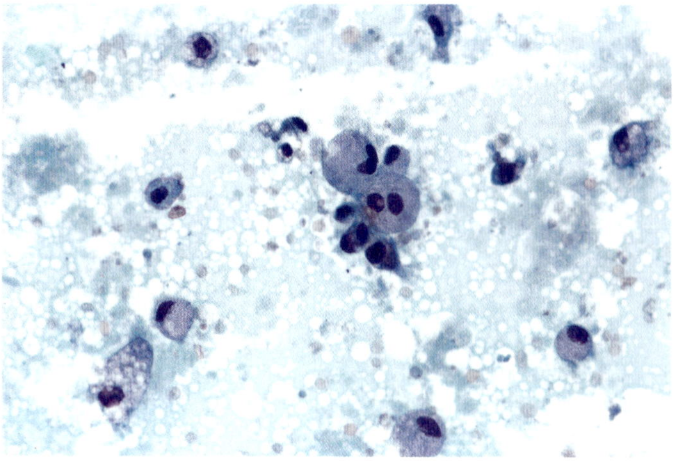

그림 B-1-24. 고배율 시야에서 유즙함유 대식세포(lactophage, milk-phage)가 유즙 내에 떠 있다. 미세한 지방(유즙) 방울들이 도말 배경을 만든다.

도관 확장증, ductectasia

도관 확장증은 형질세포 유방염(plasma cell mastitis)과 같은 병변으로 취급된다. 도관벽을 구성하는 탄력섬유가 만성 염증으로 파괴, 소실되고 도관이 확장된 상태이다. 확장된 도관 내에 분비물이 고인다. 도관 주위에는 림프구와 형질세포가 침윤한다. 도관 확장증은 병변이 유방의 중앙부에 위치하고 유두가 함몰할 수 있기 때문에 유방암으로 의심을 받게 된다. 암종의 촉감과 비슷할 수 있다. 약 20%의 환자에서 유두로부터 분비물이 보인다. 유방 조영상에서 석회화 음영이 다양한 모양과 크기로 나타날 수 있다.

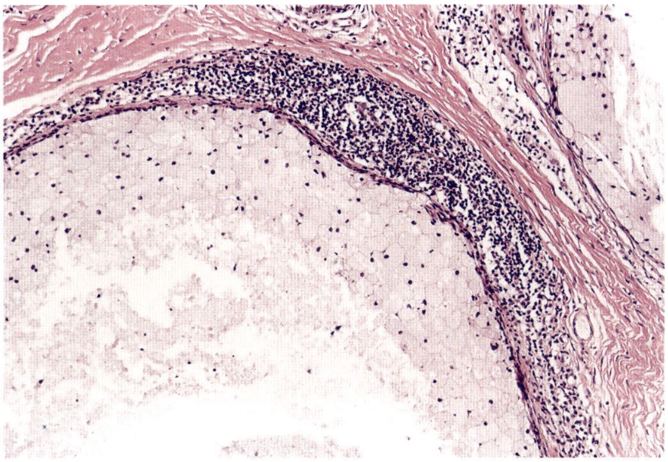

그림 B-1-25. 조직표본은 여러 개의 도관이 확장되고 그 안에 죽같은 용액이 차 있다. 도관벽에는 림프구와 형질 세포가 다수 침윤한다. 도관 내강은 단백질성 용액으로 채워진다.

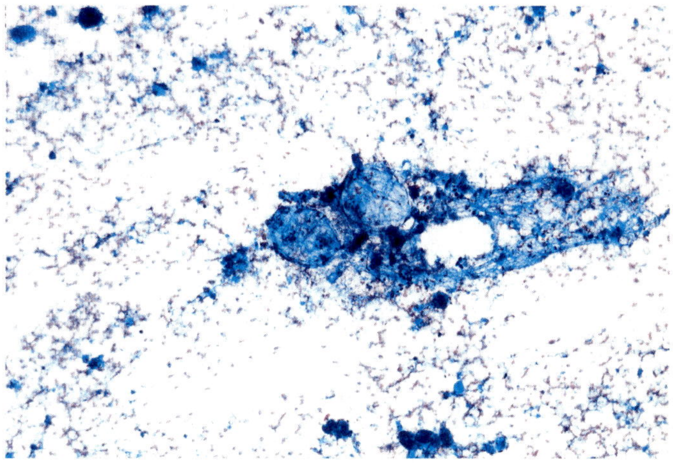

그림 B-1-27. 여기에 포말대식세포와 소수의 염증세포가 섞여 있다. 배경에 발려 있는 분비물은 흔히 고정액(알코올)에 녹아 없어지면서 구름처럼 보인다.

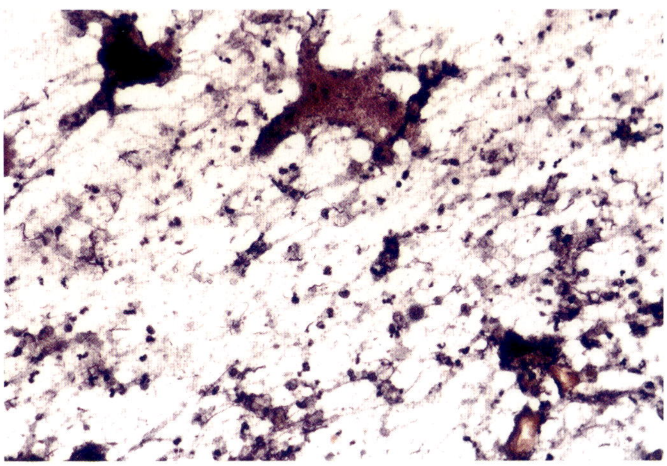

그림 B-1-26. 도말표본의 저배율에서 흡인된 분비물이 반죽처럼 진득거린다. 슬라이드 위에 도말할 때에 풀을 칠하는 것 같은 느낌을 받는다.

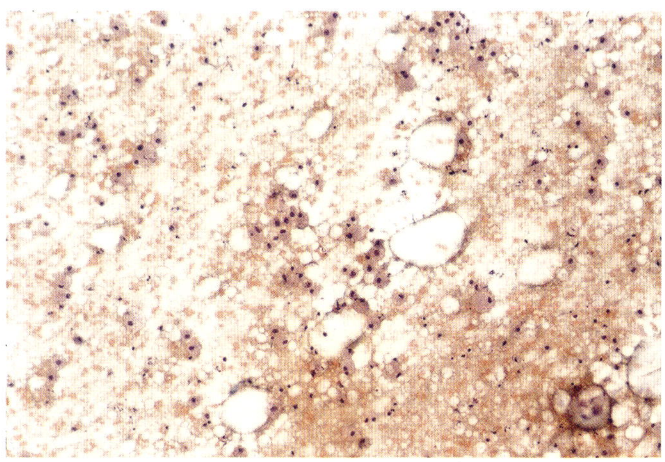

그림 B-1-28. 간혹 다핵성 거대 세포와 지방의 작은 방울 그리고 콜레스테롤 결정체가 섞여 있다.

지방괴사, fat necrosis (1-2)

유방의 지방괴사는 다른 장기의 지방괴사와 대체로 원인을 같이하지만 유방의 외상, 외과적 침습 또는 방사선 조사 후에 발생하는 지방괴사는 드물다. 도관확장증이나 섬유낭성병변의 경과 중 너르난 도관이 터지면서 내용물이 기질의 지방 내로 유출된다. 유출물에 대한 염증 반응이 지방괴사로 나타난다. 지방괴사는 응어리로 만져지기 때문에 임상적으로 진짜 종양과 감별하기 곤란할 수 있다.

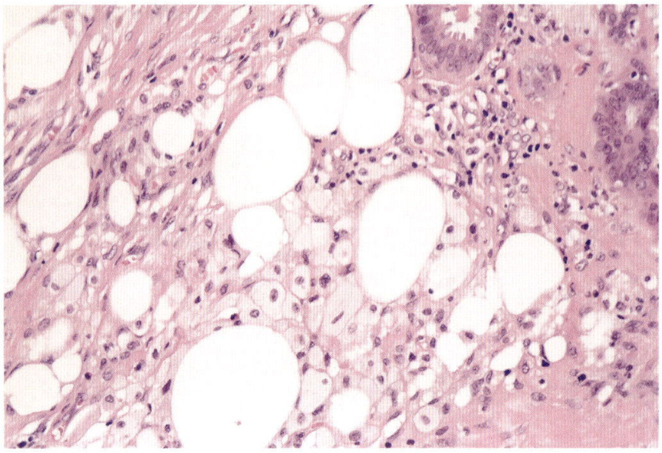

그림 B-1-29. 조직 표본은 유방의 지방기질에 괴사소견을 보인다. 그 주위에 포말상 조직구가 많이 보인다. 다른 만성 염증세포도 간혹 나타난다.

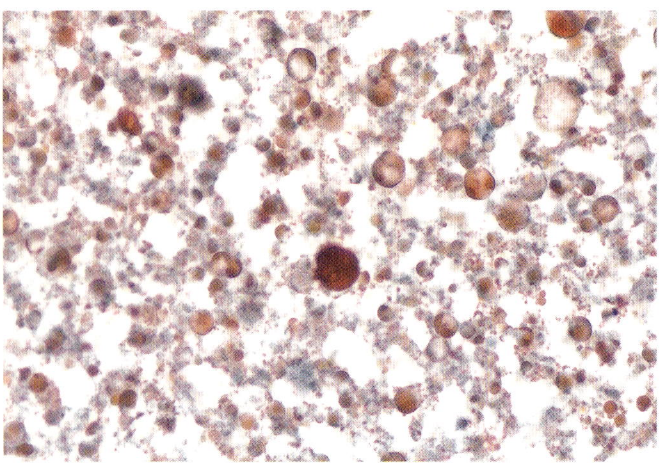

그림 B-1-30. 도말표본의 저배율에서 흡인물은 혼탁하고 매우 지저분하다. 미끈미끈한 과립상 반 고형물이라서 두껍게 도말된다. 지방의 방울들이 불완전한 비누형성으로 둥글게 굳어 있다.

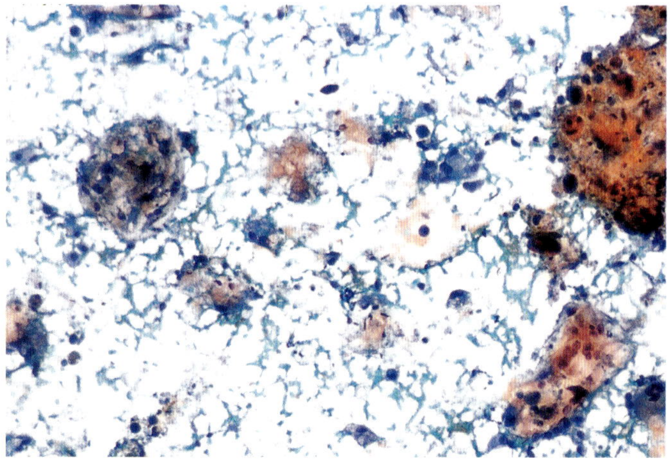

그림 B-1-31. 포말 대식세포와 다핵성 거대세포가 보인다. 다른 종류의 염증세포도 섞여 나타날 수 있지만 상피세포는 보이지 않는다. 다양한 모양의 석회화 과립과 조각들이 도말 배경을 지저분하게 만든다.

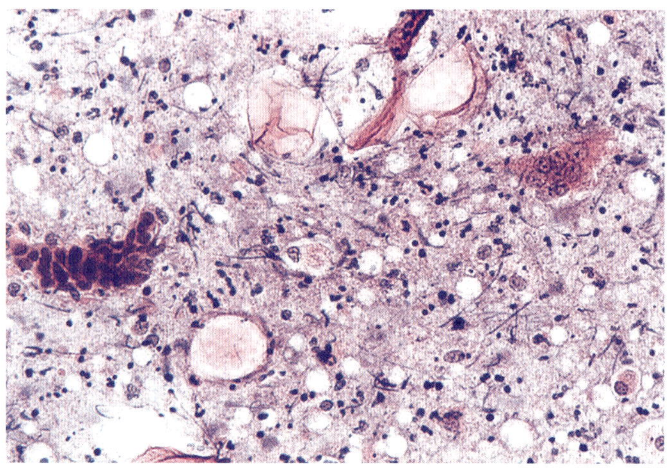

그림 B-1-32. 도말 배경에 지방공포들이 비누를 만든다. (휴지뭉치처럼 불규칙하게 주름잡힌 공포). 괴사에 빠진 핵 파편들이 산재한다. 도관상피세포의 한 집단과 다핵성 거대세포가 보인다.

지방괴사, fat necrosis (2-2)

외상에 의한 지방괴사는 유방의 표면 가까이 발생한다. 유방의 피하 지방조직 내에 주로 위치한다. 외상을 받고 대개 1~2주 후에 혹으로 만져진다. 외상 부위의 피하에 멍이 들 수 있다. 지방괴사 병변이 치유 단계에서 응어리로 만져진다. 촉진으로 통증(압통)을 호소한다. 임상적으로 유방암종과 유사할 수 있기 때문에 세포학적 검사의 빈번한 대상이 된다.

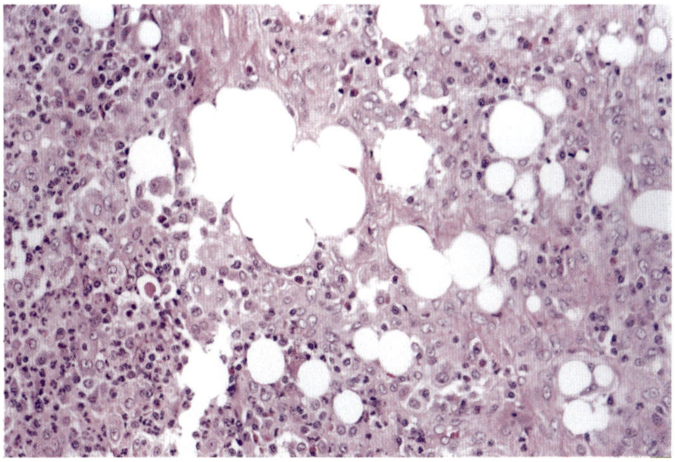

그림 B-1-33. 조직표본은 유방의 피하에 지방괴사로 인한 염증반응을 보인다. 포말 대식세포와 만성 염증 세포들이 괴사된 지방(공포) 주위에 많이 출현한다.

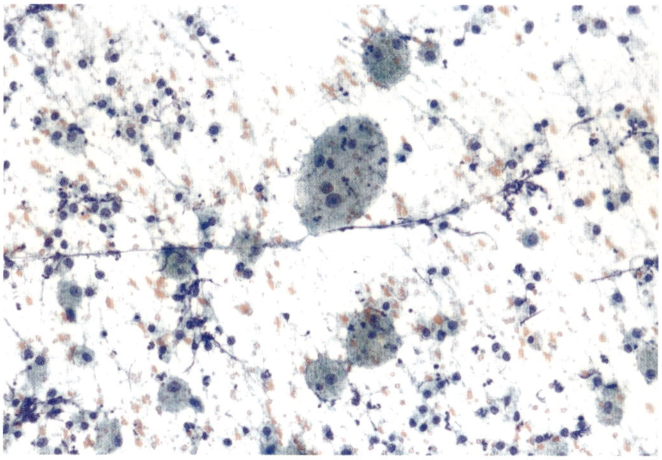

그림 B-1-35. 도말배경은 진한 풀 같고, 과립상이고, 지저분하다. 도말할 때에 기름기를 느낄 수 있다. 다수의 포말 대식세포와 다핵성 거대세포가 섞여 있다.

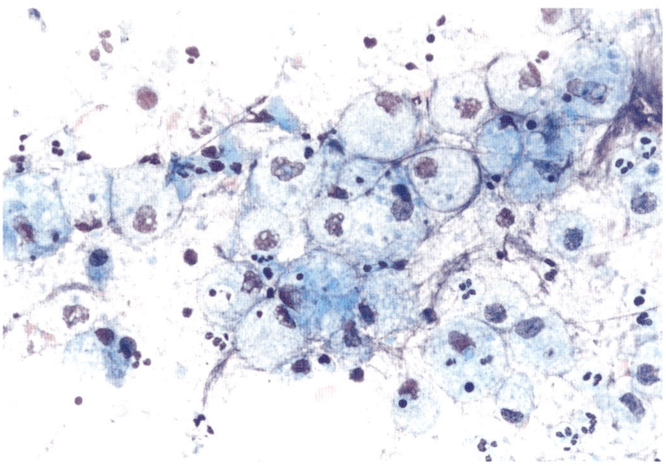

그림 B-1-34. 도말배경에 기름기가 있다. 다수의 거품 대식세포가 풍부한 과립상 세포질을 가진다. 약간의 염증세포가 동반된다.

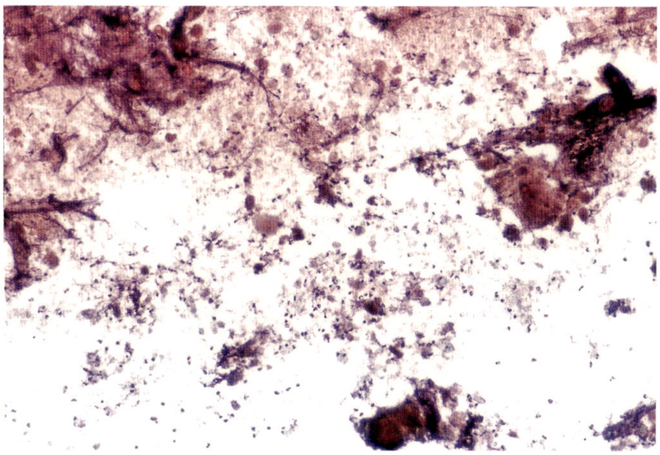

그림 B-1-36. 변성된 지방조직이 석회화를 일으켜 뚜렷한 구조도 없이 갖지 않는 불규칙한 조각으로 나타난다. 염증세포들과 섞여 도말된다. 도말 바탕은 과립상이다.

삽입물에 대한 반응, reaction to implants

성형목적으로 과거 여러 물질(기름, 파라핀, 이폭시레신, 실리콘 복합물)을 유방에 주입하였다. 요즈음에는 주로 실리콘 액체를 유연하고 얇은 주머니에 담아 유방의 결손부에 삽입한다. 오랜 뒤에 내용물이 새어나와 조직반응을 일으키고, 응어리를 만든다. 이런 조직반응을 외과 병리학에서는 주형물의 종류에 관계없이 파라핀종(paraffinoma) 또는 파라핀 육아종(paraffin granuloma)으로 불러왔다. 이물체 반응이 거의 없거나 경미한 것이 특징이다.

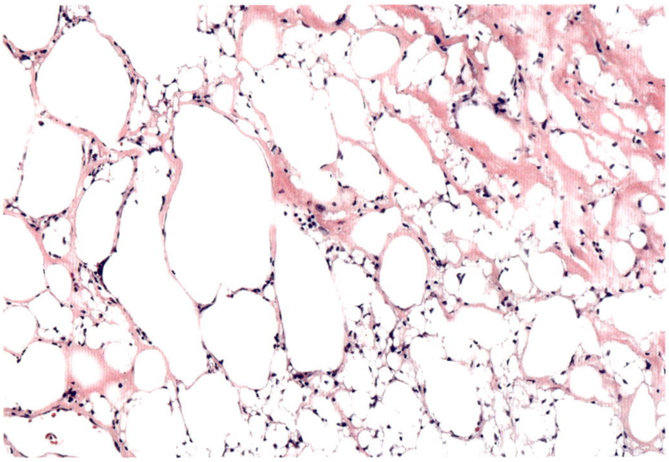

그림 B-1-37. 조직표본에서 크고 작은 공간은 본래 액체 실리콘이 들어 있던 부위이다. 조직 표본을 만드는 과정에서 실리콘은 녹아나가고 공포로 남게 된다. 공간주위를 싸고있는 섬유질 내에 소수의 염증세포가 관찰된다. 뚜렷하지 않은 한 다핵성 거대세포가 공포를 둘러싸고 있다.

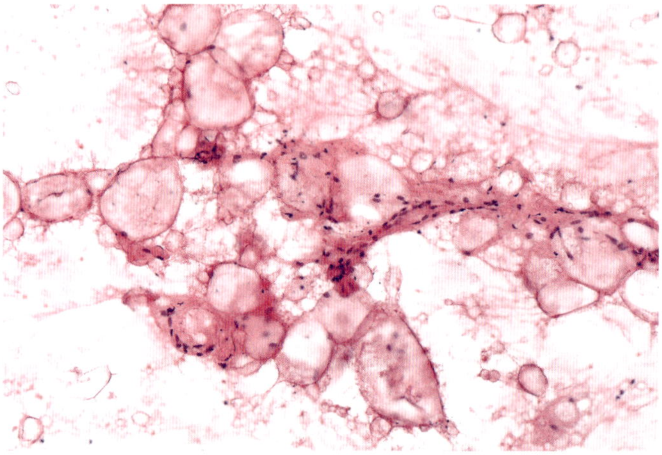

그림 B-1-39. 증등대 배율에서 크고 작은 투명한 방울들이 거품처럼 보인다. 그들 사이에 소수의 염증세포가 나타난다. 이물질 반응은 경미하다.

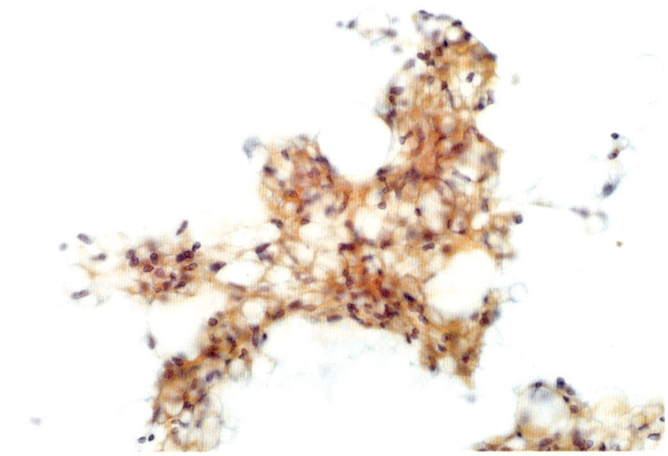

그림 B-1-38. 저배율 도말표본에서 뚜렷한 구조를 갖고 있지 않는 투명한 덩어리가 섬유조직의 불규칙한 가닥으로 싸여 있다.

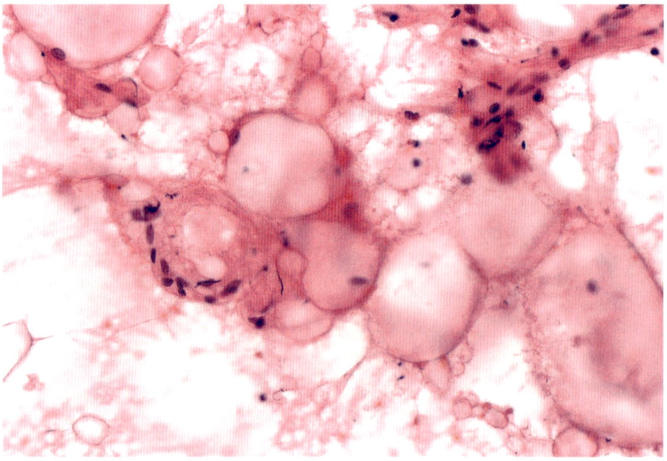

그림 B-1-40. 고배율 시야에서 엷은 분홍색의 투명한 방울 내에 호산성의 균질적인 물질이 들어 있다. 이것이 실리콘이 들어 있던 곳이다. 방울의 가장자리를 따라 다핵성 거대세포가 자리잡고 있지만, 이물질반응은 경미하다.

혈종, hematoma

유방의 외과적 침습으로 생긴 절개창 내 출혈은 불가피한 결과이다. 대개 흡수가 잘 되어 응어리로 만져지는 일은 드물다. 그러나 간혹 외과적 시술 후 특히 유방 절제술(mammotome excision) 후에 생긴 출혈이 흡수되지 않고 기질화되어 종양처럼 만져진다. 수술로 인한 혈종과 절제 잔여 암종 또는 수술 후 국소 재발 등을 감별코저 FNA를 실시하게 되고, 유익한 결과를 얻는다.

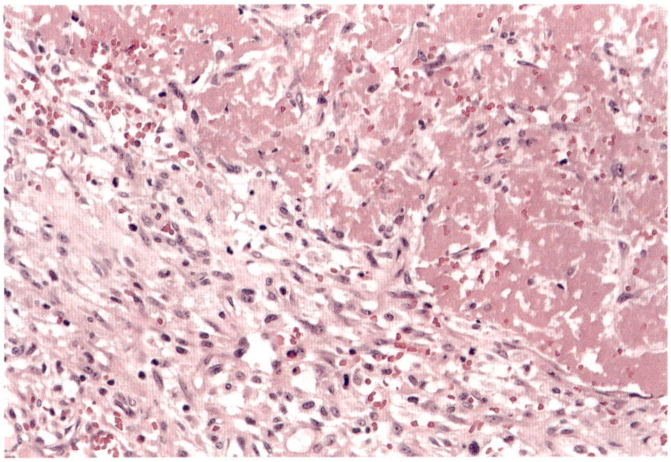

그림 B-1-41. 조직표본은 유방 절제술 후 생긴 혈종이 기질화 되고 있다. 혈종 내로 염증세포들이 들어간다. 혈종의 주위에 섬유모세포의 증식과 소수의 염증세포가 나타난다.

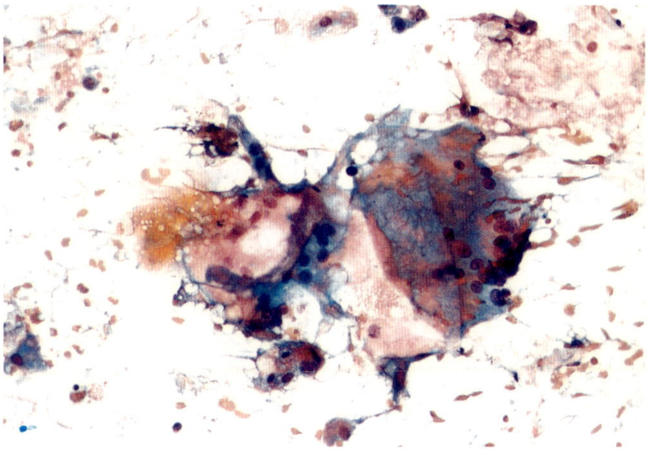

그림 B-1-43. 뚜렷한 구조가 없는 불규칙한 구조물을 둘러싸고 다핵성 거대세포가 형성된다.

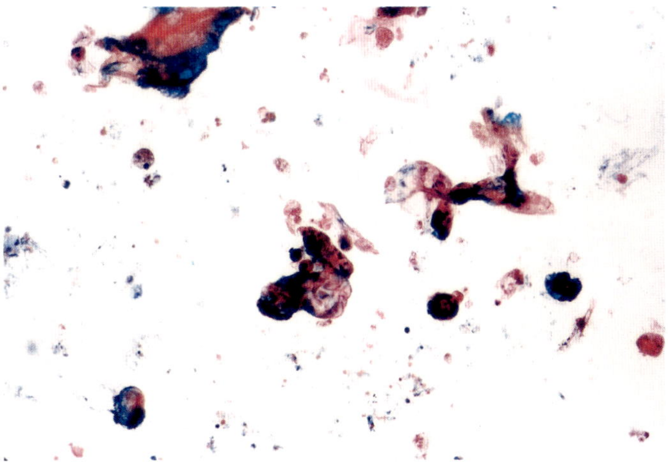

그림 B-1-42. 흡인물의 저배율 시야에서 적갈색으로 농염되는 크고 작은 불규칙한 모양의 조각(응고, 기질화 혈종)들이 흩어져 있다. 도말 배경은 지저분하다.

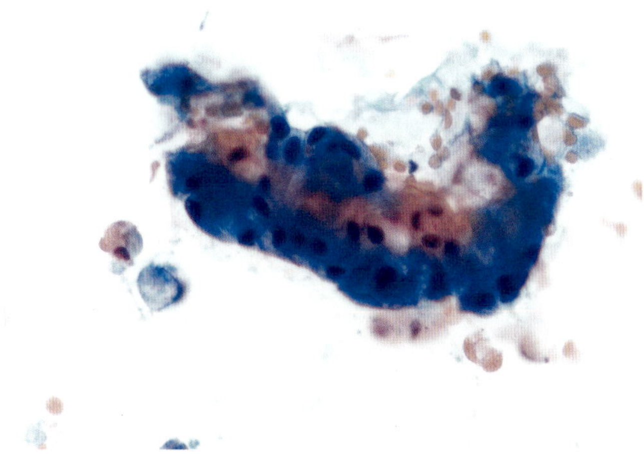

그림 B-1-44. 간혹 혈종 내로 증식한 도관 상피세포의 집단을 본다. 이 세포집단은 암종 세포와 감별되어야 한다. 상피세포의 크기, 모양, 그리고 배열이 규칙적이고, 도관암종에서 보는 비정형성이 없다는 점으로 암종과 구별된다.

급성 유방염과 농양, acute mastitis and abscess

염증성 질병이 유방에 흔히 발생하지만, 많은 경우 그 원인은 알 수 없다. 흡인세포검사의 대상이 되는 경우는 드물다. 원인을 알 수 있는 소수예가 미생물의 감염으로 발생하고, 급성 유방염과 농양을 형성한다. 임상적으로 염증국소의 발열과 응어리로 만져지기 때문에 유방암(특히, 염증성 암종)과 흡사하고, 세포검사의 대상이 곧 잘 된다.

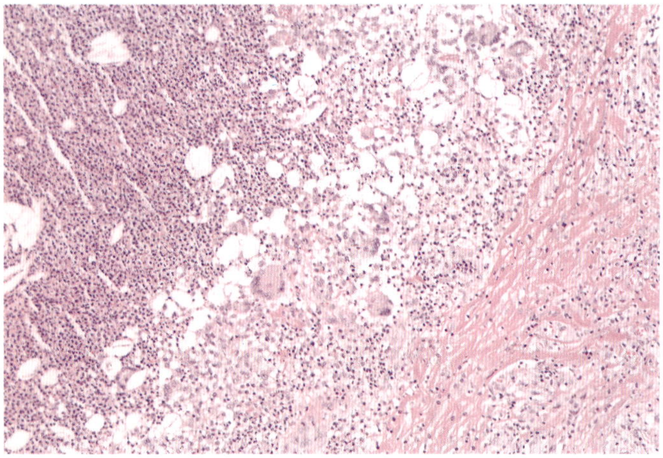

그림 B-1-45. 조직표본은 호중구로 꽉 채워진 화농성 삼출물이 사진의 좌측 상부를 차지하고 있다. 그 주위에 대식세포들이 둘러싸고 있다. 간혹 다핵성 거대세포가 대식세포 사이에서 발견된다. 유방의 기질에서 유래한 지방조직이 공포로 나타난다.

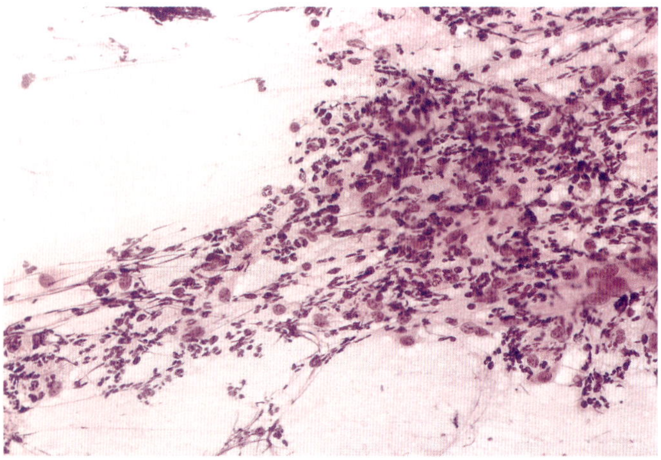

그림 B-1-46. 도말표본의 저배율 시야에서 섬유소의 거물에 핵파편과 염증세포가 지저분하게 매달려 있다. 변성된 도관상피 세포가 염증세포 사이에서 관찰된다.

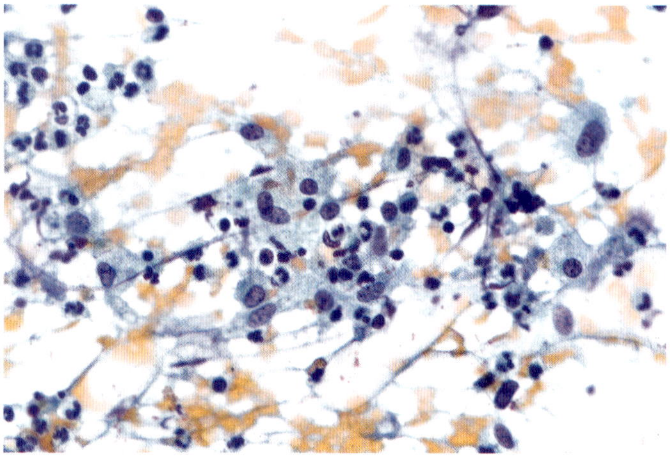

그림 B-1-47. 세포성분은 다수의 다형핵 호중구와 소수의 대식세포로 구성되고, 섬유소의 그물가닥에 걸려있다. 변성된 상피세포의 느슨한 집단을 본다.

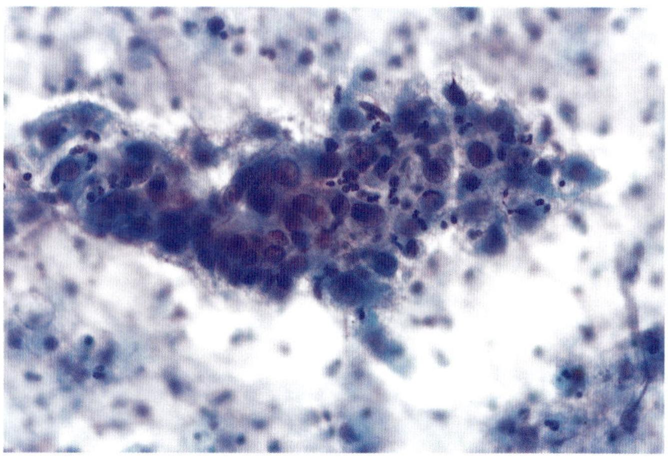

그림 B-1-48. 고배율에서 간혹 불규칙한 상피세포의 집단을 본다. 상피세포들의 집단내 농염된 큰 핵을 가진 도관세포가 증식하고 있다. 이들은 암종 세포와 감별되어야 한다(농양을 동반한 도관암종, 88쪽 참조)

유륜하 농양, subareolar abscess

유륜하 농양은 유륜하부에 압통을 동반하며 결절로 만져지는 매우 특이한 염증병소이다. 도관에서 표피로 누관을 형성하는 만성, 재발성 염증을 특징으로 한다.

이 병변은 편평세포 암종, 도관 암종 등과 혼동할 수 있다. 독특한 발생부위, 염증 징후, 무수한 호중성 백혈구의 삼출(고름) 그리고 상피세포의 변성소견 등으로 이 곳에 발할 수 있는 암종과 감별한다.

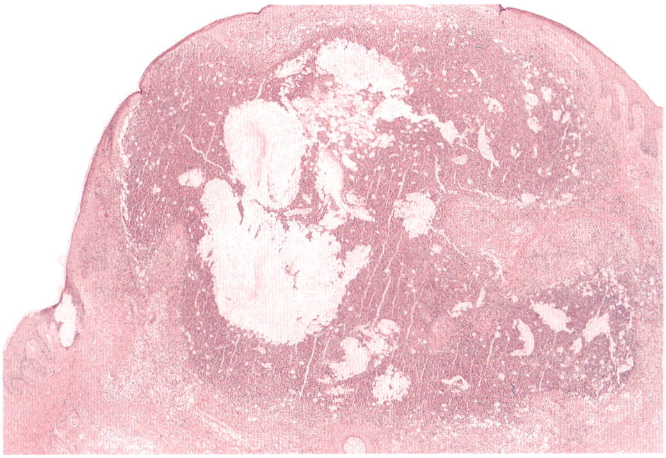

그림 B-1-49. 조직표본에서 유두에 국한해서 고름이 꽉 차있다. 농양 안에 공허하게 보이는 크고 작은 조직 간격(공포)이 나타난다. 표피로 통하는 누관은 이 절단면에서는 보이지 않는다.

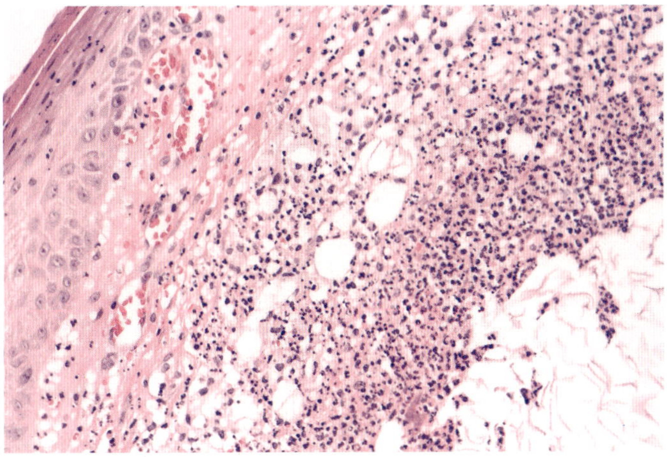

그림 B-1-50. 공포 안에는 편평상피의 무핵성 세포가 많이 떠있다. 무핵성 편평세포는 유두 내 주도관의 개구부를 덮고 있는 중층 편평상피에서 탈락한 것이다. 그 주위로 호중구의 두꺼운 벽이 형성된다.

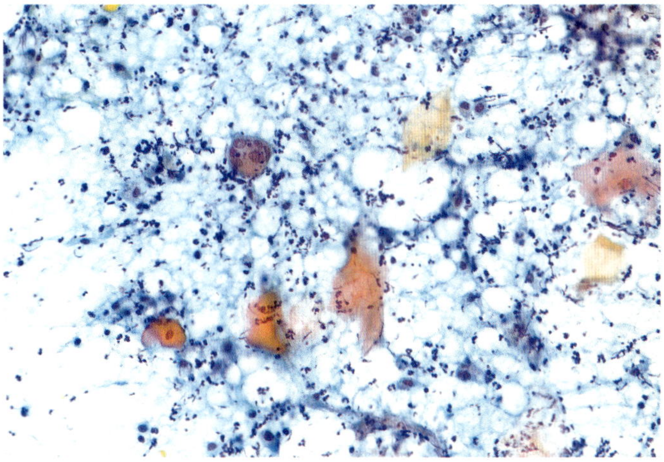

그림 B-1-51. 도말표본의 저배율에서 주로 염증세포(호중구)가 불규칙한 섬유소의 그물에 걸려 있다. 군데군데 붉게 염색된 무핵성 편평세포가 보인다.

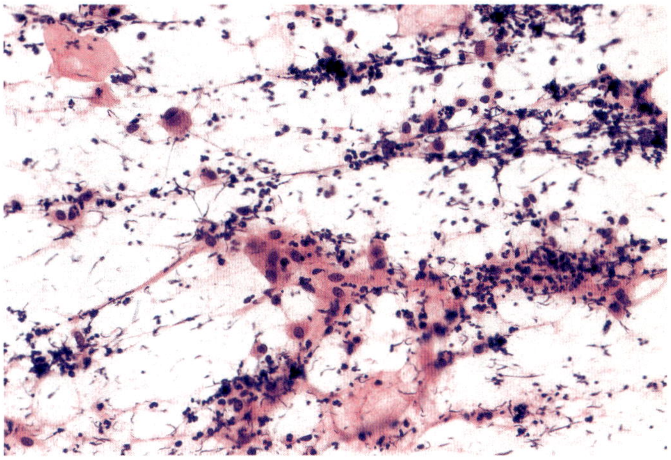

그림 B-1-52. 도관 상피의 작은 집단이 염증세포와 섞여서 매우 활동적인 세포로 구성된다. 활동적인 도관 상피세포를 암세포로부터 감별하기 어려운 경우가 있다.

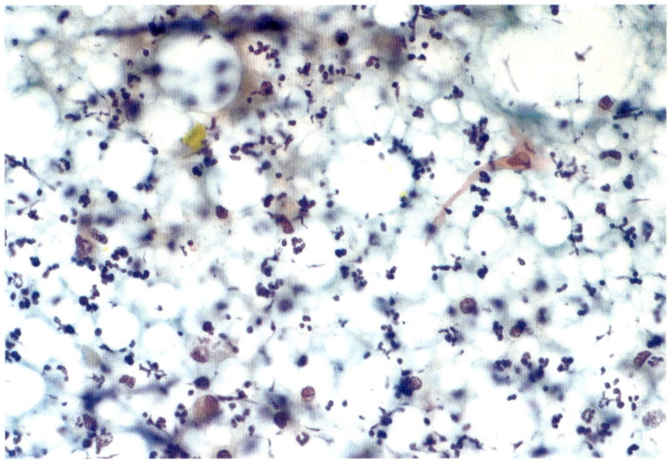

그림 B-1-53. 이따금 편평상피세포가 방추상 또는 괴상한 모양의 농염 된 핵을 가진다. 이들은 괴사에 빠진 편평암종세포를 닮고 있다 (농양을 동반한 도관암종, 88쪽 참조).

림프구성 유방병증, lymphocytic mastopathy

림프구가 주로 종말도관 소엽단위를 침윤하면서 이들 상피 조직을 파괴하는 매우 특이한 염증성 질병을 림프구성 유방병증 또는 경화성 림프구성 소엽염(sclerosing lymphocytic lobulitis)이라고 불러왔다. 이 병변은 자가면역성 질병으로 생각되며 이따금 당뇨병에 동반되기 때문에 당뇨병성 유방병증(diabetic mastopathy) 이라고도 한다. 그러나 그 원인은 알 수 없는 경우가 허다하다. 조직학적으로나 세포학적으로 유방의 악성 림프종과 감별 되어야 한다.

림프구성 유방병증은 조직학적으로는 매우 특이한 소견을 보이지만 흡인물의 도말소견은 매우 실망스러울 정도로 아무런 특징이 없다. 그저 흩어진 림프구들의 도말에 불과하다.

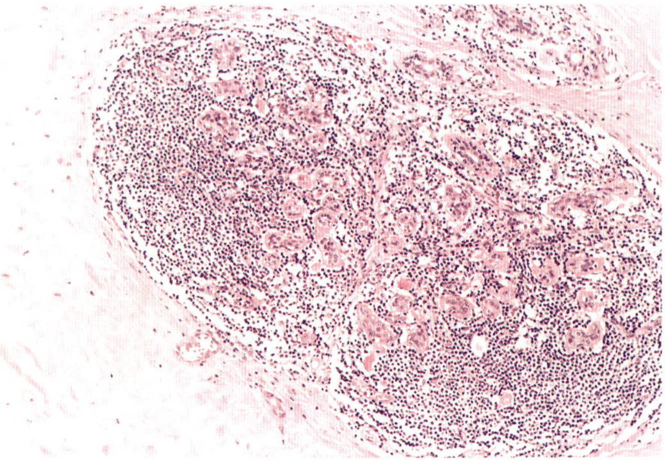

그림 B-1-54. 림프구성 유방병증은 켈로이드(keloid)처럼 증식한 섬유가 미만성으로 여러 소엽을 둘러싼다. 종말도관 소엽단위에 국한해서 림프구가 침윤한다.

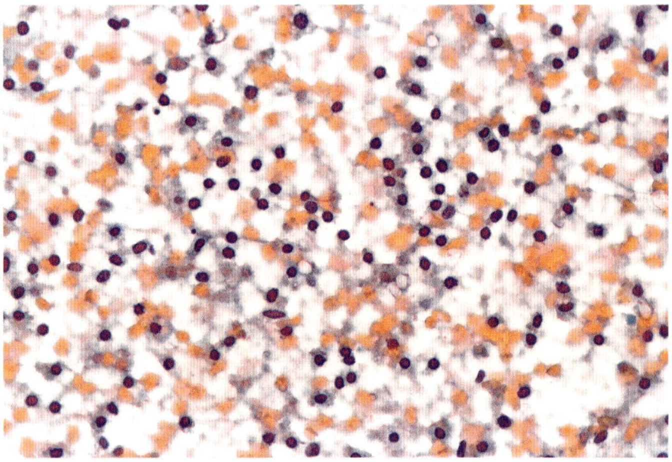

그림 B-1-56. 도말표본의 저배율에서 세포 밀도가 중등도이다. 도말세포들은 대다수가 작은 림프구이다. 서로 흩어져 개별 세포로 도말된다.

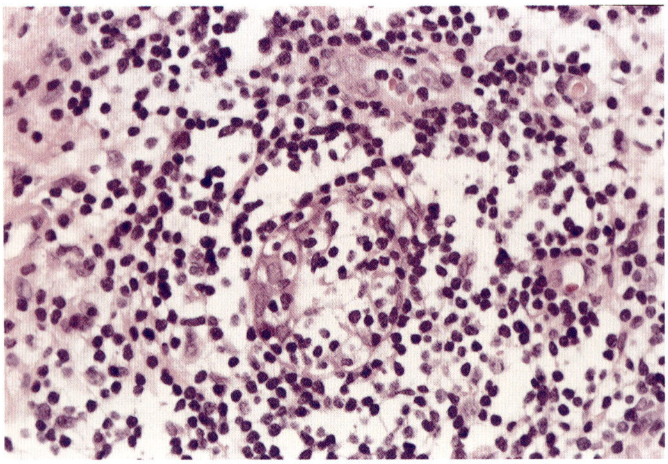

그림 B-1-55. 조직표본은 다수의 림프구들이 종말도관 소엽단위를 침범한다. 이들의 구조가 파괴되고, 흔적적으로 남아 있다. 림프구들은 느슨하게 배열하고, 비정형성이 없다.

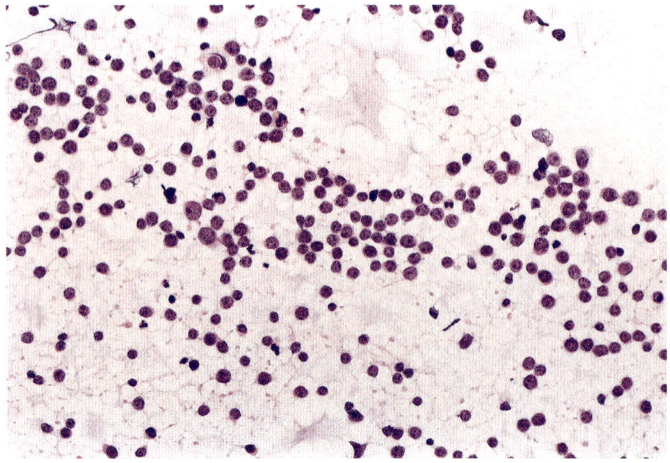

그림 B-1-57. 고배율에서 이들은 전부 성숙한 림프구들이다. 변성된 상피세포들(도관 및 소엽)은 보이지 않는다.

육아종성 유방염, granulomatous mastitis

유방의 육아종성 염증은 전신성 질병의 일환으로 유방을 침범한 상태이거나 국소적으로 유방에만 원발하는 두 가지 경우가 있다. 전자의 대표적인 것이 결핵이다. 다행스럽게도 우리나라에서는 유방 결핵이 매우 드물다. 유방에만 국한하는 후자의 경우로 최근의 임신과 유관한 육아종성 유방염이 있다. 혈청 프로락틴(serum prolactin) 값의 상승을 흔히 동반한다. 이 육아종성 유방염은 결핵균의 침입으로 발생하지는 않는다. 원인은 불명하다.

육아종성 유방염의 진단은 결핵성 기원임을 배제함으로써 가능하다.

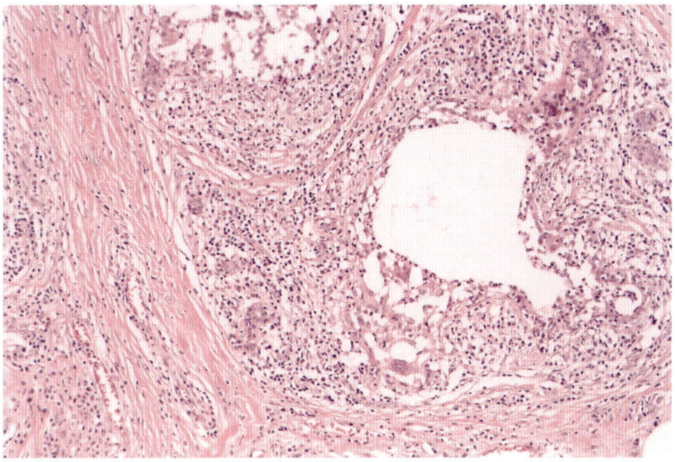

그림 B-1-58. 조직표본에서 종말도관 소엽단위를 선택적으로 파괴하는 육아종성 염증을 본다. 종말도관과 소엽의 정상 구조는 사라지고, 그 자리에 다핵성 거대세포와 조직구 그리고 만성 염증세포가 많이 모여 육아종을 형성한다.

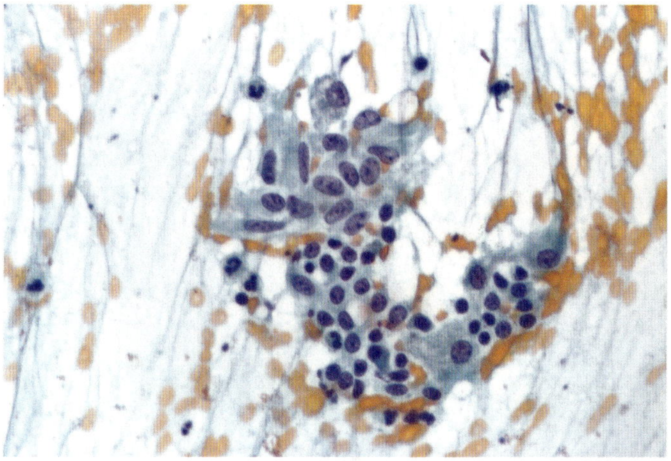

그림 B-1-60. 고배율에서 세포집단은 두 종류의 세포로 구성된다. 한 종류의 세포는 길쭉한 누에 모양의 핵과 풍부한 세포질을 가진 유상피 세포이고, 다른 종류는 림프구들이다.

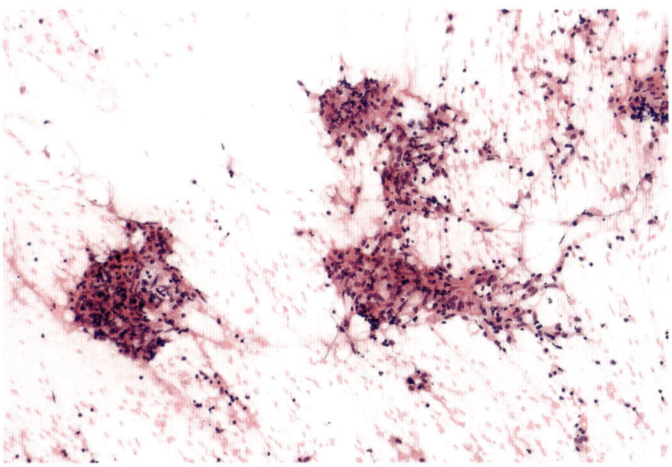

그림 B-1-59. 저배율 도말표본에서 비교적 풍부한 세포들이 군데군데 뭉쳐 도말된다. 이런 세포집단이 일그러진 육아종인데, 불규칙한 모양과 다양한 크기를 보이며 경계가 뚜렷하지 않은 특징이 있다.

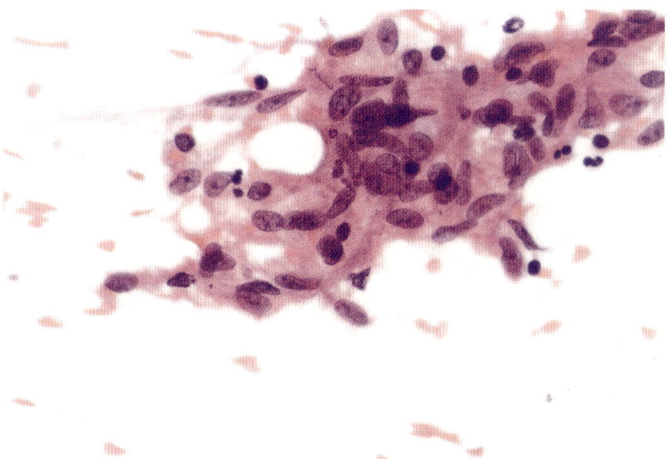

그림 B-1-61. 유상피 세포의 핵은 매우 섬세한 그물모양의 염색질을 가진다. 핵소체는 뚜렷하지 않다. 이런 핵들이 여러 개가 한 세포질 내에 모여서 다핵성 거대세포를 만든다. 유상피 세포나 다핵성 거대 세포의 세포질은 뚜렷한 경계가 없이 인접한 세포와 뭉쳐서 한 육아종을 만든다.

결핵성 유방염, tuberculous mastitis

유방에 육아종성 염증(granulomatous inflammation)을 일으키는 질병의 종류는 매우 다양하다. 그중 하나가 결핵성 유방염이다. 결핵성 유방염은 대체로 폐결핵에 속발한다. 늑골 결핵이 유방 내로 직접 파급할 수도 있다. 어떤 경우던 간에 유방의 흡인물에서 결핵균을 증명해야 결핵성 유방염으로 진단된다.

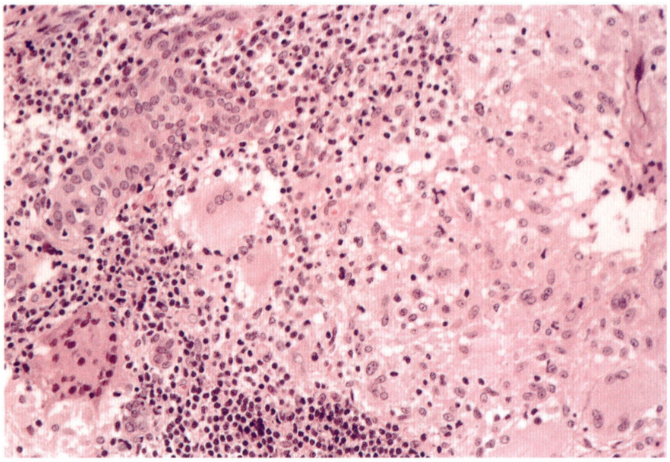

그림 B-1-62. 조직표본은 유방의 도관을 파괴하는 유상피세포 육아종(epithelioid granuloma)을 보인다. 사진의 오른쪽으로 유상피세포의 집단이 있고, 그 주위에 경계가 불분명한 랑그한스 거대세포가 보인다. 림프구의 집단이 육아종의 외곽을 싸고 있다.

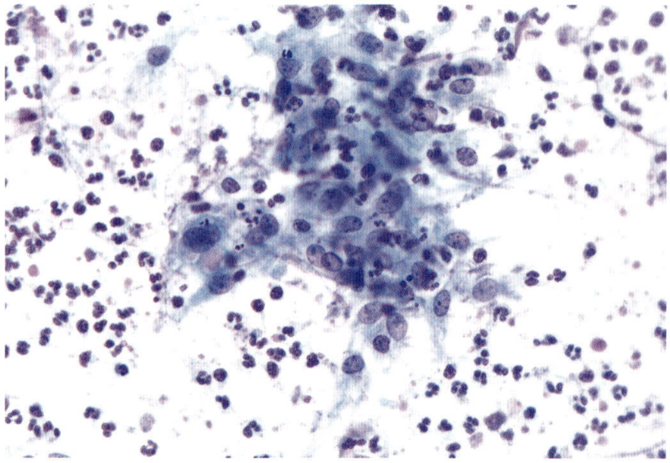

그림 B-1-64. 유상피 세포들의 집단이 호중구와 섞여 있다. 유상피세포의 핵은 길죽하거나(발바닥 모양) 계란 모양을 하고, 세포질은 풍부하다. 세포질의 경계가 흐려 있다.

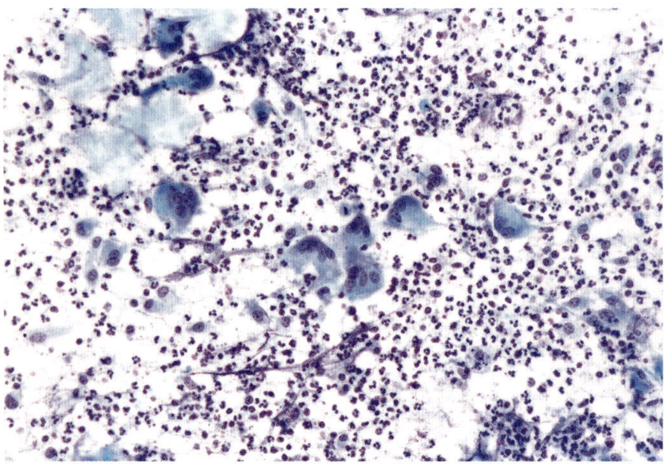

그림 B-1-63. 도말 표본의 서배율에서 무수한 염증세포 주로 호중구를 배경으로 하고 다핵성 또는 단핵성 거대세포가 많이 흩어져 있다.

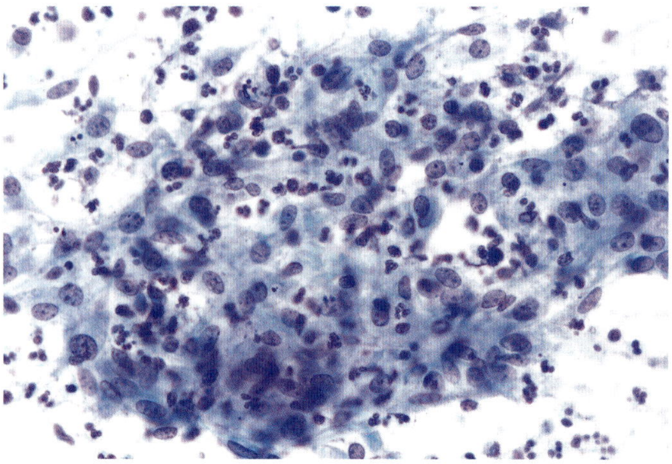

그림 B-1-65. 유상피세포의 핵은 매우 섬세한 망상의 염색질을 가진다. 핵소체는 뚜렷하지 않다. 이런 육아종이 있을 경우 흡인물을 배양하거나 도말표본에 결핵균 염색을 실시해서 결핵균의 존재를 증명해야만 비로소 결핵성 유방염으로 진단된다.

섬유낭성 병변

섬유낭성 병변(fibrocystic lesion)은 가장 흔히 만져지는 유방의 비종양성 양성 병변이다. 종말도관 소엽단위(TDLU)의 증식과 퇴행성 변화가 이 병변의 기본적인 조직학적 변화를 구성한다. 증식성 변화는 각종 선증(adenosis)과 종말도관상피의 증식으로 나타난다. 퇴행성 변화는 낭성변화, 아포크린 화생 그리고 섬유증식을 특징으로 한다. 이와 같은 다양한 조직학적 변화가 한 병소에 함께 나타나기도 하고, 한 변화가 다른 변화에 속발하기도 한다. 그래서 섬유낭성 병변의 다양한 변화는 한 질병의 조직학적 스펙트럼으로 생각된다. 그러나 선증이 섬유낭성 병변의 기본적인 변화이기 때문에 선증과 섬유낭성 병변은 같은 뜻으로 쓰여지고, 서로 바꾸어 사용되는 용어이다.

섬유낭성 병변은 젊은 여자로부터 폐경기 여자에 이르기까지 폭넓은 연령층에 발생한다. 임상적으로 유방에 경계가 불확실한 응어리가 하나 또는 여러 개가 만져질 수 있다. 이따금 월경주기에 따라 통증을 호소하기도 한다. 간혹 시차를 두고 제2의 응어리가 발생할 수 있으므로 다음에 만져지는 응어리는 암에 대한 두려움을 오히려 덜어 주는 증상이 된다.

섬유 낭성 병변의 다양한 조직학적 변화를 대표하는 병변을 간추려 보면 다음과 같다.

1) 선증(adenosis) (그림 B-2-1)
 ① 무딘도관 선증(blunt duct adenosis) (그림 B-2-2)
 ② 미소샘 선증(microglandular adenosis) (그림 B-2-3)
 ③ 관상 선증(tubular adenosis) (그림 B-2-4)
 ④ 경화성 선증(sclerosing adenosis) (그림 B-2-5)
2) 도관(상피)증식증(ductal epithelial hyperplasia) (그림 B-2-6)
3) 아포크린 화생과 아포크린 선증(apocrine metaplasia and apocrine adenosis) (그림 B-2-7)
4) 방사상 경화성 병변(radial sclerosing lesion) (그림 B-2-8)
5) 낭성 도관 확장증(cystic duct dilation, simple cyst) (그림 B-2-9)
6) 소엽 내 또는 소엽 간 섬유화(intralobular or interlobular fibrosis) (그림 B-2-10)

이런 다양한 조직학적 변화들이 세포학적 표본에서도 그대로 반영된다. 천의 얼굴로 나타나는 세포학적 변화가 바로 섬유낭성 병변이라고 할 수 있다. 섬유낭성 병변을 구성하는 개별적인 변화들은 세포학적으로 서로 감별되지 않는다. 도관증식증, 경화성 선증 그리고 방사상 경화성 병변의 흡인물은 세포성분이 풍부하기 때문에 암종과 감별되어야 한다. 이와 대조적으로 얼마간의 선증에서는 세포성분이 빈약하기 때문에 진단이 불가능한 경우가 많고, 유방 병변 중 위음성률을 가장 높게 동반하는 병변이다.

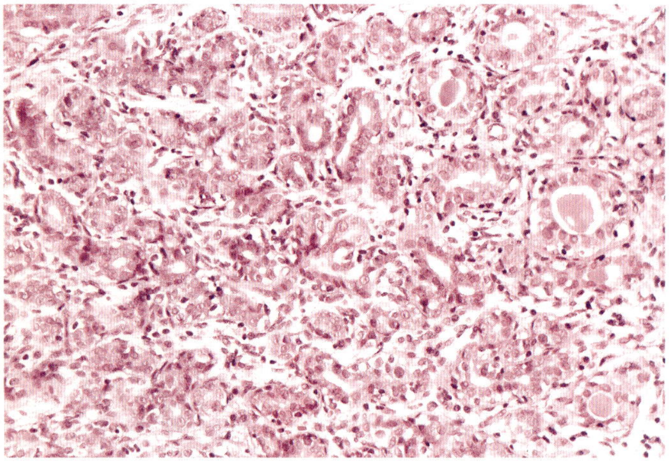

그림 B-2-1. 선증(adenosis). 섬유낭성 병변의 가장 기본적인 변화이다.

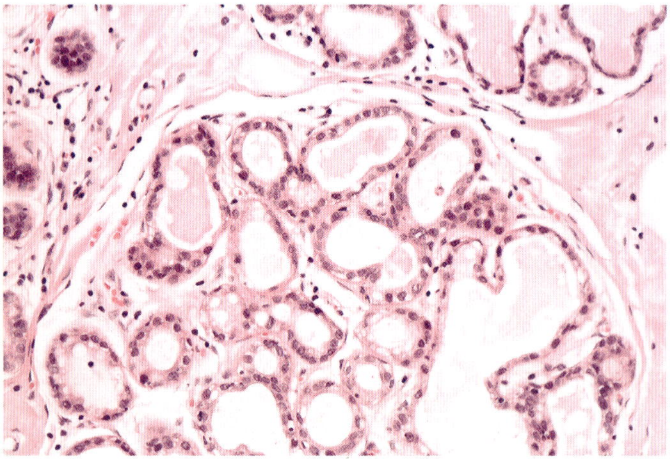

그림 B-2-2. 무딘도관 선증(blunt duct adenosis)

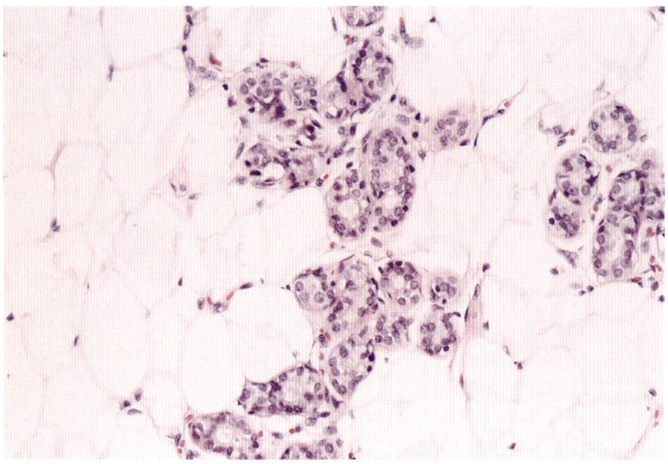

그림 B-2-3. 미소샘 선증(microglandular adenosis)

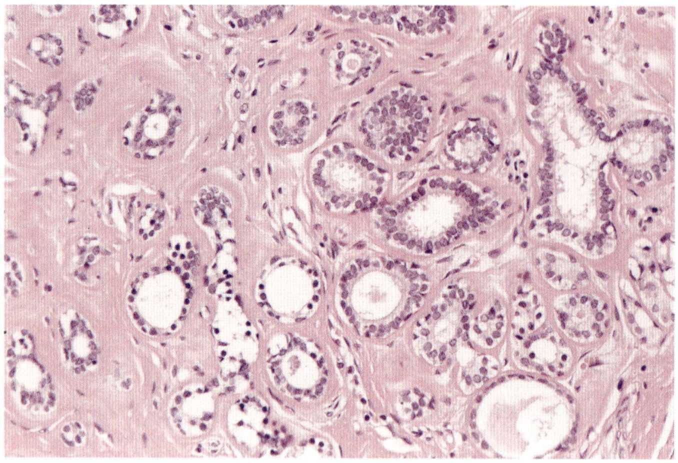

그림 B-2-4. 관상 선증(tubular adenosis)

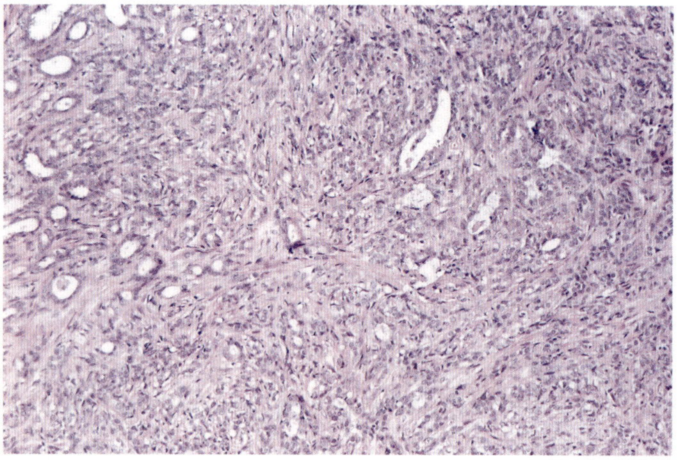

그림 B-2-5. 경화성 선증(sclerosing adenosis)

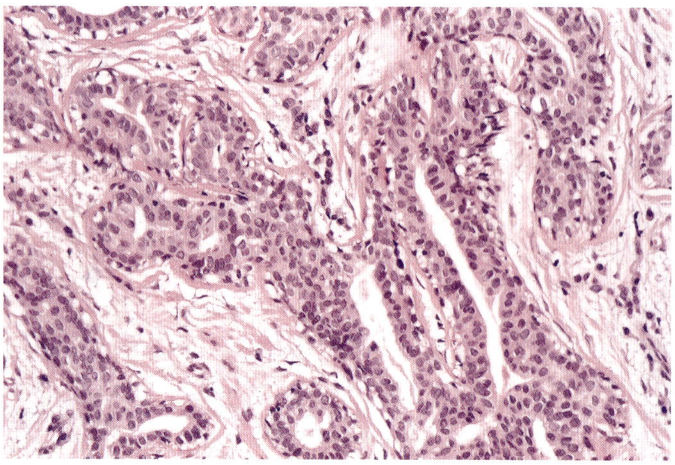

그림 B-2-6. 도관상피 증식증(ductal epithelial hyperplasia)

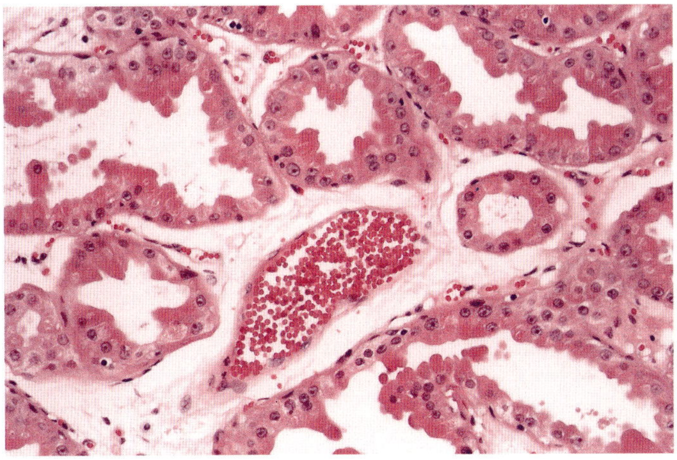

그림 B-2-7. 아포크린 선증(apocrine adenosis)

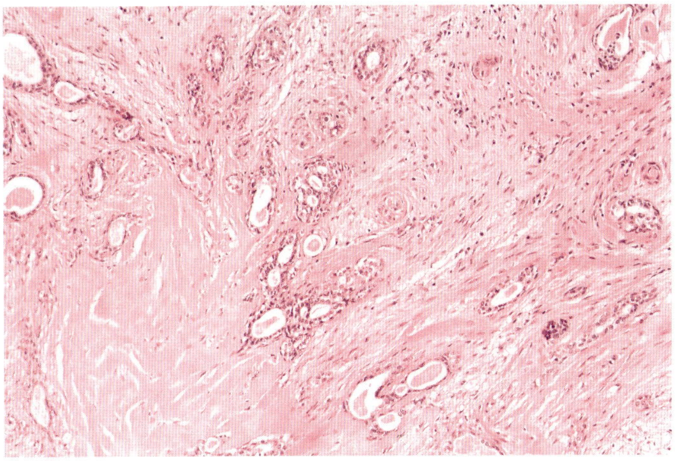

그림 B-2-8. 방사상 경화성 병변(radial sclerosing lesion)

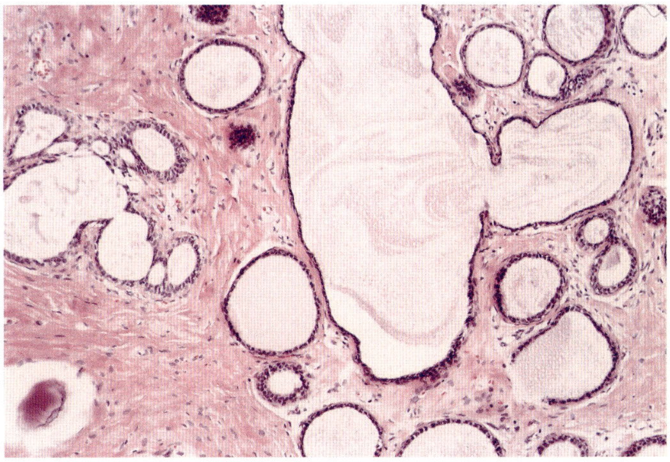

그림 B-2-9. 낭성 도관 확장증(cystic duct dilation, simple cyst)

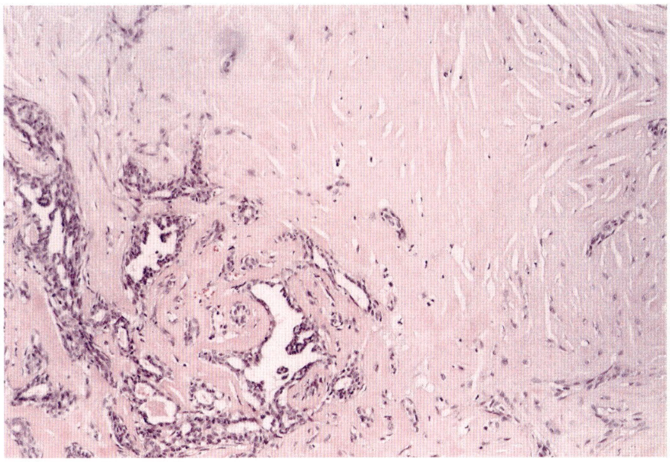

그림 B-2-10. 소엽 내 또는 소엽 간 섬유화(intralobular or interlobular fibrosis)

선증, adenosis (1-2)

유방의 흡인세포검사의 가장 빈번한 표적이 되는 병변이 바로 섬유낭성 병변이라 할 수 있을 만큼 흔한 병변이다. 섬유낭성 병변을 대표하는 선증은 흔히 경계가 뚜렷하지 않는 응어리로 만져진다. 흡인 도말표본에서 섬유낭성 병변의 세포밀도는 조직학적 변화에 따라 서로 다르게 나타난다. 종말도관 소엽단위의 증식성 병변은 풍부한 세포를, 섬유 증식성 병변은 빈약한 세포밀도를, 그리고 낭성 병변은 액체 성분이 도말표본의 주 변화로 나타난다. 대체로 섬유낭성 병변의 세포밀도는 유방의 다른 질병의 세포밀도에 비하여 낮다.

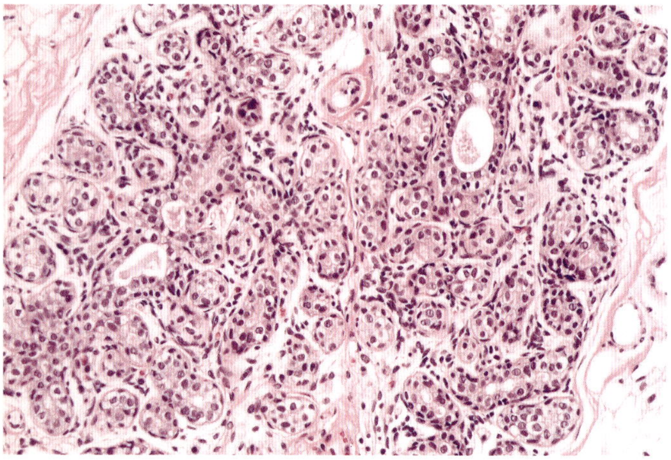

그림 B-2-11. 조직표본에서 선증은 종말도관의 상피세포가 증식하여 종말도관이 연장된다. 선방세포는 오히려 위축, 소실된다. 그러나 소엽의 윤곽은 비교적 잘 유지된다.

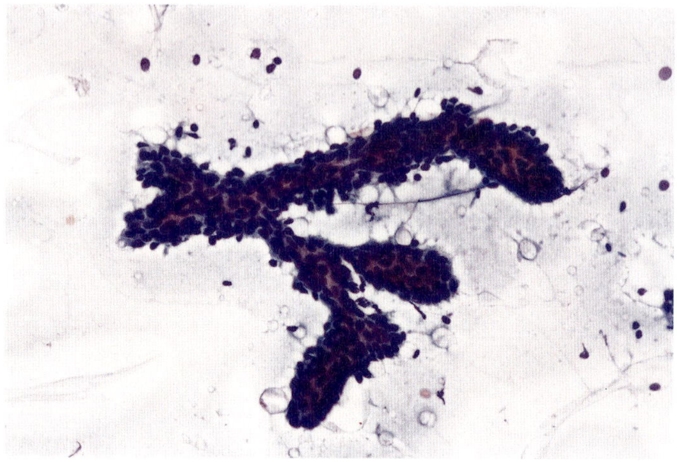

그림 B-2-13. 간혹 가지를 친 종말도관이 통째로 흡인되어 노루뿔처럼 보인다. 주위에 양극성 나핵(bipolar naked nucleus)이 림프구처럼 보인다. 그 숫자는 적다. 노루뿔 모양의 세포집단은 오히려 섬유선종에서 흔히 보는 소견이다.

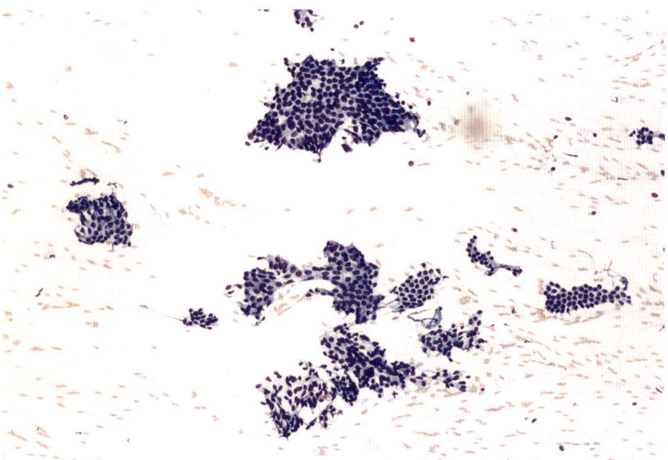

그림 B-2-12. 도말표본의 저배율 하에서 세포밀도는 중간 정도이다. 종말도관의 상피세포 집단이 단층 평면(평판상)으로 도말된다. 세포집단의 모양과 크기는 다양하지만 대체로 작은 편이다.

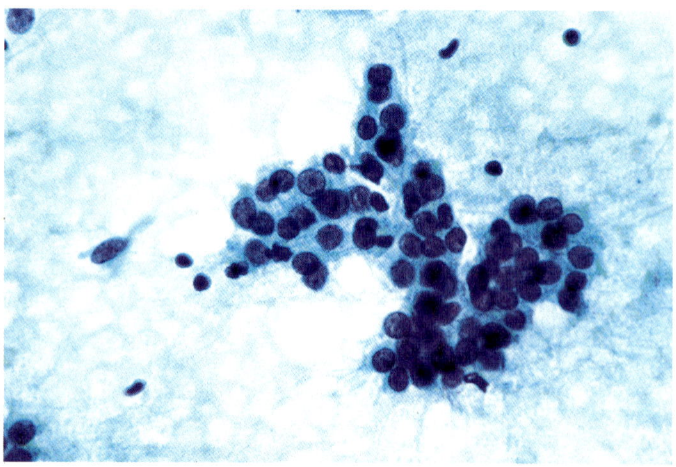

그림 B-2-14. 상피세포집단은 단층으로 조밀하게 짜여있다. 세포집단의 크기는 작다. 불완전한 선방으로 배열한다. 세포집단의 변두리는 매끈하다(공동변연 또는 해부학적 경계). 개별상피세포의 크기와 모양이 서로 엇비슷하다. 근상피세포가 세포집단 내에 섞여 있다.

선증, adenosis (2-2)

종말도관의 상피세포가 주로 증식하는 선증이 진행함에 따라 도관 사이에 있는 섬유질(기질)의 양도 점점 증가하게 된다(섬유증식 또는 섬유화). 이런 병변을 천자하게 되면 바늘끝이 고무판을 찌르는 감촉을 느낀다. 별로 충분한 세포성분의 흡인물을 얻지 못할 수도 있지만 반대로 세포 밀도가 높은 도말표본을 얻을 수도 있다.

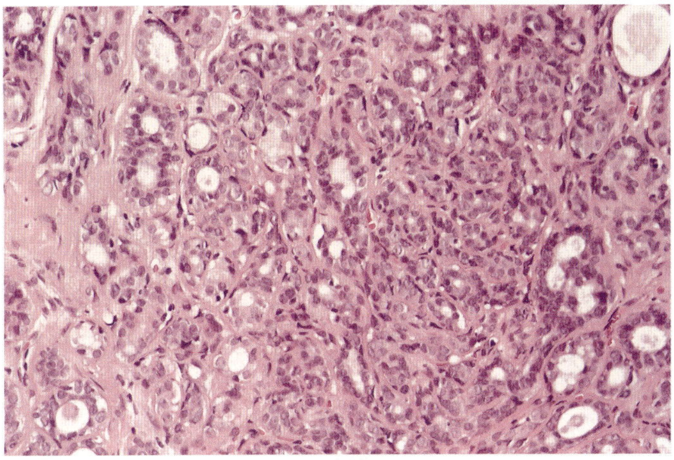

그림 B-2-15. 조직표본은 선증의 증식한 도관 사이에 점진적으로 섬유질이 증가된 상태이다. 군데군데 도관이 확장하여 작은 주머니(낭성 변화)를 형성한다.

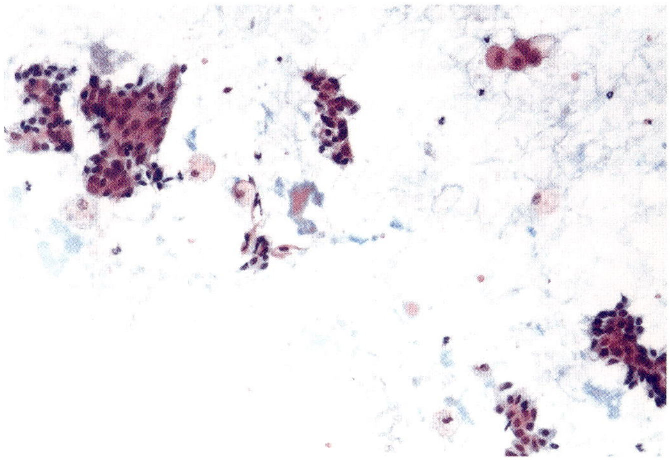

그림 B-2-17. 도관 상피의 집단은 작고, 모양이 불규칙하며, 단층으로 짜여 있다. 개별 세포들에 비정형성은 관찰되지 않는다. 배경은 점액성 액체로 덮여 있다.

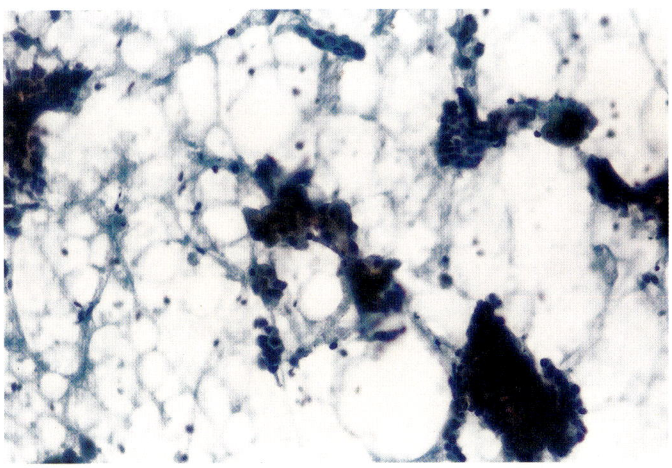

그림 B-2-16. 도말표본의 저배율에서 세포밀도는 낮다. 도관 상피의 집단과 간질 섬유질의 조각들이 불규칙한 집단으로 지저분하게 도말된다. 배경에는 점액성 액체가 발려 있다.

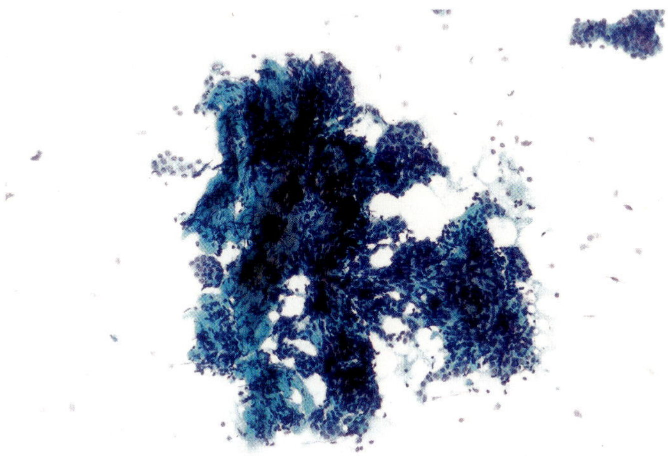

그림 B-2-18. 섬유 결합조직의 다발에 소엽의 상피들이 불규칙한 세포공으로 붙어 있다. 배경에 소수의 양극성 나핵들이 흩어져 있다. 그 수는 매우 적다.

무딘도관 선증, blunt duct adenosis
미소샘 선증, microglandular adenosis
관상 선증, tubular adenosis

위 제목의 세 선증은 모두 전형적인 선증의 조직학적 변형에 불과하다. 조직학적으로 유방암종과 감별하기 힘들 수 있지만 세포학적으로는 오히려 암과의 감별이 어렵지 않다. 그러나 이들 선증은 모두 엇비슷한 세포학적 변화를 보이기 때문에 세포학적으로 서로 구별될 수 있는 병변은 아니다.

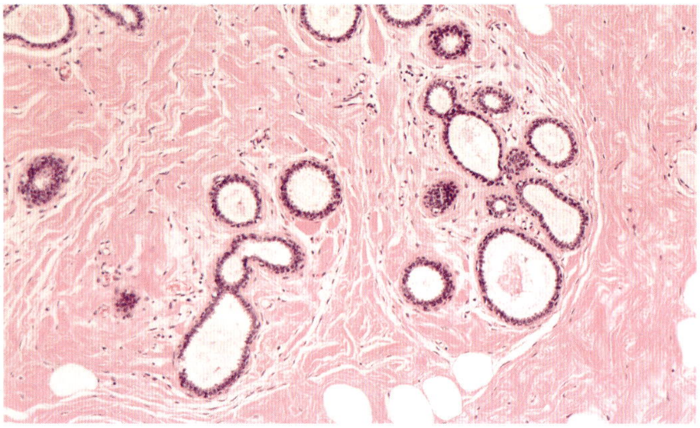

그림 B-2-19. 무딘 도관 선증

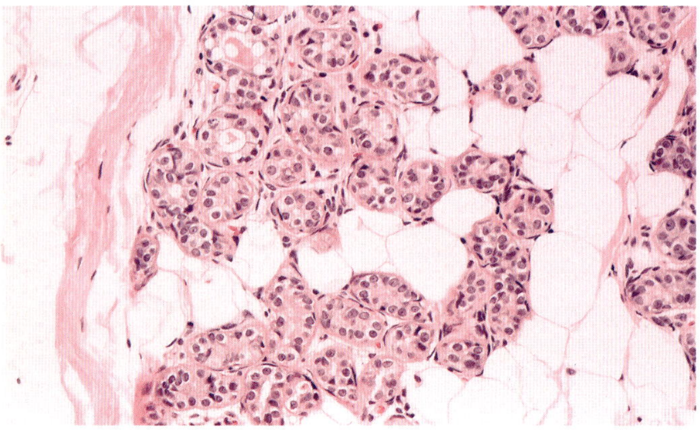

그림 B-2-20. 미소샘 선증

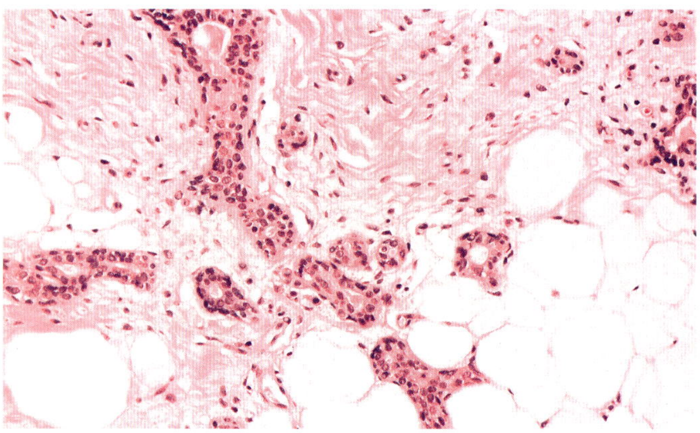

그림 B-2-21. 관상 선증

그림 B-2-19, B-2-20 및 B-2-21. 이들은 공통적으로 종말도관 상피의 증식을 특징으로 한다. 종말도관이 증식하고, 때로는 확장한다. 증식한 상피세포 밖으로 한 층의 근상피세포가 불연속적으로 깔려 있다.

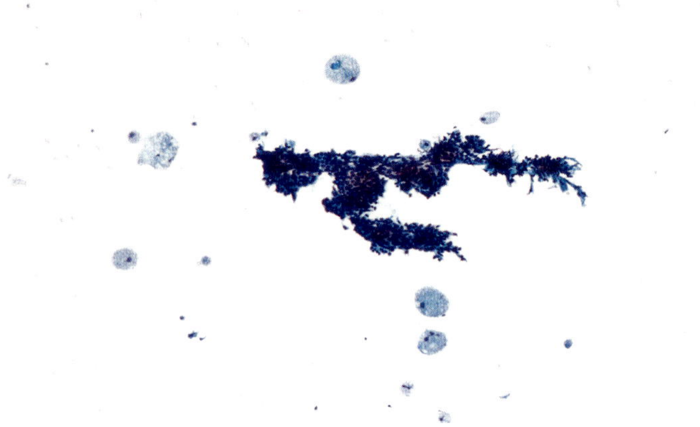

그림 B-2-22. 도말표본의 저배율에서 세포밀도는 낮다. 도관 상피의 작고 불규칙한 세포집단이 흡인물의 전부일 수 있다. 소수의 대식세포가 흩어져 있다. 낭성 액체임을 지적하는 소견이다.

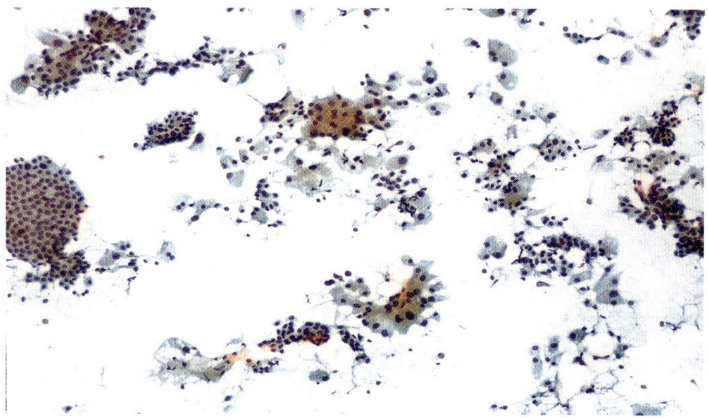

그림 B-2-23. 도관 상피세포가 작고, 불규칙한 집단으로 도말된다. 이따금 로제트처럼 배열하여 선방(acinus)을 만든다. 아포크린 변화를 보이는 상피세포들이 개별로 또는 집단으로 도관 세포들과 섞여 있다.

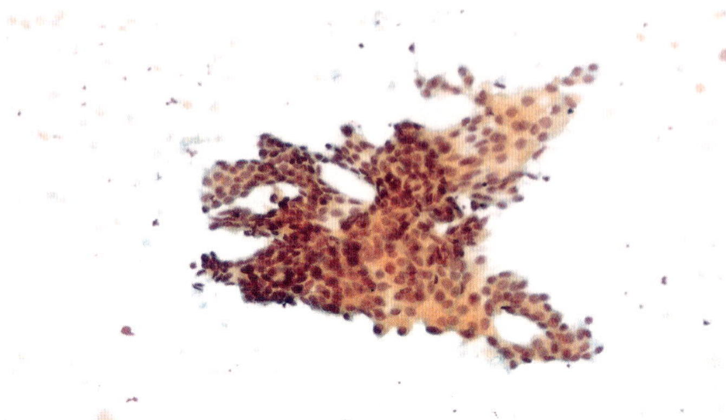

그림 B-2-24. 아포크린 변화를 보이는 세포집단이 불규칙한 모양으로 나타난다. 아포크린 변화는 매우 드문 아포크린종양(선종과 암종)을 제외하면 대개 양성 병변을 가리키는 변화이다.

아포크린 선증, apocrine adenosis

도관 상피세포의 아포크린 화생은 여러 형태의 선증에서 자주 관찰되는 중요한 변화이다. 이포크린 세포는 세포질이 양적으로 풍부하고, 과립상으로 변한다. 세포질의 경계가 뚜렷하게 되는 특징이 있다. 아포크린 세포의 핵은 보통 도관 상피세포의 핵보다 크고, 둥글고, 농염되는 경향이 있다. 핵소체가 뚜렷하게 나타난다. 아포크린 세포가 유방의 흡인물에 나타나면 매우 드문 아포크린 암종을 제외할 수 있다면 항상 양성 병변 임을 지적하는 중요한 소견이다.

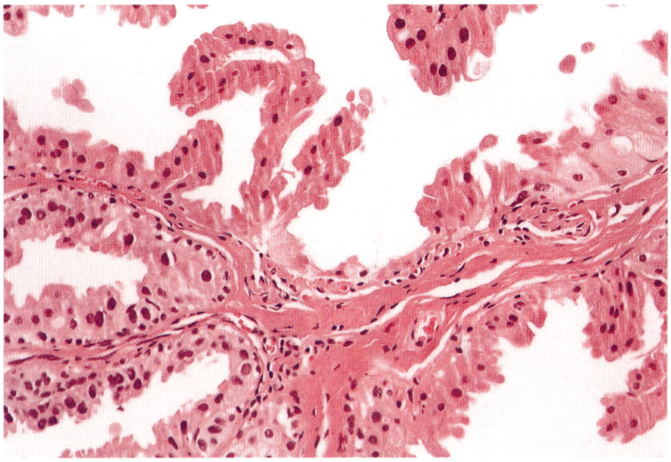

그림 B-2-25. 조직 표본은 유두상으로 증식한 도관 상피세포가 아포크린 화생을 보이는 아포크린 선증이다.

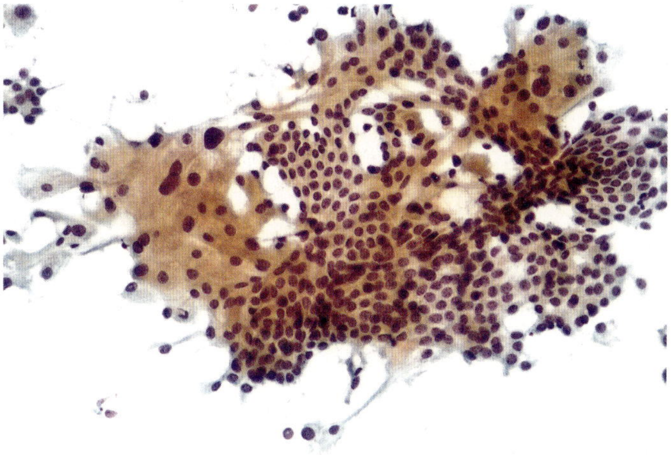

그림 B-2-27. 도관 상피세포의 평판상 집단 내에 핵이 크고, 세포질이 풍부한 아포크린 화생 세포들이 뚜렷하게 나타난다. 주위에 있는 일반 도관 상피세포와 뚜렷한 대조를 이룬다.

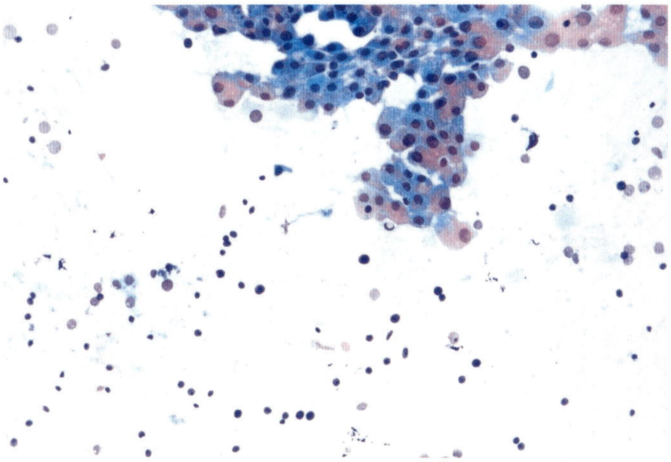

그림 B-2-26. 도말표본의 저배율에서 아포크린 상피세포가 불규칙하게 증식하여 유두상 집단을 만든다. 낭성 내용물이 도말배경을 만든다. 지저분한 세포 조각이 떠 있다.

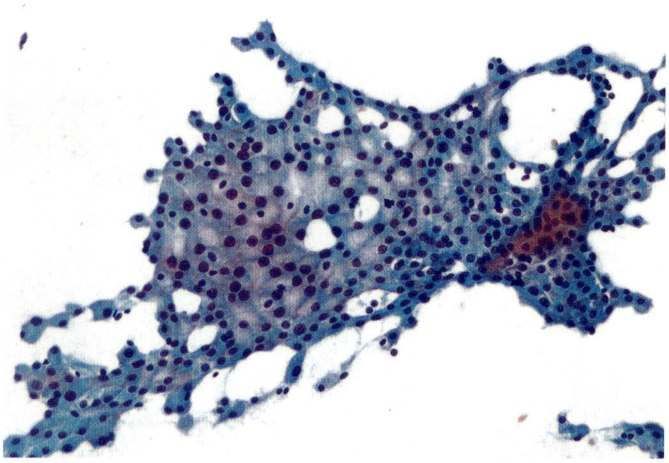

그림 B-2-28. 고배율에서 아포크린 세포로 된 불규칙한 세포집단을 관찰할 수 있다. 세포집단의 변두리로부터 유두상 돌기가 뻗어 나간다.

섬유화와 낭성 변화, fibrosis and cystic change

선증의 말기에 나타나는 현상으로 생각되는 섬유화는 소엽 내 기질 섬유 조직이 현저하게 증식하는 반면 종말도관 소엽단위(상피조직)는 사라진 상태이다. 섬유증식의 병소 주위에 남아 있는 도관이 확장하여 크고 작은 주머니를 만든다. 주머니의 안쪽을 덮고 있는 상피 세포가 아포크린 변화를 자주 일으킨다(단순 낭포, simple cyst).

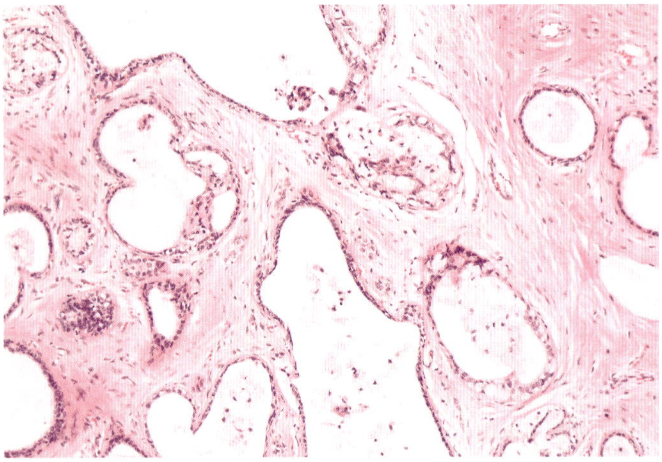

그림 B-2-29. 조직표본은 여러 개의 주머니가 납작한 상피세포로 덮여 있다. 내용은 탈락한 세포조각과 투명한 액체로 채워진다. 주머니 사이에 섬유조직의 증식이 현저하다.

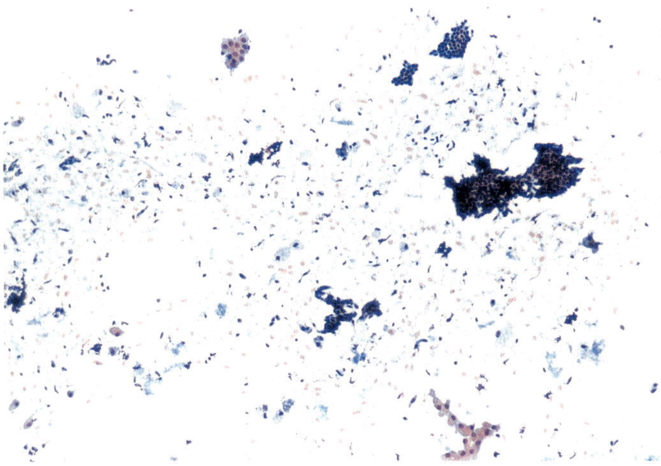

그림 B-2-30. 세포밀도는 낮다. 도말표본의 저배율에서 주머니의 내용물이 지저분한 도말배경을 만든다. 먼지, 소수의 대식세포 그리고 불규칙하고 작은 조직편으로 구성된다.

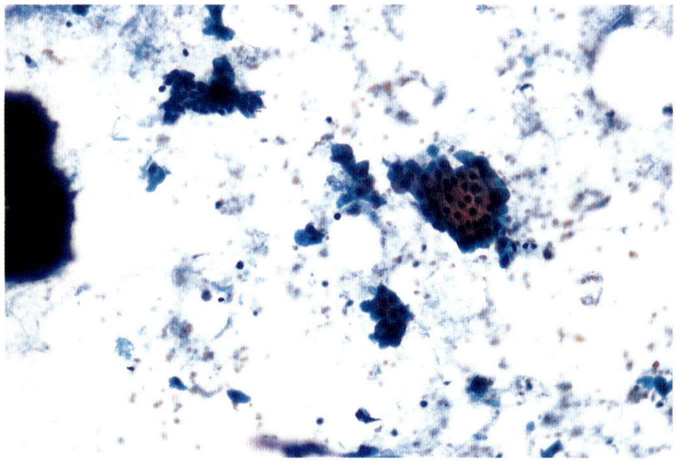

그림 B-2-31. 세포밀도가 낮다. 도말배경은 지저분한 점액성 액체로 도말되고 군데군데 불규칙한 상피세포의 작은 집단들이 떠 있다. 상피세포 집단의 크기는 작고, 수적으로 적다. 이들은 주머니의 내면을 덮고 있는 도관상피에서 유래한 것이다.

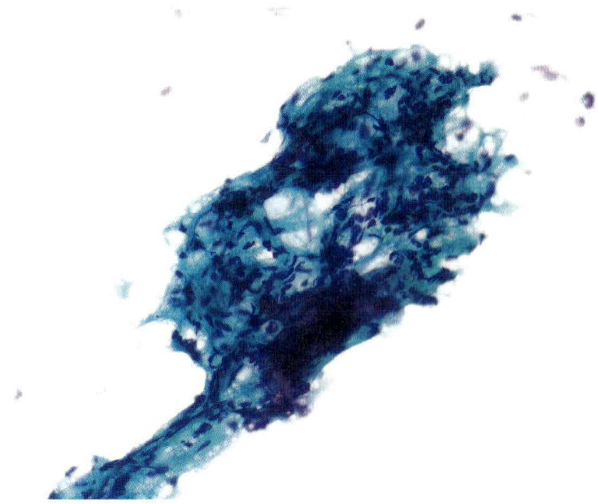

그림 B-2-32. 세포성분은 별로 없이 섬유결합조직의 한 조각(기질)만이 달랑 도말된다. 섬유다발은 찢어진 그물처럼 보인다. 섬유화는 선증의 말기에 흔히 나타나는 변화이다.

경화성 선증, sclerosing adenosis

경화성 선증은 전형적인 선증의 중앙부로부터 섬유화가 점진적으로 진행된 상태이다. 증식한 섬유조직의 다발이 도관 사이로 뻗어 나간다. 도관 상피는 불규칙하게 증식하며, 내강이 확장되고, 크고 작은 주머니를 만들게 된다(낭성 변화). 대체로 경화성 선증의 흡인물에는 다양한 세포들이 풍부하게 나타난다.

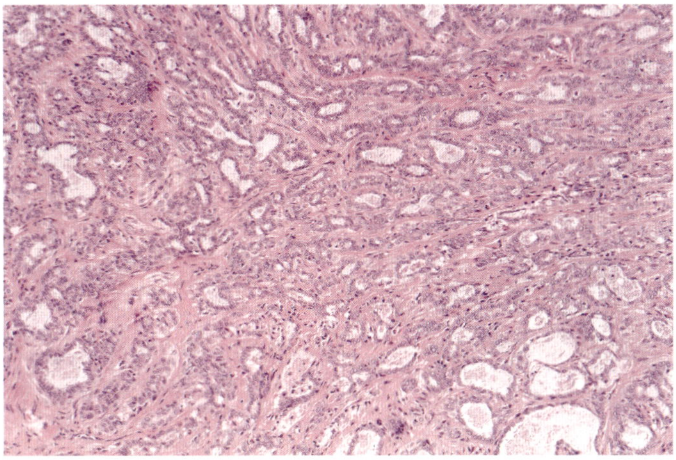

그림 B-2-33. 조직표본은 전형적인 선증의 변화에 섬유조직이 증식하여 도관을 서로 분리하고 있다. 주변부에는 도관의 내강이 확장하여, 크고 작은 주머니를 만든다.

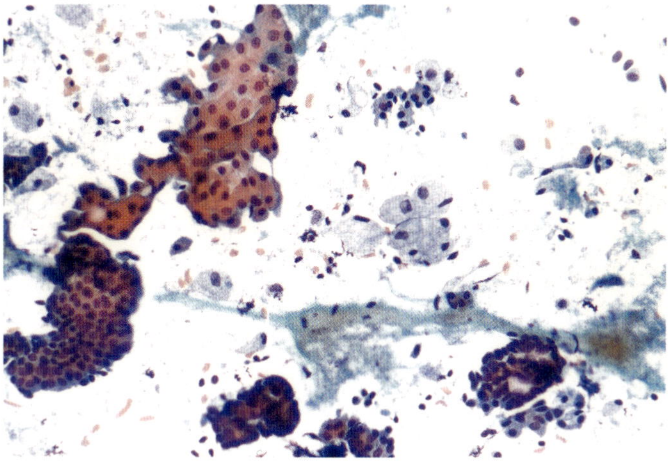

그림 B-2-35. 세포집단들은 크기와 모양이 제각기 다르고, 불규칙한 주변부를 가진다. 다양한 세포들이 흩어져서 도말된다(도관 상피세포, 아포크린세포, 양극성 나핵, 대식세포 등). 도말배경은 점액성 액체로 발려 있다. 대체로, 지저분한 도말소견이 이 병변의 특징이다.

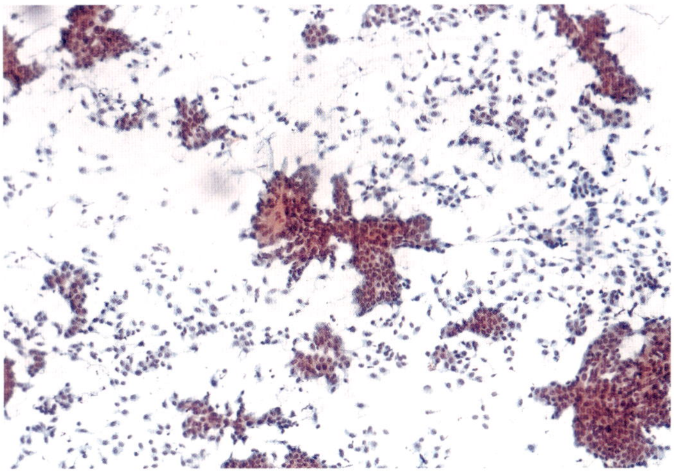

그림 B-2-34. 도말표본의 저배율에서 세포밀도는 높다. 다양한 모양과 여러 크기의 세포집단과 많은 개별세포들이 나타난다. 도관 상피세포들의 증식이 뚜렷하다. 아포크린 세포들이 섞여 있다.

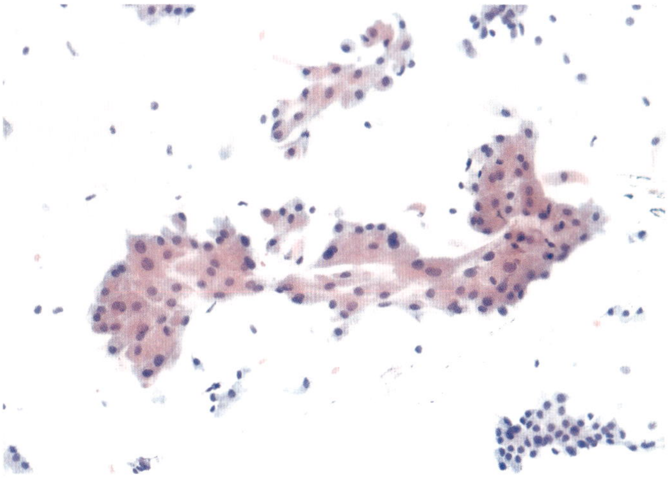

그림 B-2-36. 증식한 도관 상피가 유두상 집단을 만든다. 집단 세포들은 아포크린 변화를 보인다. 소수의 양극성 나핵이 도말 배경에 흩어져 있다.

방사상 경화성 병변, radial sclerosing lesion

방사상 경화성 병변은 경화성 선증에서 섬유화가 더욱 진행된 상태라고 할 수 있다. 방사상으로 뻗어 나가는 섬유조직 사이로 증식한 도관 상피가 매몰되어 있다. 점진적인 섬유화로 종국에는 도관 상피가 사라지고, 교원 섬유의 덩어리로 남게 된다. 이런 변화에서 얻은 흡인물의 세포밀도는 낮다. 그러나 상피세포의 증식부위로부터 얻은 흡인물에는 세포 성분이 의외로 풍부하여, 악성 종양과 혼동할 수 있다.

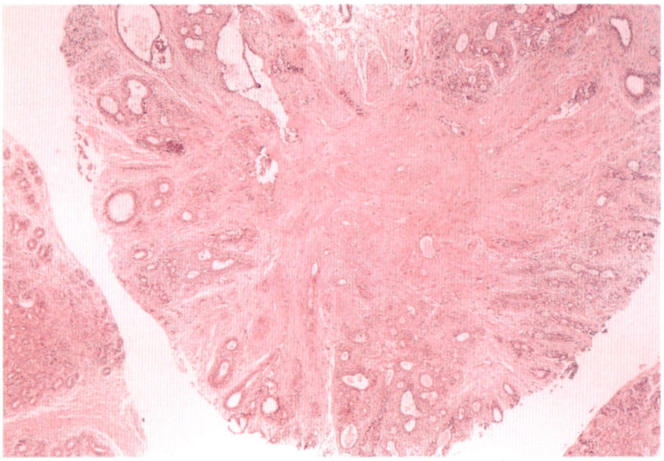

그림 B-2-37. 조직표본은 섬유화가 진행된 방사상 경화성 병변이다. 증식한 도관 상피는 방사상으로 주변부로 뻗고 있다. 작은 주머니(확장된 도관)들이 주변부에 나타난다.

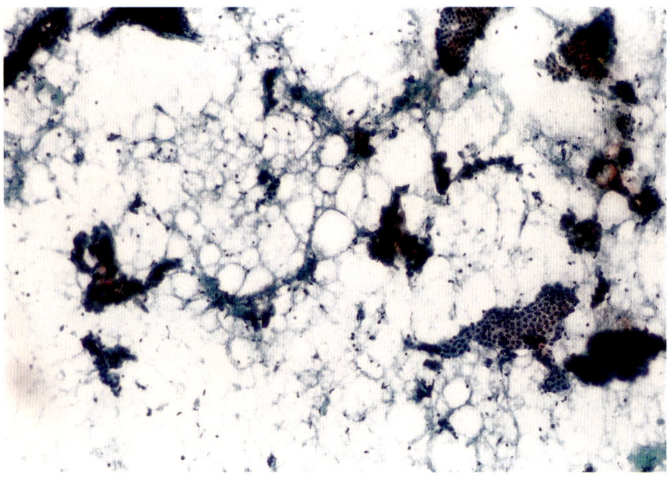

그림 B-2-38. 도말표본의 저배율에서 세포밀도가 비교적 낮다. 불규칙하고 작은 세포집단들이 점액을 배경으로 하고 흩어져 있다. 집단을 구성하는 세포들은 두 종류이다. 하나는 찢어진 섬유가닥의 뭉치이고, 다른 하나는 도관 상피의 2차원적 집단이다.

그림 B-2-39. 도관 상피의 한 세포집단이 도관의 조직상을 잘 나타내고 있다. 배경에는 대식세포가 흩어져 있다. 세포밀도는 매우 낮다. 낭성 내강액이 흡인된 것이다.

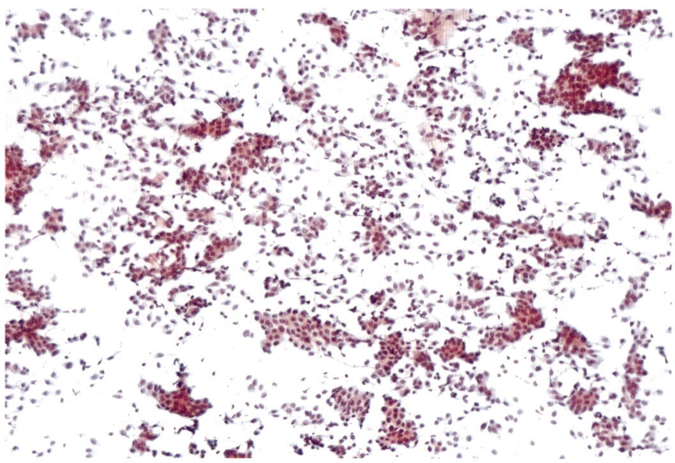

그림 B-2-40. 저배율에서 세포밀도는 대단히 높다. 세포들은 작은 집단과 낱개로 흩어져 도말된다. 작은 집단은 종말도관을 구성하는 상피세포의 증식을 반영한다. 높은 세포 밀도 때문에 악성으로 오판될 수 있는 도말표본이다.

여성형 유방증, gynecomastia

여성형 유방증은 남성유방의 도관 상피와 결합조직이 다 함께 증식하여 여성 유방처럼 커지는 상태이다. 호르몬 자극의 불균형이 원인으로 생각된다. 한쪽 유방에 국한 할 수도 있지만, 대개 양측 유방이 대칭적으로 비대한다. 유방의 중앙부, 주로 유륜하방의 조직이 제일 뚜렷하게 비대한다. 병변이 포재성으로 위치하고 있기 때문에 흡인 검사물을 얻기가 용이하다. 흡인물의 세포학적 소견은 여성 유방의 섬유선종이나 선증과 유사하다. 간혹 암을 의심할 정도로 도관상피의 증식이 두드러질 수 있다.

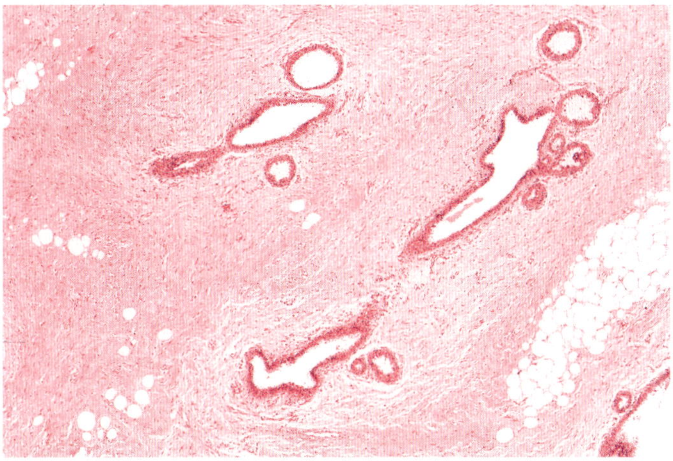

그림 B-2-41. 조직표본은 한 청년의 양측 유방에 발생한 여성형 유방증의 조직 소견이다. 일견, 도관 주위형의 섬유선종과 유사하다. 도관 상피와 주위의 기질 섬유조직이 다같이 증식하고 있다.

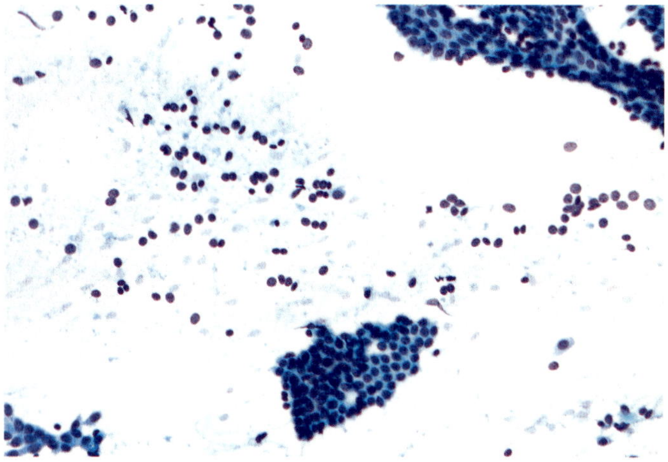

그림 B-2-43. 중등대 배율에서 세포집단은 단층(평판상)으로 조밀하게 짜여 있다. 세포집단을 구성하는 세포들의 핵과 핵 간의 거리가 일정하다. 평판상 집단은 도관 상피가 집단으로 탈락, 흡인되어 도말된 것이다.

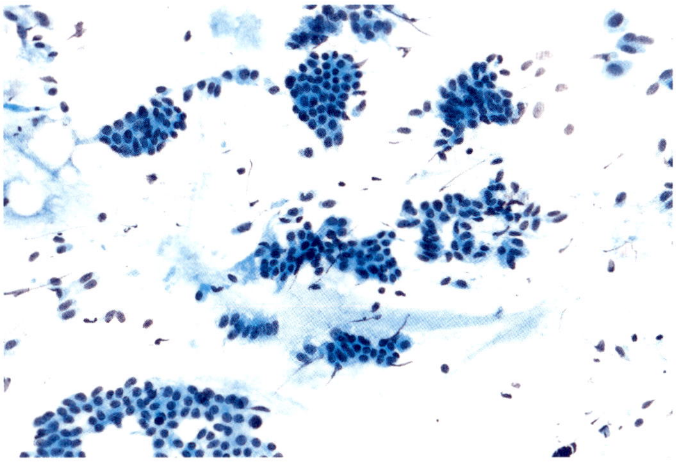

그림 B-2-42. 도말표본의 저배율에서 세포밀도는 중등도이다. 도관 상피 세포의 집단과 양극성 나핵들이 산재한다. 배경에는 점액이 풍부하다. 이런 변화는 여성유방의 섬유선종의 세포학적 소견과 비슷하다.

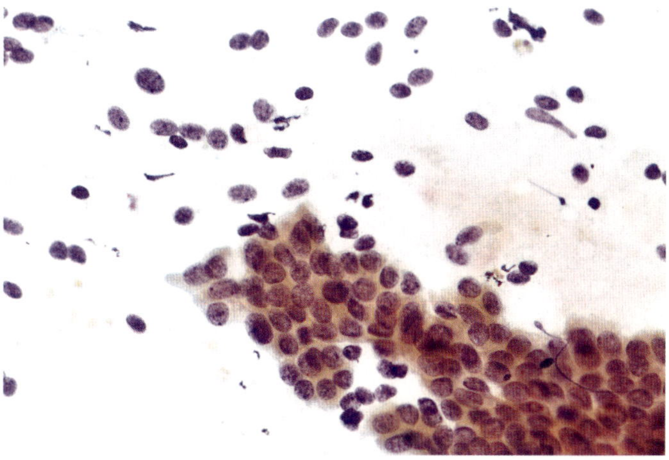

그림 B-2-44. 고배율 검경에서 도관 상피의 입체적인 기둥 모양의 세포집단을 본다. 세포집단 내 근상피세포가 섞여 있다. 세포들은 중첩되고, 핵의 다형성이 경미하게 인정되지만, 악성 기준에 도달하지는 못한다. 양극성 나핵이 배경에 출현한다.

도관 상피의 증식성 병변

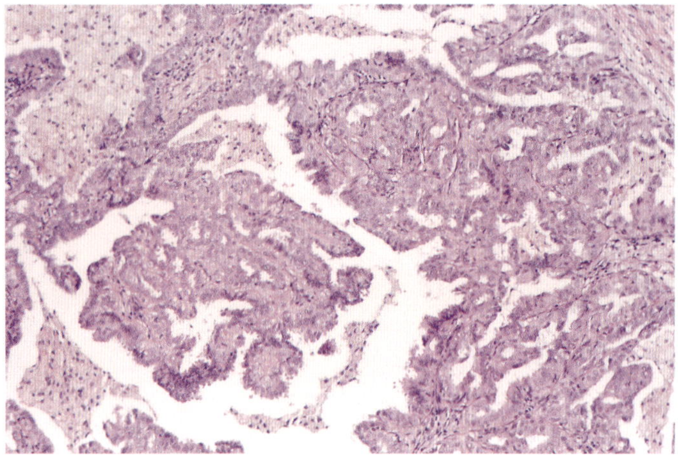

그림 B-3-1. 유두상 증식증

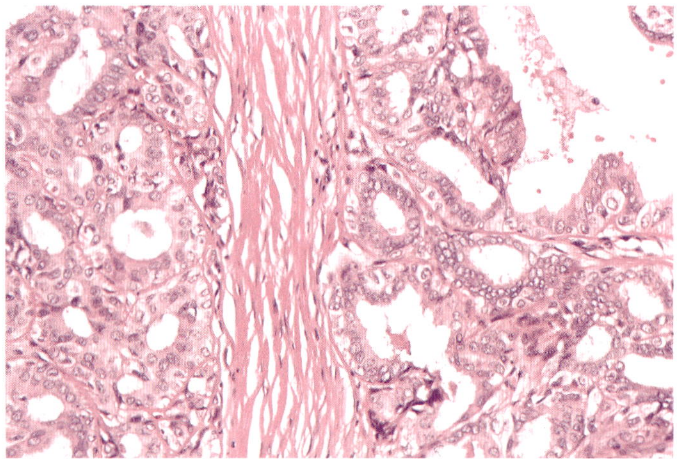

그림 B-3-2. 선종상 증식증

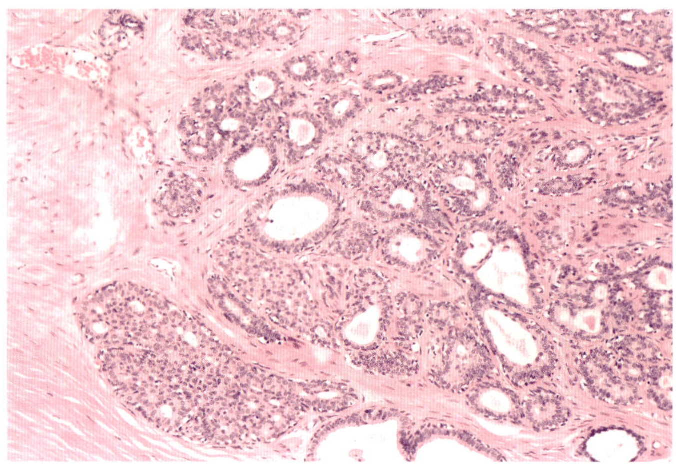

그림 B-3-3. 충실성 증식증

유두(젖꼭지) 내에 있는 유선 도관으로부터 소엽 내 종말 도관에 이르기까지 도관 상피가 증식하여 여러 모양의 선종과 유두종을 만든다. 이들에 붙은 용어가 너무나 다양해서 혼동의 도가니를 만든다. 여기에서 각 병변의 조직학적 변화를 분명하게 규정하여 용어의 혼동을 피하고자 한다. 세포학적으로 이들은 서로 감별되지 않는 병변들이다. 중요한 사실은 이들의 세포학적 변화가 유방암종의 변화와 비슷해서 감별이 어려울 수도 있다는 점이다.

1. 도관 상피증식증(ductal epithelial hyperplasia)

이 병변은 섬유낭성 병변의 한 조직학적 형태로 취급한다. 다른 섬유낭성 변화를 잘 동반한다. 다발성으로 발생하며 병소의 크기가 작기 때문에 촉지되지 않는다. 종말도관을 덮고 있는 상피세포가 3층 이상으로 증식한 상태인데 3 유형의 조직학적 형태로 나타난다. 유두상 증식증 또는 유두종증(papillary hyperplasia or papillomatosis)(그림 B-3-1), 선종상 증식증(adenomatous hyperplasia)(그림 B-3-2), 그리고 충실성 또는 비특이성 증식증(solid or usual hyperplasia)(그림 B-3-3) 등이 도관 상피증식증의 3조직학적 유형이다.

2. 도관 선종(ductal adenoma)

작거나 중간 크기의 도관 내에 잘 발생한다. 유두로부터 멀리 떨어져 발생하기 때문에 유두로 분비물이 잘 배출되지 않는다. 이 종양은 다음에 기술하는 도관 내 유두종의 기질 내에 섬유증식이 심한 상태이다. 즉 경화성 도관 내 유두종(sclerosing intraductal papilloma)이라고 할 수 있다(그림 B-3-4).

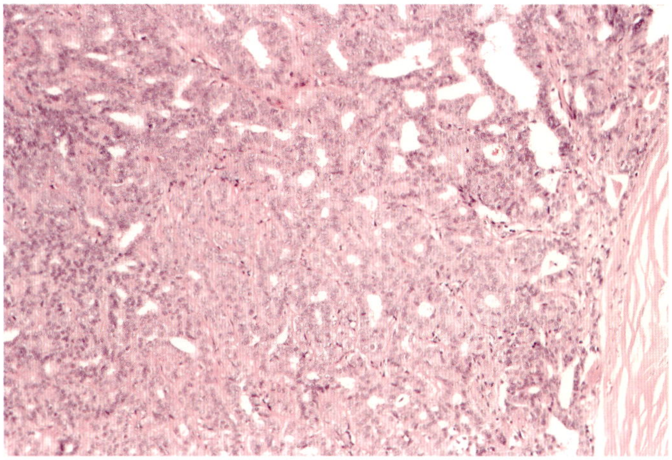

그림 B-3-4. 도관선종

3. 도관 내 유두종(intraductal papilloma)

이 종양은 큰 도관 특히 유륜하 도관에 흔히 발생하지만 유방의 변두리에 있는 작은 도관에도 발생 할 수 있다. 유두는 잘 형성된 섬유혈관성 심지를 중심으로 하고 그 밖으로 도관 상피의 규칙적인 증식을 특징으로 한다. 유두들이 도관 내를 채운다(그림 B-3-5).

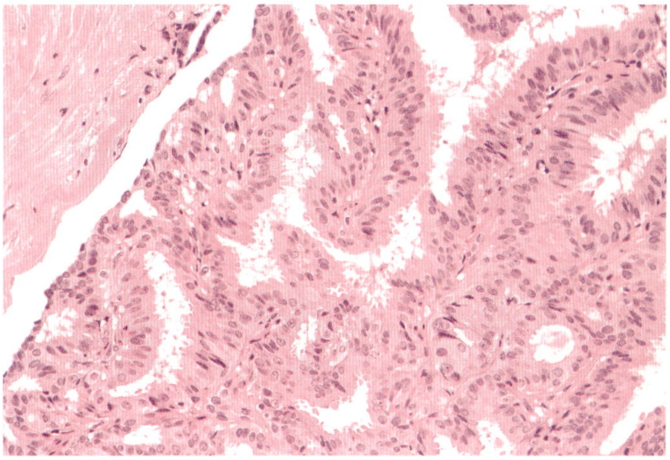

그림 B-3-6. 도관내 유두종

4. 유륜하 도관 유두종증 또는 유두 선종(subareolar duct papillomatosis or nipple adenoma)

이 종양은 유두에 있는 도관(유선동, lactiferous sinus)과 유륜하 큰 도관에 국한해서 발생하는 양성 상피성 종양이다. 이 종양은 유두종증, 방사상 경화성 병변 또는 선증 등 다양한 조직변화로 나타난다 (그림 B-3-6). 이 종양의 명칭은 유두와 유륜하에 국한해서 발생한다는 이유만으로 붙은 용어(임상적 실체)이고 조직학적 실체는 아니다.

위의 4가지 병변은 도관 상피의 증식을 공통적인 특징으로 하고 있기 때문에 도말 표본에 세포밀도가 엄청나게 높다. 이들은 세포학적으로 서로 구별되지 않을 뿐만 아니라 비정형성 도관증식증이나 도관내 암종과 세포학적으로 감별하기 힘든 병변이다.

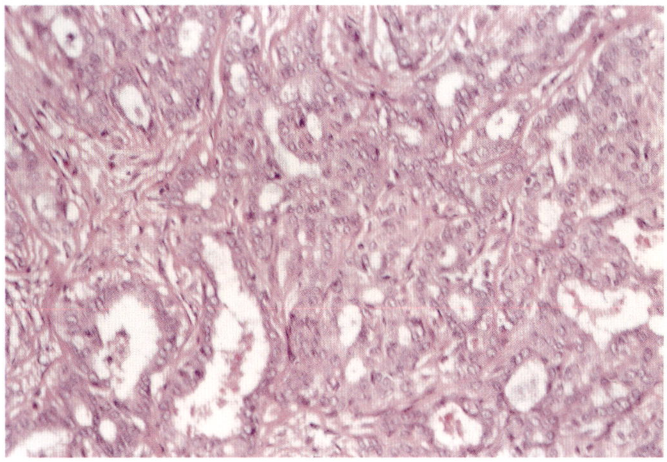

그림 B-3-6. 유륜하 도관 유두종증 또는 유두 선종

도관 내 유두상 증식증 또는 유두종증, intraductal papillary hyperplasia or papillomatosis

도관 내 유두상 증식증 또는 유두종증은 도관 내 유두종(intraductal papilloma)과 조직학적으로 감별되는 병변이다. 유두종증은 주위에 다른 형태의 섬유 낭성 변화를 동반하고, 일반적으로 병소의 크기가 작다 (종말 도관 기원성). 다발하는 경향이 있다, 이 병변 자체로는 만져지지 않기 때문에 동반되는 다른 섬유 낭성병변과 함께 생검 또는 흡인된다. 도관 내 유두종증과 도관 내 유두종은 세포학적 감별이 불가능하다.

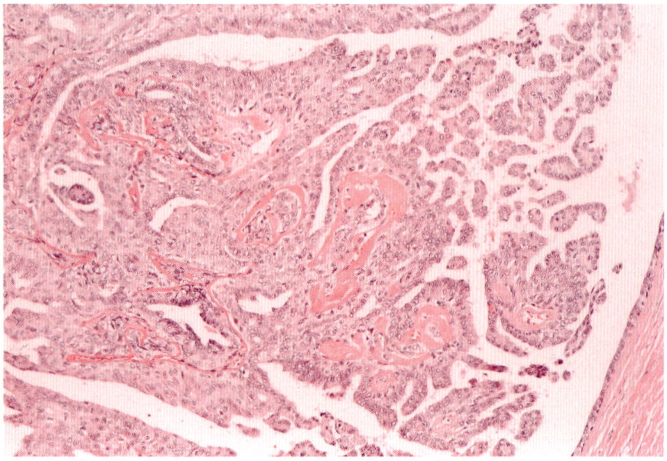

그림 B-3-7. 조직표본은 확장된 도관 내로 크고 작은 유두상 증식물이 불규칙하게 뻗고 있다. 확장된 도관을 거의 채우고 있다. 도관 주위는 섬유 낭성 변화가 동반된다 (이 그림에는 나타나지 않음).

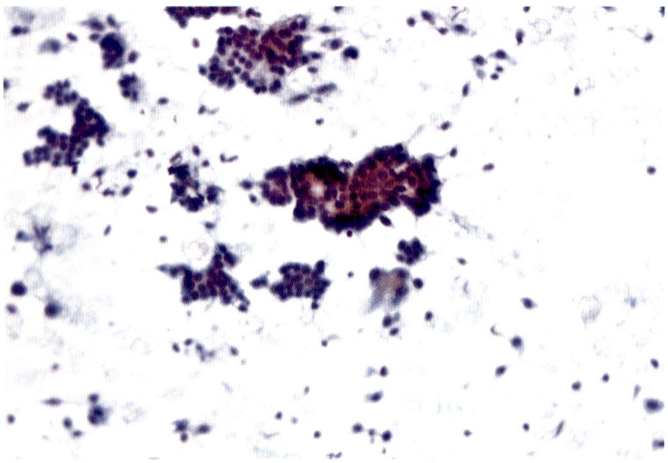

그림 B-3-8. 도말표본은 세포성분이 풍부하다. 작은 유두상 세포 집단들이 주위에 개별 세포를 동반한다. 개별세포들도 집단세포와 같은 도관 상피 기원이다. 점액성 배경에는 매우 적은 수의 양극성 나핵이 나타난다.

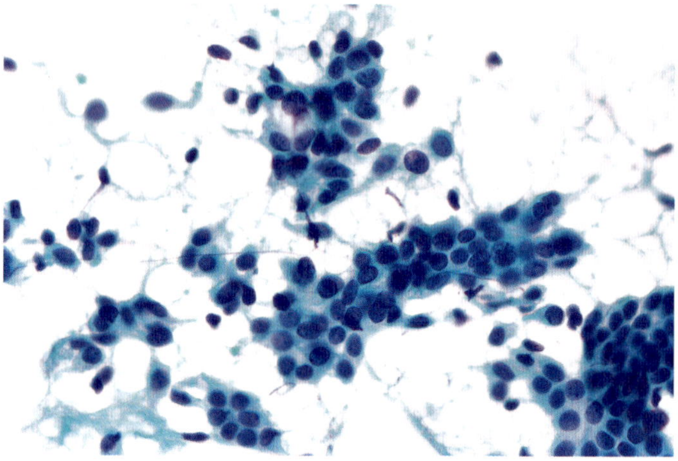

그림 B-3-9. 유두상 증식물이 작은 집단으로 도말된다. 주위에 소수의 양극성 나핵이 나타난다. 도관 상피세포의 집단 안에 근상피세포가 섞여 있다. 유두상 증식물의 상피세포들은 비슷한 크기와 모양을 보이는 핵을 가지고, 세포질은 풍부하다. 핵소체는 보이지 않는다.

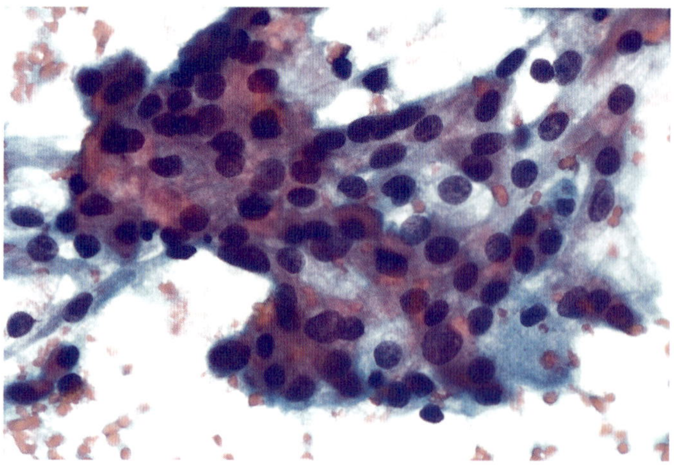

그림 B-3-10. 유두상 세포집단으로 도관 내 유두종과 감별하기 곤란할 뿐만 아니라 유두상 암종까지도 감별이 불가능할 수 있다. 그러나 유두종증의 경우 다른 섬유낭성 변화를 흔히 동반하고 다양한 종류의 세포로 구성되는 경향이 있다.

충실성 또는 비특이성 도관증식증, solid or usual ductal hyperplasia

도관 상피증식증 중 증식한 도관 상피가 도관의 내강을 꽉 메우고 있는 상태를 충실성 도관증식증 또는 비특이성 도관증식증이라고 부르고 비정형성 도관증식증(atypical ductal hyperplasia)이나 충실성 도관내암종(intraductal carcinoma, solid type)과 구별한다.

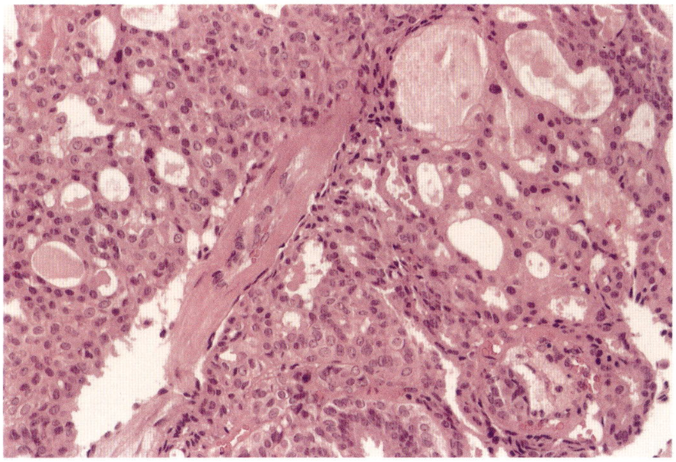

그림 B-3-11. 조직표본은 확장된 도관 내로 도관 상피가 증식하여 내강을 메우고, 군데군데 작은 구멍(창)이 뚫려 있다. 세포들이 불규칙하게 배열한다. 도관벽을 따라 근상피 세포가 박혀 있다.

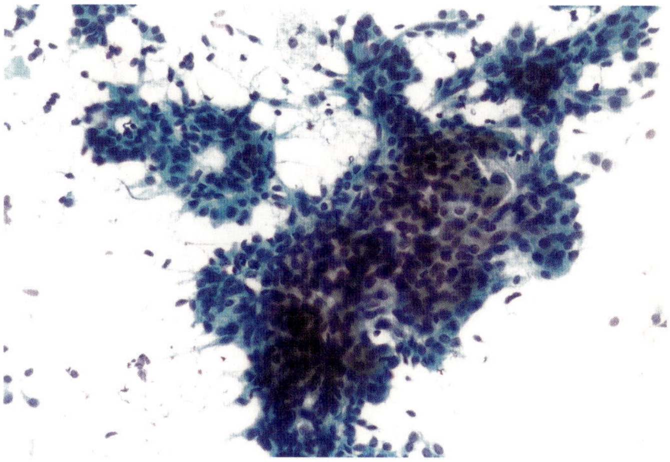

그림 B-3-13. 큰 세포집단은 불규칙한 모양을 하고 있다. 핵들이 중첩한다. 주위에 양극성 나핵과 더불어 도관 상피세포가 산재한다.

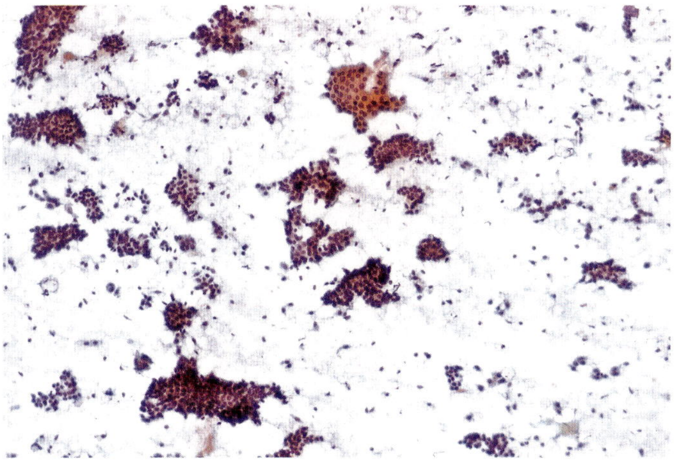

그림 B-3-12. 도말표본의 저배율에서 세포밀도가 높다. 작은 세포집단들이 개별세포를 다수 동반한다.

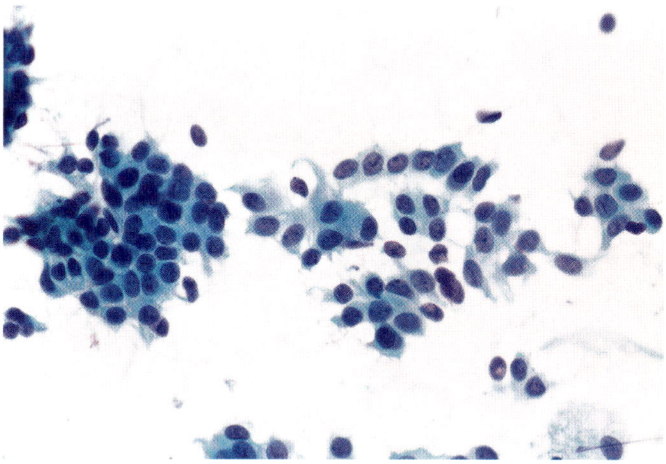

그림 B-3-14. 개별세포의 세포질은 풍부하고, 세포질의 경계가 뚜렷하다. 핵은 둥글고, 세포질의 한쪽에 치우쳐 있다. 핵소체는 잘 보이지 않는다. 마치 형질세포에서 핵과 세포질의 위치 관계를 연상케 한다(원주세포의 도말 특징).

도관 선종, ductal adenoma

이 종양은 도관 내에 발생한다. 종양의 주위 경계부위에 고유 도관 피복상피가 존재한다. 종양 조직은 도관 상피세포와 근상피세포의 증식으로 이뤄지고, 기질에는 섬유증식이 심할 수 있다. 조직학적으로 도관 내 유두종의 기질(심지에 해당)에 섬유화가 심한 경화성 유두종이라고 할 수 있다.

도관 선종의 도말표본은 섬유선종의 도말 소견과 비슷하고, 실제로 잘 구별되지 않는다. 도관 선종은 섬유선종에 비하여 도관 상피의 세포집단이 보다 입체적이고, 세포집단의 크기가 대체로 작고, 그 수가 적다. 도관 선종에서는 양극성 나핵이 적게 도말된다. 간혹 세포집단은 작은 선방구조를 만든다.

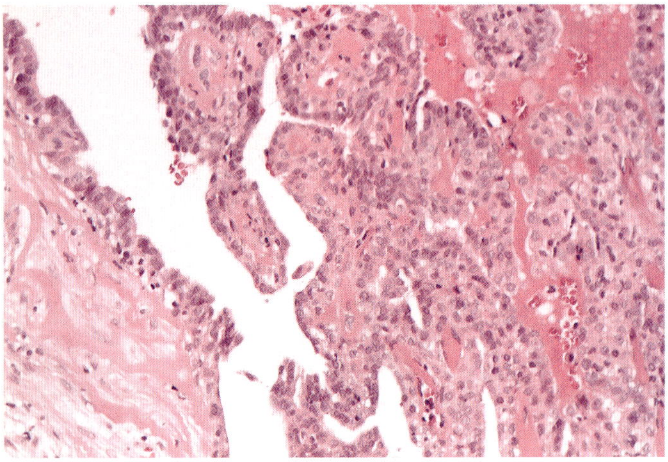

그림 B-3-15. 도관선종이 도관의 내강을 꽉 채우고 있다. 종양의 주변에서 도관 상피가 안으로 자라서 무딘 유두를 만든다. 도관 상피세포가 증식한다. 비록 비연속적이지만 근상피세포의 층을 볼 수 있다. 종양의 기질은 교원질로 구성되고 그 양이 풍부하다.

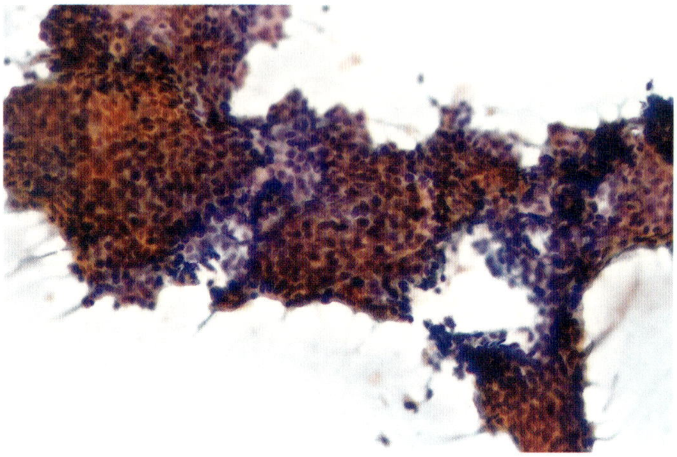

그림 B-3-17. 세포집단은 불규칙하게 유두모양으로 증식하고 있다. 세포집단 내 개별세포들은 모양과 크기가 서로 비슷하다. 핵들이 중첩된다.

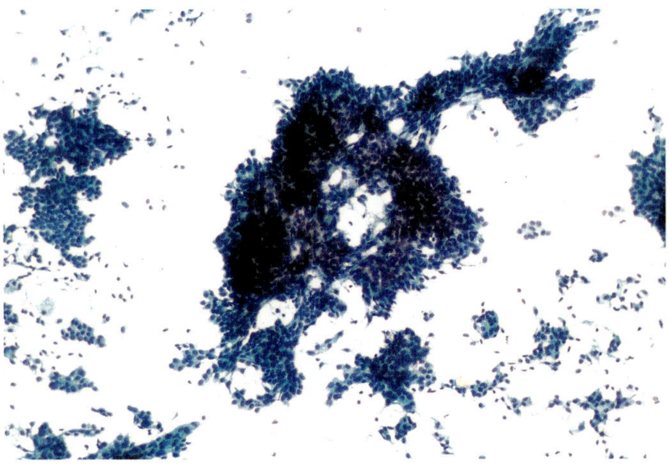

그림 B-3-16. 도말표본의 저배율에서 세포성분은 풍부하다. 불규칙한 큰 세포집단은 중첩된 도관 상피세포의 3차원적 집단이다. 개별세포들은 양극성 나핵과 도관 상피세포들이다.

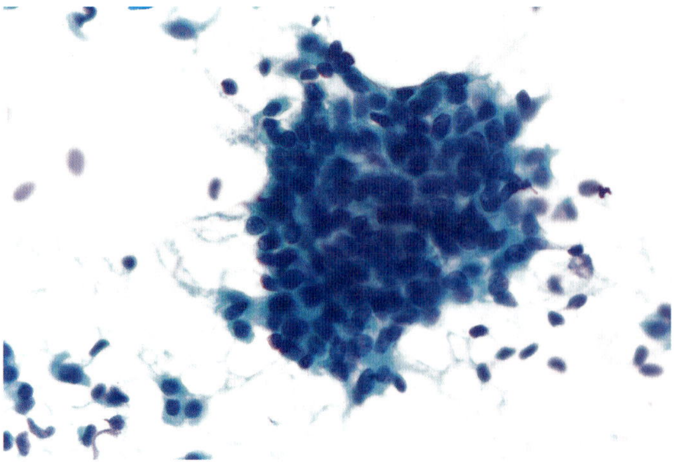

그림 B-3-18. 도관 상피세포들의 집단 내에 작고, 길죽하고, 농염된 핵을 가진 근상피세포를 볼 수 있다. 집단세포들은 중첩되어 입체적으로 보인다.

도관 내 유두종, intraductal papilloma (1-2)

도관 내 유두종은 유두로부터 분비물을 배출 할 수 있다. 병변의 크기가 대체로 작기 때문에 잘 만져지지 않는다. 발생빈도는 생각하는 것 보다 낮다. 생검에서 흔히 도관 내 유두종으로 진단 된 경우가 절제표본에서는 도관 내 유두상 증식증 또는 유두종증으로 판명되는 경우가 많다. 흔히 유두의 분비물로 인해 환자는 병원을 찾게 되고 FNA의 표적이 된다. 흡인물은 혈성일 수 있지만, 무색의 액체를 더 자주 본다. 도관내 유두종과 유두상 암종은 세포학적으로 감별하기 곤란함으로 유두상 종양(papillary neoplasm)이란 통합적인 용어로 진단을 대신하고, 절제조직의 세밀한 검사로 그 실체를 확인한다.

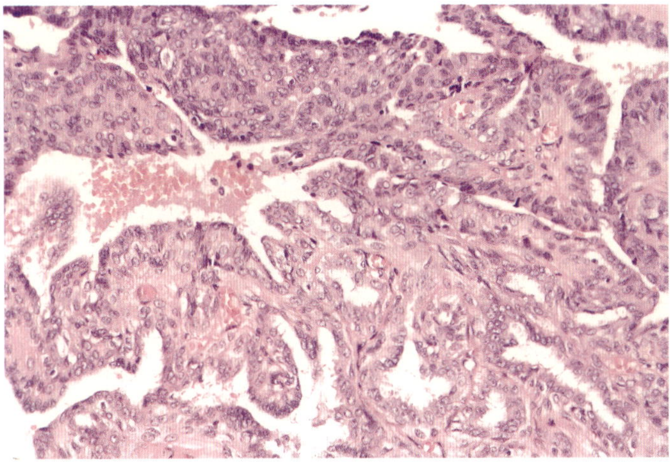

그림 B-3-19. 조직표본은 도관 내 잘 형성된 유두들이 서로 맞닿고 있다. 유두의 심지는 섬유 혈관성 기질로 구성되고, 그 밖을 원주상피가 울타리 모양으로 덮고 있다. 유두와 유두 사이의 공간은 확장된 도관의 내강에 해당한다.

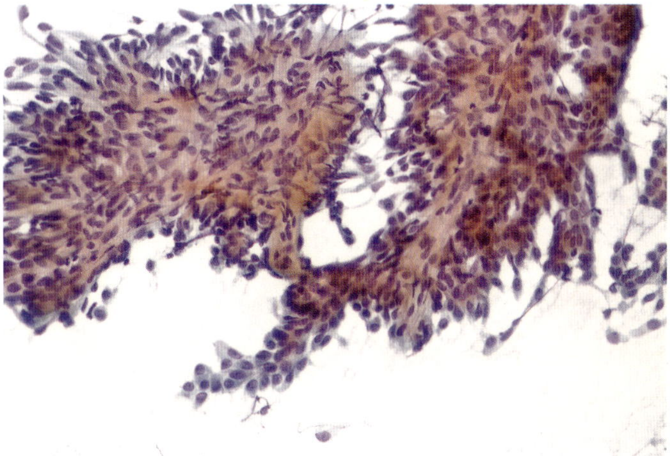

그림 B-3-21. 비교적 잘 보존된 두 개의 유두를 본다. 유두의 바깥쪽은 원주상피가 새의 날개깃처럼 밖으로 돌출하고 있다. 유두의 중앙부에 섬유혈관성 심지를 볼 수 있다.

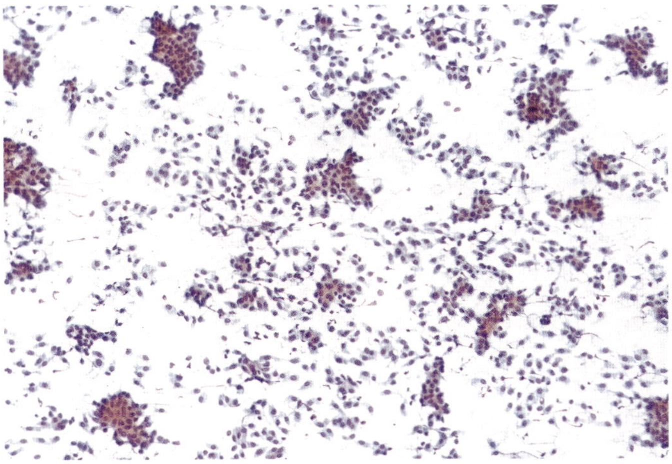

그림 B-3-20. 도말표본의 저배율에서 세포밀도는 대단히 높다. 작은 세포집단과 개별세포들이 마치 철새의 무리가 비상하는 것처럼 보인다.

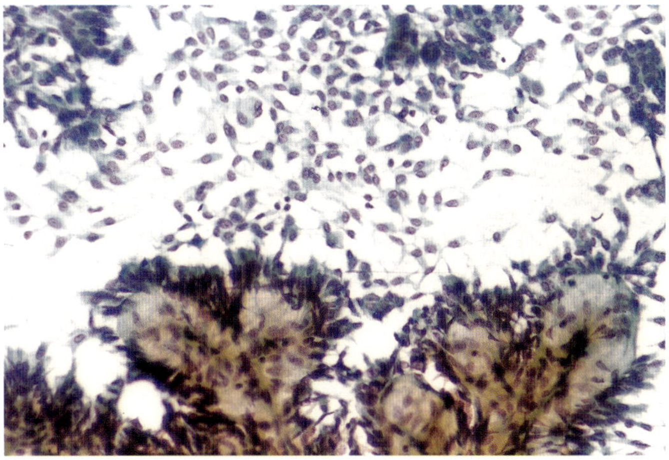

그림 B-3-22. 배경에 깔려 있는 개별세포들은 세포질이 풍부한 원주상피세포들이다. 이들은 양극성 나핵과 뚜렷하게 구별된다. 그림의 하방에서 손가락처럼 뻗은 유두상 증식물은 풍부한 섬유질의 심지를 가진다.

도관 내 유두종, intraductal papilloma (2-2)

조직학적으로 도관 내 유두종과 유두상 암종을 구별하기가 어려운 것처럼 세포학적으로 이 두 양성과 악성 종양을 구별하기란 결코 쉬운 일이 아니다. 이런 경우에 유두상 종양(papillary neoplasm)이란 서술적 용어로 진단을 대신하고, 절제생검으로 그 실체를 확인한다. 절제 조직의 철저한 검사로 양성 유두종과 유두상 암종을 감별한다. 이 증례는 세포학적으로 유두상 종양으로 진단이 된 경우인데 최종 조직검사에서 암종으로 판명된 증례이다.

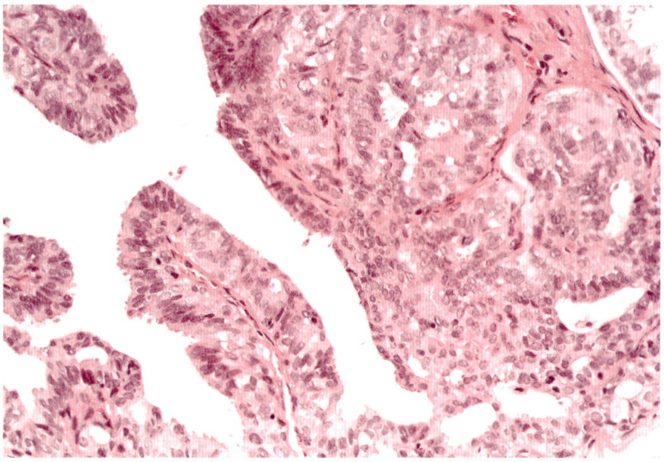

그림 B-3-23. 조직표본은 유두상 증식물이 큰 주머니안에 떠 있는 것처럼 보인다. 유두를 덮고 있는 상피세포는 크기가 같고 모양이 원주상으로 균일하다. 이 조직검사에서 유두상 증식물이 유방의 기질을 침범하지 않았지만, 유두를 덮고 있는 상피세포의 모양으로 보아 유두상 암종세포와 구별하기 곤란하다.

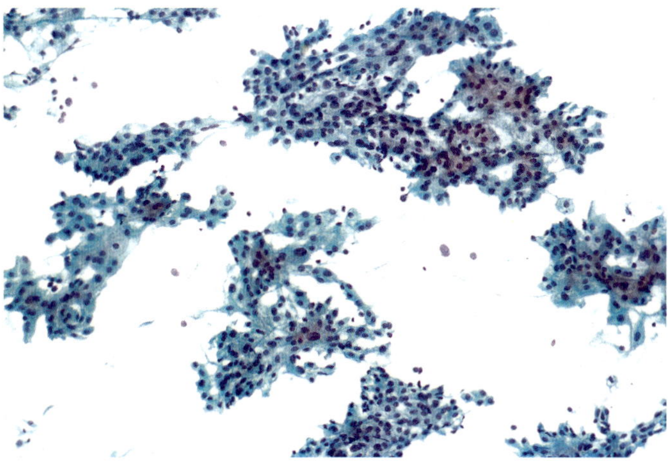

그림 B-3-24. 도말표본에서 세포성분이 풍부하다. 불규칙한 유두상 집단으로 도말된다. 이 세포집단은 강압적인 흡인과 압착 도말 조작으로 인하여 전형적인 유두상 증식물이 찌그러진 모양으로 도말된 것이다.

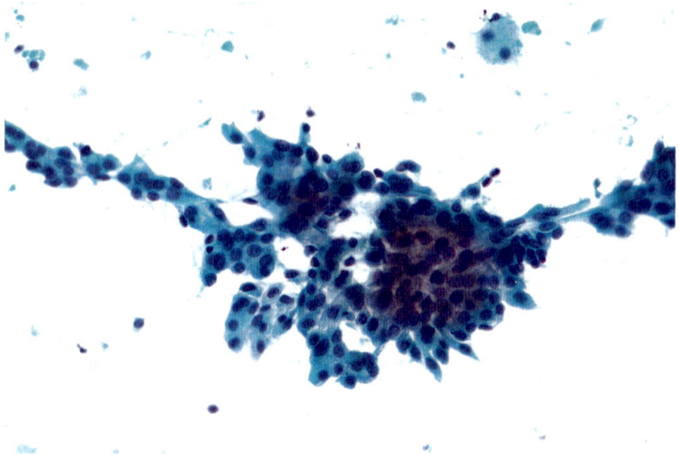

그림 B-3-25. 유두를 구성하는 세포들은 3차원적 집단으로 핵들이 중첩된다. 종양세포들은 풍부한 세포질을 가진다. 핵의 크기와 모양이 서로 비슷하다. 배경은 액체성으로 유두종이 도관 내 또는 낭종 내 증식물임을 가리킨다.

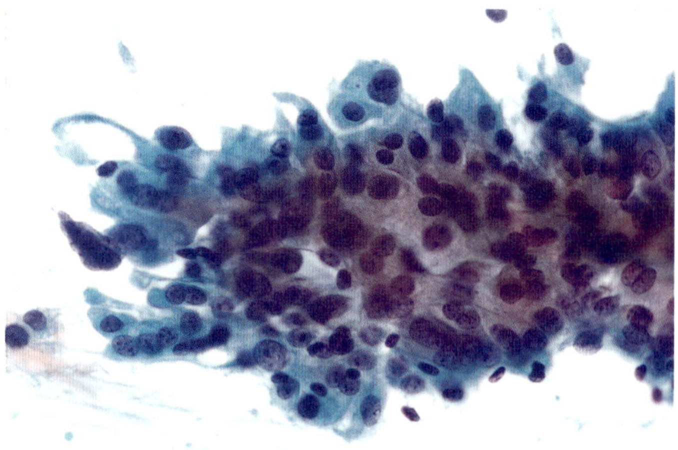

그림 B-3-26. 한 유두의 고배율에서 핵의 대소부동증과 다형성 그리고 농염성이 인정된다. 이런 유두상 증식물을 두고 양성 유두종 또는 악성 유두상 암종으로 단정하기는 곤란하다. 우선 유두상 종양으로 진단하고, 생검을 권고하여, 결정적인 조직진단을 얻는다.

유두 선종 또는 유륜하 도관 유두종증, nipple adenoma or subareolar duct papillomatosis (1-2)

유두의 유관동에서 발생하는 유두 선종이나 유륜하의 집합도관에서 발생하는 도관 유두종증은 서로 같은 조직변화를 보인다. 유두나 유륜을 흡인할 때에 예리한 통증을 느낄 수 있기 때문에 각별한 주위를 기울여야 한다. 바늘끝이 주위의 정상피부를 관통해서 비스듬히 삽입되어 병소에 도달해야 아프지 않다.

이런 증식성 유두가 비록 세포학적으로 매우 순하게 보이지만 잘 분화된 유두상 암종의 소견과 크게 다를 바 없음을 명심해야 한다(유두상 종양).

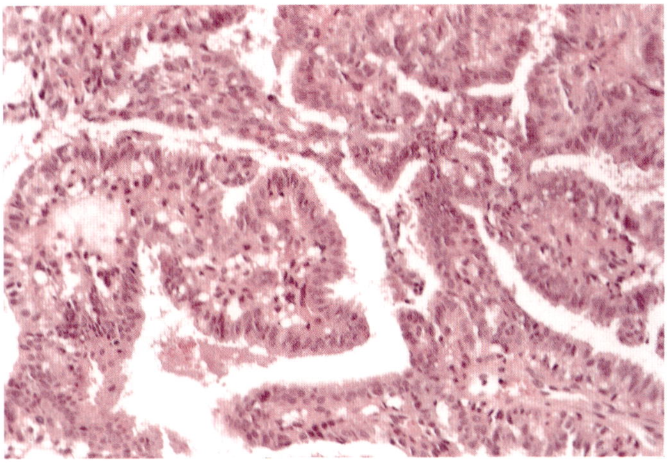

그림 B-3-27. 조직표본은 경화성 유두상 증식물이 확장된 유륜하 도관을 꽉 채우고 있다. 유두의 심지는 섬유증식으로 두꺼워져 있다. 유두의 바깥쪽으로 원주상피가 방책상으로 배열한다.

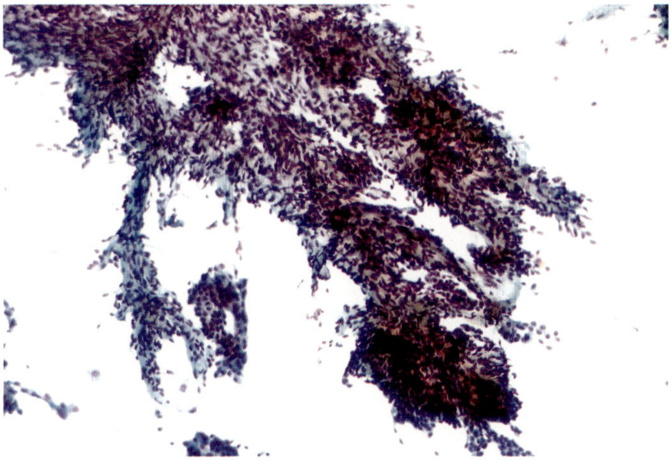

그림 B-3-29. 도관상피의 유두상 집단이 불규칙하게 나뭇가지처럼 뻗고 있다. 유두는 중첩된 세포로 구성된 3차원적 세포집단이다. 바깥쪽으로 새 날개의 깃처럼 원주상피가 뻗어 나간다. 가는 바늘로 흡인된 유두는 이와 같이 그 모양이 일그러지고, 상피세포는 떨어져 나가 낱개로 흩어진다.

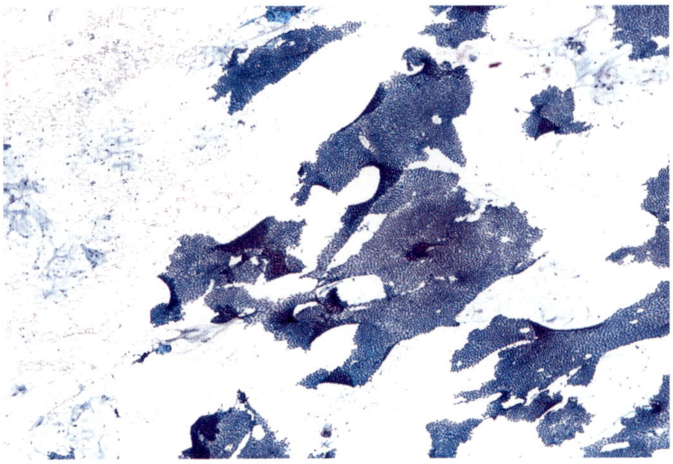

그림 B-3-28. 도말표본의 저배율에서 세포성분은 풍부하다. 도관 상피로 된 단층의 넓은 평판상 집단이 마치 섬유선종 때 관찰되는 도말상을 닮고 있다. 배경에는 거의 무색의 점액성 액체가 엷게 발려있다. 양극성 나핵은 보이지 않는다.

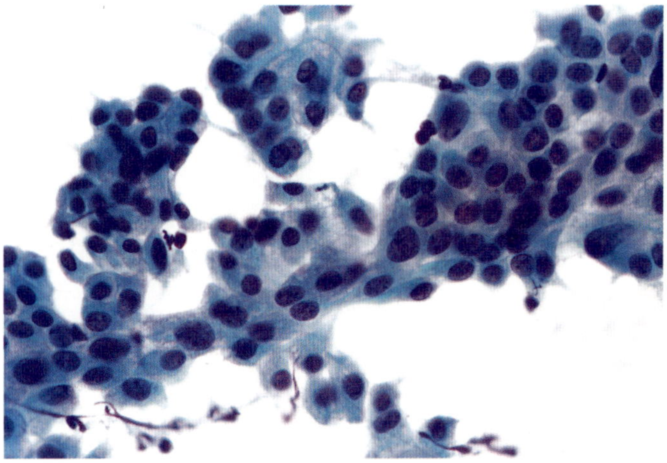

그림 B-3-30. 고배율에서 유두의 특징적인 세포학적 소견을 본다. 섬유 혈관성 심지는 볼 수 없고 도관 상피세포의 뭉치로만 형성된 유두이다. 상피세포들이 울타리 모양으로 배열한 곳도 있다. 핵의 크기와 모양이 서로 엇비슷하고, 염색질은 섬세한 과립상이다. 핵소체는 잘 나타나지 않는다.

유두 선종 또는 유륜하 도관 유두종증, nipple adenoma or subareolar duct papillomatosis (2-2)

유두 선종은 유선동에 국한해서 발생한다. 유두의 표면이 진무르고, 진물이 흐른다. 임상적으로 유두의 파제트병으로 오진하기 쉽다. 유방의 촉진으로 종양은 만져지지 않고 유방 조영상에서도 그 존재를 인정 할 수 없는 특이한 병변이다. 유두 내 종양을 흡인하기 전에 진물이 흐르는 유두 표면으로부터 접촉 도말표본을 먼저 얻어서 파제트병의 존재를 배제해야 한다.

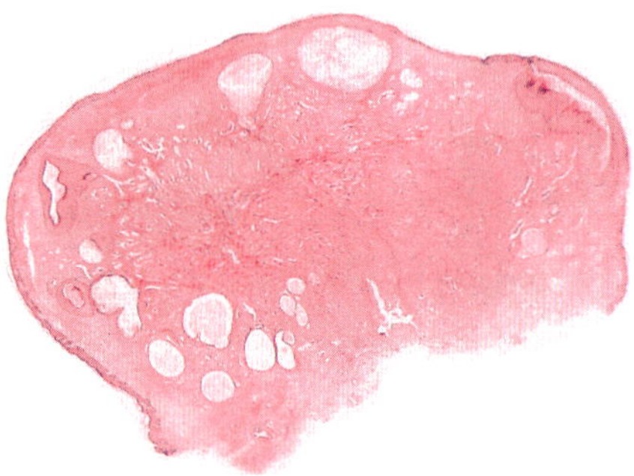

그림 B-3-31. 조직표본의 1:1 사진에서 유두가 매우 커져있다. 그 안에 경계가 뚜렷하지 않는 종양조직이 주위 조직에 비하여 농염된다. 표피 하방에 있는 낭성구조는 유선동의 확장으로 생긴 것이다.

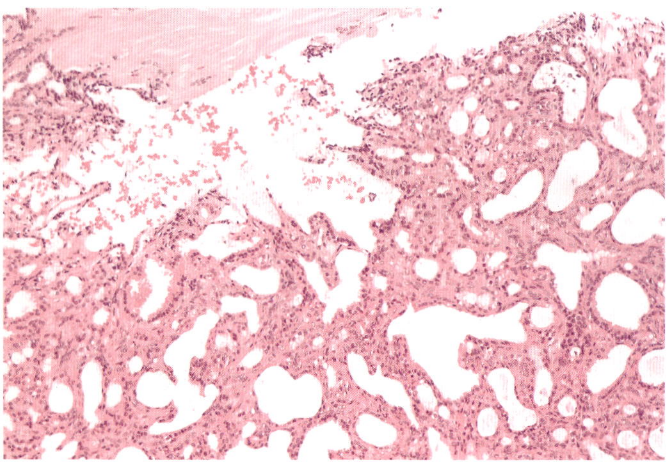

그림 B-3-32. 이 병변은 유두상 증식물들이 유선동을 꽉 메우고 있는 유두종증 (papillomatosis)의 조직소견이다. 크고 작은 구멍은 인접한 유두들이 서로 맞닿아서 만들어진 공간이다.

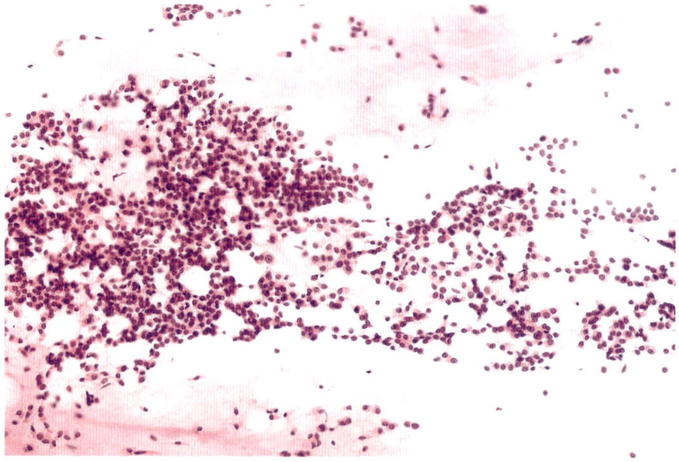

그림 B-3-33. 도말표본의 저배율에서 세포밀도는 매우 높다. 개별세포들이 낱개로 흩어져 있고, 너슨한 세포집단을 형성하기도 한다. 개별세포들은 양극성 나핵이 아닌 도관 상피세포들이다.

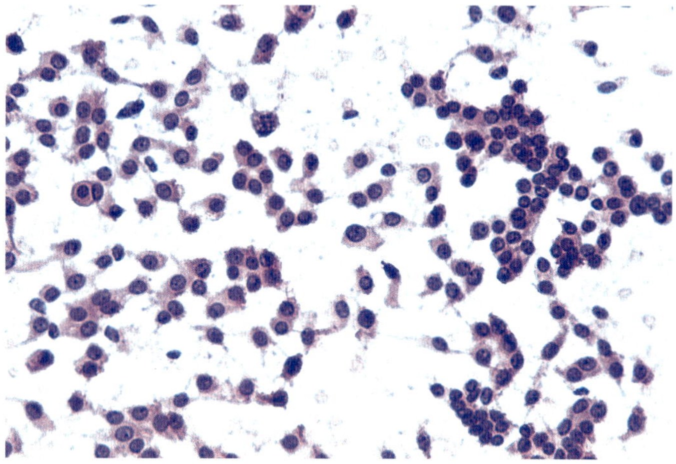

그림 B-3-34. 많은 개별세포들이 낱개로 흩어져 도말된다. 간혹 작은 세포집단이 유두상 또는 선방상으로 배열한다. 세포질은 풍부하고, 핵은 세포질의 한쪽으로 밀려있다. 일견 형질세포와 비슷하다.(원주세포의 도말상)

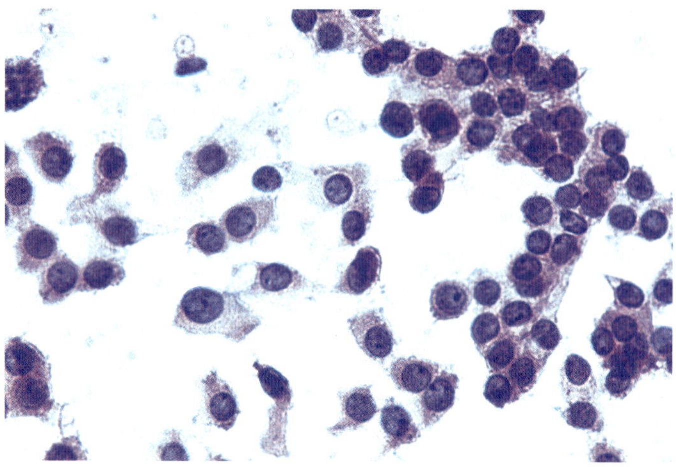

그림 B-3-35. 고배율 검경에서 개별세포나 집단세포들은 서로 동일한 계열의 도관 상피세포임을 알 수 있다. 풍부한 세포질 내에 크기가 비슷한 둥근 핵이 세포질의 한쪽으로 밀려 있다(원주세포의 특징). 염색질은 고루 퍼져 있고, 작은 핵소체가 존재한다.

섬유상피성 종양

소엽 내 기질과 종말도관의 상피세포가 함께 증식하여 한 무리의 종양을 형성하니, 섬유선종(fibroadenoma)과 엽상종양(phyllodes tumor)이 바로 이들의 대표격이다. 이 두 섬유선종과 엽상종양은 본질적으로 같은 종류의 조직으로 구성되지만, 이들의 육안적 및 조직학적 모양이 서로 다르고 생물학적 습성이 상이할 수 있다.

섬유선종은 주로 젊은 여자(20~35세)의 유방에 혹 덩어리로 만져지고 이 혹 때문에 진료를 받게 된다. 조직학적으로 소관 상피의 증식에 비해 기질의 증식이 압도적으로 우세한 상태(소관 내 섬유선종, intracanalicular fibroadenoma) (그림 B-4-1)와 이와 대조적으로 기질은 소관 주위로 증식하고, 상대적으로 상피의 증식이 현저한 소관 주위 섬유선종(pericanalicular fibroadenoma)이 있다 (그림 B-4-2).

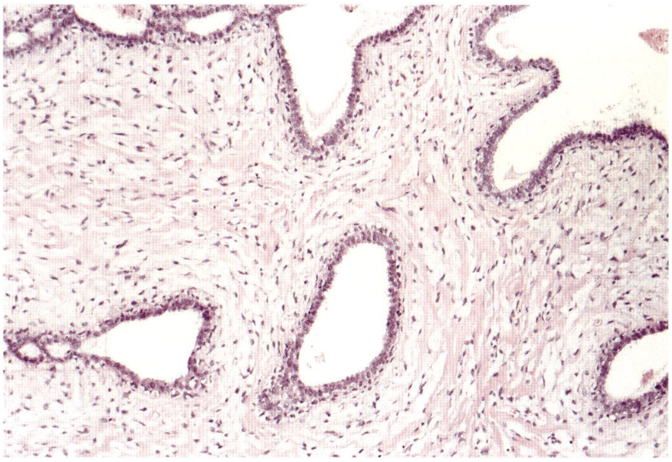

그림 B-4-2. 소관 주위 섬유선종

그러나 이런 두 조직유형 사이에는 세포학적으로나 생물학적으로 이렇다 할 차이가 없다.

관상선종(tubular adenoma)은 섬유선종의 한 변형인데 순수선종(pure adenoma)이라고도 부른다. 관상 선종은 도관 상피가 관상으로 증식하고 기질의 증식은 상대적으로 미약한 것이 특징이다. 즉 소관 주위 섬유선종의 조직소견에 기질성분이 거의 없거나 매우 적고, 상대적으로 도관모양으로 소관상피의 증식이 압도하는 종양이라고 보면 된다(그림 B-4-3).

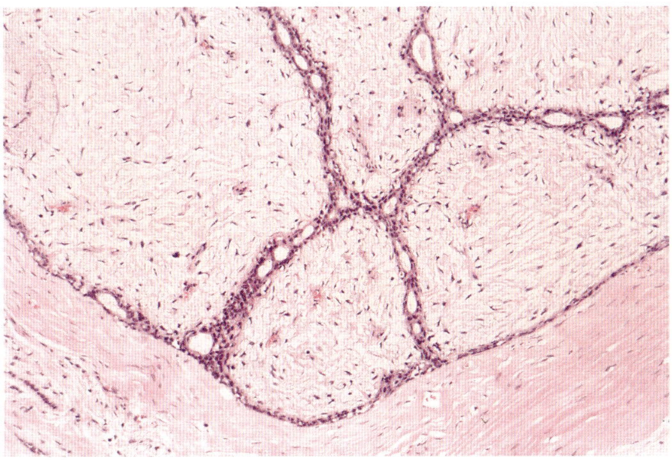

그림 B-4-1. 소관내 섬유선종

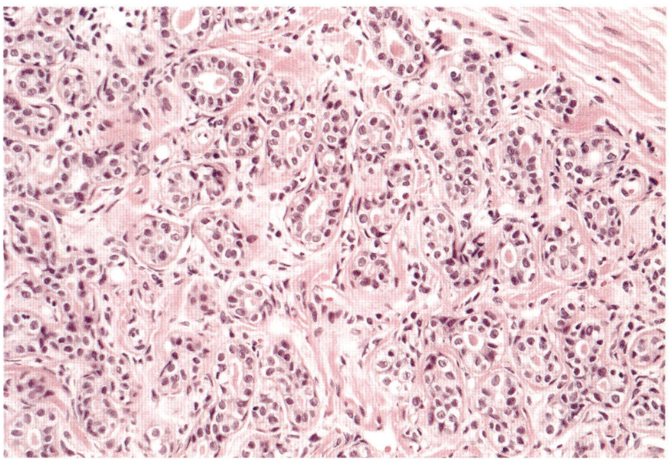

그림 B-4-3. 관상선종

수유선종(lactating adenoma)은 섬유선종 또는 관상선종이 임신 호르몬의 영향을 받아 종양세포가 임신-수유기 변화를 보이는 특이한 종양이다(그림 B-4-5).

엽상종양은 통상적인 섬유선종 환자의 평균 발생 연령보다 20세 가량 높은 연령에서 발생한다. 거대한 섬유선종과 양성 엽상종양(그림 B-4-6)의 감별은 종양기질의 조직학적 변화에 근거한다. 그러나, 이 두 종양의 세포학적 감별은 불가능한 경우가 허다하다. 일반적으로 엽상종양은 섬유선종에 비하여 보다 많은 상피세포의 집단과 보다 풍부한 기질세포로 구성된다. 기질조직을 구성하고 있는 세포들의 비정형성의 정도로 양성, 경계성 또는 악성 엽상종양(그림 B-4-7)으로 구분한다.

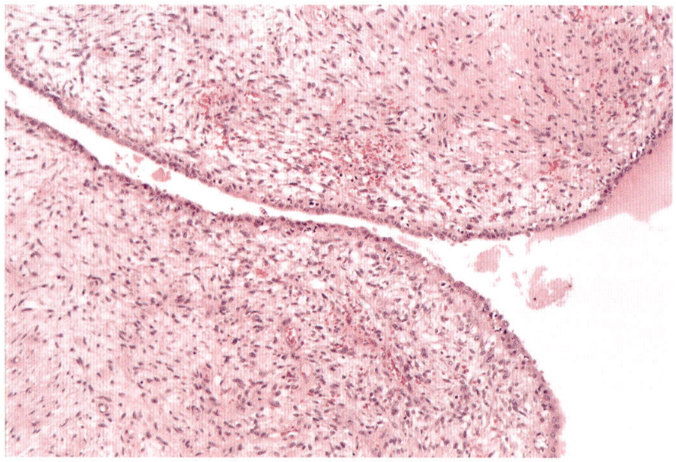

그림 B-4-6. 양성 엽상종양

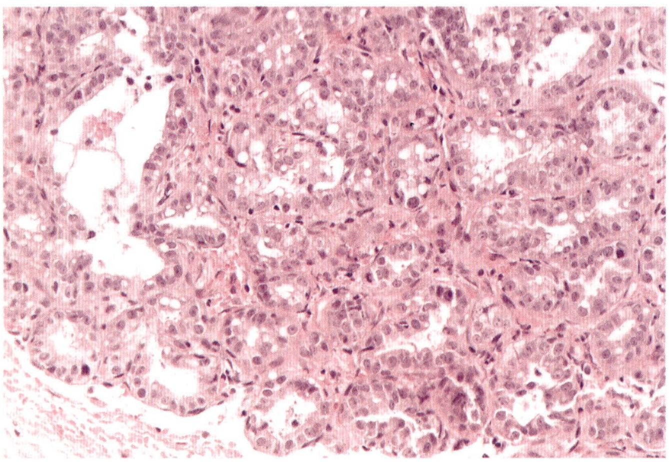

그림 B-4-5. 수유선종

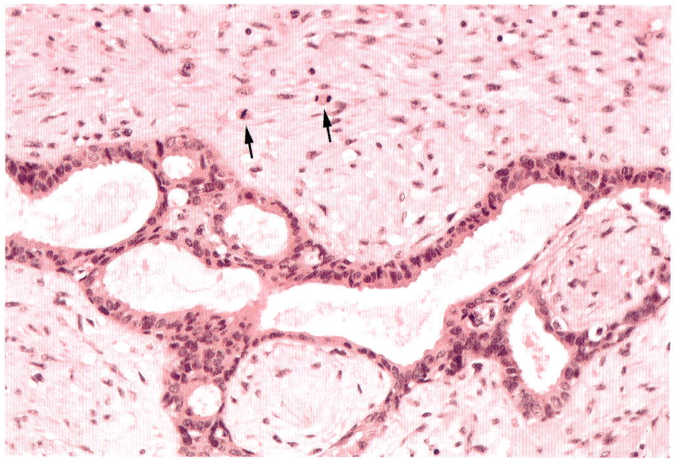

그림 B-4-7. 악성 엽상종양

섬유선종과 이미 기술한 섬유낭성병변의 감별이 세포학적으로 곤란할 수 있다. 이 두 질병의 세포학적 감별은 구성세포의 다양성으로 어느 정도 가능하다. 섬유낭성병변은 다양한 세포들과 섬유가닥 그리고 낭성 액체로 도말표본이 구성된다. 그러나 섬유선종은 주로 도관 상피세포의 집단과 양극성 나핵만으로 도말표본을 구성한다. 이들의 감별에 다음 도표가 도움이 된다(그림 B-4-4).

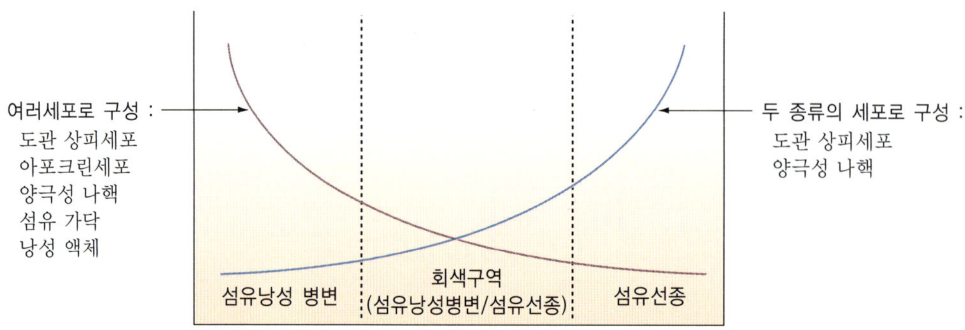

그림 B-4-4. 섬유낭성 병변과 섬유선종의 흡인세포 구성. 회색구역의 세포구성은 “섬유낭성 병변과 섬유선종”을 다같이 반영할 수 있는 소견이다.

섬유선종, fibroadenoma (1-2)

섬유선종이 젊은 여자에 발생하면 기질의 섬유세포와 도관의 상피세포가 다같이 뚜렷하게 증식한다. 그러나 폐경기 여자의 섬유선종은 일반적으로 기질의 섬유화가 심하고 상피조직은 오히려 위축한다. 그래서 더욱 단단한 덩어리로 만져진다(경화성 섬유선종, sclerosing fibroadenoma). 세포성분이 풍부한 젊은 여자의 섬유선종은 도말표본에서 세포밀도가 높지만, 경화성 섬유선종은 흡인하기도 힘들고 도말세포의 밀도도 낮다.

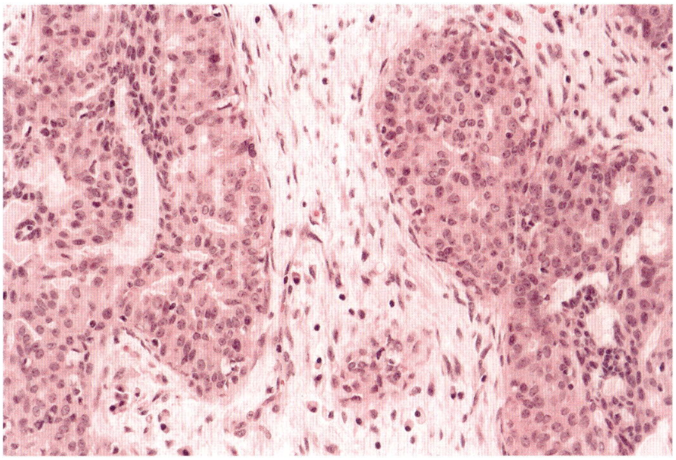

그림 B-4-8. 조직표본은 소관 주위 섬유선종이다. 소관 상피의 증식이 심하여 도관내 상피 증식증 변화를 보인다. 기질의 섬유모세포의 증식도 뚜렷하다. 기질에는 점액 변성과 부종이 나타난다. 이렇게 세포성분이 풍부한 섬유선종을 특히 유연성 섬유선종(juvenile fibroadenoma)이라 한다.

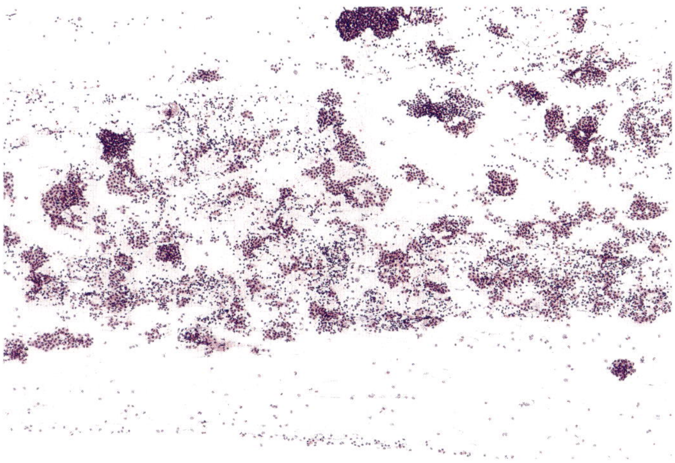

그림 B-4-9. 도말 표본의 저배율에서 세포성분이 매우 풍부하다. 작은 세포집단과 개별세포들이 세포밀도를 높이고 있다. 이렇게 세포성분이 풍부한 도말표본은 유방암종에서 흔히 보는 것으로, 섬유선종이 위양성으로 진단되는 이유가 여기에 있다.

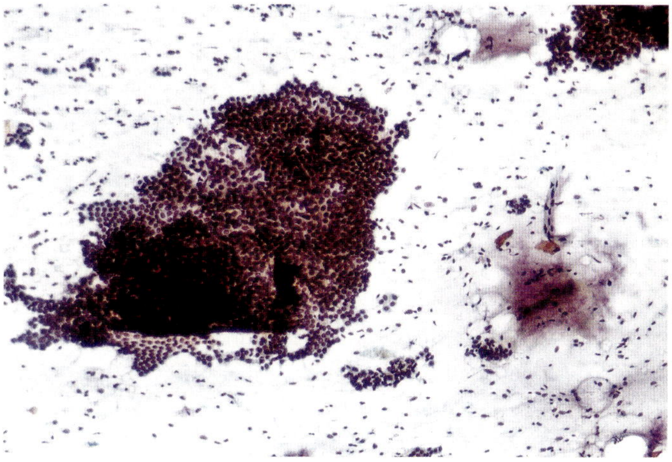

그림 B-4-10. 넙적한 세포집단은 단층으로 양탄자를 깔아 놓은 것 같다. 한쪽으로는 겹쳐져서 두겹으로 중첩된다. 이 구조는 소관을 덮고 있는 증식한 도관 상피가 집단으로 탈락하여 평판상으로 도말된 것이다. 매우 견고하게 짜인 것이 특징이다. 주위에는 나핵으로 된 개별세포들이(양극성 나핵, bipolar naked nucleus) 많이 흩어져 있고, 간질성 점액의 덩어리가 배경에 나타난다.

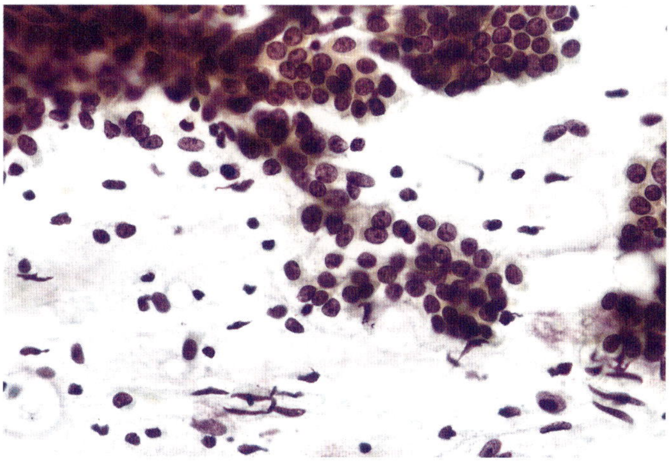

그림 B-4-11. 도관 상피세포의 집단은 노루뿔처럼 가지를 친다. 간혹 육주모양(도관상)으로 배열한다. 근상피세포가 세포집단 안에 섞여 있다. 주위에 흩어져 있는 개별세포들은 양극성 나핵으로 세포질은 없고(나핵), 핵은 땅콩모양으로 약간 길쭉하다. 도관 상피세포의 넓은 평판상 집단과 더불어 양극성 나핵의 존재는 이 종양의 진단에 결정적인 단서가 된다.

섬유선종, fibroadenoma (2-2)

노인의 섬유선종은 기질의 섬유증식이 심하고, 도관 상피는 오히려 위축한다(경화성 섬유선종). 경화성 섬유선종의 흡인물에는 세포성분이 빈약하다. 뿐만 아니라 종양의 기질내에 석회화와 골형성 그리고 도관 상피세포에 아포크린 화생 등 2차적인 변화를 잘 동반한다. 이와 반대로 세포성 섬유선종은 소관상피의 증식이 심하여 도관상피의 증식성 병변을 방불케 한다. 이들의 도말은 세포밀도가 높을 뿐 아니라 유두상 증식물처럼 보여 도관암종으로 오진할 수 있다.

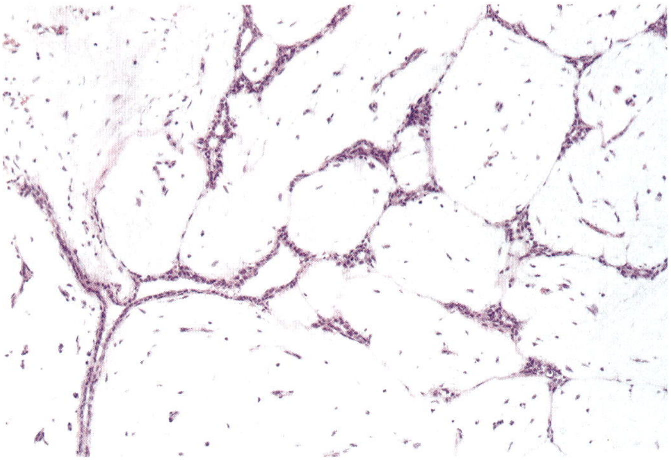

그림 B-4-12. 조직표본은 소관 내 섬유선종으로 풍부한 점액성 기질 사이에 소관 상피가 가느다랗게 줄을 지워 증식한다. 도관상피의 바깥으로 근상피세포가 깔려 있다.

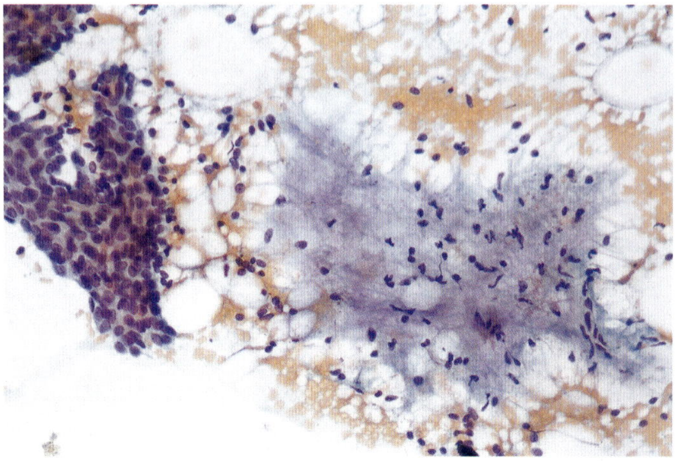

그림 B-4-14. 점액성 기질이 다량 흡인되고 그 안에 양극성 나핵과 섬유모세포가 섞여 있다. 점액성 기질은 회색 내지 청자색으로 착색되며 주위로 새깃처럼 뻗어 간다.

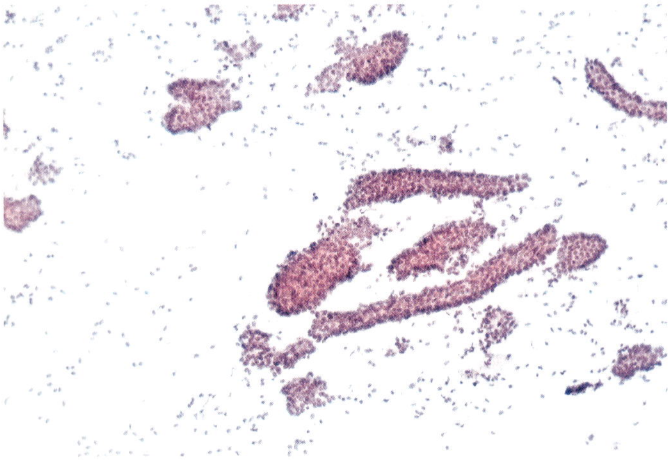

그림 B-4-13. 도말표본의 저배율에서 세포밀도는 높다. 도관 상피의 집단이 기둥(육주, 소시지) 모양으로 도말된다. 무수히 많은 양극성 나핵들이 마치 피라미 때가 헤엄을 치고 있는 것 처럼 보인다. 세포집단을 유두상 증식물로 오판해서는 안된다.

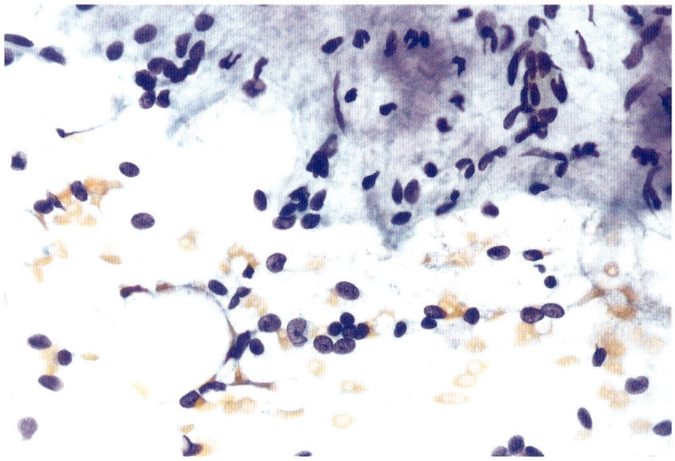

그림 B-4-15. 양극성 나핵은 도관 상피세포의 핵에 비하여 작고, 농염되고, 약간 길죽하다. 염색질이 농축되고, 핵소체가 잘 나타나지 않는다. 세포질은 거의 없이 핵만 도말된다(나핵). 양극성 나핵의 본태에 대하여 구구한 이견이 있으나 도관 상피의 주위를 덮고 있는 근상피세포일 가능성이 지배적인 의견이다. 이 세포가 많이 출현하면 양성 병변일 가능성이 높다.

관상선종, tubular adenoma

관상선종은 임상적으로 섬유선종과 구별되지 않는다. 전형적인 섬유선종의 조직상이 관상선종의 주위에 흔히 동반되는 것으로 보아 관상 선종은 섬유선종의 한 조직학적 변형으로 인정된다 (순수선종, pure adenoma). 섬유선종보다 일반적으로 더 부드럽고, 흡인으로 더 많은 세포를 얻는다.

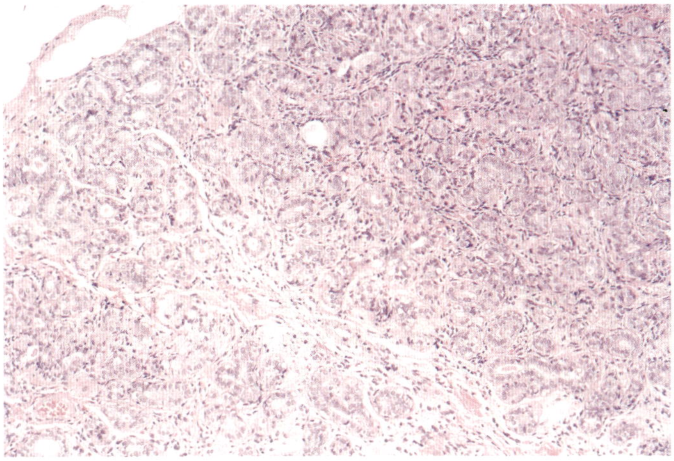

그림 B-4-16. 조직표본은 도관 상피가 관상으로 심하게 증식한 섬유선종이라고 할 수 있다. 섬유조직은 소량으로 관상구조의 주위에 존재한다. 관상구조의 모양과 크기가 서로 비슷하고, 내강에는 호산성 분비물을 소량 함유한다.

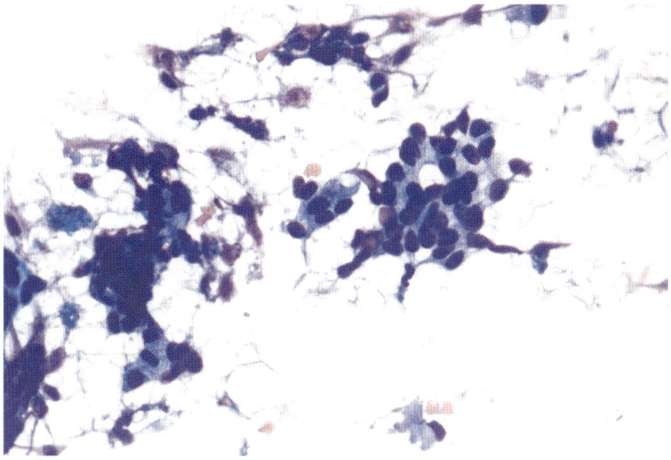

그림 B-4-18. 도관세포의 집단은 작은 평판, 가는 도관 또는 선방모양으로 나타난다. 이들은 전부 관상구조물의 세포학적 도말 소견이다. 양극성 나핵은 드물게 본다.

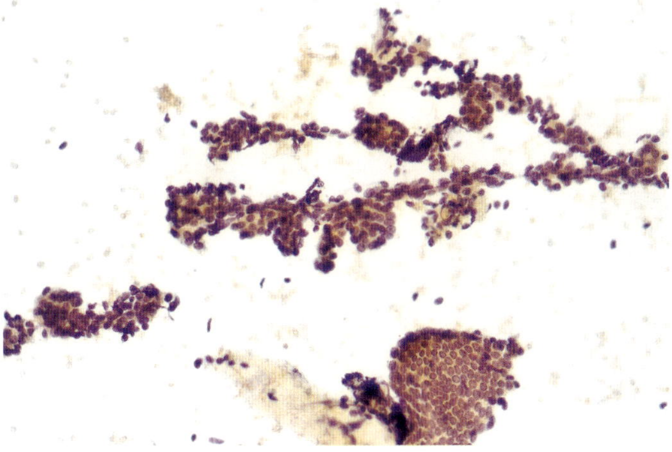

그림 B-4-17. 도말표본의 저배율에서 세포성분이 풍부하다. 상피세포 집단의 크기는 섬유선종에 비하여 작다. 온당치 못한 도관(육주)과 선방의 집단으로 도말표본을 구성한다. 양극성 나핵은 매우 적다.

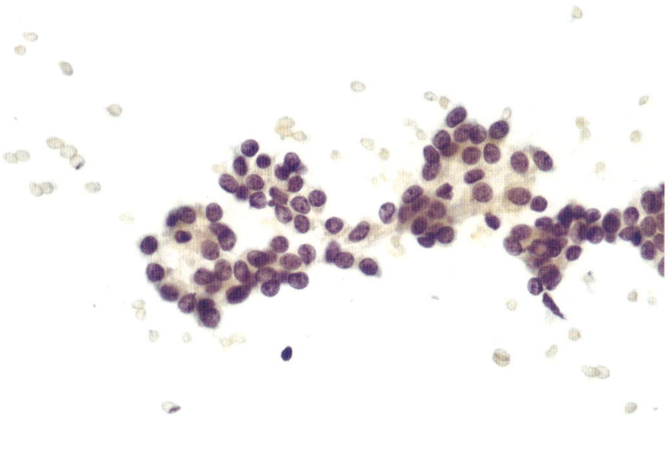

그림 B-4-19. 세포집단은 불완전한 선방(로제트) 모양을 만든다. 선방의 크기와 모양이 서로 비슷하다. 선방의 변두리는 우둘투둘하지 않고 매끄럽다. 도관세포들은 모양과 크기가 서로 같고, 핵은 둥글고, 핵소체는 보이지 않는다. 도말배경은 비교적 깨끗하다.

수유선종, lactating adenoma

수유선종은 그 이름이 가리키는 것과는 달리 수유기보다 임신 중에 더 자주 발생한다. 이 종양의 본태에 관한 구구한 이견이 있으나 임신 호르몬의 영향을 받은 섬유선종이나 관상선종이 임신기 변화를 일으킨 것으로 의견의 일치를 보았다.

수유선종의 세포학적 변화는 임신-수유기의 종말도관 소엽단위에 나타나는 변화(lactating change)와 비슷하다. 수유선종으로 진단하려면 세포학적인 수유기 변화와 더불어 임상적인 소견이 뒷받침 되어야 한다(수유기 변화 참조. 7쪽).

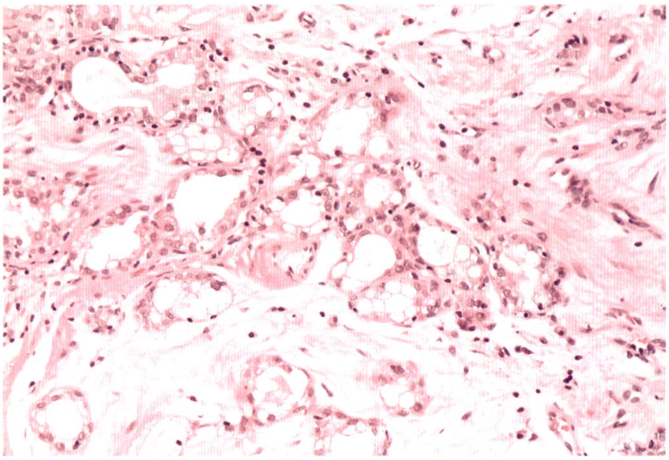

그림 B-4-20. 조직표본은 섬유선종과 비슷한 조직상을 보이지만 임신-수유기 변화가 도관상피에 나타난다. 수유기 변화로 종양세포의 세포질이 풍부하고, 거품모양이고, 세포질 내에 큰 공포가 들어 있다. 확장된 선관 내에는 호산성 물질이 소량 담겨 있다. 섬유조직의 양은 적다.

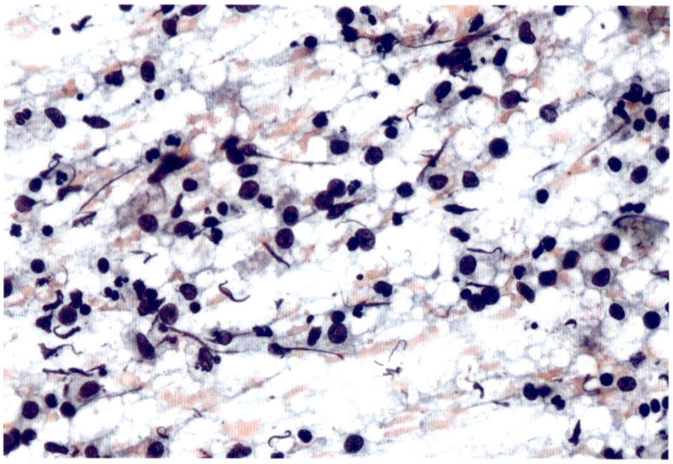

그림 B-4-22. 중등대 배율에서 세포질은 거의 볼 수 없고, 유약한 세포질은 대부분 떨어져 나가 나핵으로 남는다. 핵은 검고, 둥글다. 염색질은 볼 수 없다. 배경에 지방(유즙)공포가 많이 나타난다.

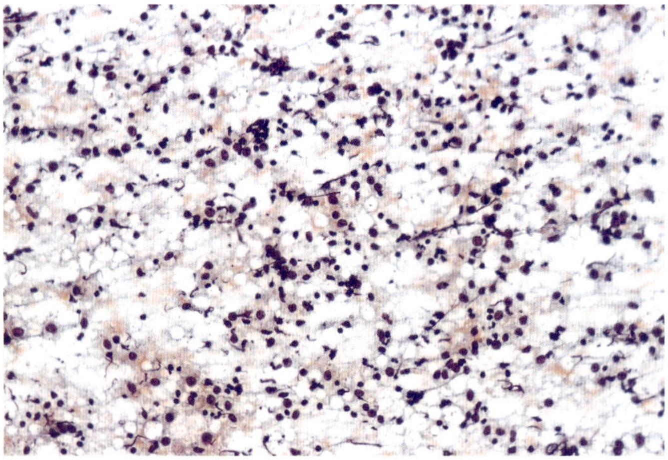

그림 B-4-21. 저배율 소견에서 세포밀도는 매우 높다. 개별세포들이 흩어져 도말된다. 세포집단은 거의 볼 수 없다. 배경에는 무수한 공포(지방 방울, 유즙)가 깔려 있다. 마치 염증병소의 도말소견을 보는 것 같다.

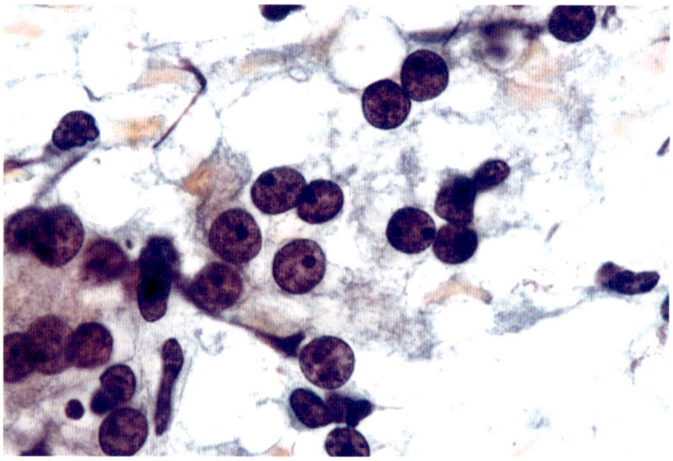

그림 B-4-23. 고배율에서 종양세포의 매우 특징적인 소견을 본다. 세포질은 대부분 떨어져 나가고 거의 나핵으로 도말된다. 핵은 둥글다. 핵막은 얇지만 뚜렷하게 보인다. 핵소체의 모양과 크기가 서로 같다. 핵소체는 매우 크고, 뚜렷하고, 둥글고, 핵의 중앙에 위치한다. 염색질은 미세한 과립상이다.

양성 엽상종양, phyllodes tumor, benign (1-2)

엽상종양은 대체로 섬유선종에 비하여 더 나이 많은 환자(평균 20년 후)에 발생한다. 크기도 더 크다. 그러나 발생 연령과 종양의 크기는 중복되는 경우가 허다하다. 엽상종양과 섬유선종의 구별 그리고 양성과 악성 엽상종양의 구별은 전적으로 조직학적 변화에 의존하고, 세포학적으로는 감별이 불가능하다. 이 사실은 곧 섬유선종과 엽상종양의 세포학적 구성물이 같다는 뜻이다. 두 종양 모두 양대 세포로 구성되는데 하나는 섬유기질 세포이고, 다른 하나는 도관 상피세포이다.

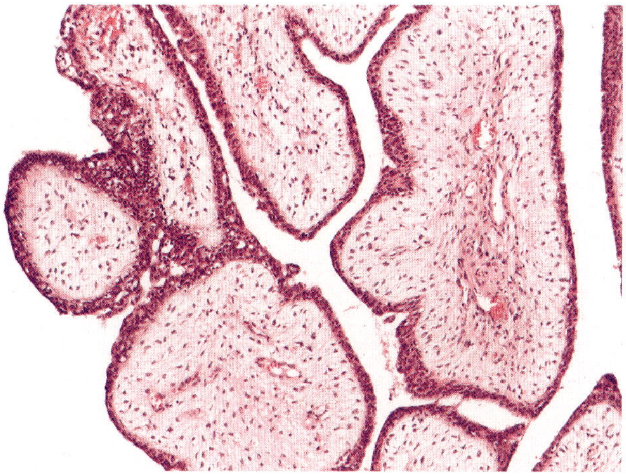

그림 B-4-24. 조직표본은 나뭇잎처럼(엽상) 생긴 구조물들이 서로 맞닿고 있다. 소관 내 섬유선종의 조직학적 변화가 과장된 것이라고 할 수 있다. 나뭇잎의 표면은 도관 상피와 근상피의 두층으로 덮여 있다. 기질은 세포성분이 풍부한 다량의 점액성 섬유조직으로 구성된다.

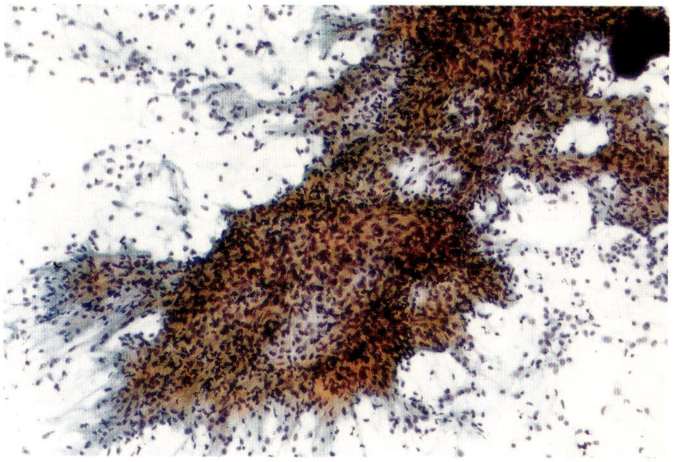

그림 B-4-26. 점액성 기질은 방추상세포의 다발로 구성된다. 무수한 양극성 나핵이 배경에 흩어져 있다. 세포성 섬유다발은 방추상핵들이 불규칙한 방향으로 달리고 있다.

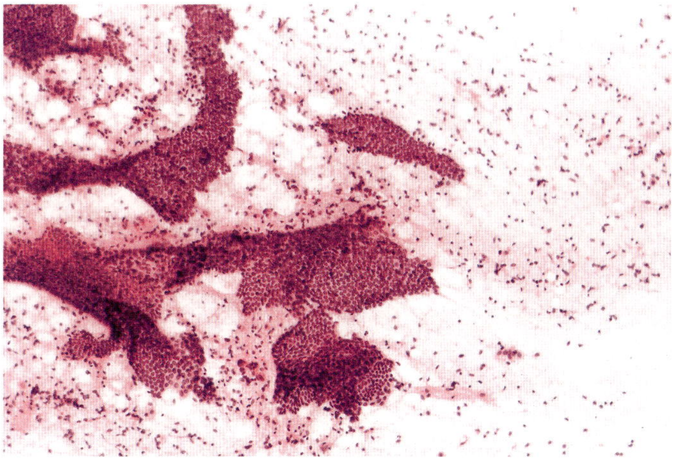

그림 B-4-25. 도말표본의 저배율에서 세포밀도는 대단히 높다. 크고 넓은 평판상 세포집단과 무수한 개별세포들이 흩어져 있다. 불그스름한 배경은 점액성 기질을 나타낸다. 이런 소견은 세포성 섬유선종의 변화로 볼 수도 있다. 다만 양적으로 현저한 차이를 보인다.

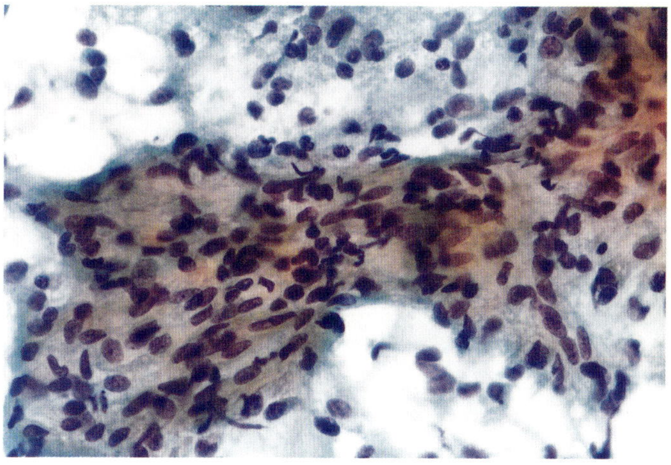

그림 B-4-27. 고배율에서 방추상세포의 다발이 점액을 배경으로 여러 방향으로 달리고 있다. 방추상핵은 풍부한 세포질로 둘러싸여 있다. 세포질의 경계는 흐려 있다. 이런 기질은 세포성분이 풍부한 섬유선종의 기질이 더 과장된 것이라고 할 수 있다.

양성 엽상종양, phyllodes tumor, benign (2-2)

양성 엽상종양은 세포성분이 풍부한 섬유선종과 세포학적으로 감별이 불가능할 뿐만 아니라 악성 엽상종양과의 감별도 대단히 어렵다. 이런 경우 세포성 섬유선종/엽상종양이란 용어로 세포학적 진단을 대신한다. 엽상종양은 그 특성상 섬유 기질의 증식이 심할 뿐만 아니라 도관 상피의 증식 또한 유별나서 이들의 변화가 다같이 도말표본에 반영될 때에 비로소 엽상종양을 의심하게 된다.

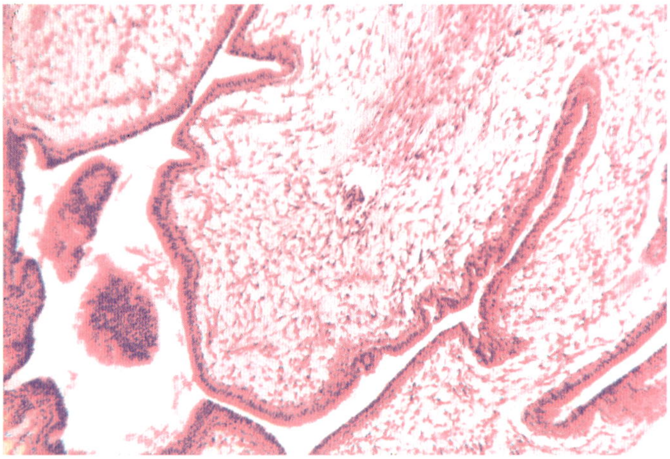

그림 B-4-28. 조직표본은 양성 엽상종양의 전형이지만, 도관 상피의 증식이 비범하다. 도관상피는 여러층으로 중첩되고, 세포들은 매우 활동적으로 보인다.

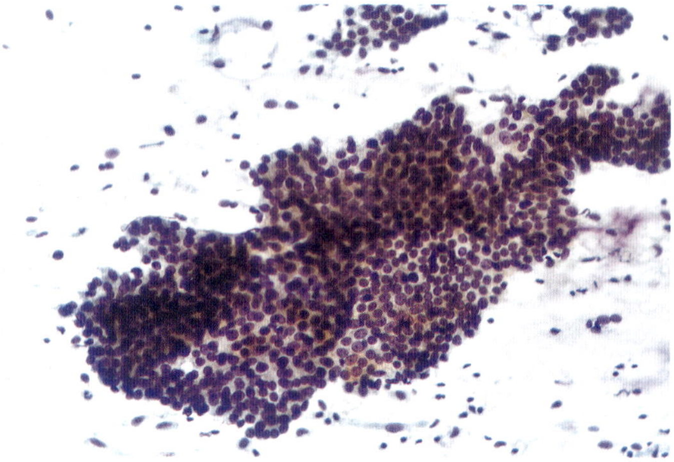

그림 B-4-30. 중등대 배율에서 도관상피의 큰 세포집단이 잘 보존되어 있다. 상피세포들이 두드러지게 증식하여 도관(상피)증식증을 방불케 한다(엽상종양/도관증식). 세포집단 안에 군데군데 근상피세포들이 섞여 있다. 연한 하늘색의 배경에 양극성 나핵이 흩어져 있다.

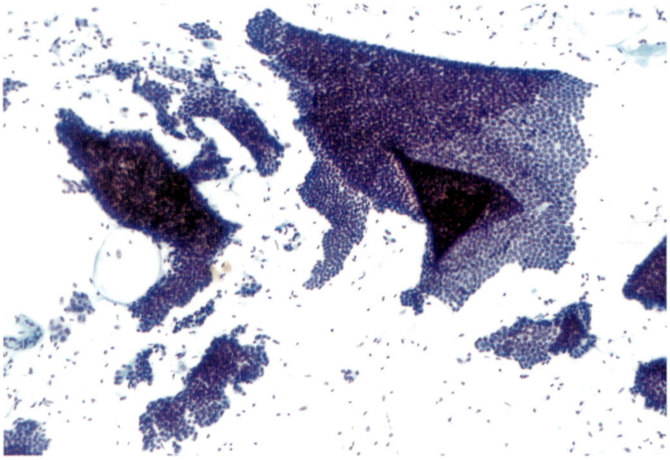

그림 B-4-29. 도말표본의 저배율에서 세포밀도가 높다. 넓적한 평판상(2차원적)의 상피세포 집단을 본다. 제일 넓은 평판의 한쪽이 두겹으로 겹쳐 있다. 다수의 양극성 나핵이 배경에 깔려 있다.

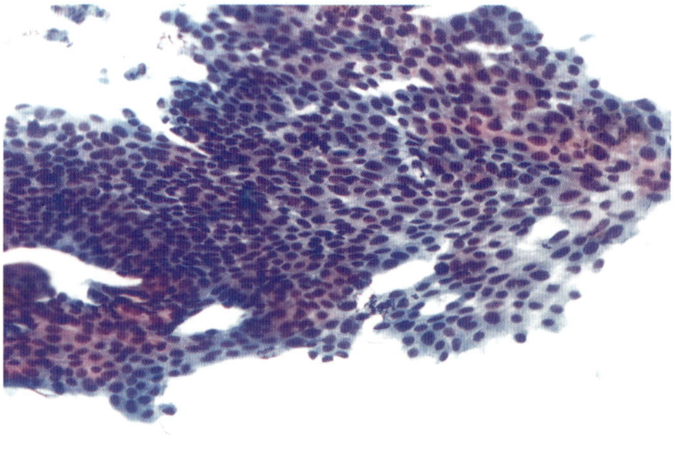

그림 B-4-31. 고배율에서 평판상으로 배열한 도관 상피세포의 집단을 본다. 핵과 핵의 거리가 일정하고, 일정한 방향으로 흐르는 물결처럼 핵들이 배열한다. 이런 현상을 극성(polarity) 또는 방위성(orientation)이라고 한다. 도관 상피가 요란하게 증식하고 있지만 극성 또는 방위성은 잘 유지되고 있기 때문에 양성 변화로 생각된다.

악성 엽상종양, phyllodes tumor, malignant (1-2)

악성 엽상종양은 과거 엽상 낭성육종(cystosarcoma phyllodes)이라고 부르던 유방의 간엽성 악성 종양이다. 기질을 구성하는 간엽성 섬유모세포의 비정형성과 세포분열 그리고 침윤성 증식 등으로 악성과 양성을 감별한다. 공교롭게도 악성 엽상종양의 흡인물은 악성 변화를 충실하게 반영하지 못한다. 조직학적으로 확인된 악성 엽상종양의 12%만이 세포학적으로 정확하게 악성으로 진단된다.

악성 엽상종양의 조직표본에서 흔히 볼 수 있는 핵분열상이 도말표본에는 매우 드물게 나타난다. 악성으로 진단할 수 있는 유일한 세포학적 변화가 기질 세포의 핵분열상에 있음을 상기할 때에 악성 엽상종양의 세포학적 진단이 얼마나 어려운가를 알 수 있다.

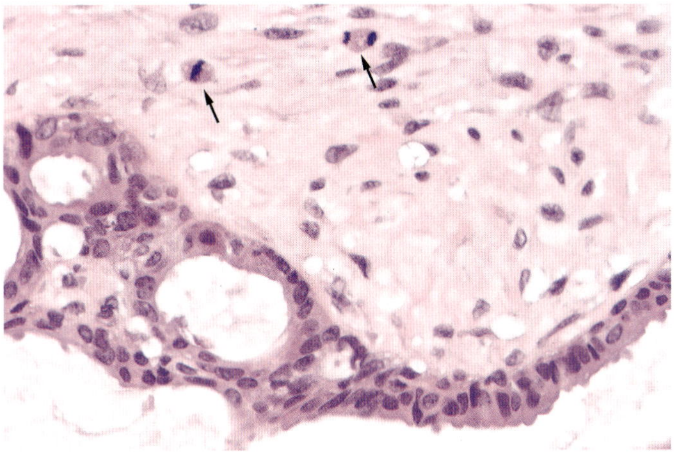

그림 B-4-32. 조직표본은 악성 엽상종양의 고배율 소견이다. 엽상 구조물을 덮고 있는 도관 상피가 약간 증식하고 있다. 그 밑에 기질의 방추상 섬유모세포가 증식하고 있다. 이 시야에서 2개의 비정형성 핵분열상을 본다(화살표).

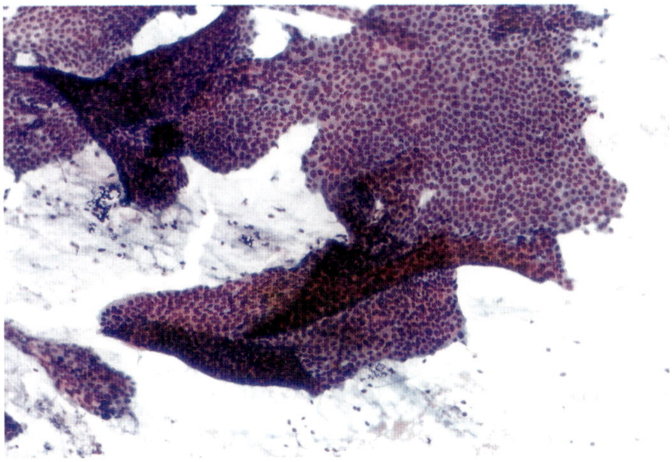

그림 B-4-33. 도말표본의 중등대 배율에서 세포성분이 풍부하다. 평판상의 큰 집단을 만드는 도관세포들의 핵에서 방위성이 잘 유지된다. 비정형성은 거의 없다.

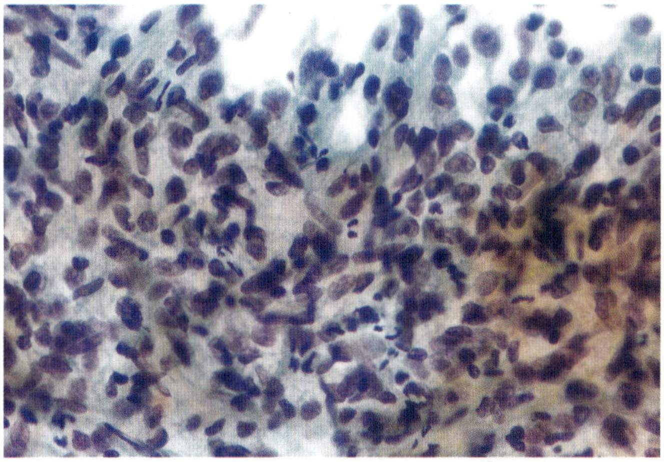

그림 B-4-34. 기질을 구성하는 방추상 섬유모세포들은 풍부한 세포질과 난원형 또는 땅콩모양의 핵을 가진다. 염색질은 과립상이고, 핵소체가 간혹 보인다. 그러나 핵분열상은 보이지 않는다.

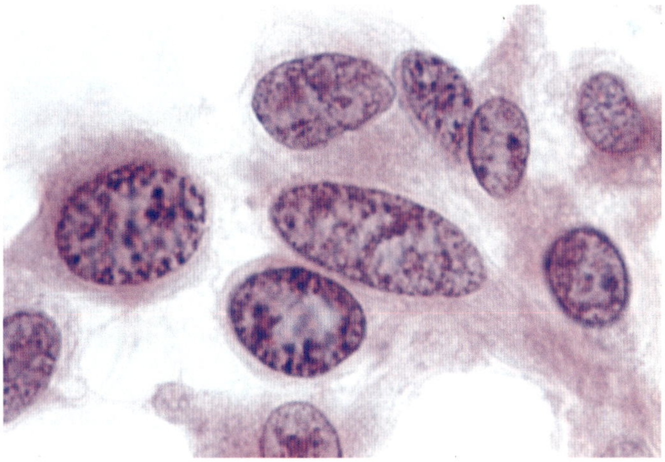

그림 B-4-35. 고배율에서 방추상 기질세포들은 호산성의 풍부한 세포질을 가진다. 계란 또는 땅콩모양의 핵은 우둘투둘한 벽시계판 모양의 핵막을 가진다. 염색질은 굵은 과립상으로 엉켜서 핵막의 안쪽에 붙어 있다. 핵분열상은 보이지 않는다.

악성 엽상종양, phyllodes tumor, malignant (2-2)

엽상종양의 육안소견을 보이면서 기질의 종양세포가 섬유육종이나 악성 섬유 조직구종(malignant fibrous histiocytoma)같은 고도의 비정형성을 보이는 증례가 있다. 이런 종양도 통상적인 악성 엽상종양의 임상적 특징을 닮고 있기 때문에 굳이 따로 분리 취급할 필요가 없다고 생각한다.

임상적으로 침윤성 증식이 뚜렷하고, 국소재발이 잦다. 혈행성으로 폐장에 잘 전이한다. 국소 림프절에는 잘 전이하지 않는 특징이 있다.

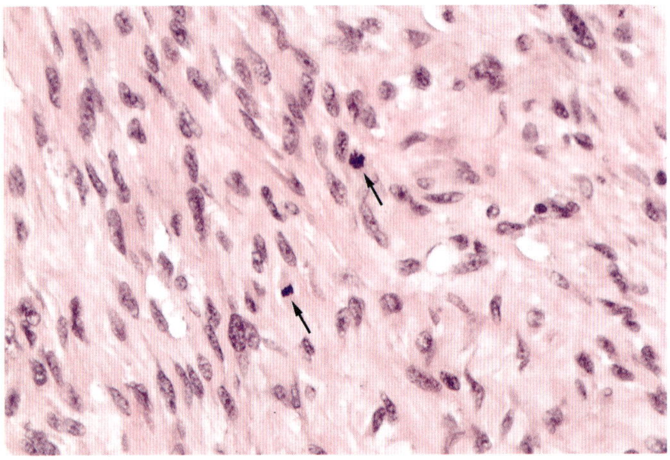

그림 B-4-36. 조직표본의 저배율에서 전형적인 엽상종양의 변화를 보인다. 이 시야(고배율)에서 2개의 비정형적인 핵분열상이 나타난다(화살표). 핵들이 통통하고, 염색질은 굵은 과립상이다.

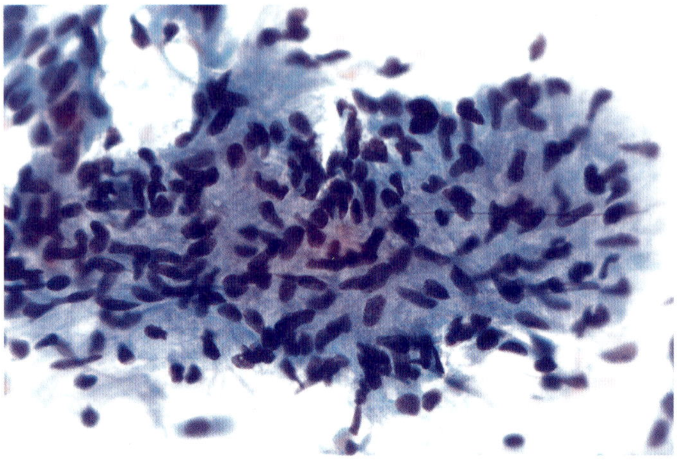

그림 B-4-38. 중등대 배율에서 방추상 세포들이 집단으로 불규칙하게 얽혀 있다. 핵은 땅콩모양이고, 염색질은 굵은 과립상이다. 세포질은 풍부하다.

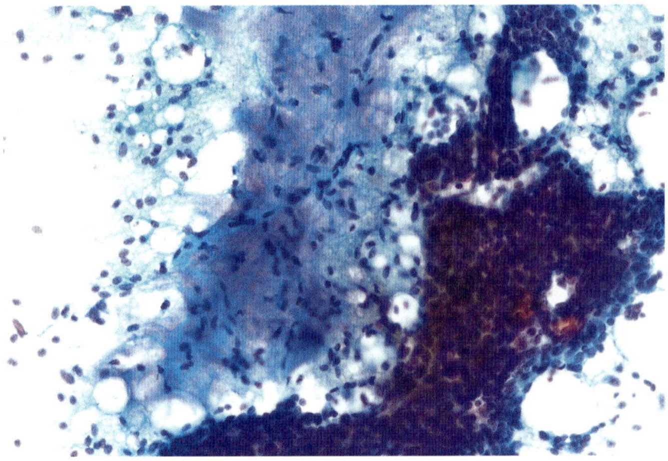

그림 B-4-37. 도말표본의 저배율에서 불규칙한 점액성 기질의 덩어리 곁에 도관 상피세포의 집단이 인접하고 있다. 도관 상피세포의 증식이 현저하다. 세포성분은 풍부하다. 도관 상피세포의 큰 집단과 방추상 기질 세포의 불규칙한 얽힘을 본다.

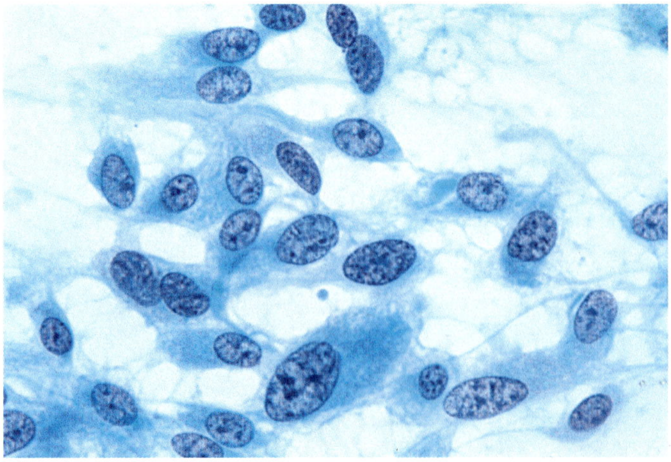

그림 B-4-39. 고배율 도말 표본에서 핵막의 두께가 불규칙하다. 염색질은 굵은 과립상이고 핵질은 투명하게 보인다. 핵소체는 뚜렷하지 않다. 핵분열상은 볼 수 없다. 이런 세포들은 신체의 다른 부위에 발생하는 방추상 육종세포와 크게 다를 바 없다.

기질조직의 양성 종양

유방의 기질에서 발생하는 양성 종양으로 지방종(lipoma), 혈관종(hemangioma), 평활근종(leiomyoma), 결절성 근막염(nodular fasciitis), 과립 세포종(granular cell tumor), 과오종(hamartoma) 등이 있다. 이들의 발생빈도는 대체로 낮다. 세포학적 변화는 신체의 다른부위, 특히 연부조직에 발생하는 동명의 병변들과 같다. 여기에서는 유방에 비교적 흔히 발생하는 몇 개의 종양만을 골라 다루기로 한다.

결절성 근막염, nodular fasciitis

결절성 근막염은 연부조직에 흔하지만, 유방에도 드물게 발생한다. 보통 젊은 여자에서 유방의 피하층을 따라 1~2cm 크기의 작은 결절로 만져진다. 간혹 이 결절이 통증을 동반할 수 있다. 결절성 근막염은 피막이 없이 주위 유방조직 내로 파고들어간다. 기질조직의 방추상 세포육종과 감별해야 한다. 결절성 근막염은 어디까지나 양성, 비종양성 증식물이다.

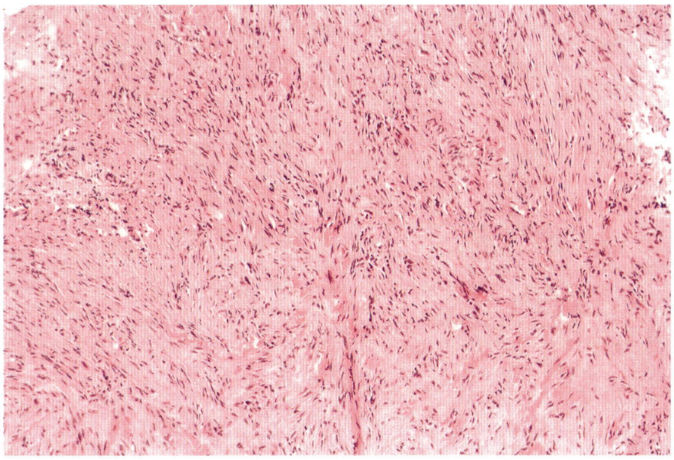

그림 B-4-40. 조직표본은 방추상의 섬유세포들이 근막을 따라 불규칙한 다발을 지어, 주위 지방 조직사이로 침윤한다. 섬유다발의 군데군데 점액성 변화와 만성 염증세포들이 출현한다.

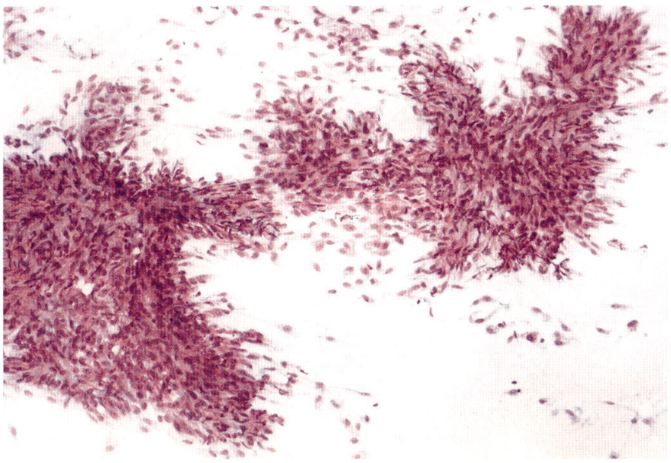

그림 B-4-41. 도말표본의 저배율에서 방추상 세포들의 크고, 불규칙한 다발을 본다. 마치 마당비처럼 보인다. 이 도말 소견은 연부조직에 흔히 발생하는 다른 방추상세포 종양의 소견과 비슷하다.

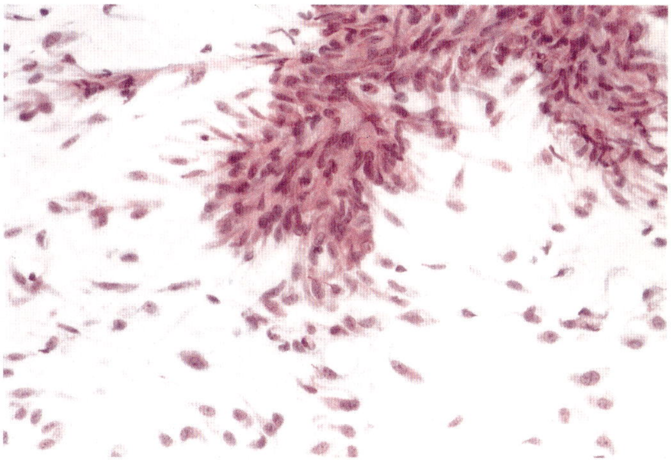

그림 B-4-42. 중등대 배율에서 집단으로부터 이탈한 개별 세포들이 핵의 모양을 잘 반영한다. 세포집단의 가장자리는 날개깃처럼 뻗어 있다. 핵은 방추상이고 소량의 길죽한 세포질이 핵을 감싸고 있다.

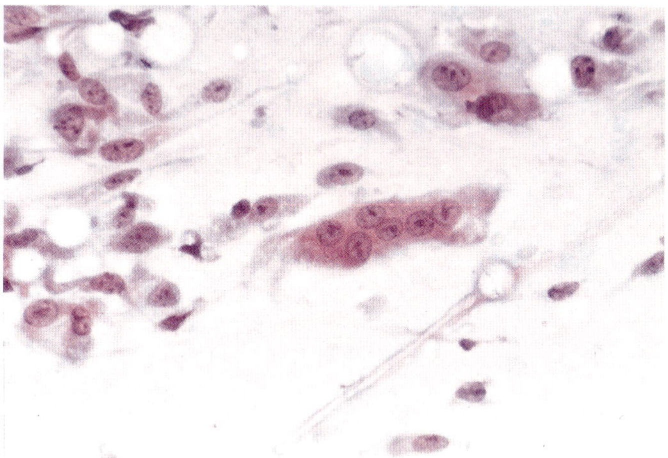

그림 B-4-43. 고배율에서 핵내에 뚜렷한 핵소체를 가지는 매우 활동적인 방추상 세포들이 보인다. 간혹 다핵성 거대세포도 나타난다. 푸릇푸릇한 점액성 도말배경이 인상적이다.

지방종, lipoma

유방의 지방종은 피하에 표재성으로 발생한다. 말랑말랑한 덩어리로 만져진다. 지방종은 피막으로 주위 유방 실질과 잘 경계를 이루고 있다. 40~60세 사이의 여자 유방에 비교적 흔히 발생한다. 조직학적으로 얇은 섬유 피막으로 둘러싸인 성숙한 지방 조직의 덩어리이다. 작은 혈관의 증식이 정상 지방 조직에 비하여 뚜렷하고, 평활근의 다발이 혈관 벽으로부터 자라나간다. 개별지방세포의 모양은 정상 지방세포와 크게 다를 바 없다.

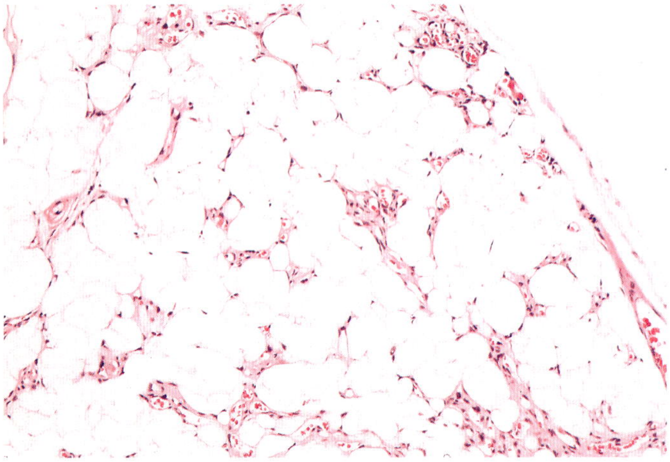

그림 B-4-44. 조직표본은 유방에 발생한 지방종이다. 성숙한 지방조직 사이에 작은 혈관들이 정상보다는 더 촘촘히 분포하고 있다. 그 주위에 평활근 다발들이 자라고 있다.

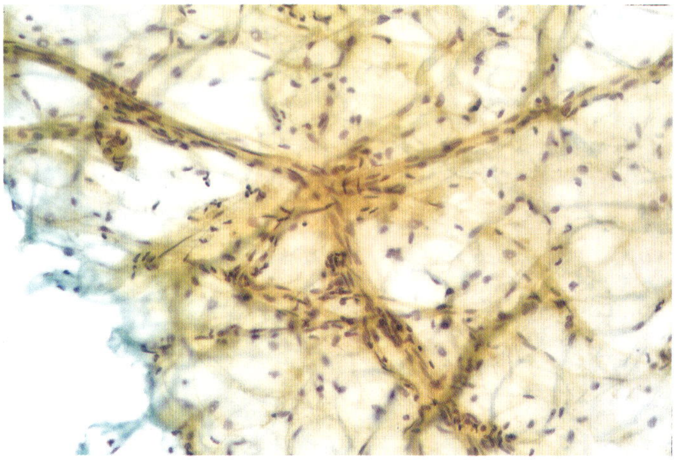

그림 B-4-46. 모세혈관의 내면을 따라 내피세포가 덮고 있어 내강이 잘 유지된다. 모세혈관들 사이에는 성숙한 지방세포가 모여 있고, 초승달 모양의 핵이 드문드문 보인다.

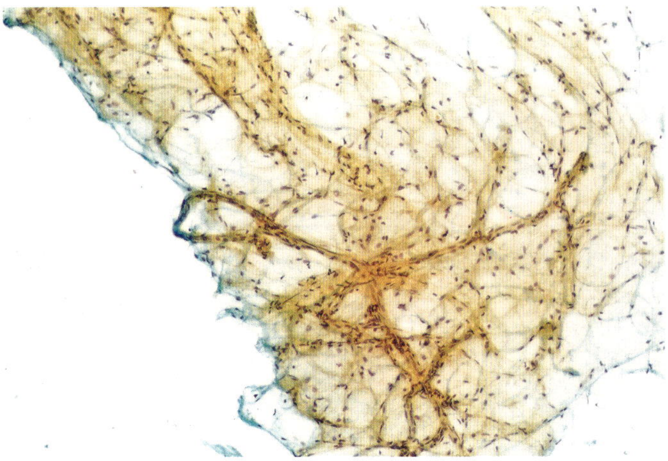

그림 B-4-45. 도발표본의 저배율 소견에서 여러 방향으로 불규칙하게 주행하는 가는 모세혈관들이 복잡한 전선처럼 엉켜 있다. 그 사이에 일그러진 지방세포들이 납작한 핵을 가지고 있다.

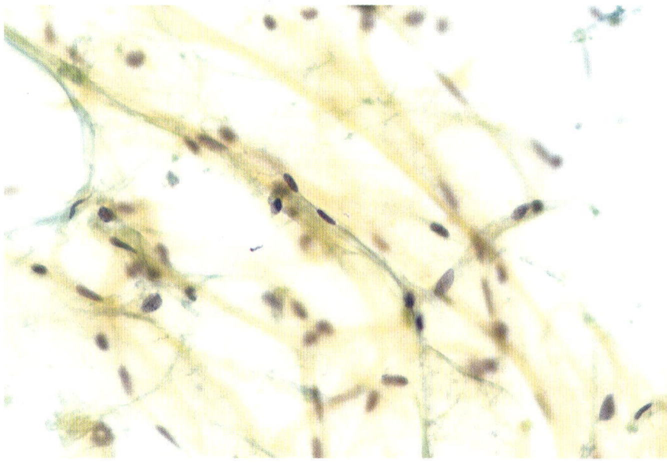

그림 B-4-47. 고배율에서 지방세포들은 일그러진 모양으로 방추상의 핵을 가진다. 세포질은 투명하고 세포질의 경계는 확실치 않다. 개별 지방세포의 모양은 정상 짝과 크게 다르지 않다.

과립 세포종, granular cell tumor

과립 세포종은 유방에 드물게 발생하는 양성 종양이지만(약 1%가 악성), 임상적으로나 유방조영상에서 흔히 악성으로 비친다. 30~50대 여성에 잘 발생한다. 종양조직은 피막이 없이 침윤성 증식을 한다. 대개 직경 3 cm 전후의 단단하고, 무통성 종양으로 만져진다. 표재성 종양은 피부와 유착하고 피부를 함몰시켜서 암으로 오진될 수 있다.

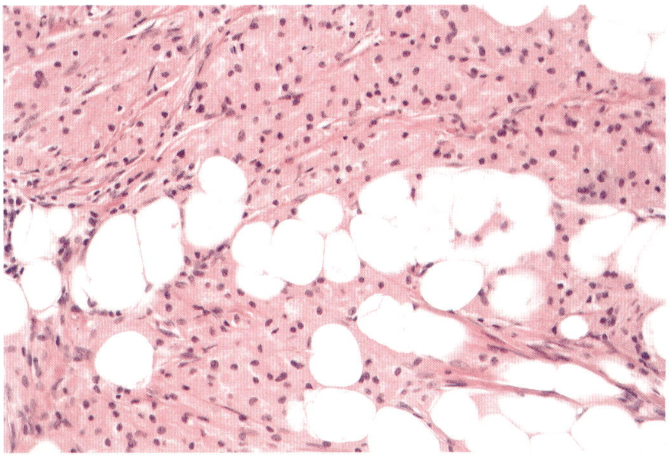

그림 B-4-48. 조직표본은 유방에 원발한 과립세포종이다. 피막이 없이 주위지방조직 내로 침윤성 증식을 한다. 종양세포는 풍부한 세포질을 가지고, 붉은 과립으로 꽉 차 있다. 핵은 작고, 둥글고, 세포질의 중앙에 위치한다.

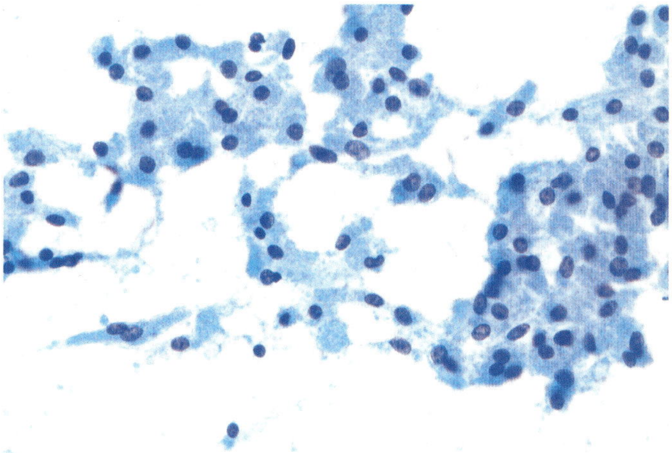

그림 B-4-50. 도말표본은 느슨한 세포 집단으로 되어 있다. 넓은 세포질 내에 검고 둥근 핵이 있다. 세포질은 과립상이고, 경계가 없이 닳아서 떨어진다. 세포질 내에서 유출된 과립이 도말 배경에 흩어져 있다.

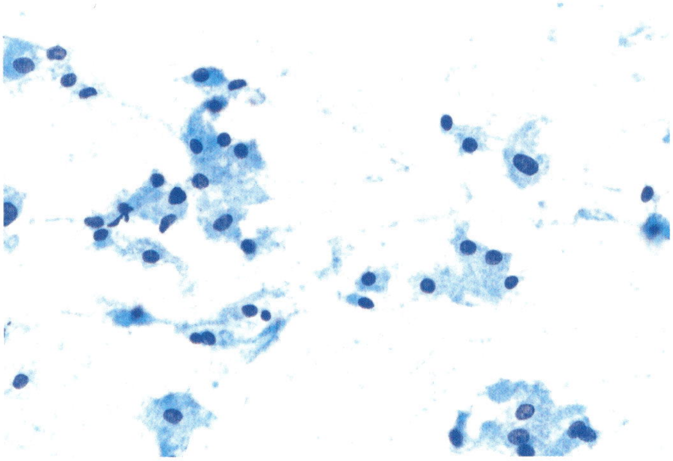

그림 B-4-49. 도말표본의 저배율에서 세포밀도는 낮다. 주로 흩어진 개별세포로 나타나지만 작고 느슨한 세포집단을 만들기도 한다. 세포질은 풍부하고, 미세한 과립상이다. 핵은 둥글고, 작고, 세포질의 중앙에 위치한다. 어떤 세포질은 연약하여 핵과 분리된다.

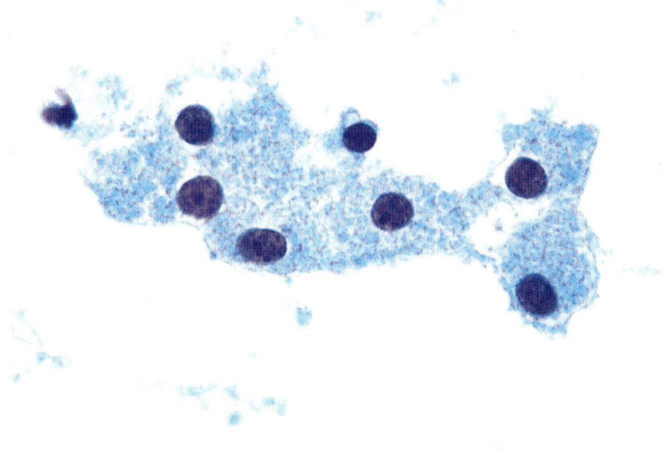

그림 B-4-51. 도말표본의 고배율에서 개별세포들은 풍부한 세포질을 가진다. 세포질은 무수히 많은 과립으로 채워진다. 세포질은 경계가 없고 너덜너덜 해져 있다(본 증례는 원자력병원 병리과 고재수 과장의 호의로 제공, 게재됨).

도관과 소엽 내 종양성 증식

도관과 소엽을 형성하는 상피세포들이 비정형성 증식증과 상피내암종으로 발전할 수 있고, 나아가서 침윤성 암종으로 진행할 수 있다(표 B-5-3). 그러나 이들은 응어리로 만져지는 병변은 아니다. 이 병변들은 흔히 미소 석회화로 유방 조영상에 나타나서 FNA의 대상이 된다. 또는, 다른 병변으로 얻은 유방의 절제 조직에서 우연히 발견되기도 한다. 이런 종양성 증식물들은 세포학적으로 서로 감별하기 어려울 뿐 아니라 침윤성 도관암종과 구별되지 않기 때문에 대단히 중요하게 다뤄진다.

표 B-5-3. 침윤성 암종으로 발전할 수 있는 종양성 상피 내 병변

병변	상대적 위험률
섬유낭성 병변, 도관증식증 없음	×1.0
섬유낭성 병변, 정형성 도관증식증 동반	×1.5~2.0
비정형성 도관증식증, 비정형성 소엽증식증	×4~5
소엽내 암종	×7~12
도관내암종, 저등급	×8~10
도관내암종, 고등급	×15~20

A. 도관내 종양

1. 정형성 또는 비특이성 도관증식증(typical or usual ductal hyperplasia, UDH).

이 병변은 이미 섬유낭성 병변(선증)의 한 조직 변화로 기술한 바 있다(도관 상피증식증, 19쪽 및 30쪽 참조). 도관의 내강을 덮고 있는 상피세포가 증식하는 병변이다. 도관 상피세포가 적어도 3층 이상으로 증식한 상태이다. 증식한 도관 상피세포사이에는 근상피세포가 섞여 있다. 증식한 상피세포가 도관의 내강을 꽉 채울 수도 있고 유두상으로 증식할 수도 있다. 유두상 증식물이 서로 연결되어 교각을 놓고 여러 크기와 불규칙한 모양의 창(속발 내강, secondary lumen)을 만들기도 한다. 도관벽을 따라 증식한 상피세포들은 원주상으로 울타리처럼 배열한다. 그러나 도관 내로 증식한 세포는 둥글게 되고, 흩어져 있다. 증식한 세포들은 작고, 다양한 모양으로 균일성이 오히려 결여되는 특징이 있다(그림 B-5-1).

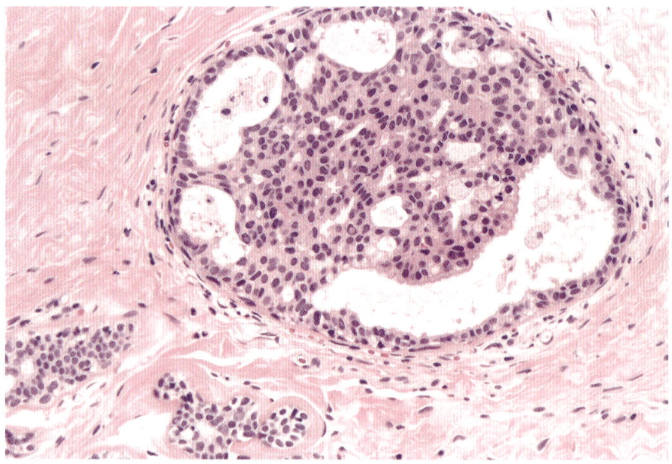

그림 B-5-1. 정형성 도관 증식증 : 체모양 유형

2. 비정형성 도관증식증(atypical ductal hyperplasia, ADH).

비정형성 도관증식증은 저배율 하에서 도관내암종처럼

보이지만 고배율에서는 증식한 세포들의 모양이 오히려 다양하게 나타난다. 증식한 세포들은 다양한 모양과 여러 크기의 창을 만든다. 도관에 접한 세포들은 원주상 핵을 가지고 흐르는 물결처럼 배열한다. 이런 조직학적 변화는 정형성(비특이성) 도관증식증을 닮고 있다. 비정형성 도관증식증은 한 개의 도관을 완전하게 침범하거나 여러 도관의 한 부분만을 침범한 상태이지만, 전 병변의 크기가 2mm 이하일 경우로 한정한다(그림 B-5-2).

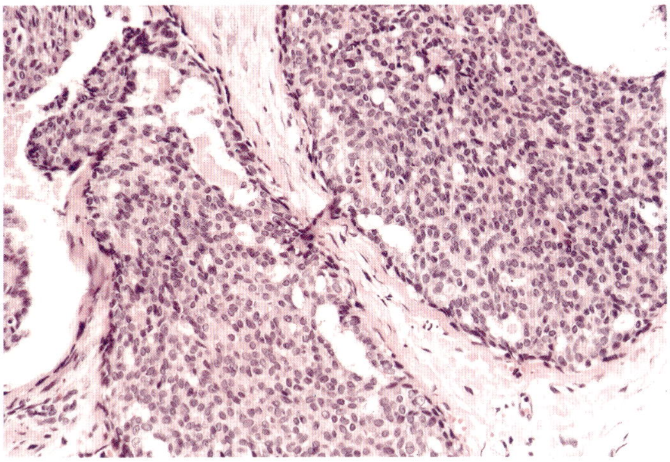

그림 B-5-2. 비정형성 도관증식증

3. 도관내암종(상피내 도관암종, intraductal carcinoma, ductal carcinoma in situ, DCIS).

도관내암종은 도관 상피세포가 균일한 크기와 모양으로 도관 내에서 증식한 상태이다. 침범된 도관은 비정형 세포로 채워져서 팽대된다. 침범된 도관이 크로바잎 모양으로 배열 할 수 있다. 도관 내 상피세포가 증식한 모양에 따라 체모양(cribriform), 미소유두상(micropapillary), 충실성(solid), 면포상(comedo) 등으로 구분한다. 그 외에도 드문 조직형이 있으나 흔히 이들 조직 유형이 섞여서 한 병변을 만든다. 종양세포의 세포학적 비정형성은 위에 열거한 도관내암종의 순서대로 더 심하게 된다. 체모양과 미소유두상 암종은 저등급, 충실성과 면포상암종은 고등급 도관내암종으로 분류된다.

1) 체모양 도관내암종

종양세포들이 증식하여 도관 내로 두렁을 만들고, 이것들이 서로 연결하여 교량을 만든다(budding and bridging). 교량 사이에 크기와 모양이 비슷한 둥근 창(속발 내강)이 형성된다. 다형성을 인정할 수 없을 정도로 순하게 보이는 작고 둥근 세포로 구성된다(그림 B-5-3).

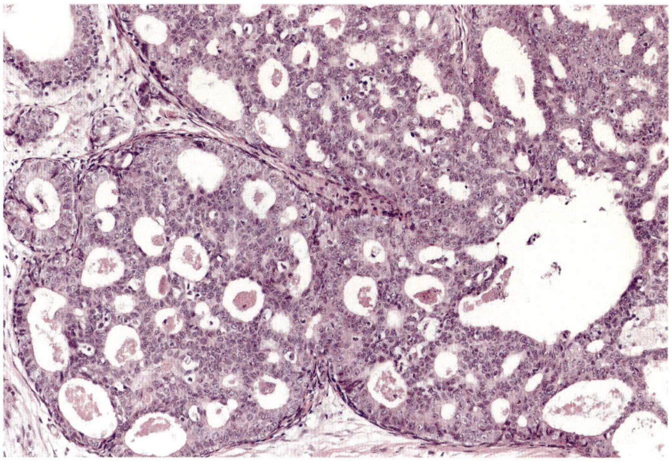

그림 B-5-3. 체모양 도관내암종

2) 미소유두상 도관내암종

이 병변은 밀착성 도관내암종 (clinging DCIS, 그림 B-5-4)에서 증식한 세포들이 작은 유두를 만들면서 도관 내로 돌출한 상태이다. 유두에는 섬유혈관성 심지가 없다(그림 B-5-5). 이 종양세포들은 체모양 유형의 암세포처럼 다형성이 별로 없다. 미소유두형의 한 진행형으로 생각되는 유

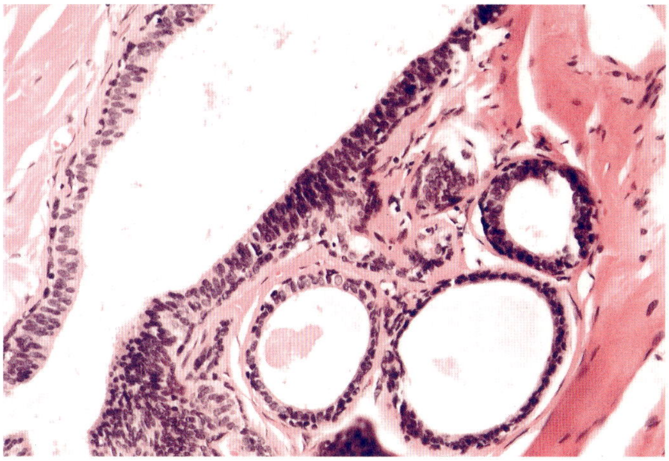

그림 B-5-4. 밀착성 도관내암종

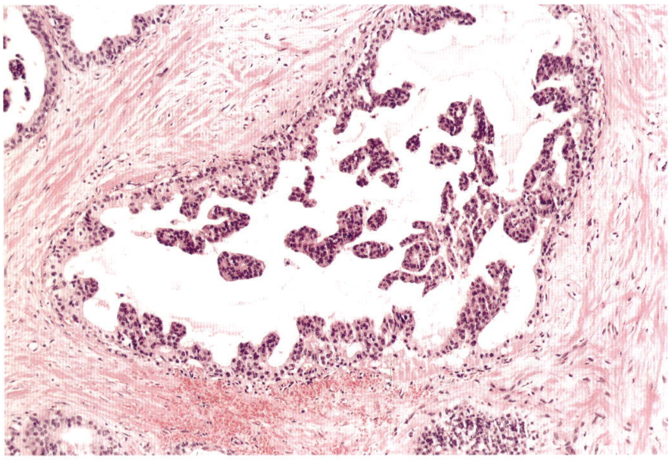

그림 B-5-5. 미소유두상 도관내암종

두상 도관내암종(papillary intraductal carcinoma)은 큰 유두를 형성하면서 섬유혈관성 심지로 유두를 지탱한다. 키가 큰 원주 상피세포가 유두의 기저막에 수직으로 붙어서 방책상(울타리 모양)으로 배열한다. 세포의 비정형성이 미소유두형보다 심하다(그림 B-5-6).

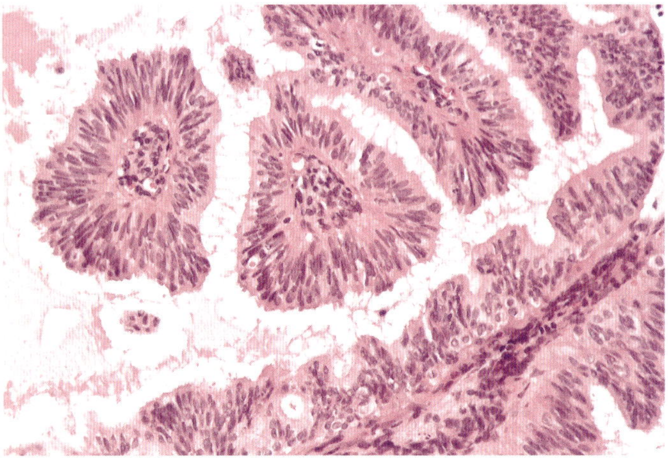

그림 B-5-6. 유두상 도관내암종

3) 충실성 도관내암종

중간 크기의 둥근 종양세포들이 도관의 내강을 꽉 채우고 있는 상태이다. 종양세포들은 핵의 비정형성이 상당히 인정된다 (그림 B-5-7).

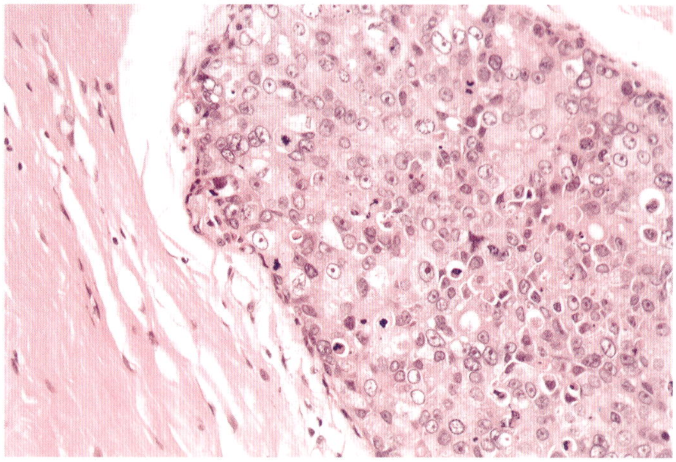

그림 B-5-7. 충실성 도관내암종

4) 면포상 도관내암종

충실성 도관내암종의 암세포 둥지 내에 중심부가 집단적으로 응고괴사에 빠진 상태이다. 면포상 암종세포가 도관내 암종 중에서 가장 크고, 비정형성이 심하다. 핵 분열상을 자주 본다. 이 암종은 여러 도관을 한꺼번에 잘 침범하기 때문에 만져질 수 있는 몇 안되는 도관내 암종 중의 하나이다. 육안적으로 종양의 단면에서 황색의 면포(comedo)가 나타나는 특징이 있다. 흔히 특징적인 미소 석회화가 종양의 괴사부에 잘 동반된다(그림 B-5-8).

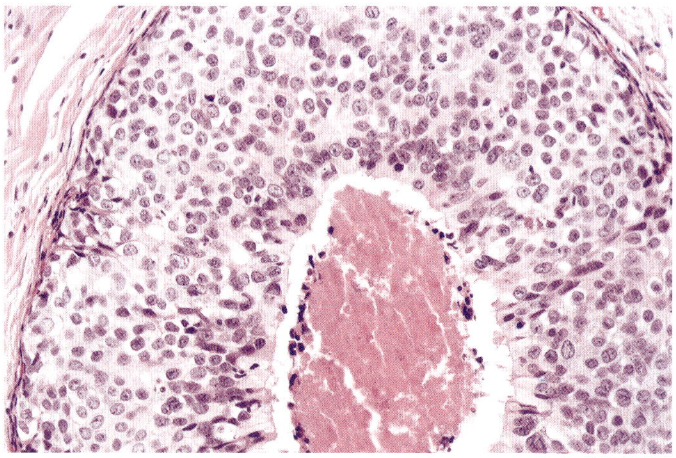

그림 B-5-8. 면포상 도관내암종

B. 소엽 내 종양

종말 도관 소엽 단위(소엽)를 이루고 있는 상피세포들이 여러 정도로 증식하여 비정형성 소엽증식증과 소엽내 암종과 같은 종양성 증식물로 발전할 수 있다. 이들은 생물학적 특성을 서로 달리하는 병변으로 침윤성 암종으로 진행하는 빈도에도 상당한 차이가 있다(표 B-5-3).

1. 정형성 또는 비특이성 소엽증식증(typical or usual lobular hyperplasia)

이 병변은 섬유낭성 병변의 한 조직학적 구성 변화이다 (선증, 22쪽 참조). 선방(acinus)을 구성하는 상피세포들이 소엽 내에서 증식하여 선방을 채우지만 선방의 중앙은 내강으로 열려 있다. 증식한 세포들은 커져있지도 않고, 다형성도 없다. 선방 내에 근상피세포가 많이 섞여 있다. 소엽의 형태는 비교적 잘 유지된다(그림 B-5-9).

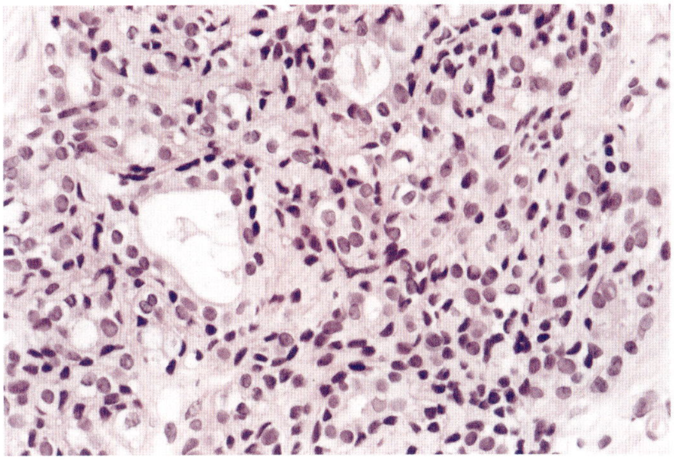

그림 B-5-9. 정형성 소엽 증식증

2. 비정형성 소엽증식증(atypical lobular hyperplasia)

종양세포들은 소엽내 암종 세포들과 그 모양을 같이한다. 종양 세포들은 서로 모양이 같고, 작고, 둥글다. 소량의 세포질과 작고 둥근 핵을 가진다. 핵소체는 거의 보이지 않는다. 이런 종양세포가 한 소엽 내 선방의 50%를 채우지 못한 상태이다. 따라서 개별선방이나 소엽이 확장되지는 않는다 (그림 B-5-10).

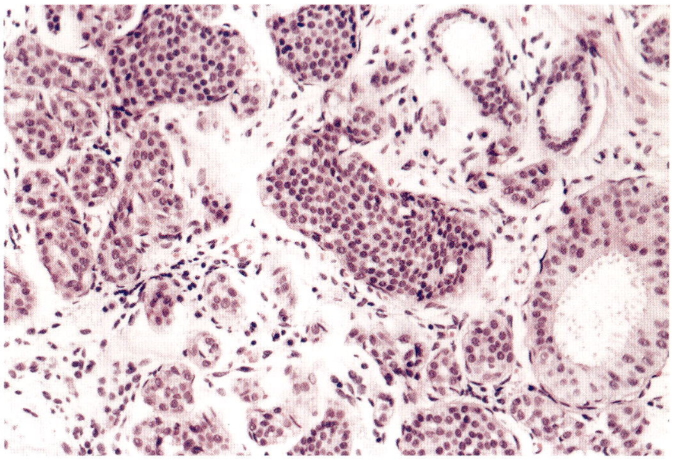

그림 B-5-10. 비정형성 소엽증식증

3. 소엽내 암종(상피내 소엽암종, lobular carcinoma in situ, LCIS)

종양세포가 종말 도관과 선방의 내강을 꽉 채워서 각 선방은 팽창하고 확장한다. 종양세포의 모양은 비정형성 소엽증식증 때와 같다. 최소한 한 소엽 내 선방의 50% 이상을 종양세포가 꽉 채워서 소엽이 확장 된 상태를 비로소 소엽 내 암종으로 진단한다 (그림 B-5-11).

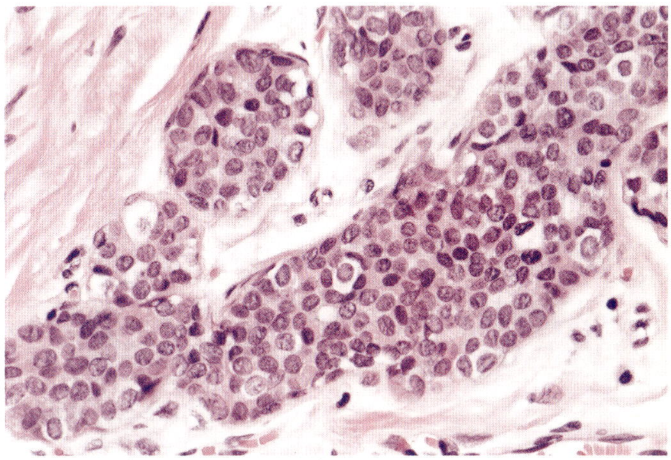

그림 B-5-11. 소엽내 암종

위의 기술에 의하면, 비정형성 소엽증식증과 소엽내 암종은 비정형성 도관증식증과 도관내암종에서처럼 개별 종양세포의 형태학적 차이는 없다. 이 두 병변은 전적으로 양적인 차이로 감별되기 때문에 세포학적으로는 구분할 수 없다. 이들 병변을 조직학적으로 구태여 구분하는 이유는 이들이 장차 침윤성 암종으로 진행하는 빈도가 서로 다르기 때문일 것이다(표 B-5-3, 54쪽 참조).

비정형성 도관증식증, atypical ductal hyperplasia (1-2)

비정형성 도관증식증은 침윤성 암종으로 발전할 잠재성이 있는 종양성 증식물이다. 비정형성의 정도가 높을수록 기질을 침윤할 위험성도 높아진다. 정형성 도관증식증으로부터 비정형성 도관증식증의 구별이 어려운 것처럼 비정형성 도관증식증은 도관내암종과 세포학적 감별이 불가능하다. 이들의 감별은 종양세포의 형태학적 차이보다 양적인 차이로 이뤄지기 때문이다.

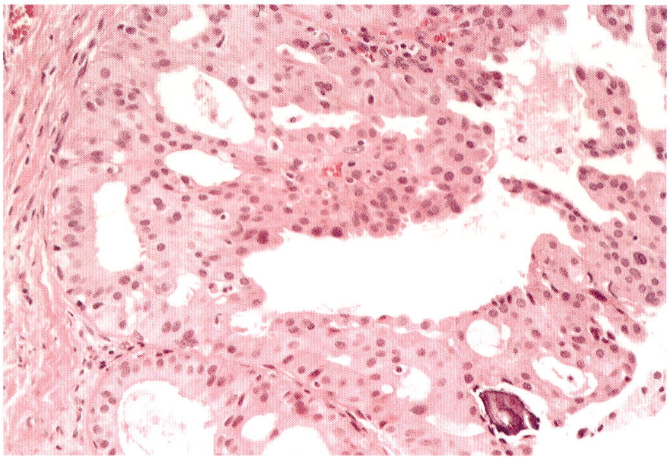

그림 B-5-12. 조직표본은 증식한 도관 상피세포들이 한 도관의 내강을 거의 채우고 있다. 증식한 도관 세포들은 크기와 모양이 서로 다르다. 속발 내강(창)의 크기와 모양도 일정하지 않다. 도관벽을 따라 미소 석회화가 보인다.

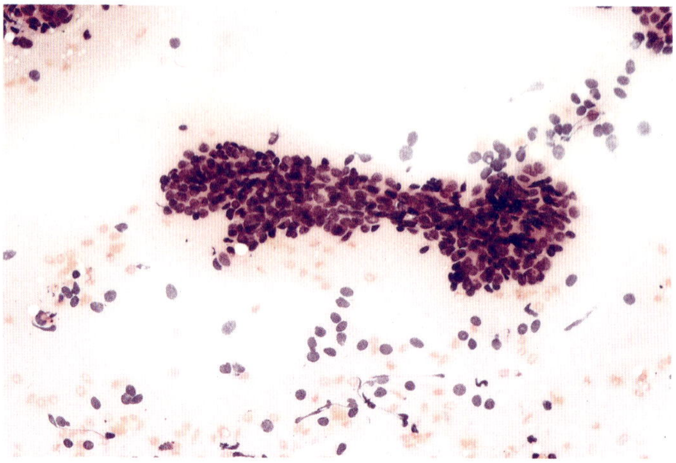

그림 B-5-14. 세포집단은 핵들이 중첩되고(3차원적 또는 입체적), 유두상(육주, 또는 소시지 모양)으로 배열한다. 핵의 다형성과 대소부동증이 경미한 정도로 인정된다. 이런 변화는 저등급의 도관내암종에서도 관찰된다.

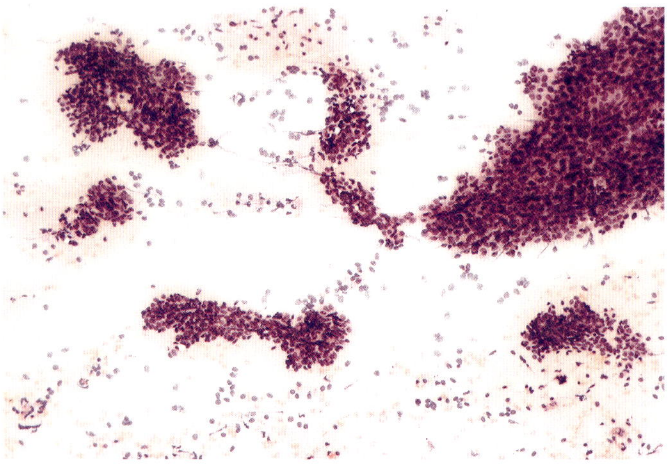

그림 B-5-13. 도말표본의 저배율에서 세포밀도는 높다. 크고 작은 상피 세포의 3차원적 집단들이 많이 보인다. 개별 세포들이 배경에 흩어져있다. 배경의 개별세포들은 양극성 나핵이 아니고 증식한 상피세포임을 알 수 있다.

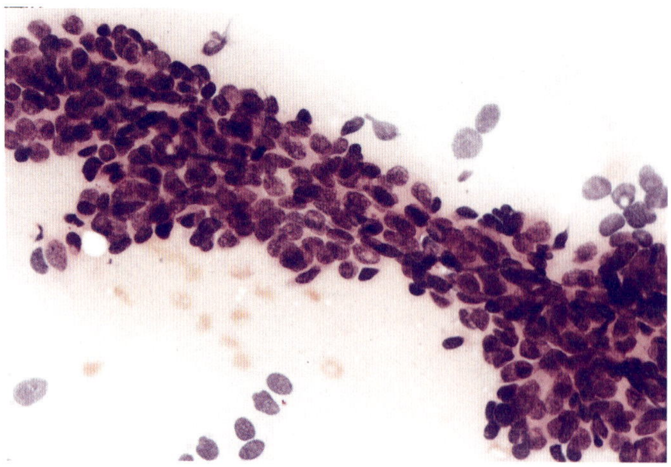

그림 B-5-15. 고배율에서 집단세포와 개별세포들이 동일한 종류의 세포임을 알 수 있다(단일계열의 세포). 세포집단은 유두상 또는 소시지 모양(육주상)의 입체상이다. 개별 세포들은 경미한 다형성과 대소부동증이 인정된다.

비정형성 도관증식증, atypical ductal hyperplasia (2-2)

비정형성 도관증식증을 세포학적으로 진단하기는 어렵지만, 이 병변의 세포학적 검사결과로 진단적인 생검을 권고하고, 철저한 조직학적 검사를 실시하여, 도관내암종이나 침윤성 암종의 존재를 배제하는데 의의가 있다. 절제조직의 조직학적 검사 결과, 비정형성 도관증식증은 병소의 가장 긴 직경이 2mm을 초과해서는 안 된다. 동질의 변화일지라도 직경이 3mm을 초과하면 도관내암종으로 진단한다.

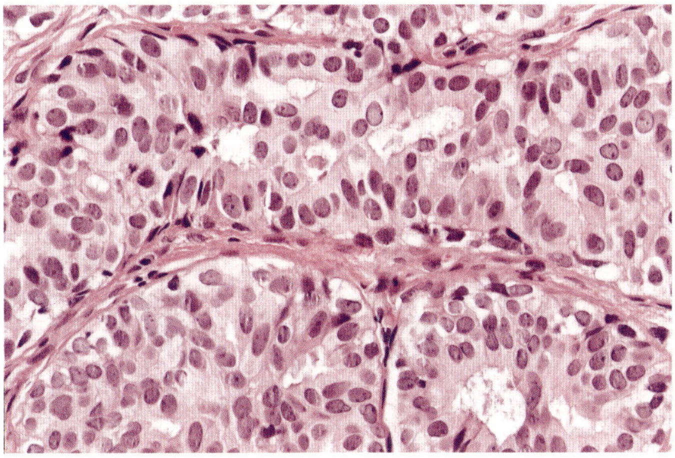

그림 B-5-16. 조직표본은 비교적 일정한 크기와 모양을 가진 도관 세포들이 증식하여 도관의 내강을 거의 채우고 있다. 군데군데 작고 불완전한 창을 만든다. 기저막쪽에 배열한 세포들은 아직 원주모양의 핵을 유지한다.

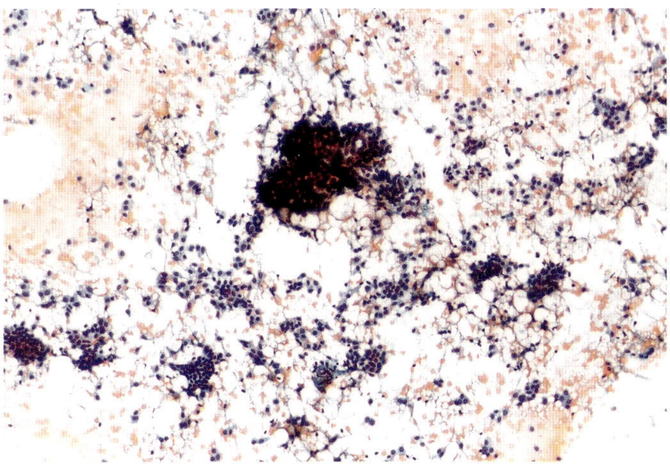

그림 B-5-17. 도말표본의 저배율에서 세포성분이 풍부하다. 3차원적 세포집단과 개별세포들이 많이 도말된다.

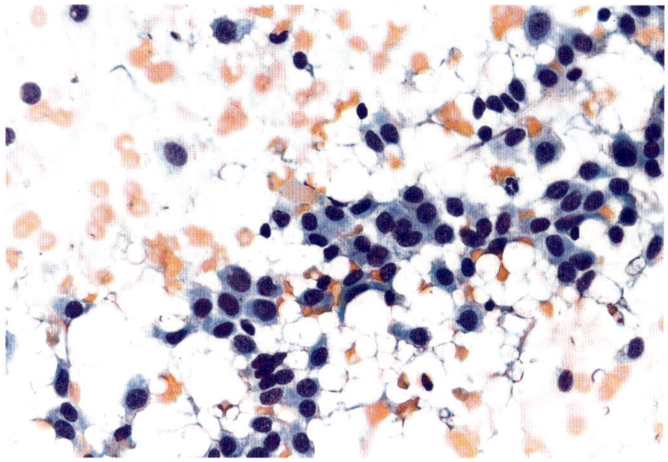

그림 B-5-18. 세포집단은 느슨하게 짜여지고, 일그러진 유두와 선방모양으로 배열한다. 핵의 비정형성이 경하게 나타난다. 개별세포들은 풍부한 세포질을 가지며 세포경계가 뚜렷하다. 배경에는 괴사나 염증반응이 없다. 핵소체는 뚜렷하지 않다.

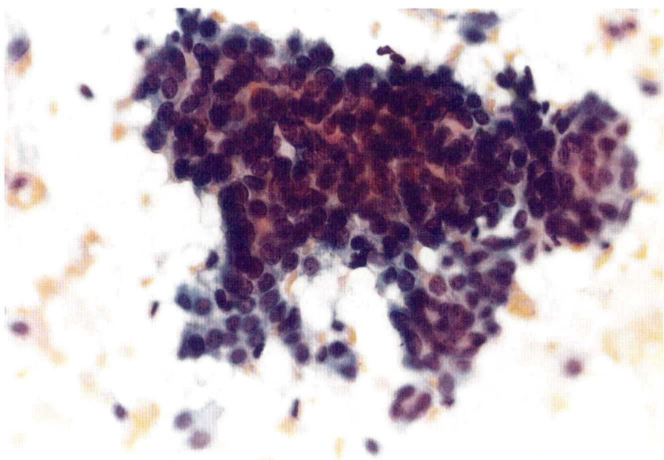

그림 B-5-19. 고배율에서 중첩된 핵의 3차원적 집단이 도관내 충실성 증식물을 반영한다. 핵의 비정형성이 인정되고, 농염된 핵도 있다. 이런 비정형성 도관증식증의 세포들은 한편으로는 정형성 도관증식증, 다른편으로는 도관내암종 세포와 구별하기 어렵다.

체모양 도관내암종, cribriform intraductal carcinoma (1-2)

도관내암종 중 암세포의 비정형성이 가장 낮고 예후가 가장 좋은 것이 체모양 암종이다. 그래서 흡인 도말 표본에서 위 음성으로 보고되는 경우가 잦다. 도말표본에서 일반적으로 체모양 도관내암종은 조밀하게 짜인 3차원적(입체적) 세포집단으로 나타나고,소수의 개별세포를 동반한다. 세포집단은 체모양의 조직편, 소관 또는 원주 모양으로 나타난다. 괴사나 출혈이 없는 깨끗한 도말배경 등의 특징으로 침윤성 도관암종과 감별이 가능하다.

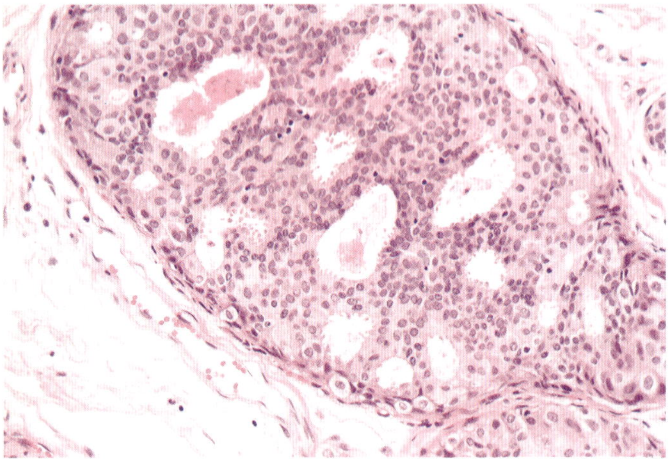

그림 B-5-20. 조직표본에서 확장된 도관 내에 도관 상피세포들이 증식하여 교량을 형성하고, 연결된 교량사이에 속발 내강(창)을 만든다. 창의 크기와 모양이 서로 비슷하다.

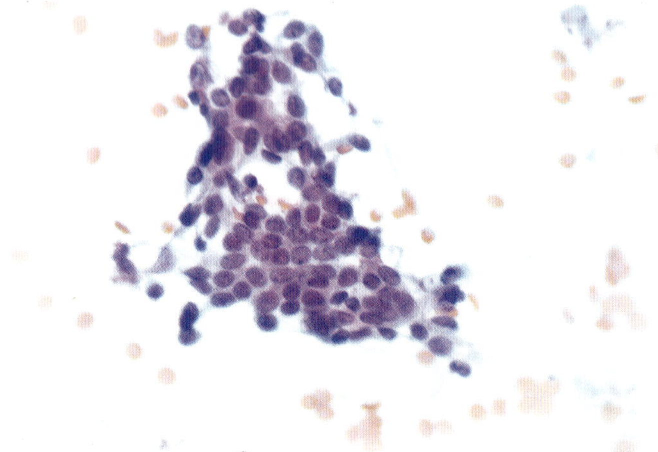

그림 B-5-22. 세포집단의 한쪽에 교량으로 갈라진 두 개의 로제트(창)를 볼 수 있다. 이 구조는 조직 내 속발 내강의 한 부분에 해당한다. 핵들은 작고, 둥글고, 서로 일정한 모양을 유지한다.

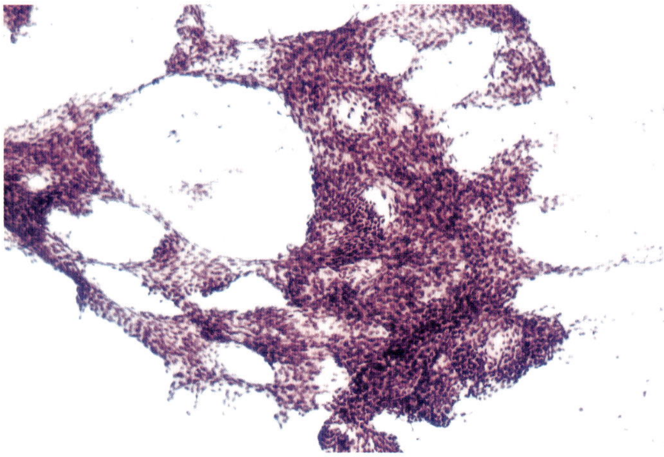

그림 B-5-21. 도말표본의 저배율에서 큰 세포집단을 본다. 세포집단은 조밀하게 짜여지고, 군데군데 크고 작은 구멍이 뚫려 있다(속발 내강). 이 세포집단이 체모양으로 증식한 도관의 조직변화를 온전하게 반영하고 있다. 배경이 깨끗하고, 다른 종류의 세포가 없는 것이 도관내 암종의 특징이다.

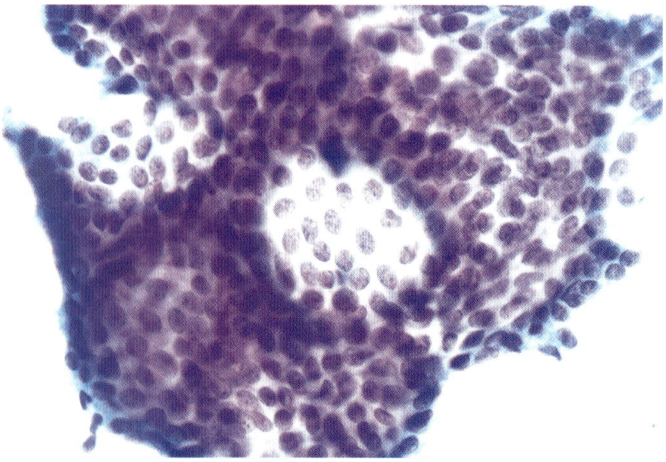

그림 B-5-23. 고배율에서 한 세포집단 내 단층과 여러층으로 중첩된 부위가 교대로 나타난다. 단층 부위가 속발 내강에 해당하고 중첩된 부위가 조직의 교량에 해당하는 채모양의 증식양상이다. 배경이 깨끗하다. 개별 암세포들은 매우 순하게 보인다. 다형성이 거의 없다.

체모양 도관내암종, cribriform intraductal carcinoma (2-2)

체모양 도관내암종과 다음의 미소유두상 도관내암종의 암세포들은 비정형성이 도관내암종 중에서 가장 낮다. 즉 암종 세포들은 세포학적으로 암세포로 인식하기 곤란할 정도로 다형성이 경미하다. 그러나 몇 가지의 세포학적 변화를 종합하여 판단하면 이들 도관내암종의 진단이 불가능한 것만은 아니다. 이들의 세포학적 특징을 요약하면 우선 도말세포의 밀도가 높다. 여러 크기의 3차원적 세포집단과 낱개로 흩어져 깔려 있는 개별세포들이 동일한 계열의 세포이다. 양극성 나핵이 나타나지 않는다. 개별세포의 크기와 모양이 일정하다. 배경이 깨끗하다.

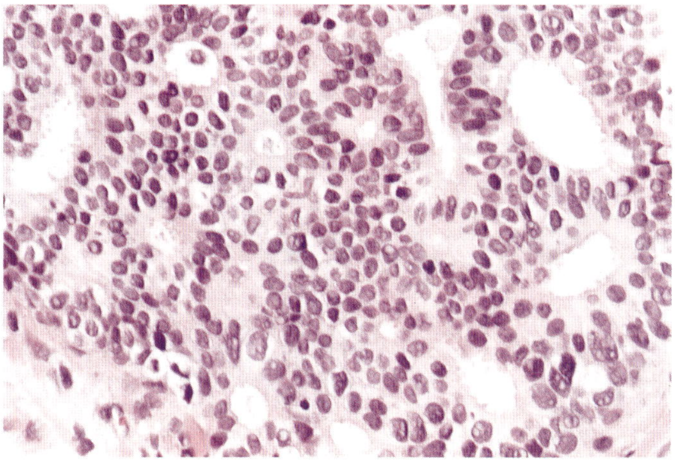

그림 B-5-24. 조직표본은 체모양 도관내암종의 일부를 관찰한 소견이다. 속발 내강 주위로 증식한 상피세포들이 극성(방향성)을 유지한다. 핵의 크기와 모양은 서로 비슷하고, 핵소체는 보이지 않는다.

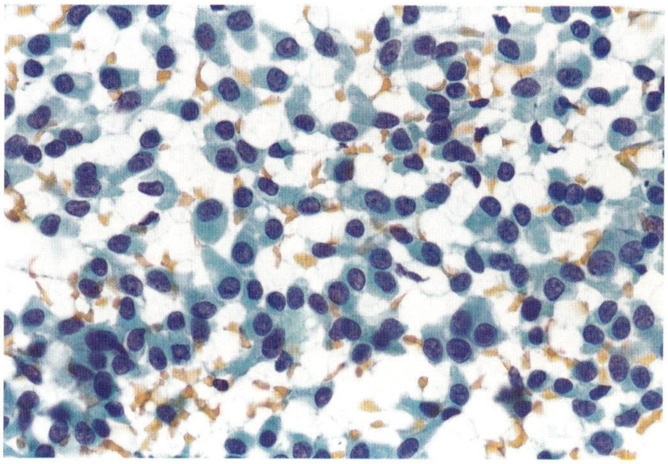

그림 B-5-26. 개별세포들은 원주 모양의 풍부한 세포질을 가진다. 세포질의 경계가 매우 뚜렷하다. 핵이 세포질의 한쪽으로 치우치고 있다(원주세포의 특징). 핵은 둥글고 핵소체는 보이지 않는다.

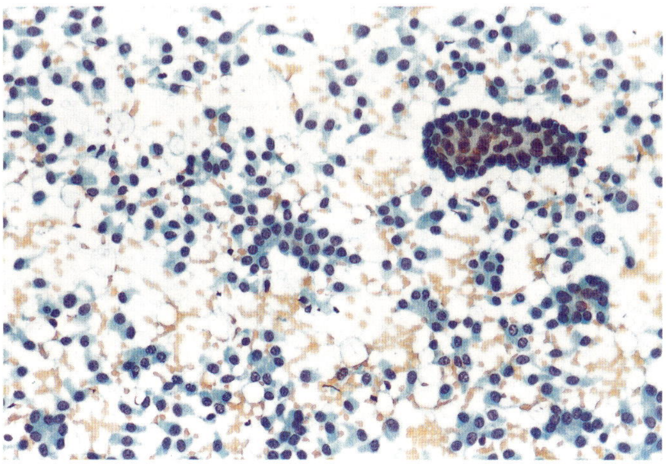

그림 B-5-25. 도말표본의 저배율에서 세포밀도는 높다. 작은 세포집단과 다수의 개별세포들이 산재한다. 도말 배경은 깨끗하다. 이들은 모두 동일계열에 속하는 세포들이다.

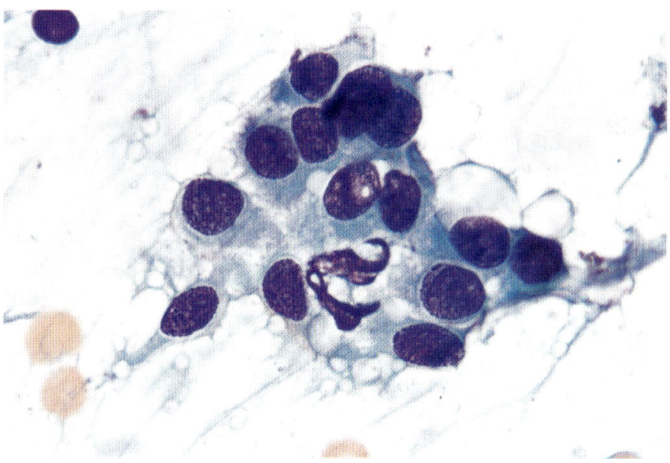

그림 B-5-27. 고배율에서 느슨한 세포집단이 불완전한 아치를 만든다. 핵의 모양은 둥글고, 과립상 염색질이 약간 굵어진다(과염색성). 핵소체는 보이지 않는다.

미소유두상 도관내암종, micropapillary intraductal carcinoma (1-2)

확장된 도관 내에 작은 유두들이 죽순처럼 내강 쪽으로 돋아나고 있다. 이 암종 세포들은 체모양 도관내암종 세포와 같이 비정형성이 매우 낮다 (저등급 도관내암종). 유두들의 크기와 모양이 비슷하고 유두 내에 섬유혈관성 심지가 없다.

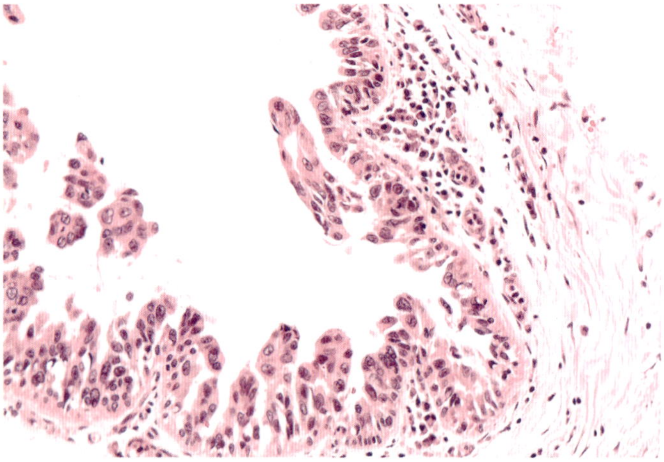

그림 B-5-28. 조직표본은 확장된 도관 내로 작은 유두들이 뻗어 나가고 있다. 유두를 만드는 암세포들은 다소 농염 된 핵을 가지지만 다형성은 별로 없다. 도관 내에 떠 있는 세포집단은 비스듬히 짤린 작은 유두들이다. 유두 내에는 섬유혈관성 심지가 없다.

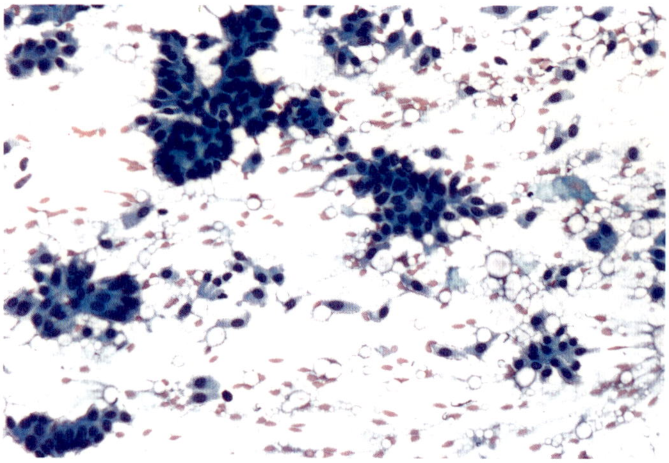

그림 B-5-30. 세포집단의 크기는 서로 비슷하고, 대체로 작다. 모양은 3차원적 유두상 집단이다. 세포 집단의 변두리가 뾰족하다. 개별세포들은 풍부한 세포질을 가지고 원주상이다. 핵은 세포질의 한쪽에 자리를 잡고 있다. 이들은 양극성 나핵이 아니다.

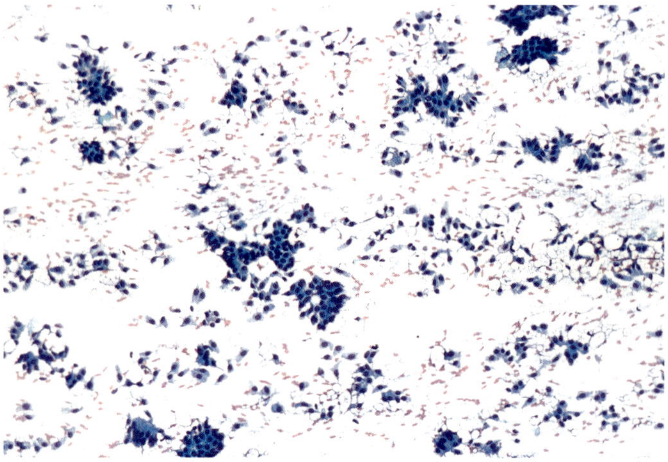

그림 B-5-29. 도말표본의 저배율에서 세포성분이 풍부하다. 작은 세포집단과 다수의 개별세포들이 흩어져 있다. 낱개로 흩어진 세포나 집단 세포들은 미소유두에서 떨어져 나온 동일한 도관 상피세포들이다.

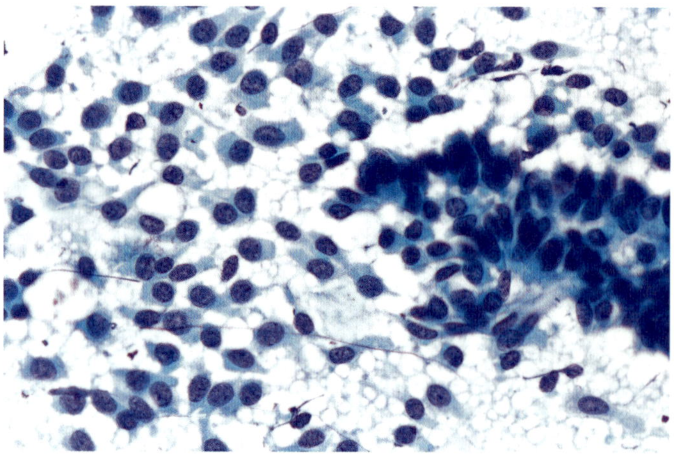

그림 B-5-31. 고배율에서 세포들은 원주상이다. 핵은 둥글고, 세포질의 한쪽에 치우쳐 있다. 염색질은 섬세한 과립상이며, 핵소체는 뚜렷하지 않다. 원주상 세포로 덮여있는 한 유두가 보인다. 혈관섬유성 심지는 없다.

미소유두상 도관내암종, micropapillary intraductal carcinoma (2-2)

미소유두상 암종에서 유두는 고만고만한 작은 유두에 받침 기질이 없다는 것이 특징이다. 마치 난소의 장액성 유두상 낭암종(serous papillary cystadenocarcinoma)에서 보는 유두를 닮고 있다. 암종 세포들은 주사위처럼 생긴 입방형이다. 미소유두상 도관내암종의 진단은 반드시 작은 유두와 개별세포가 양적으로 많은 도말표본에서 이뤄져야 한다.

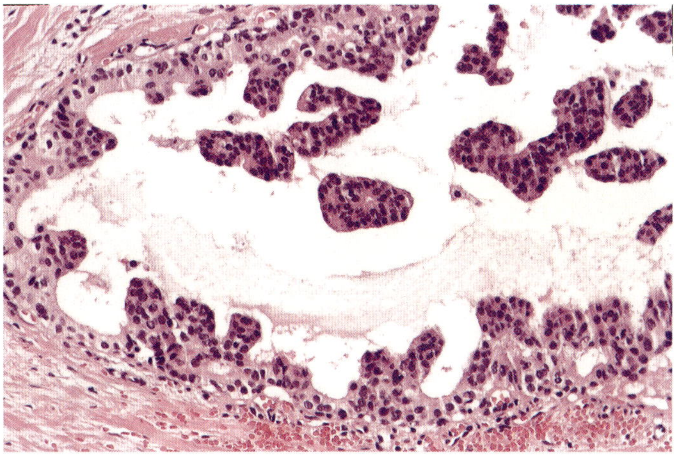

그림 B-5-32. 조직표본은 주머니처럼 확장된 도관 내에 토막난 작은 유두들이 떠 있다. 도관벽으로부터 자란 유두들이 비스듬히 절단되어 내강 안에 떠있는 섬처럼 보인다.

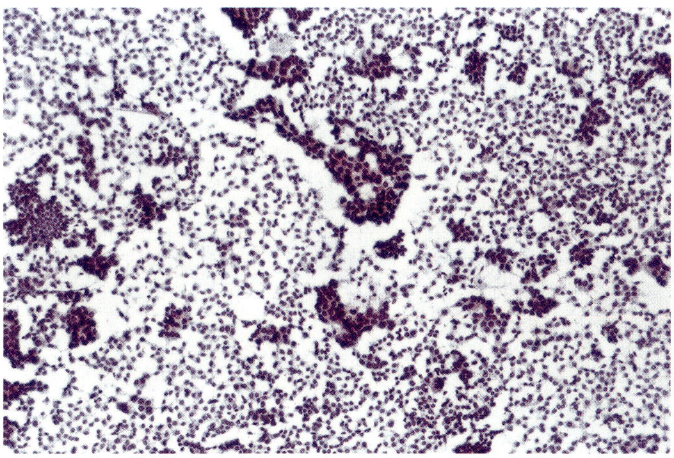

그림 B-5-33. 도말표본의 저배율에서 세포성분이 매우 풍부하다. 개별세포들이 송사리 때처럼 헤엄치고, 군데군데 작은 세포집단이 섞여 있다. 작은 세포집단은 3차원적 미소유두의 조직상을 반영한다.

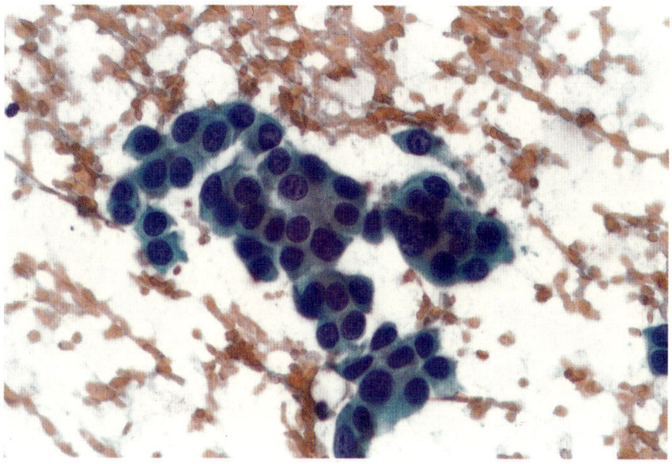

그림 B-5-34. 작은 유두는 두 가지 형태로 나타난다. 하나는 비교적 조밀하게 짜인 유두상 증식물인데 세포집단의 표면이 매끈하다. 이런 모양은 세포집단의 변두리에 있는 세포들이 공동변연(community border)을 유지하면서 탈락했기 때문에 생긴다.

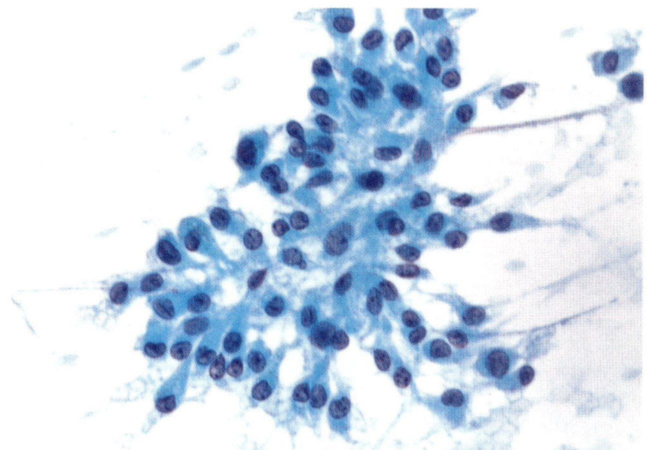

그림 B-5-35. 다른 한 형태의 유두는 성글게 짜인 원주 세포들이 새 갯털처럼 바깥으로 뻗어 나간다(깃털 현상). 유두상 집단의 중앙에 섬유혈관성 기질(심지)이 안 보인다.

유두상 도관내암종, papillary intraductal carcinoma (1-2)

유두상 도관내암종은 유두의 크기가 미소유두상 도관내암종에 비하여 크고, 유두의 중앙에 섬유혈관성 심지를 가진다. 원주세포가 여러 층으로 겹쳐서 큰 유두를 형성한다 (stratified spindle cell type). 유두상 도관내암종은 미소유두상 도관내암종의 진행형이라고 생각되며, 종양세포의 다형성이 미소유두형에 비하여 더욱 뚜렷하다.

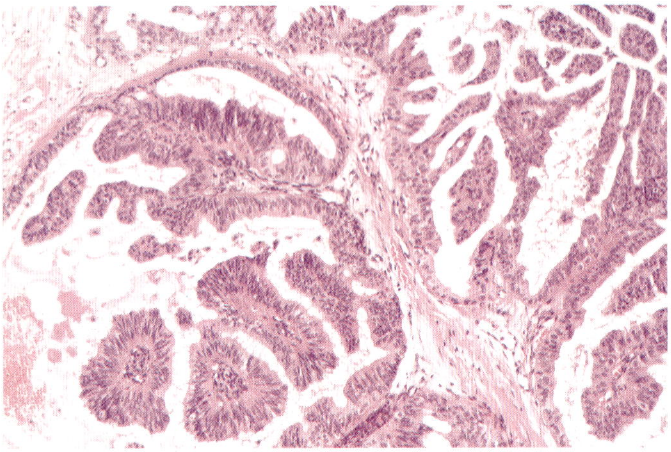

그림 B-5-36. 조직표본은 도관내 유두상 암종과 미소유두상 암종의 두 변화가 공존한다. 미소유두형은 우 상부에, 일반(중첩) 유두형은 좌측에 보인다. 일반 유두형에서 개별 유두는 굵고, 내부에 섬유혈관성 심지를 가진다.

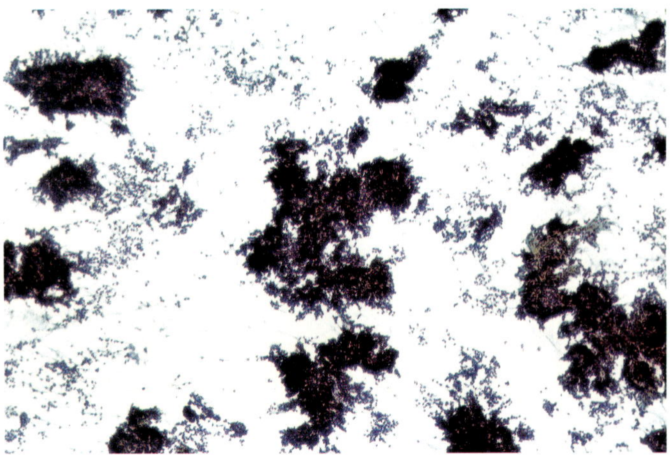

그림 B-5-37. 도말표본의 저배율에서 세포성분이 풍부하다. 주로 크고 불규칙한 모양의 세포집단들이 개별세포를 많이 동반한다. 세포집단은 다양한 크기와 모양의 유두로 나타난다.

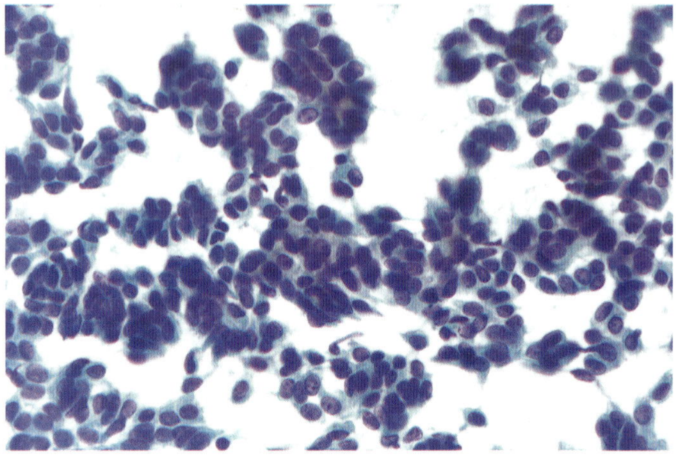

그림 B-5-38. 세포집단은 원주세포들이 조밀하게 짜여 불규칙한 유두를 형성한다. 세포질은 풍부하고, 원주형 핵을 가진다. 핵들은 불완전하지만 울타리 모양으로 배열한다. 핵의 다형성이 상당히 두드러진다.

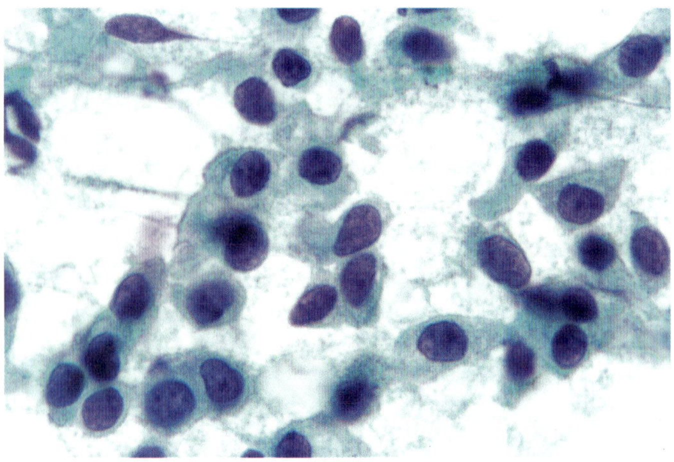

그림 B-5-39. 개별세포들은 풍부한 세포질을 가지고, 원주모양을 유지한다. 일그러진 유두와 선방 모양으로 배열한다. 계란모양의 핵은 약간 농염 되지만 염색질은 여전히 과립상이다. 핵소체와 염색질의 엉킴이 뚜렷하지 않다.

유두상 도관내암종, papillary intraductal carcinoma (2-2)

유두상 도관내암종과 침윤성 유두상 암종은 세포학적으로 구별되지 않는다. 또한, 양성의 도관 내 유두종과도 감별할 수 없는 경우가 허다하다. 이를 때, 유두상 종양(papillary neoplasm)이란 세포학적 진단으로 만족하고, 절제 생검으로 이들의 실체를 밝힌다.

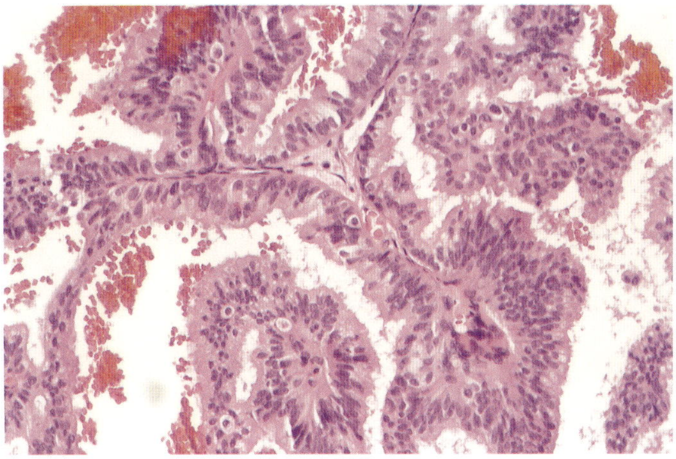

그림 B-5-40. 조직표본은 확장된 도관(흔히 낭성변화라고 부르는 구조물)을 유두상 증식물이 채우고 있다. 유두는 매우 얇은 섬유혈관성 심지를 가진다. 유두를 덮고 있는 종양세포는 원주상이고, 3~5층으로 중첩된 곳도 있다.

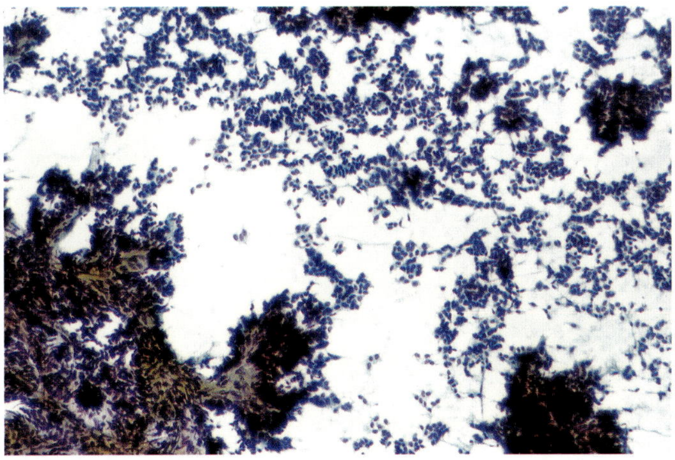

그림 B-5-41. 도말표본의 저배율에서 세포밀도는 매우 높다. 다양한 모양의 조직편(세포집단) 사이에 무수히 많은 개별세포들이 흩어져 있다. 조직편 안에 섬유성 심지를 확인할 수 있다.

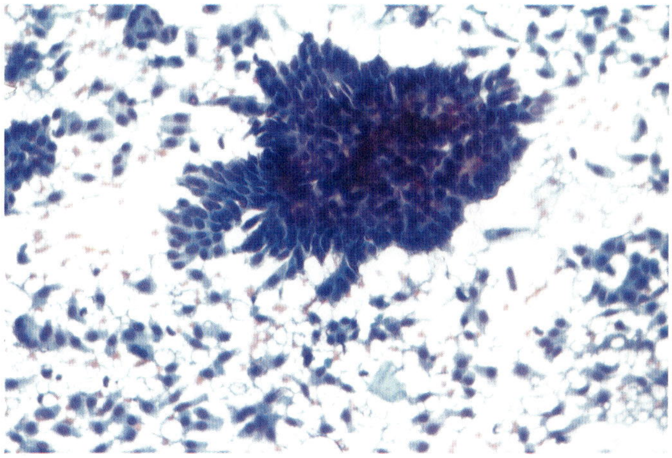

그림 B-5-42. 한 유두상 증식물을 자세히 관찰하면, 날개깃처럼 밖으로 뻗어 나간 원주상 세포들이 유두의 바깥쪽을 덮고 있다. 유두의 중앙에는 종양세포들이 여러 층으로 중첩되어 뚜렷한 구조를 알아보기 힘들다.

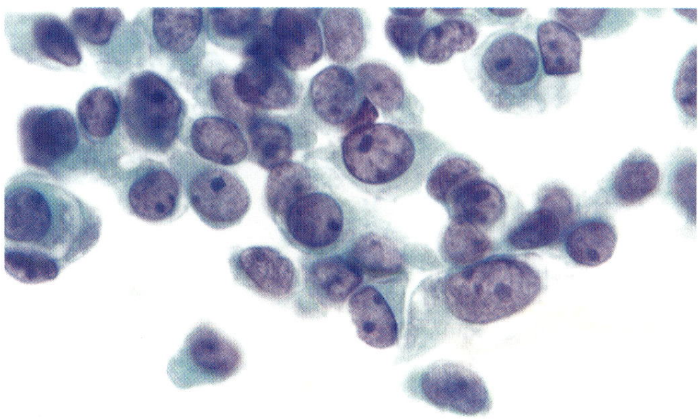

그림 B-5-43. 유침 검경에서 개별종양 세포들이 약간의 대소부동증을 보인다. 얇고 매끈한 핵막과 투명한 염색질을 본다. 핵소체는 둥글고 작지만 뚜렷하게 나타나는 점으로 보아 양성 유두종과 감별된다.

충실성 도관내암종, solid intraductal carcinoma (1-2)

충실성 도관내암종은 선방과 도관 내강을 종양세포들이 빈틈없이 꽉 메우고, 이 구조들을 확장하는 암종이다. 이때 종양세포들은 상당한 다형성과 비정형성을 보인다(채모양 암종 또는 미소유두상 도관내암종과 대조되는 소견). 종양세포들은 모양이 단조로우면서 핵의 대소부동증과 서로 비슷한 다형성을 보이는 것이 특징이다.

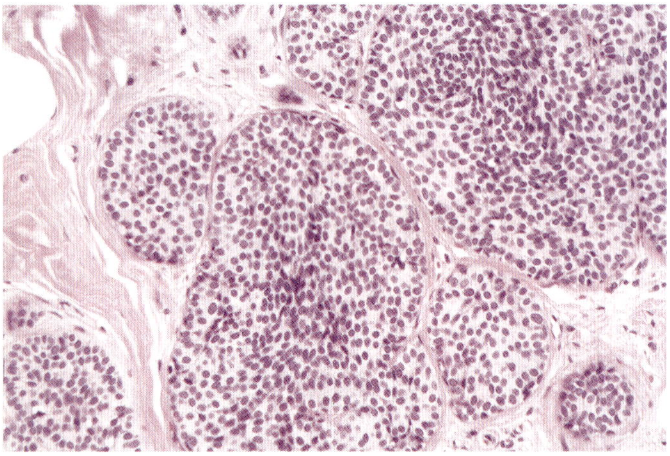

그림 B-5-44. 조직표본의 저배율에서 몇 개의 선방과 도관이 종양세포의 집단으로 빈틈없이 채워진다. 선방과 도관은 확장되고, 인접한 선방과 등을 맞닿고 있다. 종양세포의 집단 내에 괴사, 속발 내강(창), 유두상 증식물이 없이 단조로운 종양세포들로 선방과 도관을 메우고 있다.

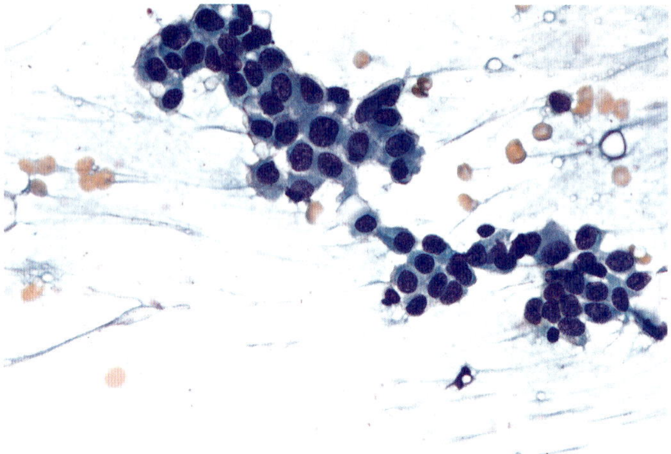

그림 B-5-46. 종양세포들은 풍부한 세포질을 핵 주위에 고루 가지고 있다. 핵은 둥글고, 세포질의 중앙에 위치한다. 핵은 농염된다. 배경은 깨끗하고, 양극성 나핵이 나타나지 않는다.

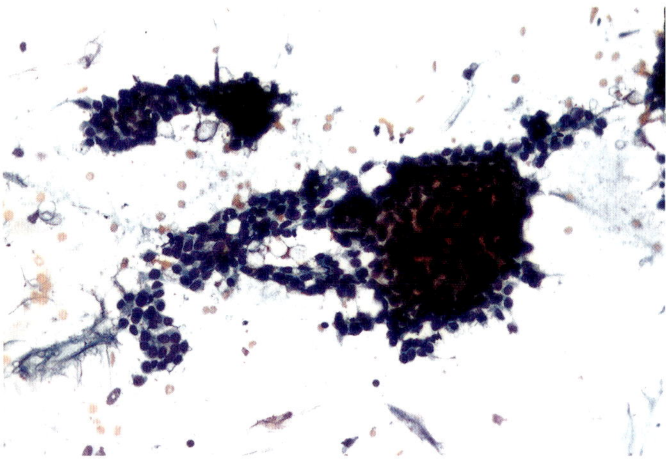

그림 B-5-45. 도말표본의 저배율에서 조밀하게 짜여진 3차원적 세포집단을 본다. 종양세포의 중첩으로 세포집단의 중앙은 잘 볼 수 없다. 주위에 느슨하게 짜인 세포집단에서 세포의 윤곽이 들어 난다.

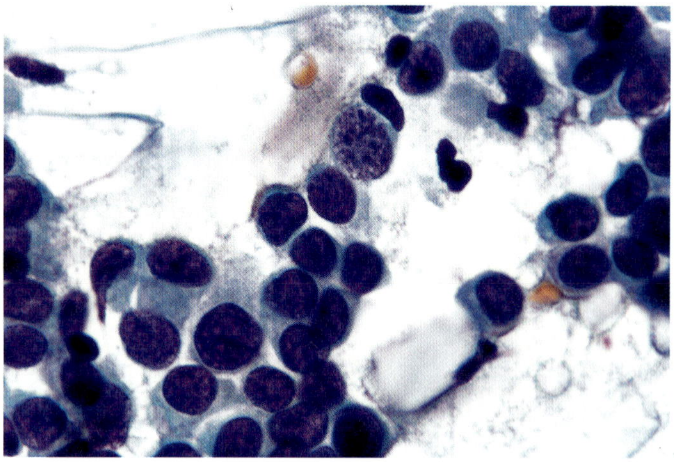

그림 B-5-47. 종양세포의 염색질이 엉켜서 핵은 농염되고, 핵막의 두께는 약간 불규칙하다. 핵소체는 보이지 않는다. 핵의 대소부동증이 중등도로, 다형성은 경하게 나타난다.

충실성 도관내암종, solid intraductal carcinoma (2-2)

충실성 도관내암종은 다른 유형의 도관내암종과 마찬가지로 만져지지 않는 병변이다. 세포학적으로 잘 분화된 저등급의 침윤성 도관암종과 구별하기 곤란하다. 그러나 다음과 같은 세포학적 소견으로 침윤성 암종과 구별이 가능하다. 종양세포의 촘촘한 집단형성과 개별세포의 비정형성 그리고 깨끗한 도말 배경 등으로 침윤성 암종과 감별이 가능하다.

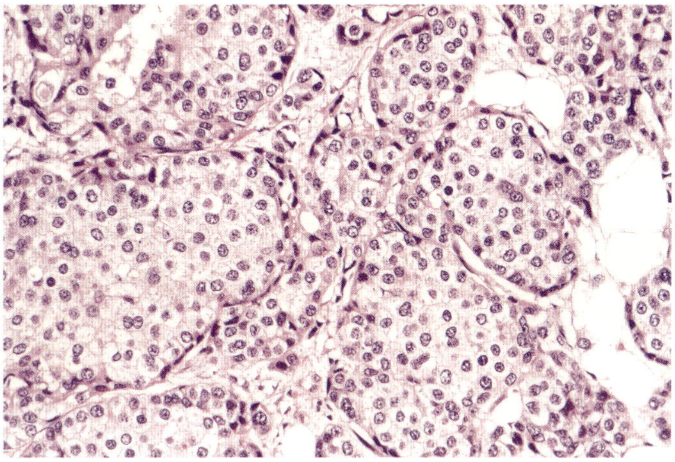

그림 B-5-48. 조직표본은 선방과 도관의 내강을 종양세포들이 빈틈없이 꽉 메우고 이들 구조를 확장한다. 종양세포들은 모양과 크기가 서로 비슷하지만 다형성이 경미하게 나타난다. 핵소체는 보이지 않고, 염색질이 약간 농염된다.

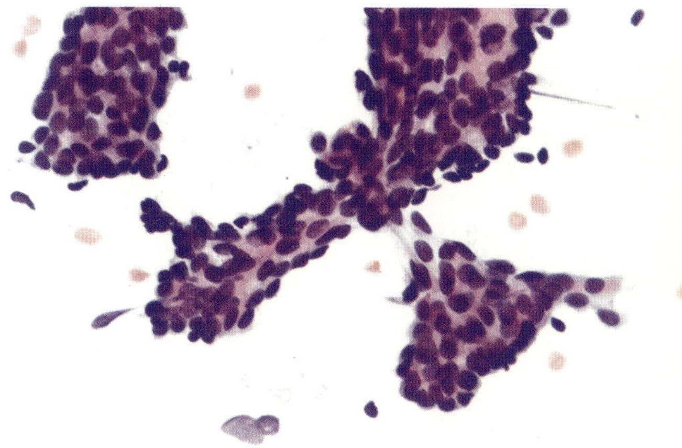

그림 B-5-50. 견고한 세포집단으로 도말된다. 개별세포들은 별로 보이지 않는다. 이런 도말의 세포집단은 조직내 암종 세포의 집단이 고스란히 완전하게 흡인, 도말된 결과로 생긴다. 핵의 농염성과 다형성 그리고 대소부동증이 현저하다. 핵소체는 보이지 않는다. 양극성 나핵은 없다.

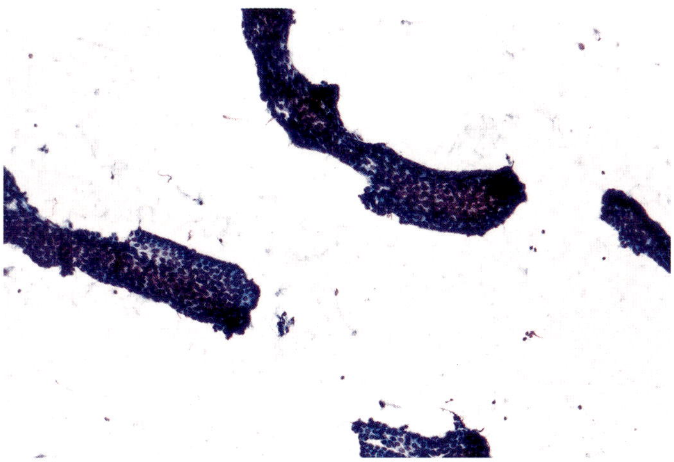

그림 B-5-49. 도말표본의 저배율에서 조밀하게 짜인 종양세포의 집단이 소시지처럼 보인다. 세포집단의 모양은 기둥같고, 크기는 서로 비슷하다. 개별세포는 거의 없다. 양극성 나핵도 나타나지 않는다. 도말배경이 깨끗하다.

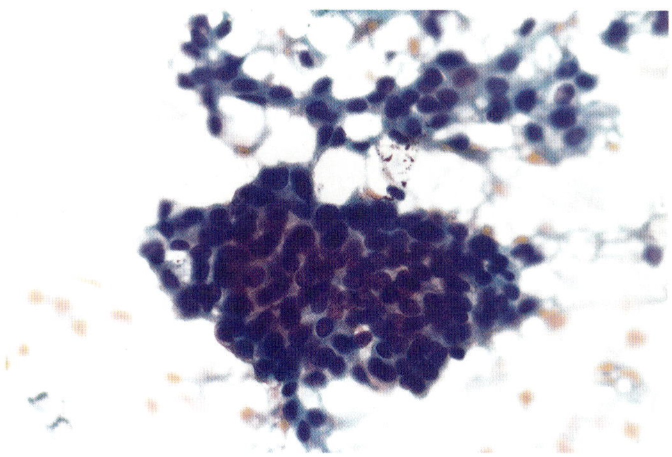

그림 B-5-51. 집단을 이루고 있는 종양세포들은 3차원적 세포공으로 도말된다. 대소부종증과 다형성이 뚜렷하다. 세포질은 비교적 풍부하다. 배경은 깨끗하다. 양극성 나핵이 보이지 않는다.

면포상 도관내암종, comedo intraductal carcinoma (1-2)

도관내암종 중 유일하게 만져질 수 있는 병변이 면포상 암종이라고 할 수 있다. 암세포의 비정형성이 도관내암종 중 가장 심하다. 유방조영상에 석회화 음영이 흔히 관찰된다. 면포상 도관내암종은 임상적으로나 세포학적으로 침윤성 도관암종과 구별되지 않는다. 이 암종은 침윤성 암종을 흔히 동반하고, 예후도 도관내암종 중 가장 불량하다.

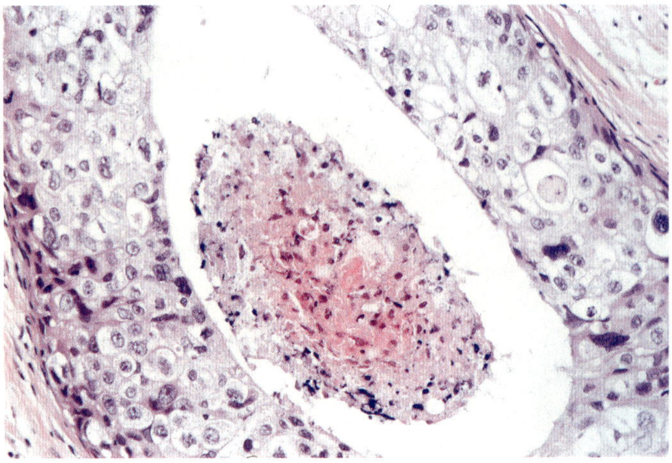

그림 B-5-52. 조직표본은 확장된 도관이 암세포로 꽉 채워지고, 그 중앙에는 응고괴사에 빠진 암세포의 집단이 붉게 물들고 있다. 종양세포의 비정형성이 현저하다.

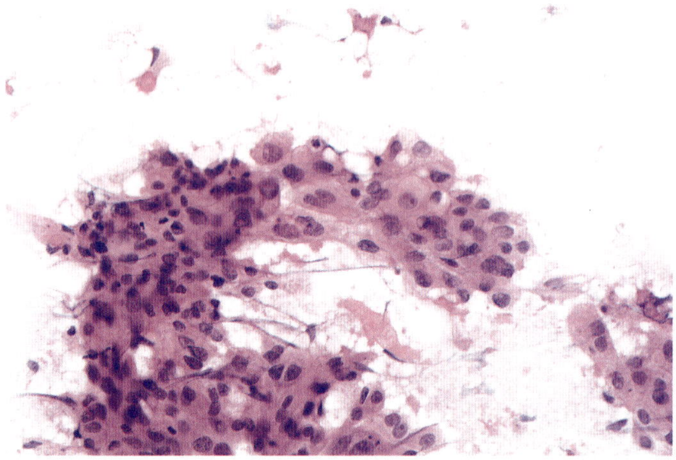

그림 B-5-54. 집단을 이루고 있는 종양세포들은 핵의 대소부종증, 농염성, 다형성, 뚜렷한 핵소체 등 비정형성(악성 기준)이 현저하다. 주위 배경에는 불규칙한 모양을 한 호산성 무핵성 조직편이 깔려 있다. 이것은 암세포의 응고괴사를 반영하는 소견이다.

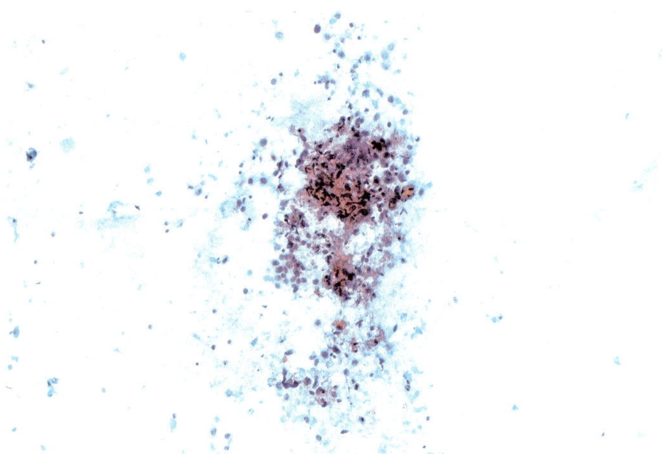

그림 B-5-53. 도말표본의 저배율에서 세포밀도는 높다. 마치 먼지를 뿌려 놓은 것처럼 지저분한 핵 파편들이 흩어져 있다. 도말 배경에 괴사로 인한 무핵성 세포의 윤곽이 보인다. 면포상 암종의 중앙에 생긴 불완전한 응고괴사 부위에서 유래한 파괴된 핵조각들이 산재한다.

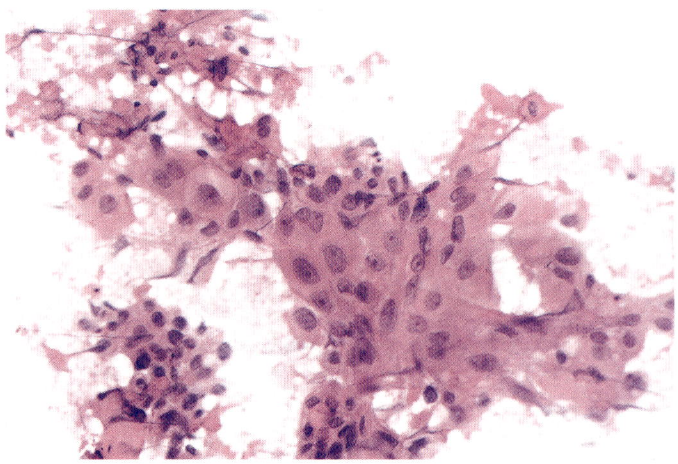

그림 B-5-55. 고배율에서 암세포들은 풍부한 호산성의 세포질과 융해직전의 핵을 가진다(암세포의 괴사). 핵소체가 뚜렷하다. 세포집단의 주위에 암세포의 괴사물이 붙어있다.

면포상 도관내암종, comedo intraductal carcinoma (2-2)

면포상 도관내암종은 암조직 내 점상 석회화를 잘 동반한다. 이 석회화 병소가 유방 조영상 또는 초음파 검사에서 정확한 흡인부위로 바늘 끝을 유도한다(초음파 유도 FNA).

면포상 암종은 충실형 도관내암종과 더불어 암세포의 비정형성이 두드러지기 때문에 흡인세포 도말표본에서 암으로 쉽게 진단된다. 그러나 침윤성 도관 암종과 세포학적으로 감별되지 않는 또 다른 문제가 남는다.

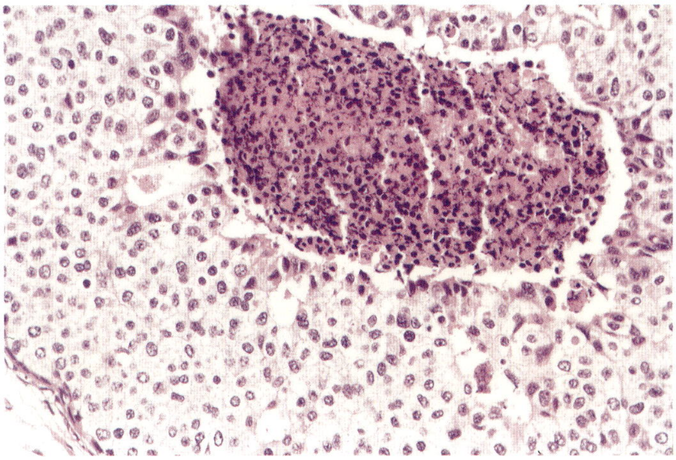

그림 B-5-56. 조직표본은 면포상 도관내암종의 괴사부위와 주위의 암세포가 보인다. 암세포 둥지의 중앙에 있는 암세포들은 응고 괴사에 빠지고 무수한 핵파편으로 뭉쳐 있다. 주위에는 비교적 온전한 암세포들이 둥근 아치를 만들고 있다.

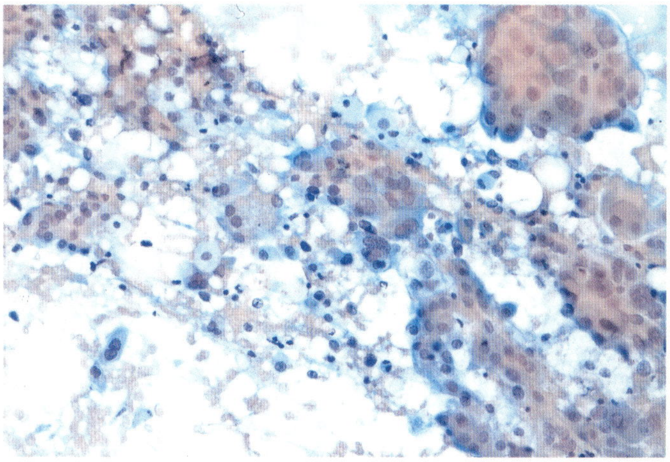

그림 B-5-58. 개별 암세포가 농염된 핵파괴물 사이에서 관찰된다. 세포집단은 성글게 짜여 있고, 불규칙하게 배열한 암세포들이 느슨한 집단을 만든다. 괴사 단계에 있는 암세포들은 핵조각으로 나타난다.

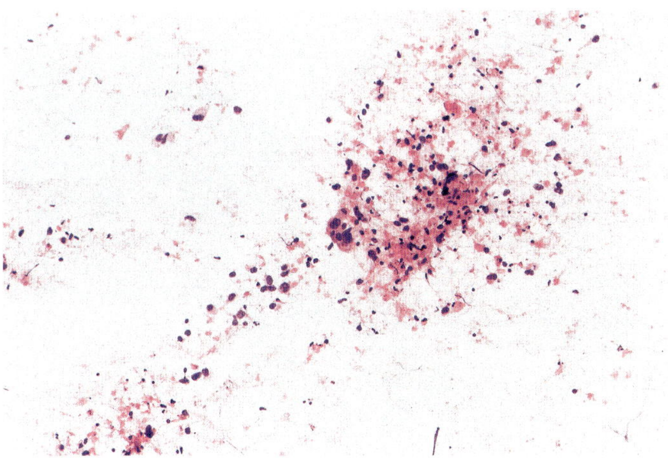

그림 B-5-57. 도말표본의 저배율에서 농염된 핵 파괴물이 지저분하게 먼지처럼 흩어져 있다. 배경에는 불규칙한 호산성 괴사물이 도말된다. 괴사물 사이에는 검게 농염된 핵조각들이 지저분하게 산재한다. 괴사과정의 핵 변화(핵농축, 핵붕괴, 핵융해)를 나타내는 소견이다.

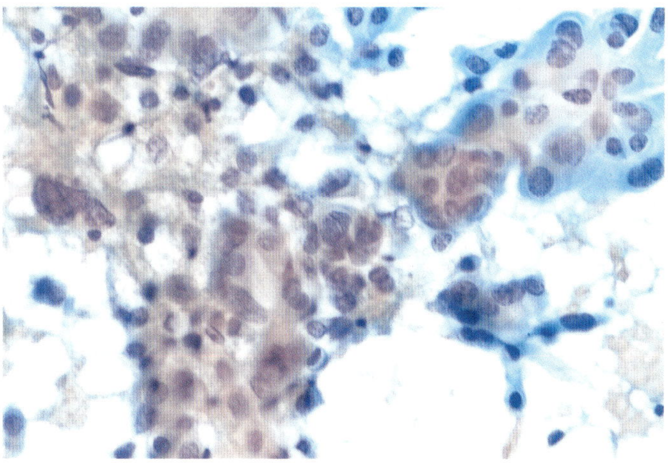

그림 B-5-59. 고배율에서 암세포의 특징적인 변화를 잘 나타낸다. 암세포핵의 대소부종증, 다형성, 농염성, 괴사과정 등이 현저하다. 일부의 암세포는 핵융해소견을 보인다.

비정형성 소엽증식증, atypical lobular hyperplasia

비정형성 소엽증식증의 세포들은 소엽내암종 세포의 모양을 닮고 있다. 그러나 이 병변은 최소한 한 소엽을 이루는 선방의 50%를 종양세포가 채우지 못한 상태로 정의한다. 비정형성 소엽증식증과 소엽내 암종은 세포학적으로 감별되지 않기 때문에 소엽 종양(lobular neoplasm)이란 용어로 통합하여 부른다. 일반적으로 병변의 크기가 작기 때문에 비정형성 소엽증식증에서 얻은 도말은 소엽내암종에 비하여 세포성분이 떨어진다.

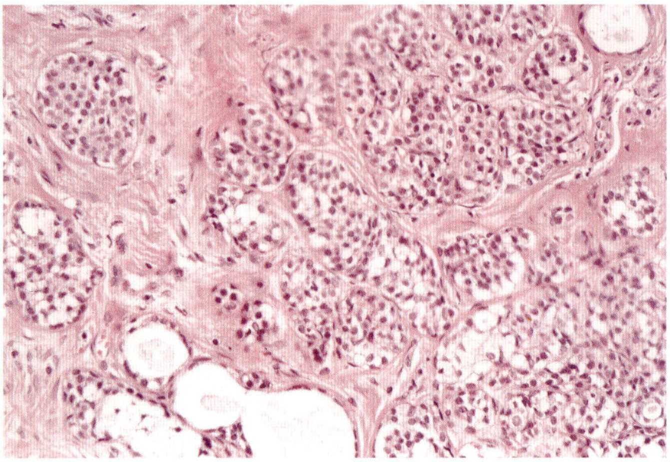

그림 B-5-60. 조직표본은 소엽선방을 부분적으로 채우고 있지만, 아직 내강이 열려 있는 곳이 많고 선방이 확장되지도 않았다.

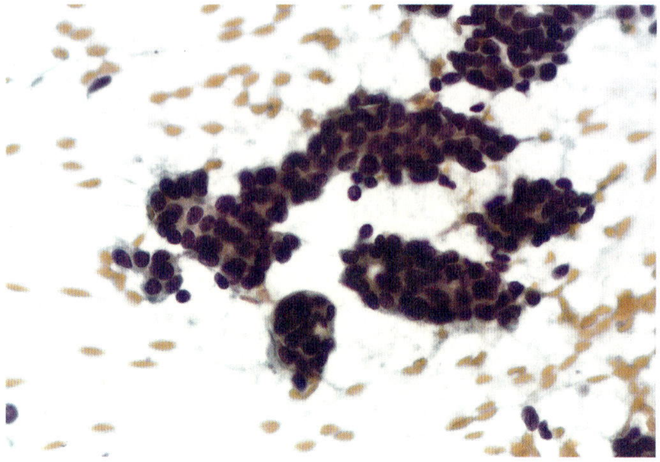

그림 B-5-62. 집단을 이루고 있는 세포들은 작고, 둥글고, 세포질의 양이 적다. 작은 세포집단은 작은 도관(종말도관)과 선방을 꽉 채운 모양(세포공)으로 나타난다.

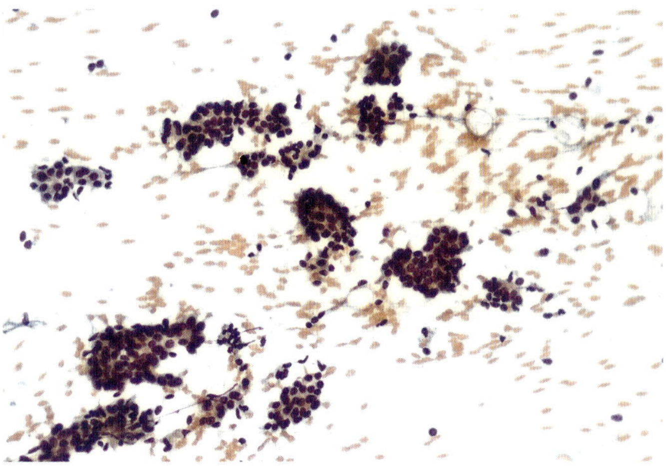

그림 B-5-61. 도말표본의 저배율에서 세포밀도는 중등도이다. 도말배경은 깨끗하다. 특징적으로 흩어진 개별세포는 안보인다. 대부분이 작은 세포집단으로 나타난다. 세포집단은 불완전한 선방 또는 세포공으로 배열한다.

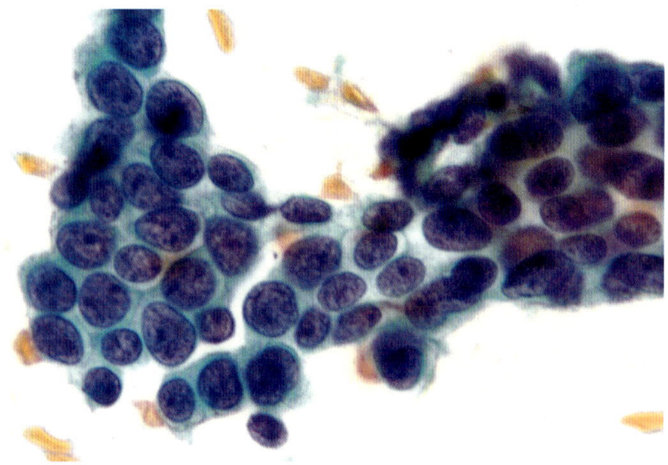

그림 B-5-63. 고배율에서 핵의 대소부동증이 경미하게 나타나고, 핵소체는 작지만 뚜렷하게 보인다. 염색질은 섬세하다. 이런 세포학적 소견은 다음에 기술할 소엽내암종과 구별되지 않는다. 실로 이 증례는 조직학으로도 이 두 병변을 구별하기 곤란한 경우였다.

소엽내암종, intralobular carcinoma (1-2)

앞에 기술한 비정형성 소엽증식증과 다음에 기술할 침윤성 소엽 암종은 세포학적으로 소엽내암종과 뚜렷하게 감별되지 않는다. 비정형성 소엽증식증, 소엽내암종 그리고 침윤성 소엽암종은 한 스펙트럼을 구성하는 병변들이라고 할 수 있다. 소엽내암종 자체는 만질 수 없는 병변이기 때문에 흡인되는 세포의 양이 적어서 소엽내암종으로 정확하게 진단되는 빈도는 매우 낮다. 그러나 침윤성 소엽암종은 많은 양의 흡인물 을 얻을 수 있기 때문에 동일한 성격의 세포로 구성되어 있을지라도 진단하기가 용이하다.

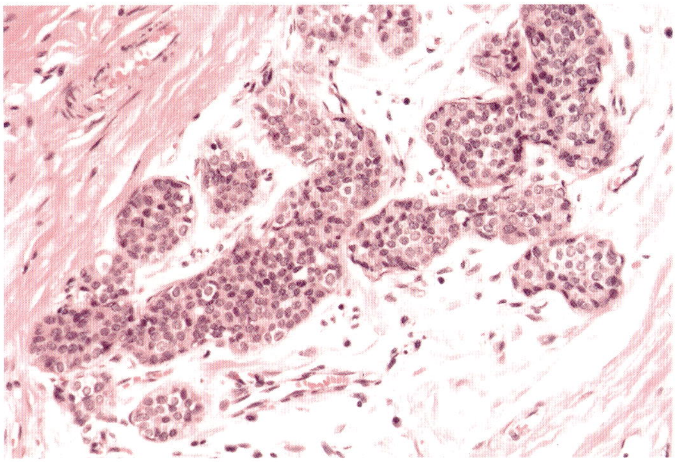

그림 B-5-64. 조직표본은 암세포들이 선방과 종말도관을 꽉 채워서 이 구조들을 확장하고 있다. 암세포는 다같이 작고, 둥글고, 조밀하게 짜여 있다. 특징적으로 세포질이 공허하게 보이는 암세포들이 집단 내에 드문드문 박혀 있다.

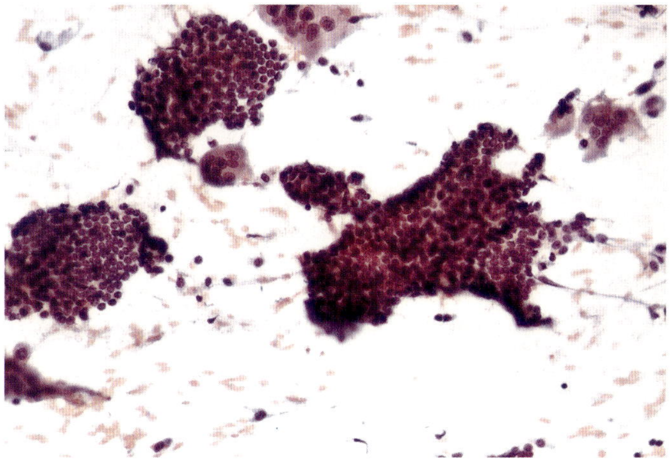

그림 B-5-66. 세포집단은 불규칙한 모양을 보이기도 하지만, 평판상 또는 선방과 도관을 가득메운 3차원적 세포공으로 잘 나타난다. 세포집단의 변두리는 공동변연(community border) 또는 해부학적 변두리(anatomical border) 로 되어 있다.

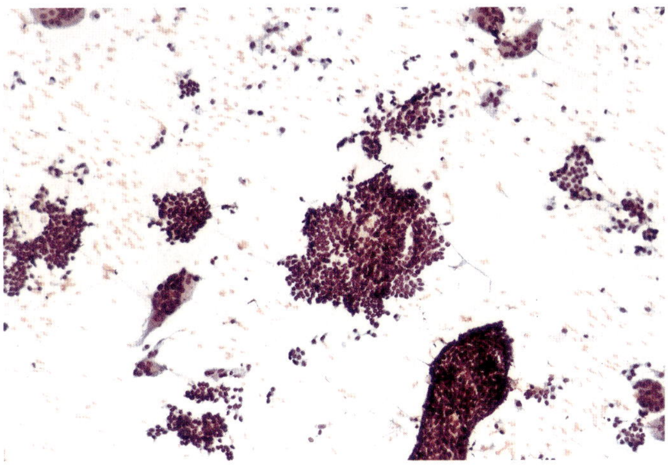

그림 B-5-65. 도말표본의 저배율에서 의외로 세포밀도가 높은 표본을 본다. 세포들은 대부분이 집단으로 도말된다. 개별세포는 드물다. 세포집난의 크기는 대체로 작다.

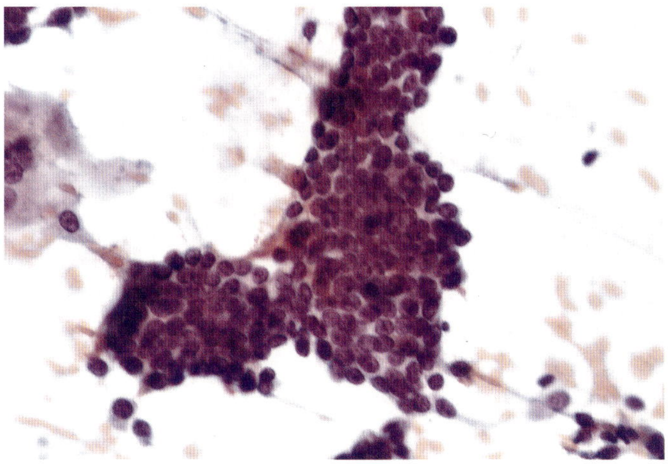

그림 B-5-67. 세포집단은 조밀하게 짜여 있고, 입체상 또는 평판상으로 배열한다. 개별세포는 별로 관찰되지 않는다. 집단세포들은 둥글고, 작다. 세포질의 양이 적어서 상대적으로 핵/세포질 비율이 높다. 세포들은 중첩되고, 세포공을 만들기도 한다.

소엽내암종, intralobular carcinoma (2-2)

소엽내암종은 같은쪽 유방에 다발할 뿐만 아니라(60~85%), 반대측 유방에도 동시성으로나 후발성으로 암이 잘 속발한다(30~60%). 또한, 다른 조직형의 유방암종 예를 들면 도관암종(상피내 또는 침윤성), 침윤성 소엽암종, 관상암종 등을 잘 동반하는 특징이 있다. 암세포들은 흔히 파제트병의 전파 방식처럼 도관벽을 따라 뻗어 나간다. 이따금 인지환 세포(signet ring cell)로 변형을 한다.

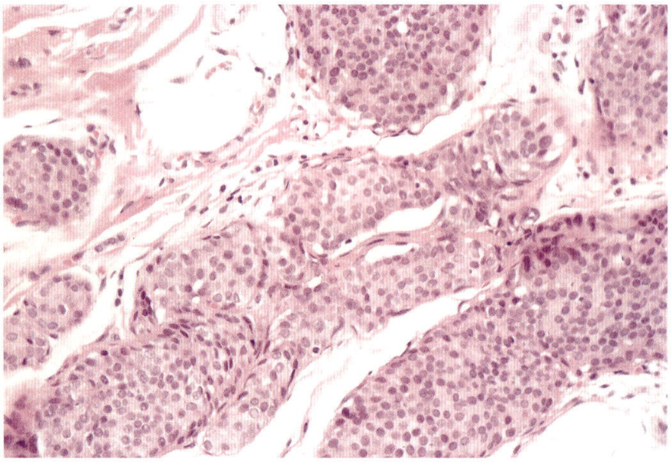

그림 B-5-68. 조직표본은 도관 내로 뻗어나간 소엽내암종이다. 확장된 도관 내를 빈틈없이 꽉 메운 종양세포들은 비정형성이 별로 없고 매우 단조롭게 보인다.

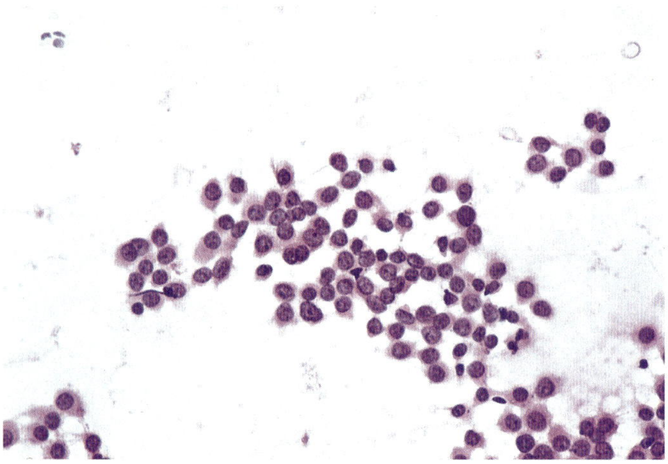

그림 B-5-69. 도말표본의 저배율 소견에서 종양세포들은 느슨하게 깔려 있다. 온당치 못한 선방(로제트)으로 배열한 곳도 있다. 종양세포들은 일정한 모양과 크기를 가져서 매우 단조롭게 보인다.

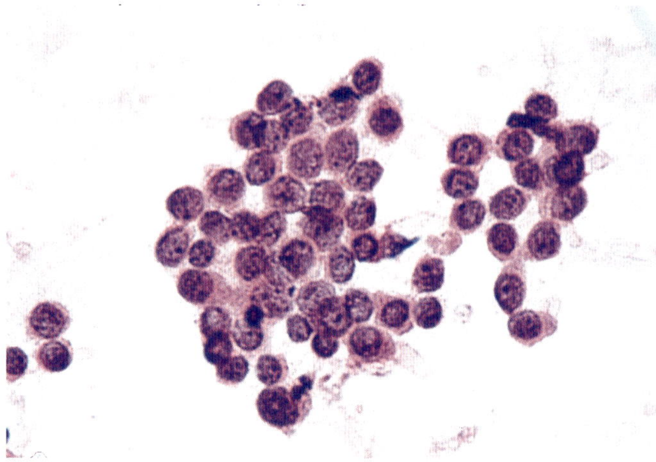

그림 B-5-70. 세포집단은 작은 평판상의 느슨한 집단이다. 종양세포들의 세포질은 매우 적다. 둥근 핵은 상대적으로 크기 때문에 핵/세포질 비율이 높다. 핵소체는 보이지 않는다. 선방모양으로 배열한 곳도 있다.

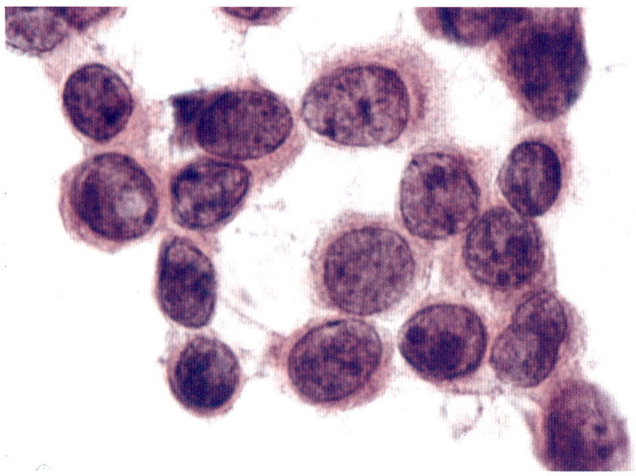

그림 B-5-71. 고배율에서 핵은 섬세한 과립상 염색질로 인해 오히려 투명하게 보인다. 핵막은 얇고 매끈하다. 핵소체는 작고, 가끔 보인다.

유방 암종

유방의 상피내암종과 같이 침윤성 암종에서도 도관 상피에서 기원한 암종(도관 암종, ductal carcinoma)과 소엽 상피에서 기원한 암종(소엽암종, lobular carcinoma)으로 나눈다. 도관암종이 압도적으로 빈발하고(80%), 소엽 암종의 빈도는 비교적 낮다(5~14%). 침윤성 도관암종의 대다수는 비특이성 침윤성 도관암종(invasive ductal carcinoma, not otherwise specified, IDC-NOS)으로 분류된다. 이들은 도관내암종이 기질을 침윤한 통상적인 진행성 암종이다. 이것을 흔히 도관암종이라고 부른다. 비특이성 도관암종의 전형적인 조직 소견으로부터 벗어난 조직학적 유형의 도관암종도 다음과 같이 여러 종류가 있다. 이와는 대조적으로 소엽암종의 조직학적 변형은 별로 인정되지 않고 있다 (표 B-6-1).

표 B-6-1. 침윤성 유방 암종의 분류(WHO)와 상대적 빈도

도관암종, 비특이성	65~80%
파제트병 (특이한 침윤방식)	
염증성 암종(특이한 임상발현)	
수질암종	5~7%
관상암종	2~8%
점액 암종	2~4%
아포크린 암종	1~4%
유두상 암종	1~2%
선양낭성 암종	<1%
분비(연소) 암종	<1%
화생암종	<1%
소엽암종	5~14%

유방 암종의 조직학적 유형에 따라 예후를 가늠해 보면 다음과 같다(표 B-6-2).

표 B-6-2. 조직학적 유형에 따른 유방암종의 예후※

양호한 예후	중간 예후	불량한 예후
비침윤성 암종 (도관내, 소엽내)	침윤성 도관암종	염증성 암종
	침윤성 소엽 암종	지질 풍부 암종
체모양 암종	아포크린 암종	화생암종
점액암종	미소유두상 암종	
수질암종		
유두상 암종		
관상암종		
선양낭성암종		
분비 암종		
파골세포 동반 도관암종		

※유방암종의 예후를 결정하는 기준은 Nottingham Prognostic Index(NPI)로 산정하는데 ①암세포의 비정형성 정도(분화등급), ②암종 덩어리의 크기, 그리고 ③림프절 전이 상태 등 3기준으로 예후를 결정한다. NPI에 따른 15년 생존율을 보면 양호한 예후군이 79%, 중간 것이 50%, 그리고 불량한 예후군이 18%로 낮아진다.

병리전문의사가 유방 병변을 세포학적으로 평가하기 전에 반드시 지켜야 할 몇 가지 전제 조건이 있다. 첫째, 임상적인 유방검사 결과와 유방조영상에 관한 정보를 각각 임상의사와 방사선 전문의로부터 입수해야 한다. 유방촉진 결과와 유방조영 소견이 세포학적 변화와 서로 상충하지 않을 때에 비로소 세포학적 진단을 내릴 수 있다. 이들의 판독결과가 서로 일치하지 않으면 생검조직 검사를 실시한다(그림 B-1-12). 둘째, 질적-양적으로 적절한 도말표본에서 진단이 이루어져야 한다. 위음성 진단의 많은 예가 양적으로 불충분한 표본에서 발생하고, 위양성의 진단은 흔히 질적으로 부적절한 표본에서 일어난다. 마지막 조건으로 다음에 열거하는 많은 악성 기준들 중 그 어느 하나만으로 악성 진단을 내릴 수 없다는 사실이다. 시의적절한 한 격언을 명심할 필요가 있다. "양성과 악성을 감별할 수 있는 유일한 세포학적 기준은 결코 존재하지 않는다." 이 격언은 다른 어떤 장기의 세포학적 판독에서보다 유방의 판독에서 더욱 절실한 교훈으로 남아있다.

유방암의 일반적인 악성 판정기준으로 다음과 같은 세포 변화를 열거할 수 있다. 그러나 이 악성 기준들은 결코 절대적인 것이 아니어서, 이들을 적절하게 조합해서 최종적으로 암을 진단하게 된다.

1. 도말 세포의 고밀도(hypercellularity) (그림 B-6-1~B-6-4)
2. 세포접착성의 결여(분산 도말)(discohesion) (그림 B-6-5~B-6-8)
3. 단일계열(동질성)의 세포(one cell population) (그림 B-6-9~B-6-12)
4. 핵의 비정형성(nuclear atypism)
   1) 핵의 대소부동증과 다형성 (anisokaryosis and pleomorphism) (그림 B-6-13~B-6-16)
   2) 핵소체의 대소부동증과 다형성(anisonucleolosis and pleomorphism) (그림 B-6-17~B-6-20)
   3) 핵막의 불규칙성과 핵 밖 염색질(nuclear membrane irregularity and extranuclear chromatin) (그림 B-6-21~B-6-24)
   4) 굵은 과립상 염색질(coarse and clumping chromatin) (그림 B-6-25~B-6-28)
   5) 핵의 주물 꼴과 중첩 현상(nuclear molding and overlapping) (그림 B-6-29~B-6-32)
   6) 비정형 핵분열(atypical mitosis) (그림 B-6-33~B-6-36)
   7) 핵/세포질 비율의 증가와 세포질 내 관강(increased nucleo-cytoplasm ratio and intracytoplasmic lumen) (그림 B-6-37~B-6-40)
5. 괴사성 도말 배경(necrotic smear background) (그림 B-6-41~B-6-44)

악성 기준 : 도말세포의 고밀도, hypercellularity

도말세포의 높은 밀도가 대단히 도움이 되는 악성 기준임에는 틀림없다. 그러나 이의 판독에는 매우 신중해야한다. 젊은 여자의 세포성 섬유선종과 도관내 유두상 증식증(유두종증)은 비록 양성 종양이지만 어느 악성 종양에 못지 않게 높은 세포밀도를 보일 수 있다. 이를 때는 개별세포에서 다른 악성 기준을 찾아야지만 암으로 진단할 수 있다. 이와 반대로 경화성 도관암종과 침윤성 소엽암종은 악성 종양임에도 불구하고 세포밀도가 낮다.

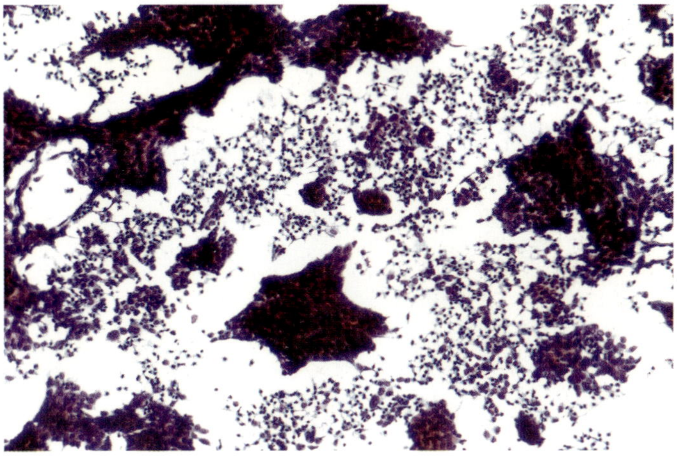

그림 B-6-1. 도말표본의 저배율에서 세포성분이 풍부하다. 세포들은 크고 작은 집단으로 나타난다. 그 사이에 무수한 개별세포들이 흩어져 도말된다. 이 표본은 저등급의 비특이성 도관암종의 전형적인 도말소견이다.

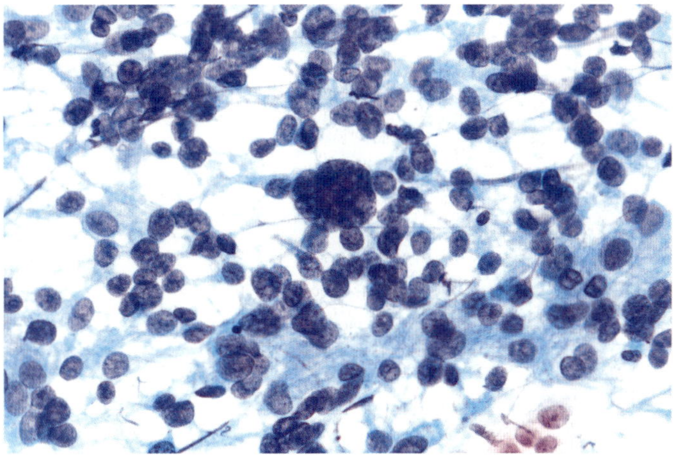

그림 B-6-2. 도말세포의 밀도가 매우 높다. 개별세포들은 고루 흩어져 도말된다. 작은 세포집단은 느슨하게 짜여진다. 악성 기준 중 하나인 고밀도와 접착성의 결손을 잘 반영하고 있다(다음 악성 기준 세포접착성의 결여 참조).

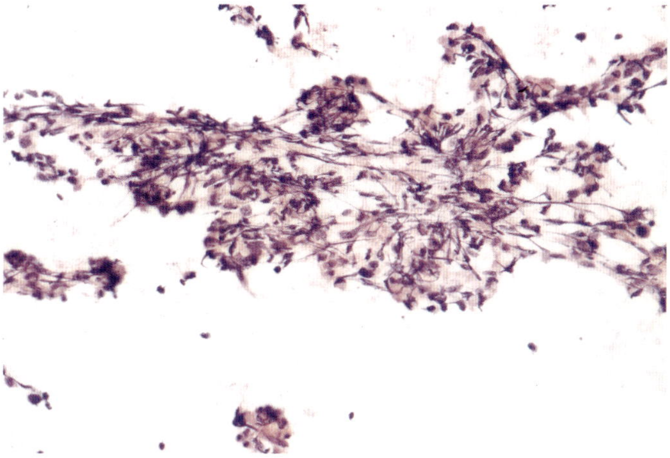

그림 B-6-3. 이와 반대로, 섬유증식이 심한 경화성 암종에서는 흡인되는 세포성분이 매우 빈약할 수 있다. 암세포들이 섬유다발 사이에 몇 개씩 느슨한 집단으로 매달려 있다.

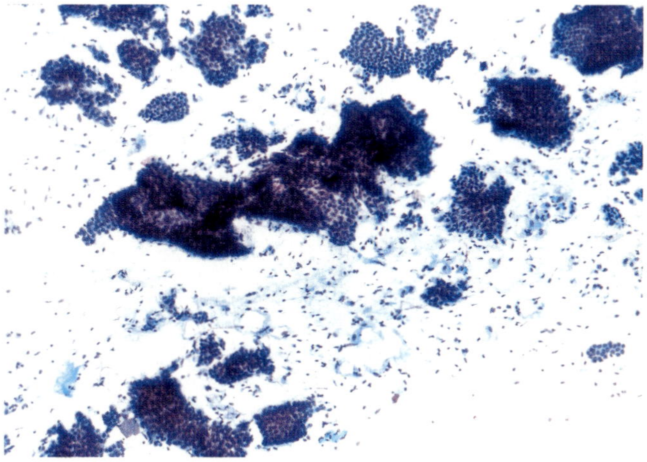

그림 B-6-4. 이 흡인물은 섬유선종에서 얻은 도말이다. 어느 악성 종양에 못지않게 세포성분이 풍부하다. 특이한 변화는 넓은 평판상 세포집단과 낱개로 흩어진 개별세포(양극성 나핵)들이 세포밀도를 높이고 있다는 사실이다. B-6-1과 대조해서 명확한 차이점을 간파하여야 비로소 세포성 섬유선종의 위양성 진단을 방지할 수 있다.

악성 기준 : 세포접착성의 결여(분살도말), discohesion

암세포의 접착성이 떨어지면 암세포들이 잘 탈락할 뿐만 아니라 분산도말된다. 세포와 세포사이에 접착성의 결여로 생긴 분산도말이 악성 종양의 특징이다. 세포들이 흩어져서 개별세포로 도말되는 현상이다. 그러나 비록 양성 병변의 견고한 세포집단일지라도 가는 바늘로 힘껏 흡인하여 강한 압력으로 슬라이드에 도말하면 개별세포로 분산도말되기 쉽다. 세포성분이 풍부한 도관내 유두종이나 섬유선종의 도말표본에서 종양세포들의 분산도말을 흔히 본다.

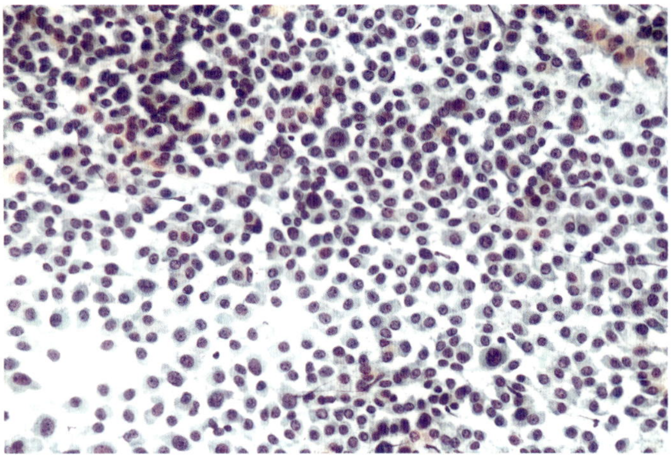

그림 B-6-5. 도말표본은 세포성분이 매우 풍부한 유두상 암종인데 세포간 접착성이 결여하여 개별세포로 분산도말된다. 몇 개의 세포가 느슨한 집단을 만들지만, 대다수의 세포들은 개별세포로 흩어진다. 백혈병 또는 악성 림프종의 도말처럼 보인다.

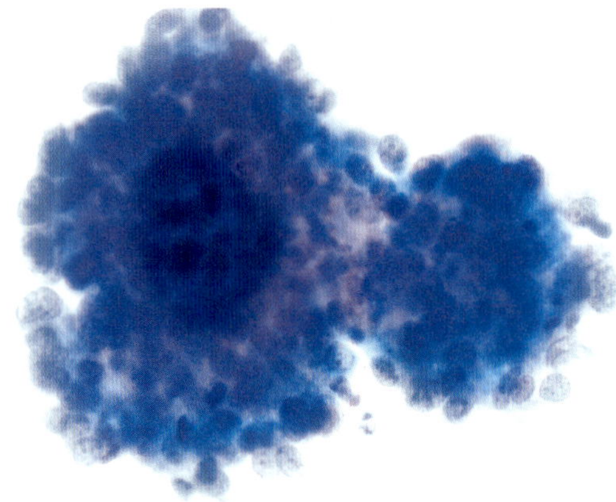

그림 B-6-7. 비록 암세포일지라도 중첩되는 입체적인 3차원적 집단을 만들고, 큰 조직편으로 도말되기도 한다. 이른 바 세포공(cell ball)을 형성한다. 대체로 암세포의 집단은 2차원적 평판상 집단보다 불규칙한 3차원적 입체적 집단으로 잘 도말된다. 일반적으로 암세포 집단은 조밀한(견고한) 것보다 느슨하게 짜인 집단으로 더 자주 나타난다.

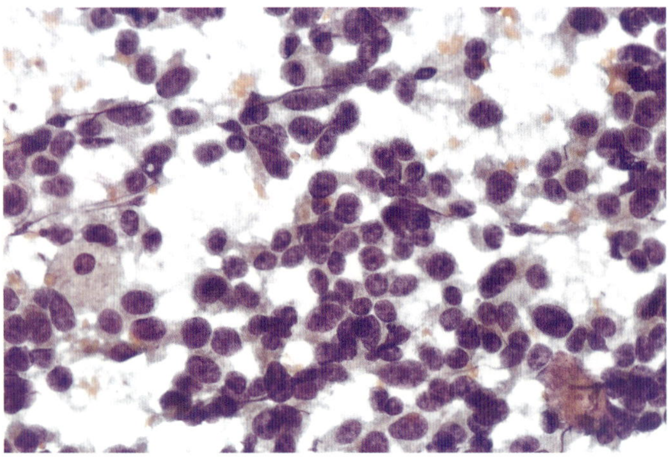

그림 B-6-6. 집단세포나 개별세포들 사이에 접착성이 떨어진다. 모두가 같은 계열의 동질성 세포 즉 도관 기원성 단일개열의 세포임을 알 수 있다.

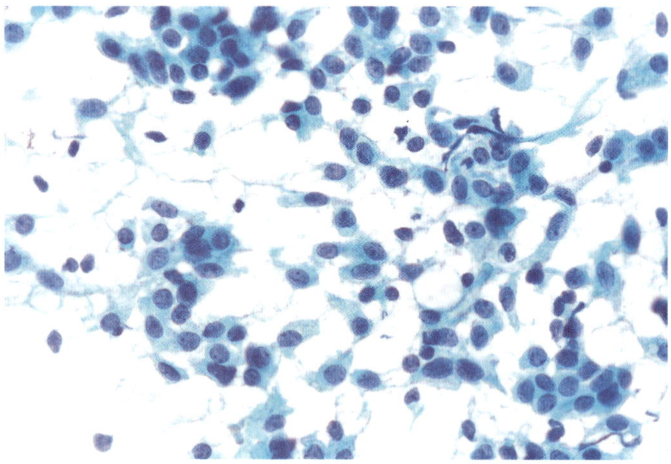

그림 B-6-8. 이 도말은 경화성 선증(sclerosing adenosis)에서 얻은 것이다. 세포 밀도가 높을 뿐 아니라 접착성이 결여되어 개별세포들이 낱개로 흩어져 도말된다. 일반적으로 도관상피의 유두상 증식물(양성과 악성)로부터 흡인된 도말은 접착성이 결여되고 낱개로 흩어져서 도말되는 경향이 있다.

악성 기준 : 단일계열의 세포
one cell population

단일계열의 세포라고 하는 것은 기원을 같이하는 동질적인 세포를 뜻한다. 비록, 세포들의 외형은 서로 다르고 크기가 같지 않더라도, 그 기원을 같이하는 세포를 단일세포로 규정한다. 섬유선종의 도말표본에 도관 상피세포와 근상피세포 그리고 기질의 양극성 나핵은 제각기 기원을 서로 달리하는 이질적인 세포들이다. 이렇게 이질적인 세포가 한 도말표본에 많이 나타나면 양성 병변을 지적하는 소견이 된다.

도말표본에서 단일 세포의 확인은 항상 세포밀도가 높은 표본에서 이뤄져야 한다. 심한 섬유증식을 동반한 경화성 도관암종에서는 세포성분이 빈약하다. 암세포가 세포질을 잃고, 나핵으로 도말되기 때문에 양극성 나핵으로 오판될 수 있다.

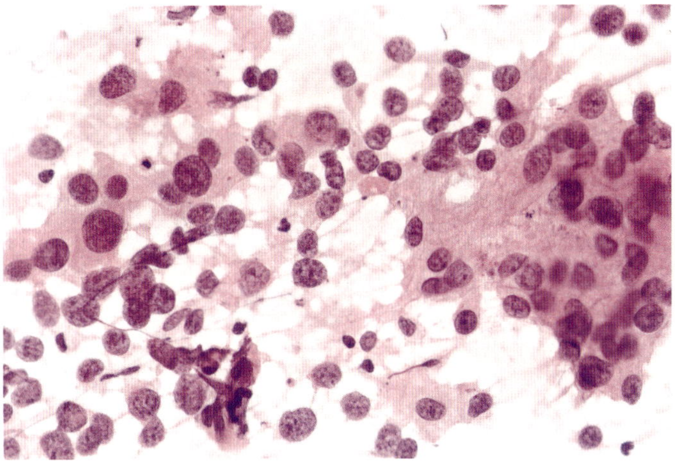

그림 B-6-9. 도말표본에 무수히 많은 세포들이 보인다. 이들은 개별 세포와 집단 세포로 나타나지만 모두 단일 계열의 동질성 세포이다. 핵의 특징이 서로 같기 때문이다.

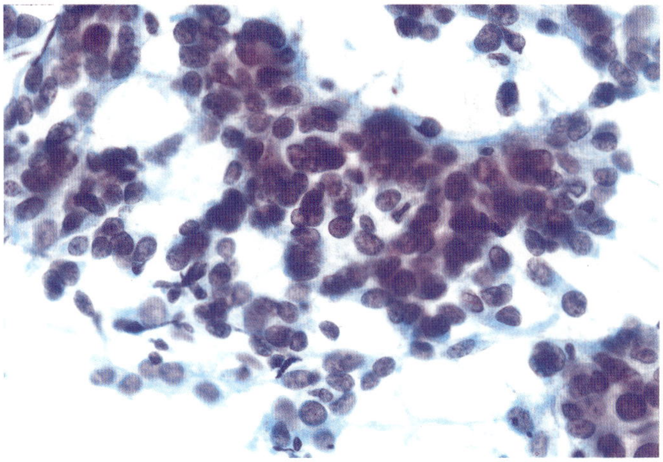

그림 B-6-11. 암세포 집단을 구성하는 개별세포들의 모양과 크기가 서로 상이할지라도 동일 계열의 세포들이다. 핵의 특징이 서로 같기 때문이다. 암세포 집단의 모양은 불규칙하고, 변두리가 가시처럼 돋아나기도 하고, 예각을 형성하기도 한다.

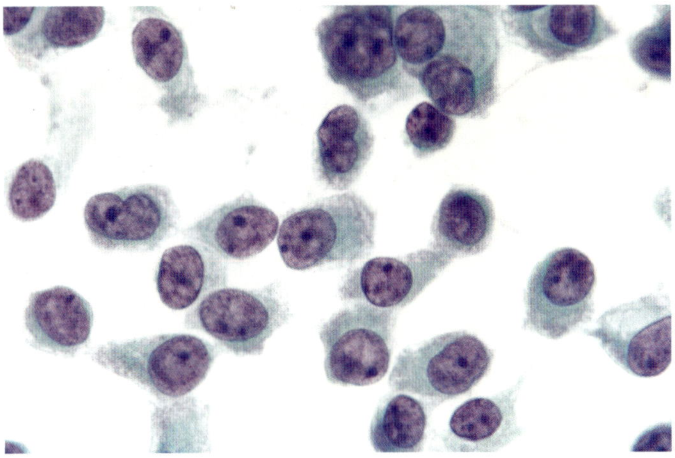

그림 B-6-10. 고배율 검경에서 개별세포들은 균일한 크기와 비슷한 모양의 핵을 가진 동일 계열의 암세포임을 알 수 있다.

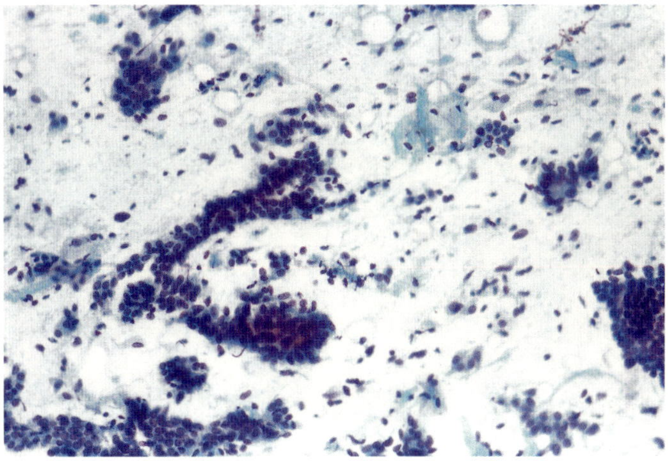

그림 B-6-12. 섬유선종은 손가락처럼 뻗은 도관 상피세포의 집단과 그 주위에 흩어진 양극성 나핵의 두 이질적인 세포로 구성된다. 이질성 세포 집단은 대개 양성 병변을 가리킨다.

악성 기준 : 핵의 대소부동증과 다형성, anisokaryosis and nuclear pleomorphism

동일계통의 세포로써 그들 핵의 크기가 서로 다른 현상을 핵의 대소부동증이라 한다. 핵의 모양이 서로 다른 상태를 다형성이라고 부른다. 암세포핵의 대소부동증과 다형성으로 분화 등급을 매기는데, 대다수의 유방암종은 분화가 양호한 저등급에 속한다. 유방암종 세포들은 비교적 작고, 얌전하고, 균일한 모양을 보인다. 꾸준히 시간을 갖고 찾아야 비로소 한 두 세포에서 대소부동증과 다형성을 찾을 수 있다. 소엽암종은 저등급의 도관암종 보다 다형성과 대소부동증이 더욱 경미하다. 도말된 세포의 수가 적어서 빈약한 세포성분으로 판독할 때에 핵의 세밀한 변화를 찾기 어렵다.

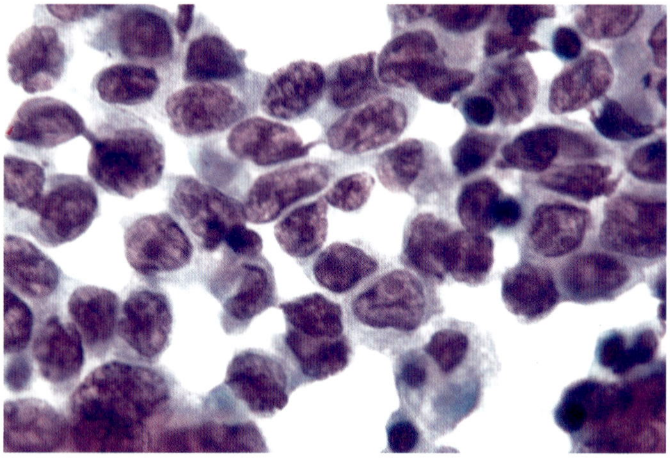

그림 B-6-13. 도말표본은 침윤성 도관암종의 유침 소견이다. 개별세포들의 핵의 모양이 다양하고 크기가 서로 다르다. 즉 핵의 다형성과 대소부동증이 심하다

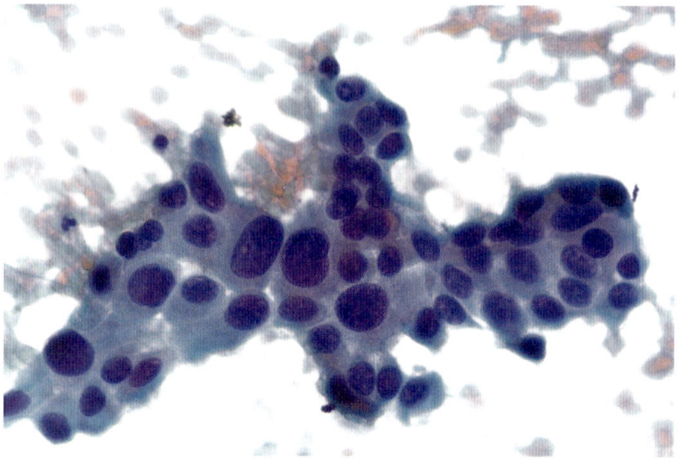

그림 B-6-15. 도관암종의 한 세포집단을 고배율로 관찰한 모습이다. 핵의 크기가 고배율하에서 비로소 뚜렷한 차이가 있음을 알 수 있다.

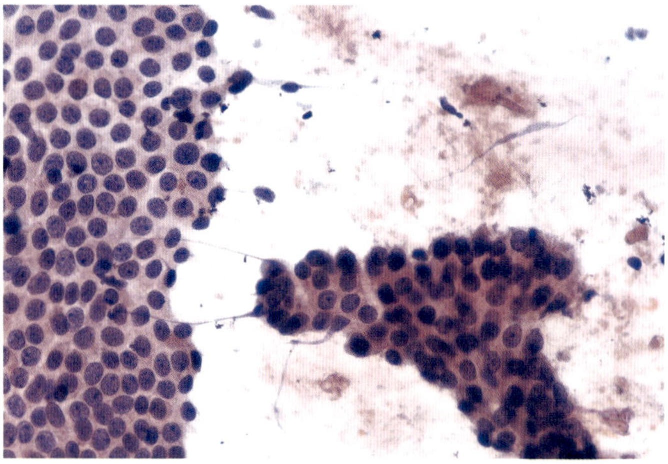

그림 B-6-14. 핵의 대소부동증과 다형성은 저등급 도관암종에서는 첫눈에 알아보기 힘들다. 비교할 만한 거리에 정상 도관세포가 있을 경우 의심되는 암세포와 비교해 보면 암세포 핵의 대소부동증과 다형성이 쉽게 이해가 된다. 이 표본은 저등급 도관암종의 세포집단이 정상 도관의 세포집단(왼쪽집단)과 마주하고 있어 암세포의 대소부동증과 다형성을 곧 느낄 수 있다.

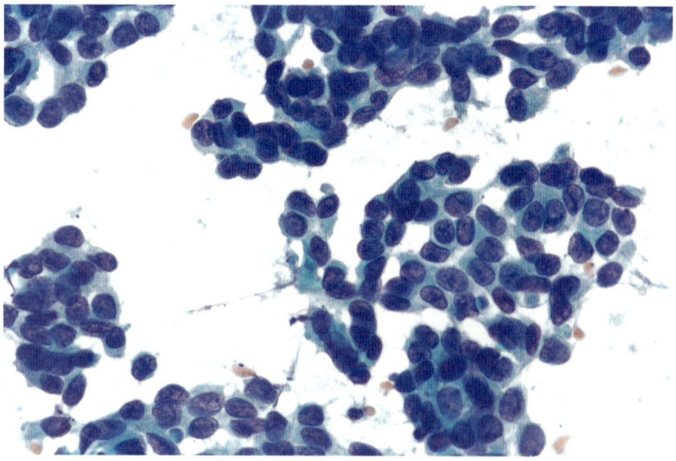

그림 B-6-16. 대다수의 비특이성 침윤성 도관암종이 그렇듯이 분화가 양호한 저등급의 도관암종은 쉽게 속을 정도로 단조로운 암세포로 구성된다. 집단을 구성하는 암세포들은 단조롭게 보이고, 핵의 대소부동증과 다형성이 경미하다.

악성 기준 : 핵소체의 대소부동증과 다형성, anisonucleolosis and nucleolar pleomophism

핵소체의 대소부동증과 다형성은 핵의 변화보다 더 믿을 만한 악성 기준이 된다. 실제로 아포크린 화생 세포를 제외하면 양성 세포에서는 뚜렷한 핵소체, 여러 개의 핵소체, 다양한 크기와 모양의 핵소체는 관찰되지 않는다.

그러나 대다수의 침윤성 도관암종이 핵소체의 뚜렷한 변화를 보이지 않는다. 이런 경우 다른 악성 기준을 찾아서 정확한 진단에 도달해야 한다. 모든 검사결과가 그렇듯 나타나면(양성이면) 대단히 의의가 있지만, 나타나지 않는다고 그 진단을 배제하지는 못한다.

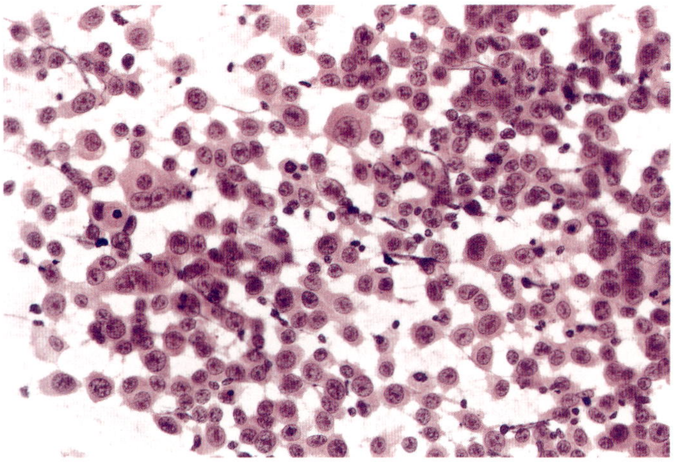

그림 B-6-17. 도말표본은 유방의 수질 암종에서 얻은 것인데 세포들은 단조롭게 보이지만 뚜렷하고 큰 핵소체가 보인다. 한 핵 안에 여러 개의 핵소체가 들어있는 곳도 있다.

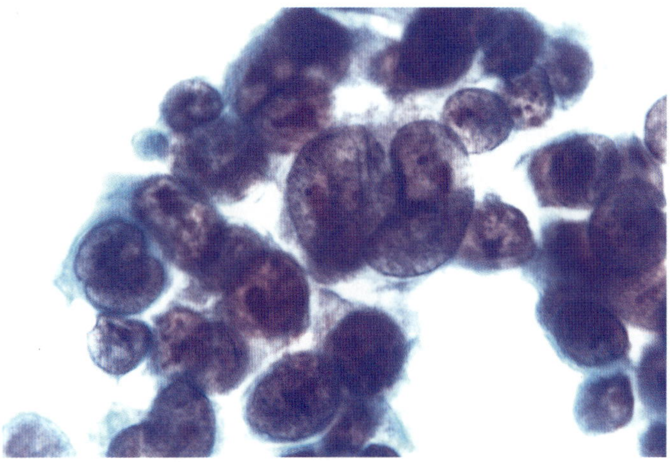

그림 B-6-18. 고배율하에서 핵 내에 뚜렷한 핵소체가 붉게 염색되고, 다양한 모양을 하고 있다. 핵소체 주위는 투명하게 보인다. 뚜렷한 핵막이 인상적이다. 세포질은 연약하여 너덜너덜 떨어져 나갔다.

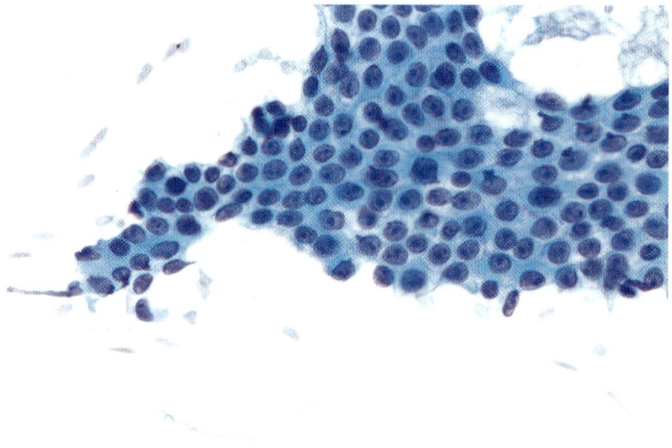

그림 B-6-19. 저등급의 도관암종과 소엽암종에서는 핵소체가 나타나지 않을 수도 있고, 나타난다고 해도 뚜렷하지 않을 수 있다. 이 경우는 유두상 암종인데, 핵소체가 작지만 그 존재가 확실하다.

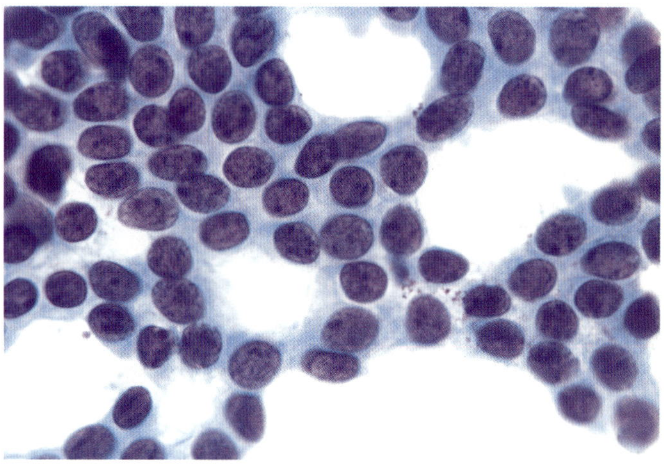

그림 B-6-20. 도말표본은 저등급 도관암종의 한 유형인 채모양 암종으로부터 얻은 것이다. 암세포들에 핵소체가 전혀 보이지 않는다. 뚜렷한 핵소체의 대소부동증과 다형성이 나타나면 매우 진단적이지만 없다고 암진단을 부정할 수는 없다.

악성 기준 : 핵막의 불규칙성과 핵 밖 염색질, nuclear membrane irregularity and extra-nuclear chromatin

양성 세포들은 핵막이 얇으면서 두께가 일정하다(thin & smooth). 그러나 악성 세포들은 핵막의 두께가 일정하지 않고(thin & thick) 울퉁불퉁하게 보인다(lumpy & bumpy). 핵막의 안쪽으로 염색질의 덩어리가 군데군데 붙어서 마치 벽시계의 자판을 보는 것 같다. 또한, 핵막의 윤곽이 들쑥날쑥하다. 핵 물질의 파편이 핵 밖으로 떨어져 나와 세포질 내에 나타나는 변화도 분화가 나쁜 도관암종에서 보는 소견이다.

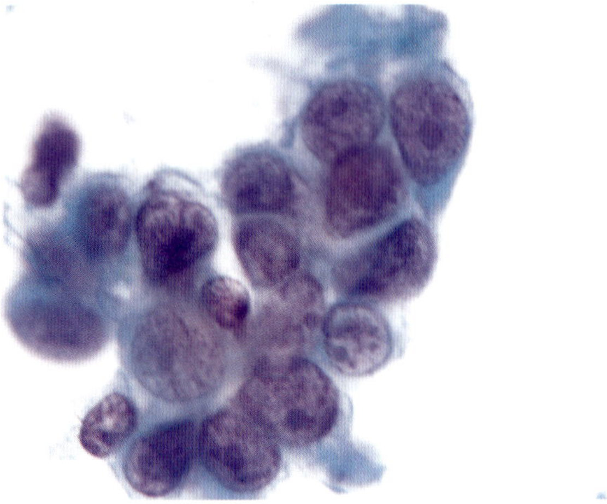

그림 B-6-21. 침윤성 도관암종의 한 세포집단이다. 핵막은 불규칙하게 들쭉날쭉하다. 핵이 커져 있을 뿐 아니라 염색질이 핵막으로 이동하고, 핵질은 투명하게 보인다. 뚜렷한 핵소체가 인상적이다.

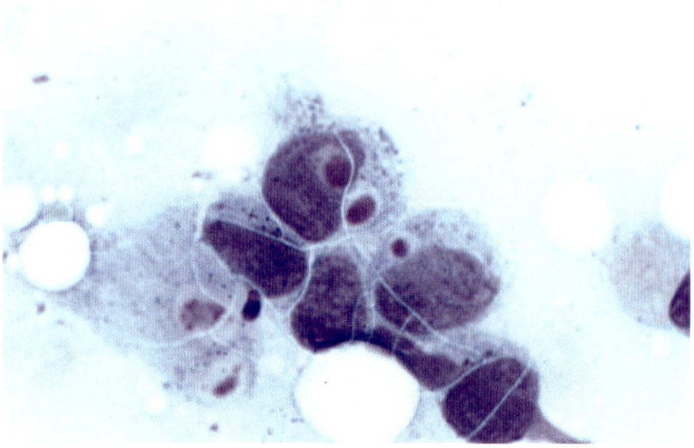

그림 B-6-23. 염색질의 작은 덩어리가 핵 밖으로 떨어져 나와 있다. 핵막의 요철변화가 심히 진행되었거나 과장된 것으로 생각된다(Giemsa 염색).

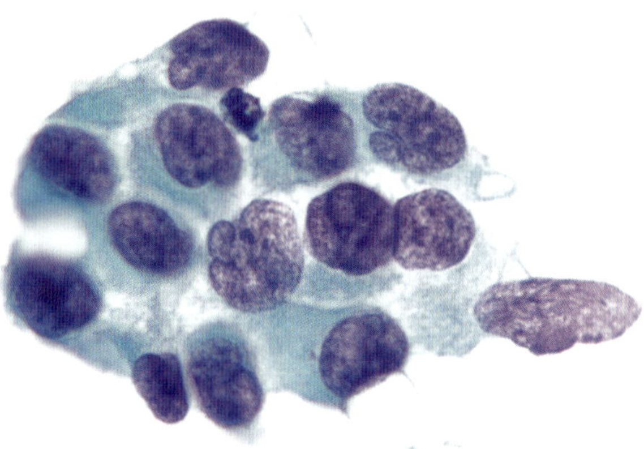

그림 B-6-22. 유침 검경에서 핵막이 들쑥날쑥하여 야구 포수의 미트처럼 보이는 것도 있다. 핵막의 요철현상은 저배율 검경에서 놓치기 쉬운 변화이다.

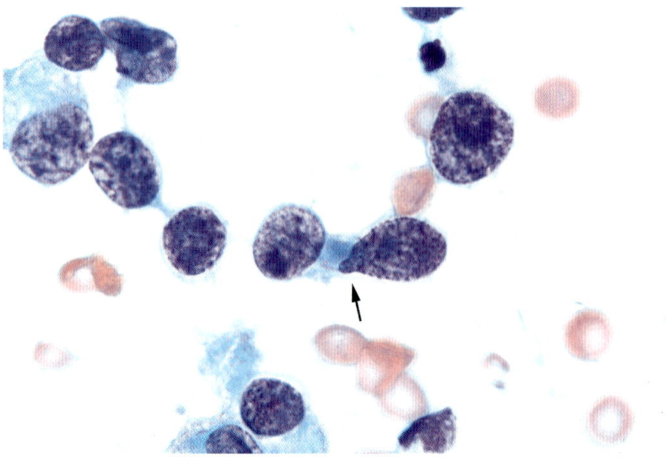

그림 B-6-24. 도관암종의 세포 핵의 일부가 젖꼭지처럼(화살표) 세포질 내로 돌출하고 있다(nippling). 굵은 과립상 염색질이 암세포임을 지적한다.

악성 기준 : 굵은 과립상 염색질, clumping and clearing chromatin

이 악성 기준은 다른 악성 기준이 애매한 경우에 매우 결정적인 몫을 한다. 흔히 조직표본에서 암세포의 과염색성(hyperchromatism)이라고 기술하는 소견은 실로 염색질이 뒤엉켜 뭉쳐서 굵은 과립을 만든 결과이다. 과립상 염색질 사이는 오히려 투명하게 보이기 때문에 이런 변화를 흔히 clumping and clearing(엉키고 투명함) 염색질이라고 한다. 그러나 모든 유방암종이 다같이 굵은 과립상 염색질을 보이는 것은 아니다. 이런 변화가 나타나면 암의 진단에 가치가 있다.

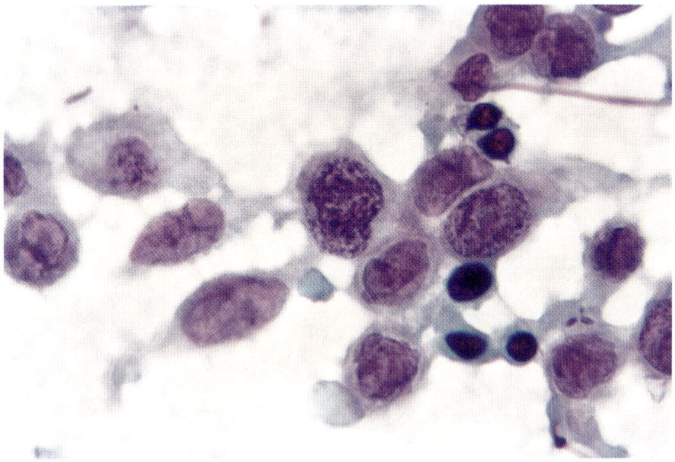

그림 B-6-25. 유침표본에서 도관암종 세포의 핵들이 오히려 투명하게 보이지만, 염색질의 가닥이 엉켜있고, 굵은 과립으로 뭉쳐있다. 그 사이는 흰 공간으로 투명하다(염색질의 엉킴과 투명현상).

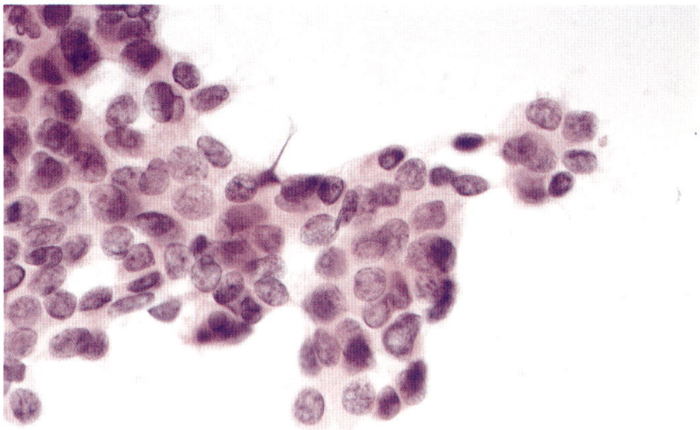

그림 B-6-27. 도말 표본은 저등급의 분화가 양호한 도관암종인데, 염색질의 엉킴현상이 별로 뚜렷하지 않다. 굵은 과립상 염색질을 만들지 않는다. 흔히 비특이성 도관암종의 세포학적 변화가 이런 저등급에 속하기 때문에 진단에 어려움이 따른다.

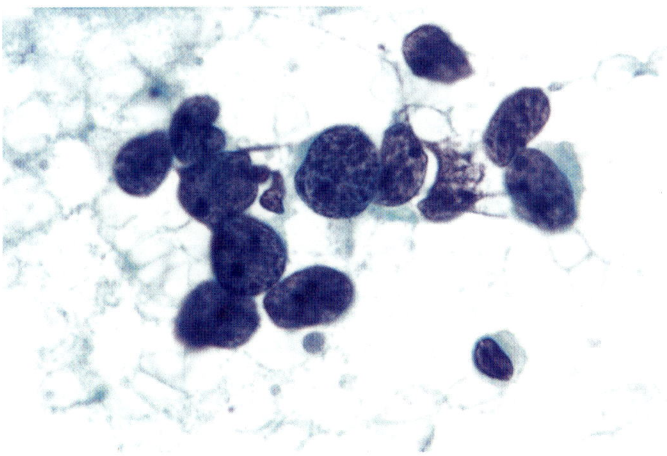

그림 B-6-26. 유침 검경에서 암세포핵의 염색질이 과립상으로 뭉쳐 있다. 그래서 핵은 전반적으로 검게 보인다.

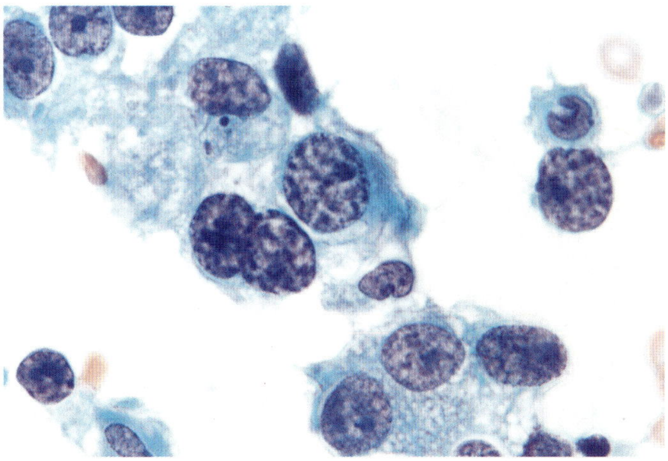

그림 B-6-28. 도말표본에서 도관암종 세포들은 핵막의 두께가 일정하지 않다. 염색질이 엉켜서 굵은 과립을 만들고 핵막의 내면을 따라 더덕더덕 붙어 있다(벽시계 자판모양). 핵은 전반적으로 검게 보이지만 염색질 사이사이는 투명하다(clumping & clearing).

악성 기준 : 핵의 주물현상과 중첩현상, nuclear molding and overlapping

주물현상은 한정된 좁은 공간에 세포들이 급속히 증식할 때에 주로 나타나는 현상이다. 대개 조밀한 세포집단에서 자주 관찰된다. 한 세포와 인접한 세포가 밀접하게 부딪쳐 자랄 때에 한 세포의 핵이 다른 세포의 핵을 밀어 붙여서 생긴 돌출과 함몰현상을 주물현상이라고 한다. 한 핵의 함몰부위로 인접한 세포의 핵 또는 세포질이 돌출해서 들어간다. 이와 달리, 중첩현상은 한 세포의 위에 다른 세포가 올라타고 있는 변화인데, 입체적인 3차원적 세포집단을 만드는 변화이다.

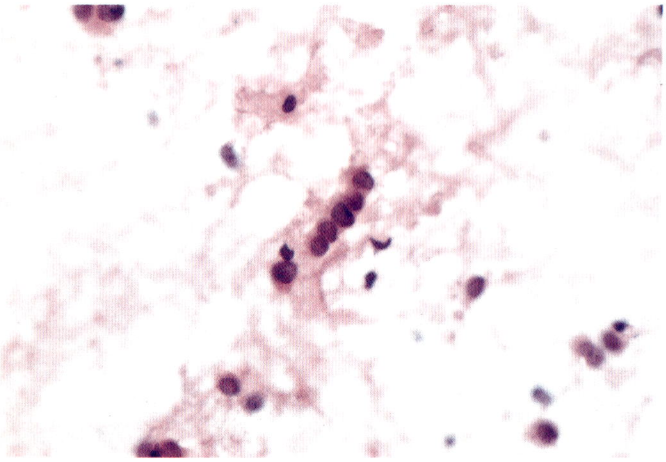

그림 B-6-29. 도말표본은 소엽암종의 특징적인 소견으로, 3~4개의 암세포가 일렬횡대로 진열하고 있다(indian file). 세포핵이 인접한 핵과 부딪혀서 척주(vertebral column)처럼 배열한다. 즉 주물현상을 보인다.

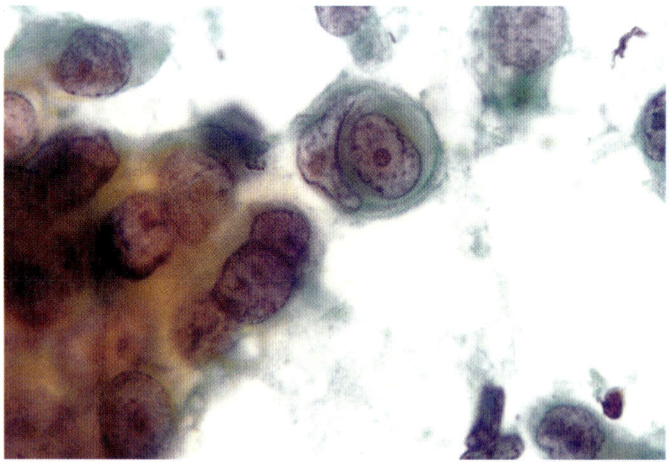

그림 B-6-30. 한 암세포와 인접한 다른 세포가 맞부딪치게 되면 양 세포핵은 오목볼록 하게 다져진다. 한 핵은 튀어나오고 다른 핵은 반월모양으로 함몰한다. 이런 현상은 성장이 빠른 암종에서 자주 관찰된다.

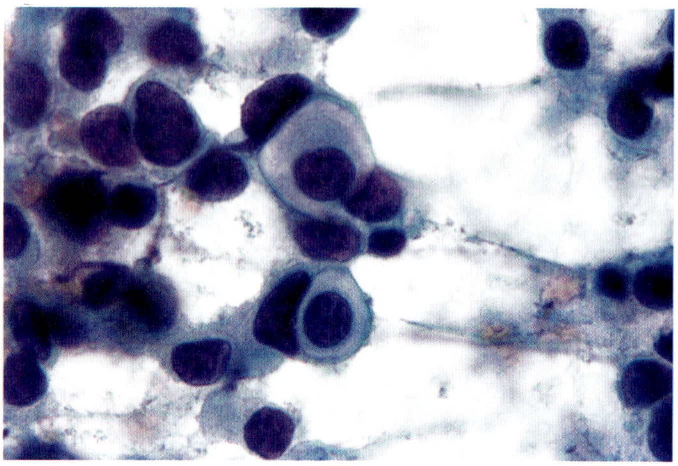

그림 B-6-31. 한 암세포가 다른 암세포의 세포질 위에 겹치게 되면(중첩현상) 포개진 암세포의 세포질이 깔려 있는 세포의 핵을 밀어 붙여서 주물현상이 생긴다. 이런 현상을 특히 식인현상(cannibalism)이라 하고 증식이 빠른 암세포에서 흔히 본다.

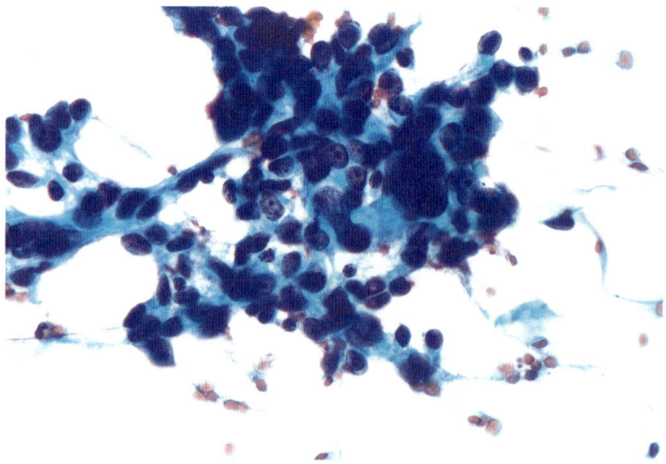

그림 B-6-32. 핵의 중첩과 주물현상은 주로 세포집단 내에서 관찰된다. 집단 내 세포들이 중첩되고 주물현상을 연출하는데, 그 자세한 구조는 중첩으로 인해 뚜렷하지 않다.

악성 기준 : 비정형 핵분열, atypical mitosis

유방암종 특히 고등급의 침윤성 도관암종의 조직표본에서 자주 관찰되는 비정형성 핵분열상이 흡인세포 도말에서는 드물게 나타난다. 만일 도말표본에서 비정형성 핵분열상이 관찰되면, 매우 가치있는 악성 기준이 된다.

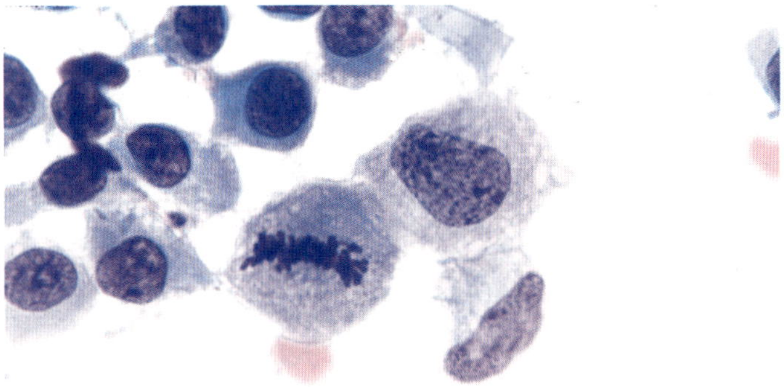

그림 B-6-33. 비특이성 침윤성 도관암종의 도말표본에서 핵분열상을 보기가 쉽지 않다. 한 암세포가 2극성 분열상을 보인다. 양극으로 염색질의 뭉치가 배열한다.

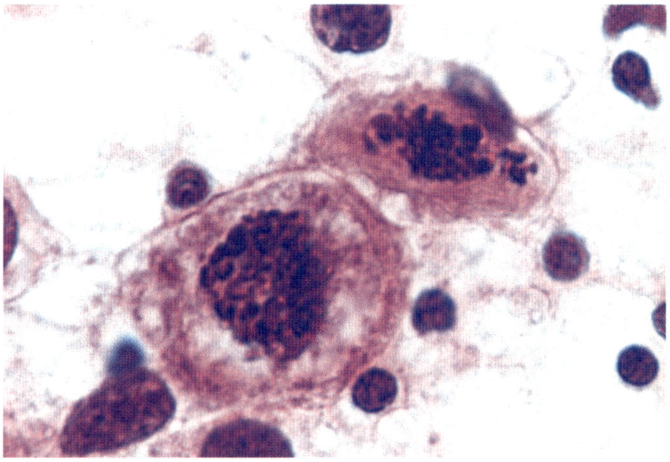

그림 B-6-35. 도관암종의 유침검경에서 두 개의 암세포가 비정형성 핵분열상을 보인다. 다극성 핵분열상(multipolar mitoses)이다.

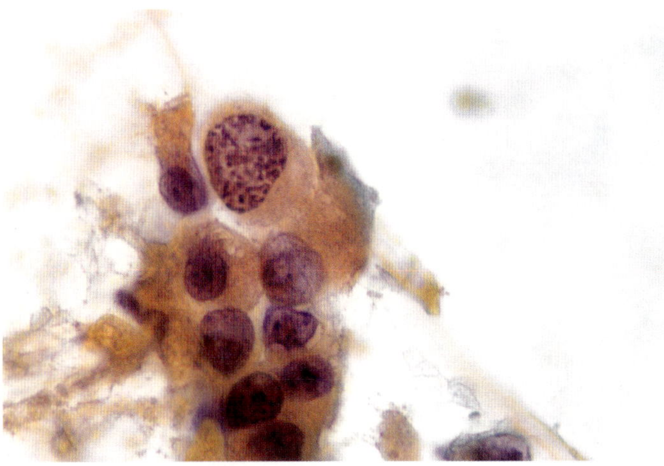

그림 B-6-34. 유침검경에서 한 암세포가 분열전 핵 변화를 보인다. 염색질은 비정상적으로 엉켜 있고 핵막으로 이동하고 있다. 이런 변화는 핵분열상과 같은 의의를 가진다.

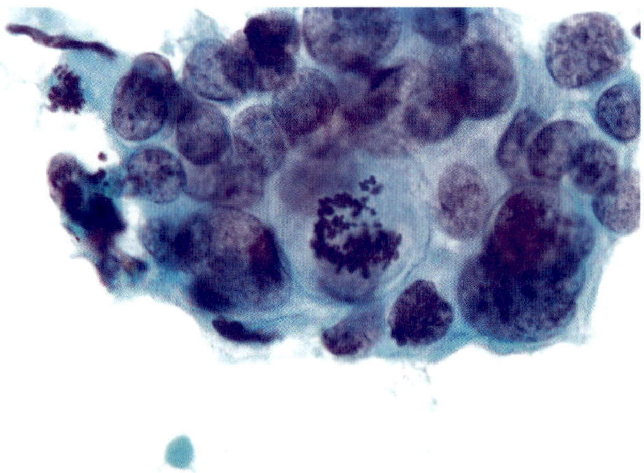

그림 B-6-36. 분화가 불량한 도관암종의 세포집단이다. 집단내에 한 암세포가 비정형성 다극성 핵분열상을 보인다.

악성 기준 : 핵-세포질 비율의 증가와 세포질 내 관강, increased nucleo-cytoplasmic ratio and intracytoplasmic lumen

핵-세포질 비율의 증가는 다른 장기의 암에 비해 악성 기준으로의 특이성이 떨어진다. 정상 또는 양성 도관 상피세포들이 원래 소량의 세포질을 가져서 상대적으로 핵-세포질 비율이 높다. 반대로 아포크린 암종 세포들은 세포질의 양이 풍부하여 핵-세포질 비율이 낮다.

세포질 내 관강(intracytoplasmic lumen)은 이따금 소엽암종에서 관찰되고, 드물게 도관암종에서도 나타난다. 양성 도관세포에는 나타나지 않는 소견이다.

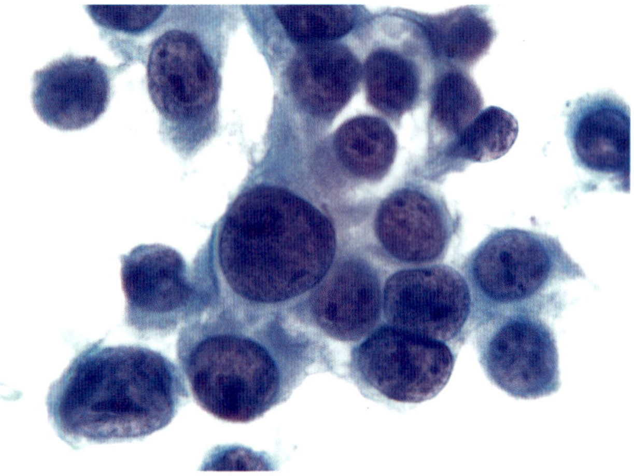

그림 B-6-37. 도말표본은 비특이성 도관암종 세포의 느슨한 집단이다. 세포질에 비하여 핵이 커서 핵-세포질 비율이 증가하고 있다. 소량의 세포질이 큰 핵의 주위를 감싸고 있다.

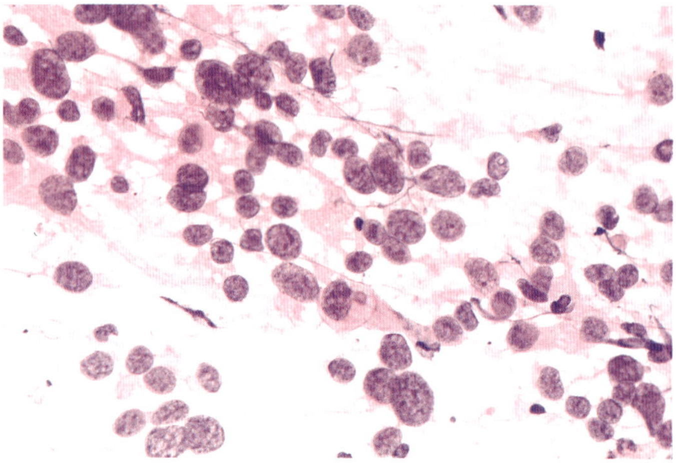

그림 B-6-39. 핵-세포질 비율은 항상 세포질이 온전하게 붙어 있는 세포에서 평가되어야 한다. 이 도말은 한 고등급의 침윤성 도관암종에서 얻은 것인데, 암세포의 세포질이 연약하여 도말 과정 중 떨어져 나가고 나핵으로 남아 있다. 이런 경우 핵-세포질 비율은 평가할 수 없다.

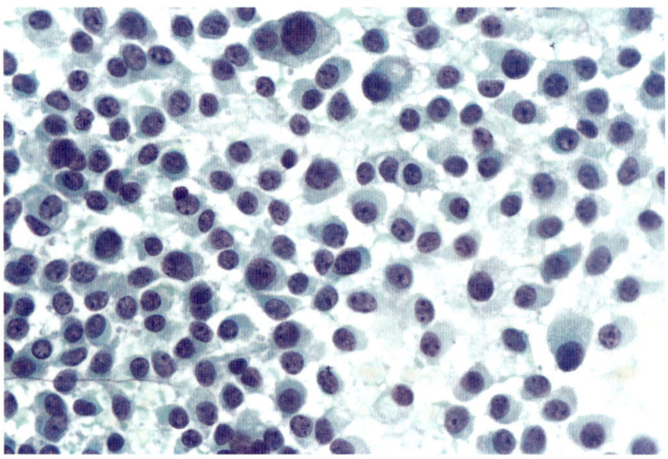

그림 B-6-38. 중배율 소견에서 도관암종 세포들이 풍부한 세포질과 큰 핵을 가지고 있기 때문에 핵-세포질 비율은 현저하게 증가하고 있지 않다. 이런 암세포들이 오히려 도관암종의 일반적인 세포변화라고 할 수 있다.

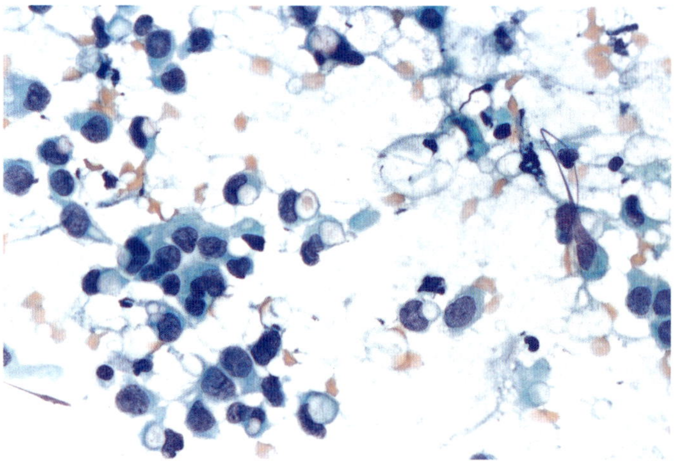

그림 B-6-40. 중등대 배율에서 세포질 내 관강이 핵 주위에 나타난다. 세포질 내 관강 안에 연한 호산성 소체가 있어 마치 과녁의 중심(bull's eye)처럼 보인다. 세포질내 관강은 소엽암종의 거의 진단적인 소견이다.

악성 기준 : 괴사성 도말 배경, necrotic background

세포성분이 풍부한 도말에서 다량의 괴사 찌꺼기는 암세포의 괴사물이라고 할 수 있다. 도관암종 중 면포상 암종과 분화가 불량한 유두상 암종에서는 흔히 괴사된 핵 파괴물이 도말 배경을 이룬다.

암세포들이 너무 빨리 자라서 미처 충분한 혈액공급을 받지 못한 암세포들이 응고괴사에 빠진 결과이다.

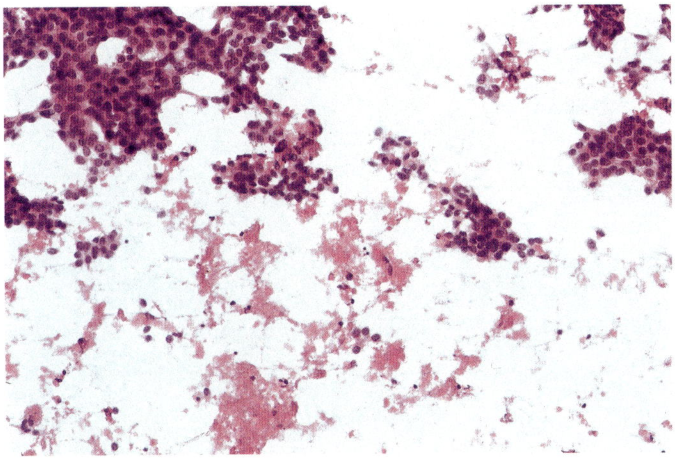

그림 B-6-41. 도말표본의 저배율에서 다량의 괴사물이 암세포 집단과 인접하고 있다. 괴사조직은 호산성으로 아무런 구조도 없이 찢어진 그물처럼 보인다. 이 괴사물은 암세포가 괴사에 빠진 것으로 면포상 암종에서 흔히 보는 소견이다.

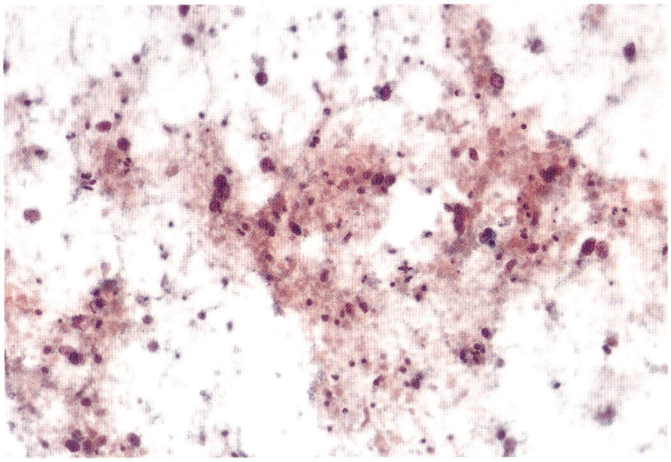

그림 B-6-43. 암세포의 괴사로 개별 암세포들은 핵 조각으로 나타난다. 괴사된 암세포 사이에는 아직도 암세포로 알아볼 수 있는 생생한 암세포들이 섞여 있다. 섬유소성 삼출물이 배경을 이룬다.

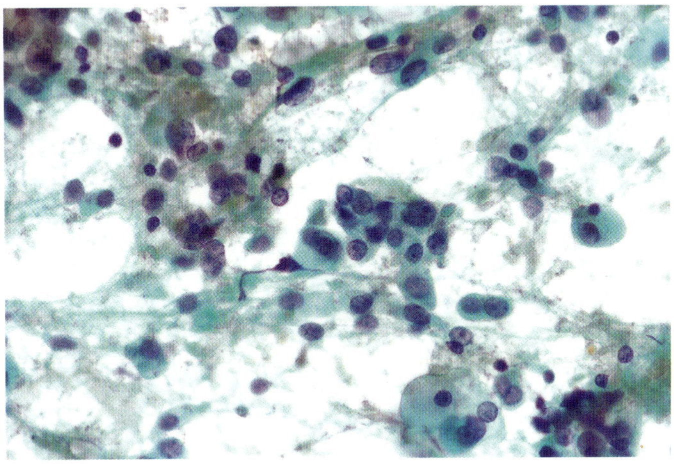

그림 B-6-42. 암조직의 괴사성 도말은 흔히 혈성 괴사물을 동반한다. 변성된 적혈구들이 배경을 이루고 그 사이에 암세포의 파괴물(핵파편)이 섞여 있다. 이런 변화를 암 소인(cancer diathesis)라고 한다.

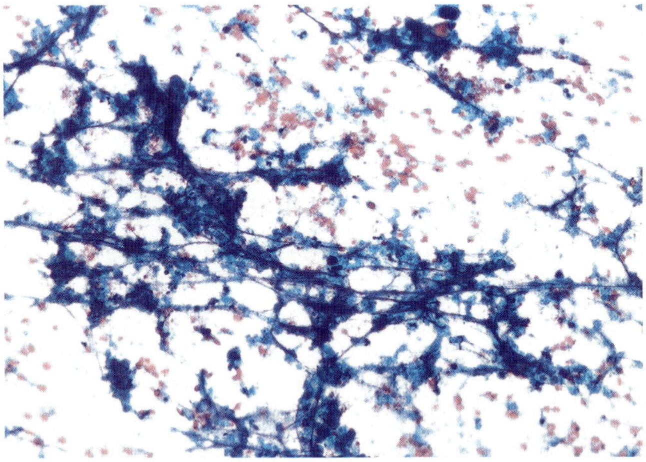

그림 B-6-44. 암조직이 몽땅 괴사에 빠지면 불규칙한 섬유소의 그물처럼 보인다. 여기에는 암세포로 보이는 세포성분이 섞여 있지 않다. 압착 도말로 암조직의 괴사물이 섬유가닥처럼 찢어져서 도말된 결과이다.

도관암종, 저등급, ductal carcinoma, low grade (1-2)

유방암종의 예후를 예측하는데 가장 도움이 되는 인자는 도관암종의 조직학적 유형과 세포학적 분화도라고 할 수 있다. 분화도에 따른 등급, 종양의 크기, 림프절 전이로 Nottingham Prognostic Index(NPI, 노팅함 예후 지표)를 산정한다(74쪽 참조). 즉, NPI = 0.2 × 종양의 크기(cm) + 림프절 전이 (1~3) + 조직학적 등급(1~3) 으로 산정한다.

양호한 예후 (NPI 2.1~3.4) 15년 생존율 80%

중등도 예후 (NPI 3.5~5.0) 15년 생존율 50%

불량한 예후 (NPI < 5.1) 15년 생존율 20%

NPI로 산정해보면 채모양 도관암종이 침윤성 유방 암종 중 가장 예후가 양호하다.

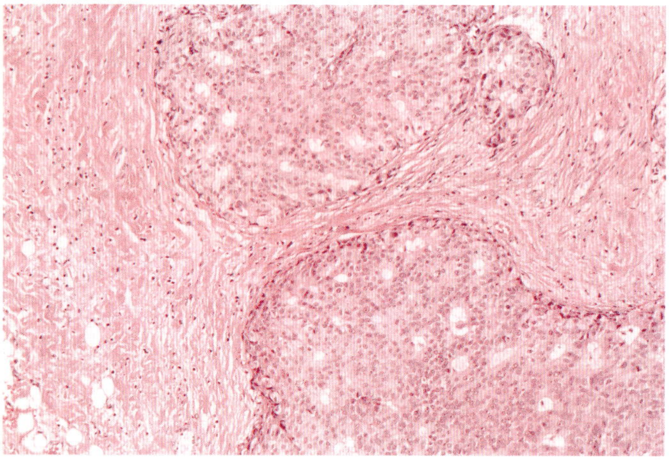

그림 B-6-45. 조직 표본은 분화가 대단히 양호한 저등급의 침윤성 채모양 도관암종이다. 크기와 모양이 비슷한 암세포들이 둥지를 만든다. 크기가 비교적 일정한 작고 둥근 창(속발 내강)들이 둥지 내에 나타난다.

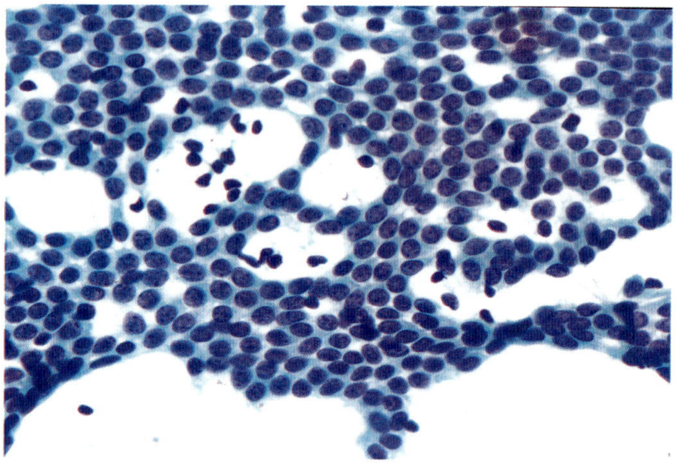

그림 B-6-47. 이 도말은 침윤성 채모양 도관암종으로부터 얻은 것이다. 채모양의 조직학적 구조가 별로 손상됨이 없이 도말표본에 온전하게 반영되고 있다. 세포들은 크기와 모양이 서로 비슷하다. 핵은 약간 농염되어 있으나 핵소체는 뚜렷하지 않다. 속발(2차적) 내강의 크기와 모양이 서로 비슷하다.

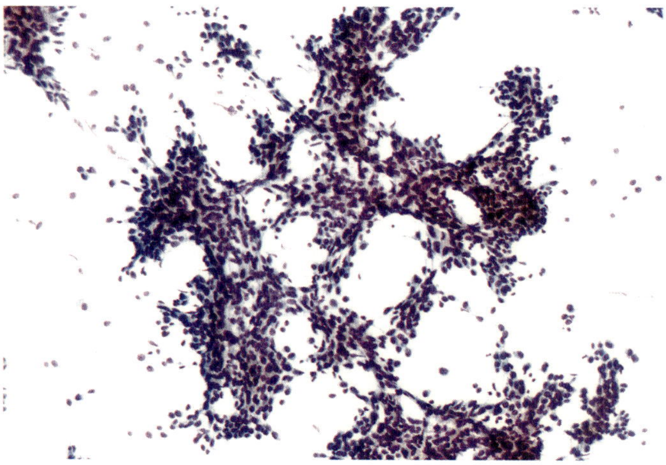

그림 B-6-46. 도말표본의 저배율에서 세포 성분은 풍부하고 주로 느슨한 세포집단과 흩어진 개별세포로 구성된다. 흩어진 개별세포는 양극성 나핵이 아니고 집단세포와 동일한 도관기원성 세포이다. 세포집단 내에 크고 작은 내강이 형성된다(채모양).

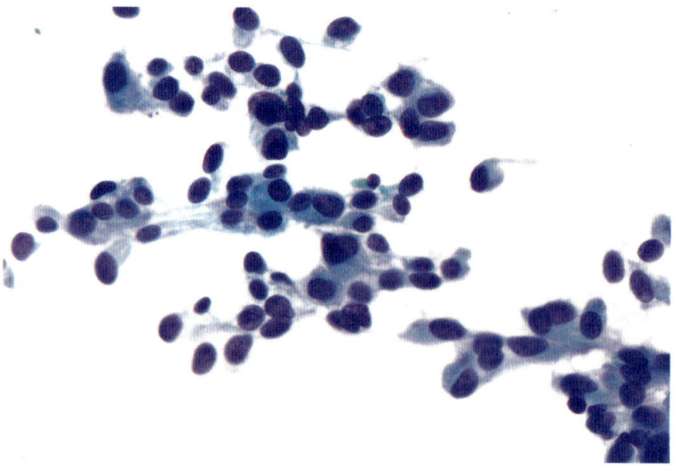

그림 B-6-48. 고배율에서 핵의 비정형성은 별로 뚜렷하지 않다. 핵이 약간 농염되고 경한 대소부동증이 나타난다. 분화가 양호한 저등급의 이런 암세포로 도관암종을 진단하기란 쉬운 일이 아니다.

도관암종, 저등급, ductal carcinoma, low grade (2-2)

저등급 도관암종의 세포학적 진단은 결코 쉽지 않다. 암세포의 비정형성이 워낙 경미하여 도관상피의 증식성 병변과도 구별하기 힘들다. 몇 가지의 세포학적 기준을 잘 분석, 종합하면 저등급의 진단도 어렵지만은 않다. 도말세포의 밀도는 대체로 높다. 주로 불규칙한 모양의 작은 세포집단으로 나타난다. 세포집단의 변두리는 찢어진 날개 깃처럼 불규칙하게 뻗고 있다. 소수의 개별세포가 흩어져 있다. 이들은 집단세포와 동일한 계열의 세포이다. 암세포의 핵은 정상의 짝 보다 약간 크고, 약간 농염된다. 양극성 나핵이나 근상피세포가 섞여있지 않다. 즉 도말된 세포들은 모두 기원을 같이하는 단일 계열의 세포이다.

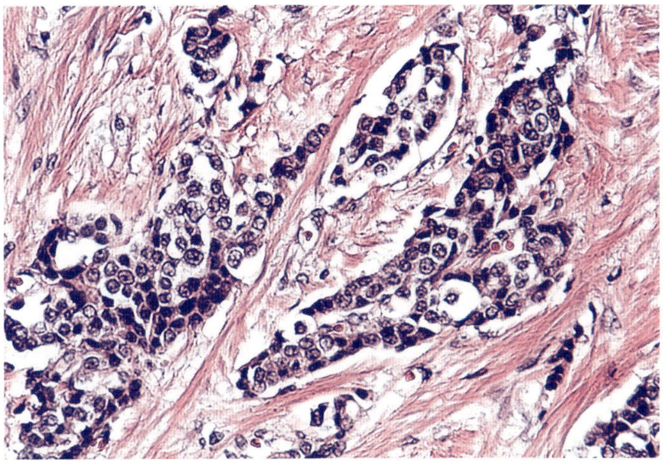

그림 B-6-49. 조직표본은 분화가 양호한 비특이성 침윤성 도관암종이다. 암세포들은 균일하게 작고, 소량의 세포질을 가진다. 핵은 검게 염색되지만 핵 소체는 보이지 않는다. 암세포들이 줄을 지어 기질 내로 침윤한 곳도 있다. 일견 소엽암종을 닮고 있다.

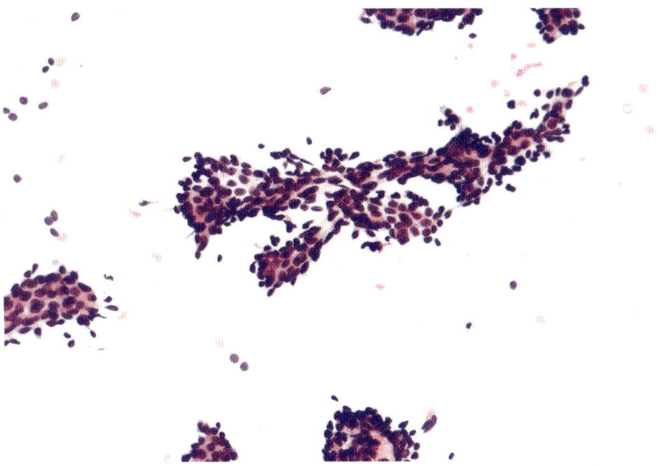

그림 B-6-50. 도말표본의 저배율에서 비교적 느슨한 3차원적 세포집단이 나뭇가지 처럼 뻗고 있다. 도말배경은 깨끗하고, 흩어진 개별세포나 양극성 나핵이 보이지 않는다. 이 세포집단이 기질 내로 침윤한 암조직을 반영하는 소견으로 생각된다.

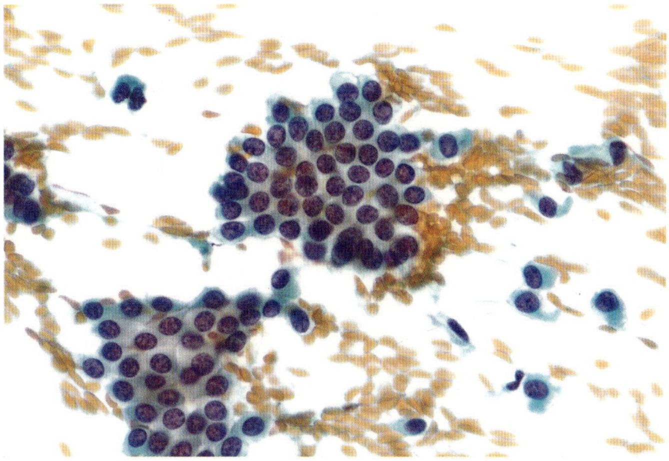

그림 B-6-51. 도말표본의 중등대 배율에서 두 개의 느슨한 2차원적 평판상 세포집단을 본다. 양극성 나핵이 나타나지 않는다. 핵들의 모양과 크기가 균일하고, 핵과 핵의 거리가 일정하다. 핵소체는 보이지 않는다. 세포집단의 변두리가 뾰족하게 모가 나 있다.

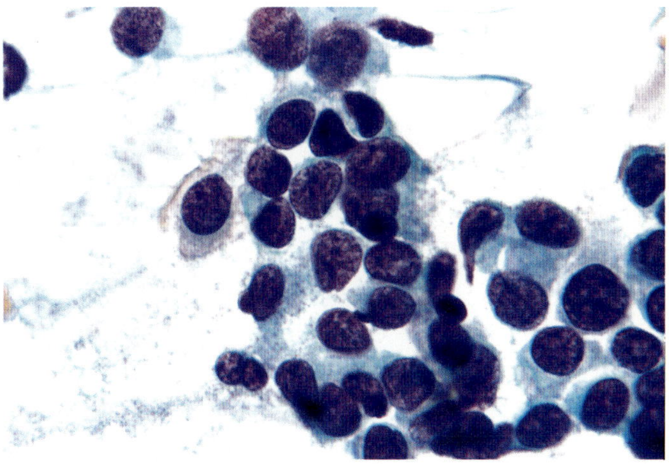

그림 B-6-52. 도말표본의 고배율에서 개별 암세포의 자세한 구조를 잘 볼 수 있다. 암세포의 핵은 작고, 둥글고, 농염된다. 핵의 다형성과 대소부동증이 고배율하에서 비로소 나타난다. 이런 암세포의 모양이 저등급 도관암종의 대표적인 변화라고 할 수 있다.

도관암종, 고등급, ductal carcinoma, high grade (1-2)

고등급의 도관암종은 세포학적으로 쉽게 진단된다. 도관암종의 세포학적 악성 기준을 충실하게 반영하고 있기 때문이다. 그런데 유방의 도관암종은 고등급에 속하는 것은 오히려 적고, 대다수의 도관암종이 저등급에 속한다.

아무리 고등급이라 해도 악성기준을 다 갖추고 있지는 않다. 믿을 만한 악성 기준들을 찾아서 이들의 조합으로 암종을 진단하게 된다. 고등급의 도관암종은 일반적으로 핵에 나타나는 악성 기준(가장 믿을 만한 것)이 뚜렷하게 보이기때문에 진단에 큰 곤란은 없다.

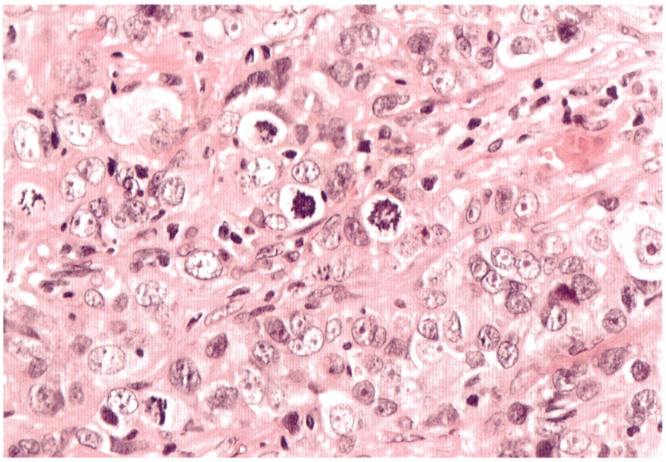

그림 B-6-53. 조직표본은 조밀한 짜임새로, 분화의 경향이 별로 없는 암세포들이 평판상 둥지를 만든다. 암세포의 핵은 크고, 핵소체는 여러 개가 뚜렷하게 보인다. 비정형성 핵분열상(양극성, 삼극성, 다극성)이 많이 나타난다. 분화가 매우 불량한 고등급의 도관암종이다.

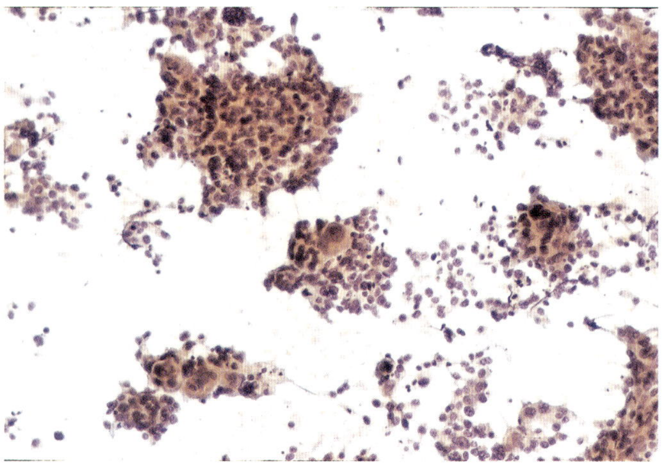

그림 B-6-54. 도말표본의 저배율에서 세포밀도는 높다. 세포집단과 흩어진 개별세포들이 관찰된다. 3차원적 세포집단의 변두리는 불규칙하고, 가시처럼 돋아나고, 예리한 각을 만든다.

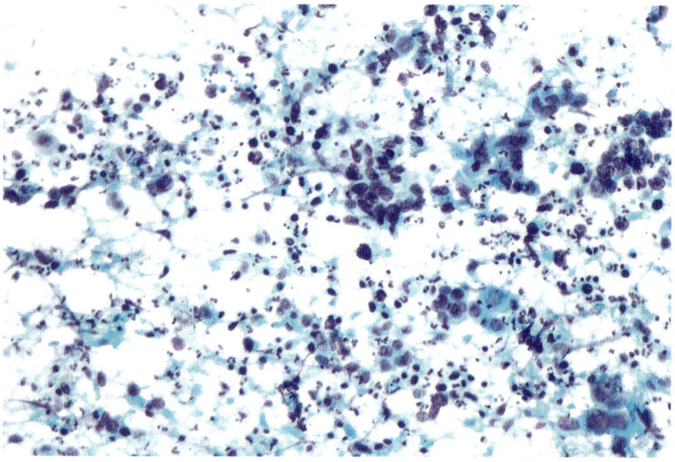

그림 B-6-55. 도말표본의 저배율에서 작고 불규칙한 모양의 세포집단과 흩어진 개별세포를 본다. 이들 사이에 핵조각(핵 부스러기)이 나타난다. 도말배경은 괴사성이고, 호중성 백혈구가 산재한다.

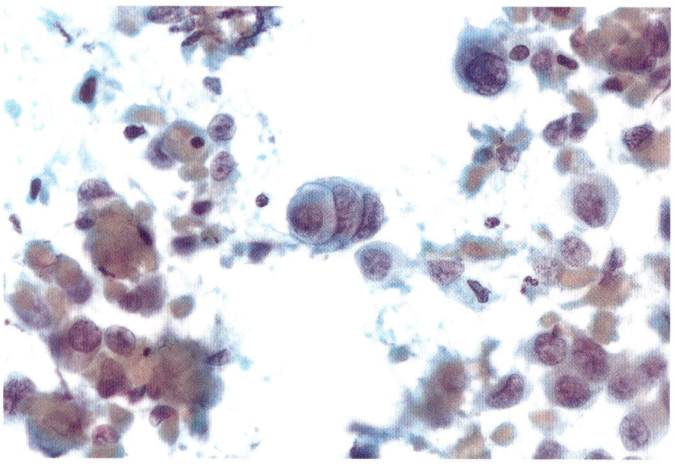

그림 B-6-56. 개별세포의 핵들은 다형성, 대소부동증, 주물현상, 염색질의 엉킴과 투명 현상 등 악성 기준을 모조리 갖추고 있다. 많은 암세포들이 괴사에 빠져 무핵성 세포질로 남아 있다.

도관암종, 고등급, ductal carcinoma, high grade (2-2)

매우 드물게 도관암종의 전형적인 조직 변화가 육종(골육종, 연골육종, 지방육종, 횡문근육종, 등) 또는 다른 형태의 암종(방추상 세포암종, 평편세포암종, 등)으로 이행하는 소견을 보인다. 대체로 이런 화생암종(metaplastic carcinoma)은 고등급이고, 예후가 불량하다.

조직학적으로나 세포학적으로 진단에는 별 문제가 없지만 간혹 심한 괴사, 출혈, 흡인세포의 양적 부족 등으로 확진이 어려울 수 있다.

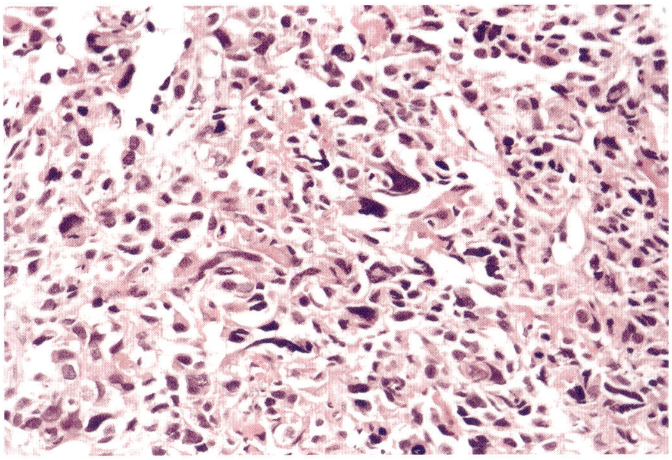

그림 B-6-57. 조직표본은 분화가 매우 불량한 도관암종인데, 특히 이 부위는 악성 섬유 조직구종(malignant fibrous histiocytoma)처럼 보이지만 다른 부위에 전형적인 비특이성 도관암종의 조직 소견을 동반하고 있다.

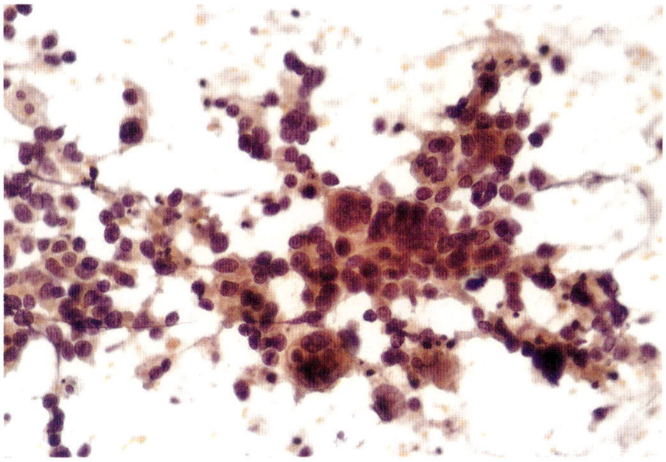

그림 B-6-59. 중등대 배율에서 대소부동핵을 가진 세포가 많다. 다핵성 거대세포들도 핵의 악성 변화를 보인다. 악성 세포집단의 전형이다.

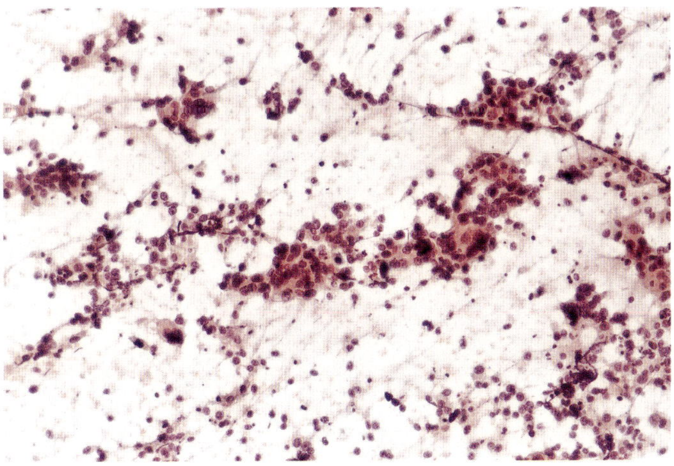

그림 B-6-58. 도말소견의 저배율에서 세포 밀도가 높다. 배경은 혈성, 섬유소성 괴사변화를 보인다(종양소인). 작고, 느슨한 세포집단이 불규칙한 모양으로 도말된다. 개별세포들이 작은 세포집단 사이에 산재한다.

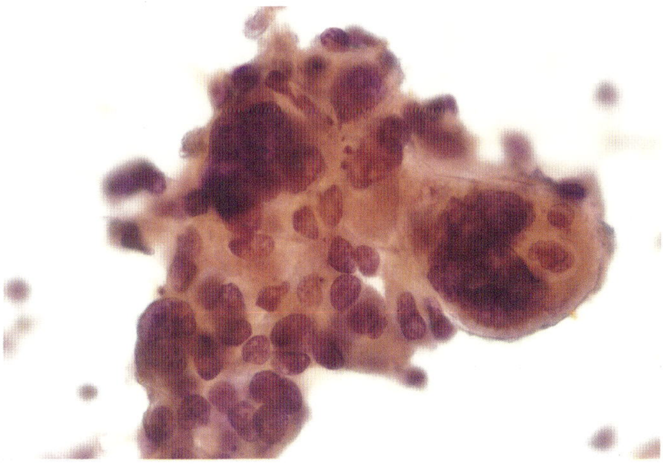

그림 B-6-60. 광확대 배율에서 괴상하게 생긴 악성 거대세포들과 단핵성 암세포들의 합세포성 집단(syncytial cluster)을 본다. 암세포핵의 가장 믿을 만한 악성 기준이 뚜렷하게 나타난다. 이런 세포학적 변화로 악성 섬유 조직구종으로 진단하기는 어렵다.

농양을 동반한 도관암종, ductal carcinoma in abscess

도관암종이 급성 유방염의 증상을 나타내는 수가 있다. 염증성 암종(inflammatory carcinoma)은 진피의 림프관 내에 암세포의 색전으로 유방 피부에 급성 염증 증상을 보인다. 또한 유방의 도관암종이 급성 유방염이나 농양을 동반할 수 있다. 도관암종이 농양을 동반하면 임상적으로 염증 증상이 압도하기 때문에 암종의 존재를 간과하기 쉽다. 흡인물에는 염증세포가 범람해서 암세포의 존재를 가리게 된다. 이와 반대로, 또한, 순수한 농양이 증식한 도관상피의 세포집단을 보이면 암종성 세포집단과 구별하기가 매우 곤란할 수도 있다. 이 증례는 도관암종이 농양을 동반한 경우인데 고름의 바다위에 암세포들이 떠있는 형국이다.

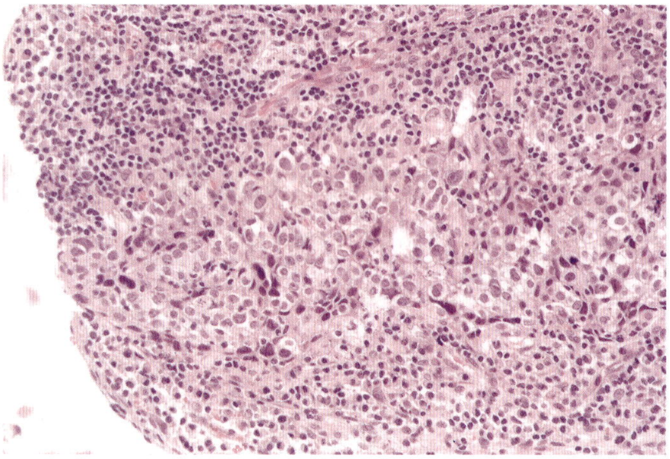

그림 B-6-61. 조직표본은 만성 농양의 벽에 암종 세포의 집단이 침윤하고 있다. 암세포들은 염증 세포와 뒤섞여 있고, 염증으로 인하여 암세포의 변성이 심하고 악성 기준이 흐려 있다.

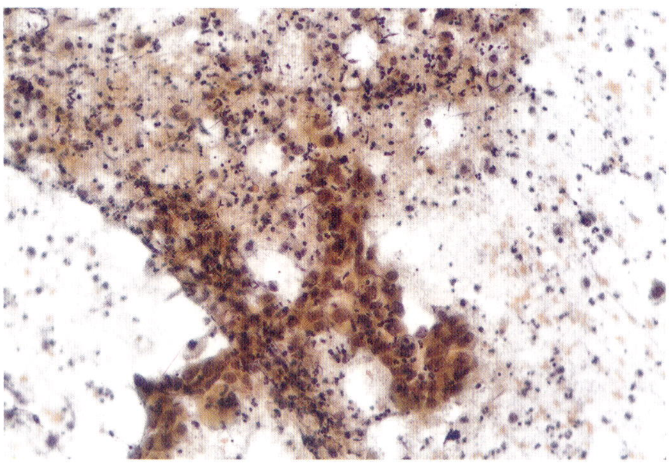

그림 B-6-62. 도말표본의 저배율에서 세포밀도가 높다. 혈성, 염증성 도말 배경이다. 도말 배경의 염증세포는 호중구, 림프구, 형질세포, 조직구 등으로 구성된다. 시야의 중앙에 도관 상피의 한 집단이 섬유소의 그물에 걸려 있다. 도관 상피세포가 심하게 변성되어, 악성 기준이 뚜렷하지 않다.

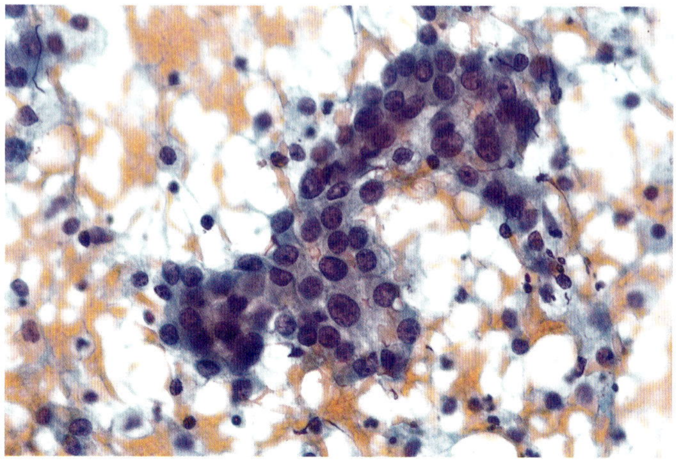

그림 B-6-63. 상피세포의 집단은 작은 도관의 주물처럼(소시지처럼) 다져 있다. 핵의 윤곽은 뚜렷하다. 경미한 대소부동핵과 농축된 염색질 그리고 간혹 뚜렷한 핵소체를 본다.

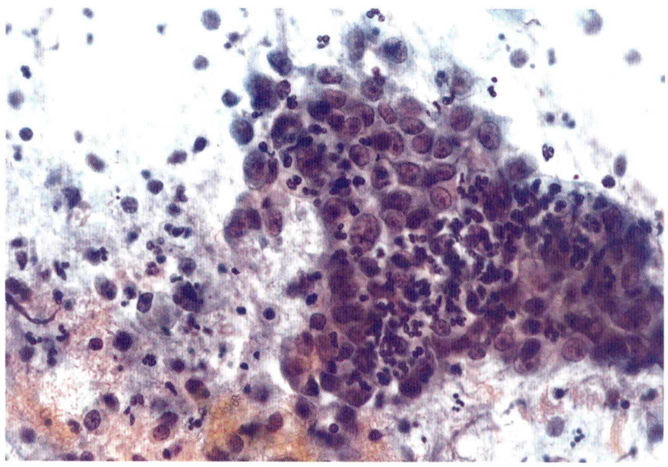

그림 B-6-64. 고배율에서 도말배경은 괴사로 인한 핵조각들이 산재한다. 비교적 조밀하게 짜인 세포집단 내에 무수한 염증세포가 섞여 있다. 암세포들은 다형성을 보이고, 뚜렷한 핵소체를 가진다. 핵의 악성 기준이 그대로 남아 있다.

파골거대세포를 동반한 도관암종, ductal carcinoma with osteoclast-like giant cells

비특이성 침윤성 도관암종의 암세포 사이에 파골거대세포를 닮은 다핵성거대 세포가 나타날 수 있다. 파골거대세포는 암세포가 아니고, 조직구에서 유래한 반응성 세포이다. 반응성 파골 거대세포의 존재를 무시하고, 남아 있는 도관암종 세포의 분화 정도로 등급을 매겨보면 이 도관암종은 저등급에 속한다. 젊은 여자에 잘 발생하고, 전유방 암종의 1% 미만의 빈도로 관찰된다. 이 암은 뚜렷한 경계를 가지는 부드러운 덩어리로 만져저서 흔히 임상적으로 양성 취급을 받는다.

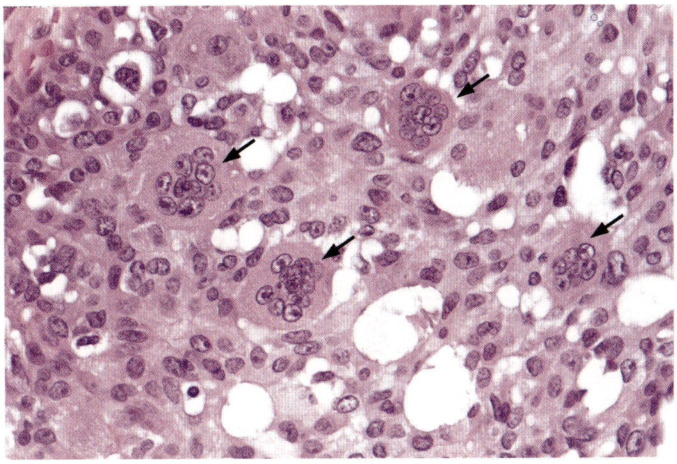

그림 B-6-65. 조직표본은 분화가 양호한 암종 세포의 집단주위에 또는 암세포 사이에 파골 거대세포(시야 중 4개)가 섞여 있다. 주위의 암세포들은 매우 순하게 보이는 저등급에 속하는 침윤성 도관암종이다.

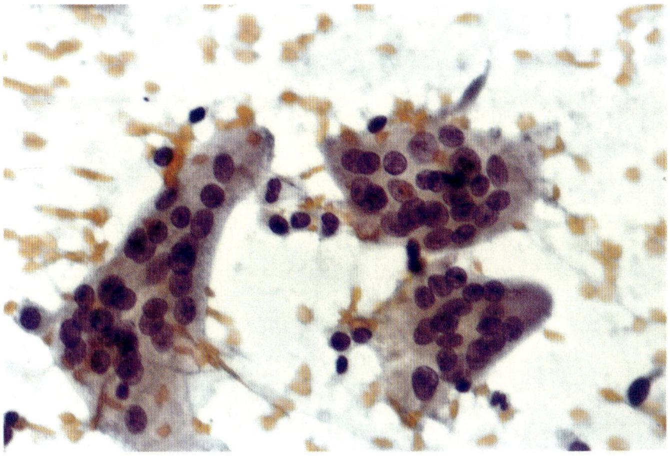

그림 B-6-67. 고배율에서 여러 개의 세포가 합쳐져서 형성된 것처럼 보이는 3개의 파골 거대 세포가 보인다. 동일한 크기와 비슷한 모양의 핵들이 풍부한 세포질 내에 흩어져 있다. 거대세포핵에서 비정형성은 인정되지 않는다. 대개 10~20개의 핵이 한 거대세포의 세포질 내에 들어 있다.

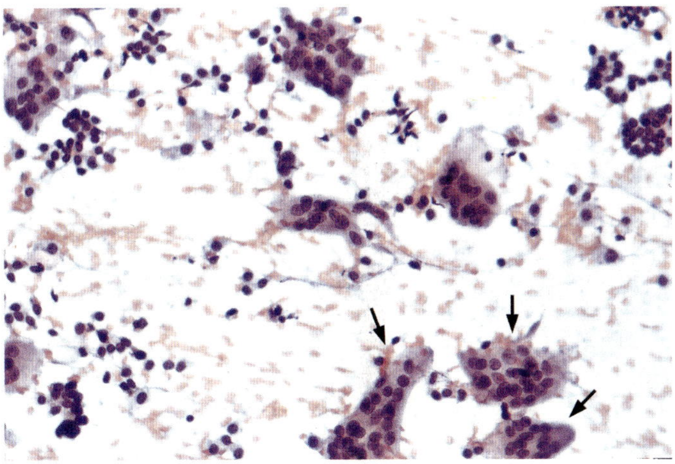

그림 B-6-66. 세포밀도는 중등도이다. 암세포들은 분화가 양호하여 저등급에 속한다. 암세포들은 불규칙한 평판상 집단과 3차원적 세포공으로 나타나고, 소수의 개별 세포로 흩어져 있다. 개별세포들 사이에 작은 세포집단처럼 보이는 것이 다핵성 거대세포이다.

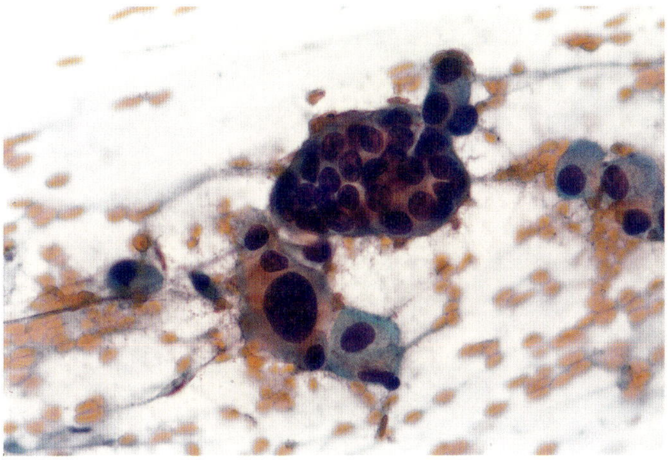

그림 B-6-68. 파골거대세포와 암세포의 합세포성 세포집단(세포공)은 구별되어야 한다. 암세포의 세포공에서는 핵이 중첩되고, 핵으로 꽉 채워진 3차원적 집단으로 나타난다.

파제트병, Paget' s disease

파제트병은 젖꼭지 또는 유륜의 표피에 가려움, 혈성 분비물, 진무름, 딱지 등을 만들어 마치 습진처럼 보이는 도관암종이다. 실은, 유방의 도관내암종 또는 침윤성 도관암종 세포가 그 상부를 덮고 있는 표피를 침범한 상태이다.

유두의 분비물을 직접 도말하는 식으로 표피의 진무른 부위에 슬라이드를 압착하고, 직접 도말한다. 즉시 도말 슬라이드를 알코올에 고정해서 일반적인 세포 염색과정을 거친다. 대체로 세포밀도는 낮지만 예상 외로 진단적인 암세포를 흔히 얻는다.

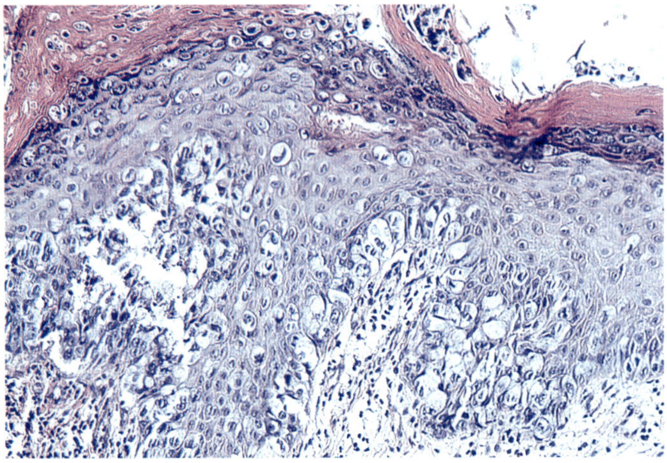

그림 B-6-69. 조직표본은 유륜의 표피를 암종 세포들이 단독 또는 작은 집단으로 침윤한 상태이다. 주로 표피의 하층(기저세포층)을 침윤한다. 암세포들은 주위 편평상피세포에 비하여 크다. 풍부하고, 투명한 세포질을 가진다.

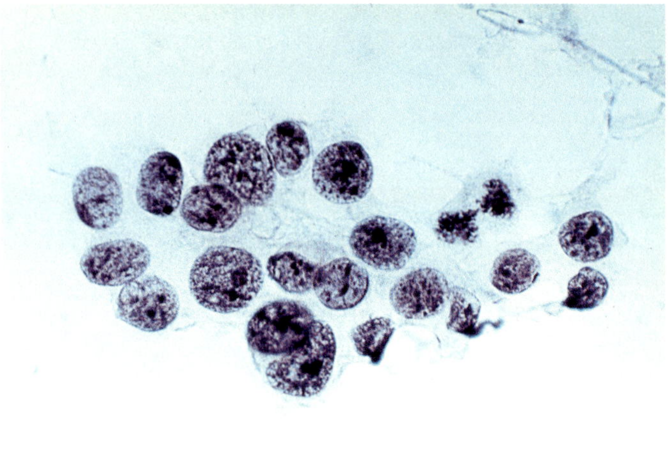

그림 B-6-71. 중등대 배율에서 암세포들은 대단히 크고 둥근 핵을 가진다. 핵 내 염색질은 엉켜 있고, 큰 핵소체가 보인다. 핵의 대소부동증이 심하다. 세포질은 심한 변성으로 잘 보이지 않는다. 이런 암세포들은 도관암종의 큰 세포 유형으로 분류된다.

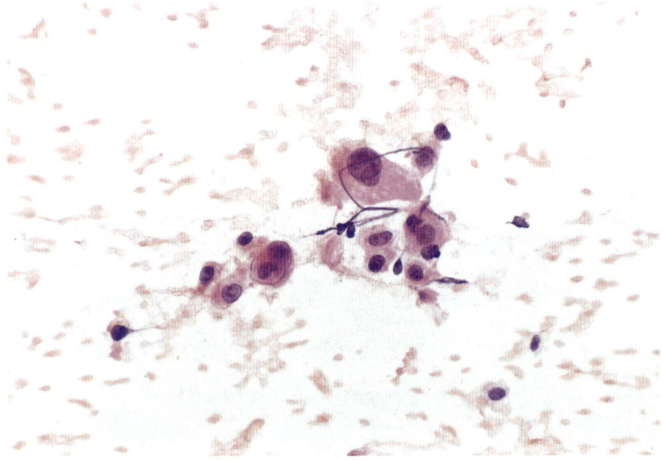

그림 B-6-70. 도말표본은 세포성분이 빈약하다. 세포질이 풍부한 큰 세포들이 큰 핵을 가진다. 핵소체가 뚜렷하고, 대소부동증이 현저하다. 암세포 주위에는 몇 개의 염증 세포들이 섞여 있다.

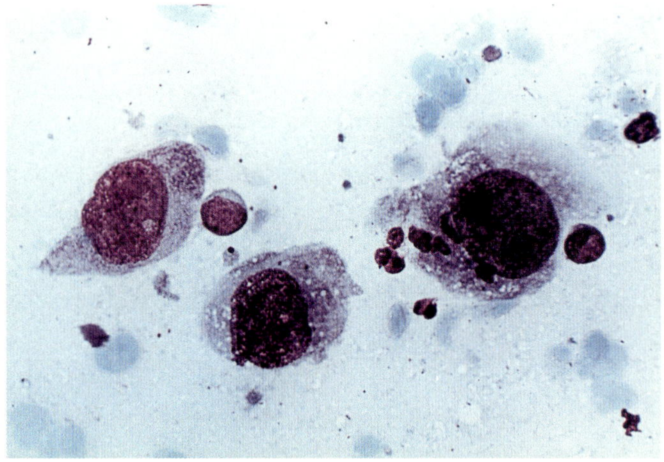

그림 B-6-72. Romanovsky 염색에서 풍부하고 과립상의 세포질 내에 크고 둥근 핵이 들어 있다. 염색질의 엉킴이 뚜렷하고, 핵소체가 보인다. 염증세포가 암세포 주위에 출현한다.

수질암종, medullary carcinoma (1-2)

수질암종은 50세 이하의 비교적 젊은 여자에 호발한다. 모든 유방 암종의 10% (2~15%)의 빈도로 진단된다. 이 종양은 주위 유방조직과 경계를 잘 짓고, 연하고 유동성이 있어서 흔히 양성 종양 특히 섬유선종으로 오진할 수 있다. 10년 생존율이 84%로 비특이성 도관암종의 예후에 비해 양호하다(도관암종의 10년 생존율, 63%).

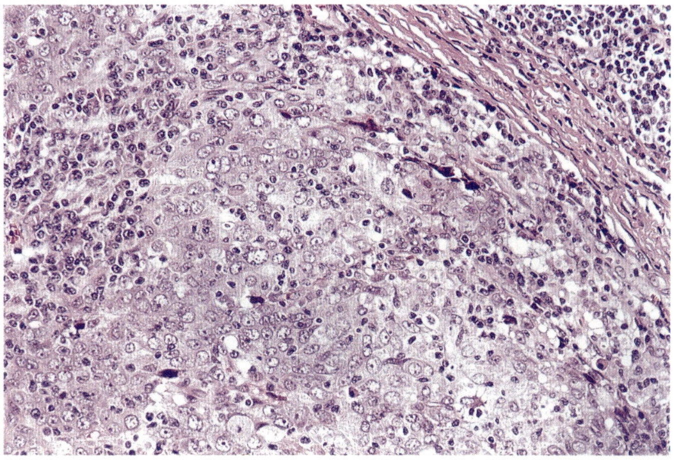

그림 B-6-73. 조직표본의 저배율에서 종양세포의 조밀한 평판상 둥지를 본다. 암세포 둥지는 둥근 변두리를 가지고 림프구가 풍부한 기질 내로 자란다. 암세포들은 분화의 경향이 전혀 없는 미분화 세포의 전형이다. 암세포의 집단 내에 섬유조직이 없다(수질성). 림프구들이 암세포와 섞여 있다. 마치 림프절에 전이한 미분화암종을 연상케한다.

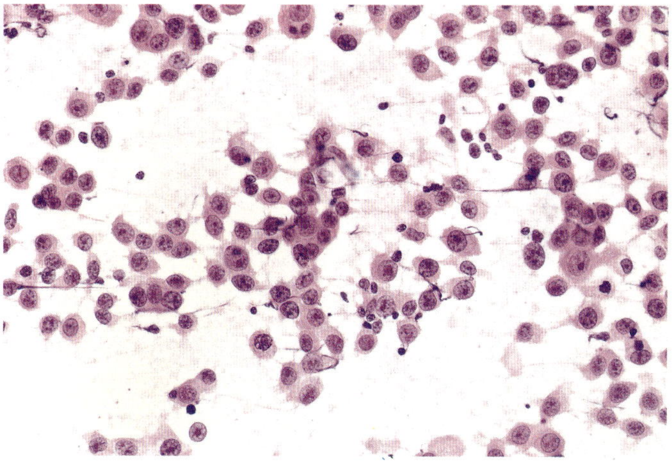

그림 B-6-75. 중등대 배율에서 암세포들은 느슨하게 깔려 있다. 림프구들이 세포집단 안에 그리고 주위 배경에 흩어져 있다. 암세포의 핵은 풍부한 세포질의 중앙에 위치한다. 핵소체가 뚜렷하고, 염색질의 엉킴과 투명현상이 현저하다.

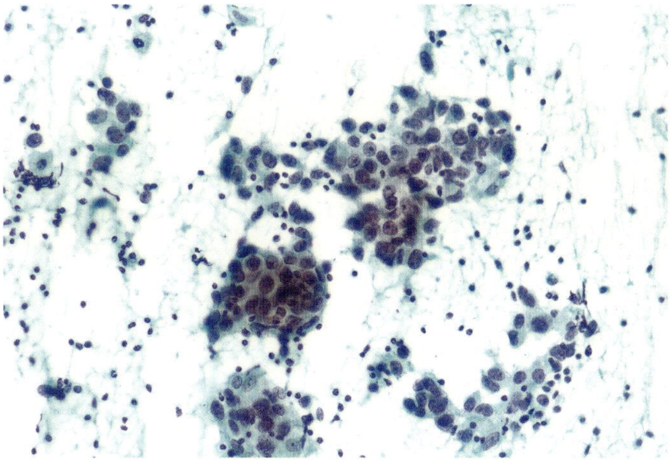

그림 B-6-74. 도말표본의 저배율에서 세포밀도가 높다. 도말세포들은 느슨한 집단과 개별세포로 구성된다. 암세포들 사이에 작고, 검게 염색된 림프구가 섞여 있다.

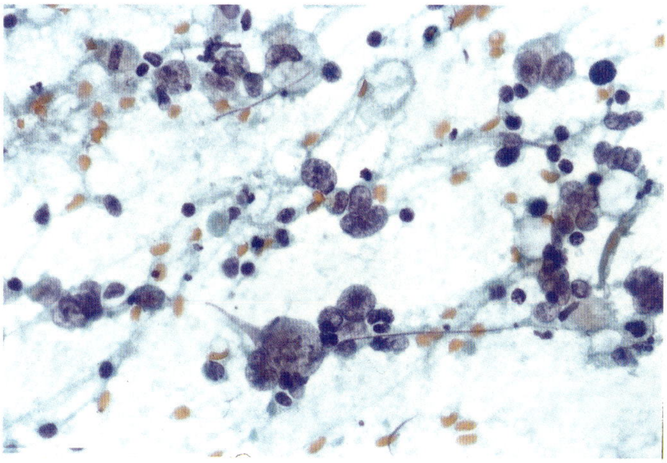

그림 B-6-76. 고배율에서 개별세포들은 전형적인 미분화 암종 세포의 세포학적 특징을 보인다. 암세포의 세포질은 연약하여 떨어져 나가고 나핵으로 도말된다. 큰 핵과 뚜렷한 핵소체를 가진다. 림프구가 배경에 깔려 있다.

수질암종, medullary carcinoma (2-2)

이 종양은 특징적으로 풍부한 암세포로 구성된다. 섬유 기질의 양은 거의 없다(그래서 수질성). 림프구의 집단으로 기질을 만들기 때문에 천자, 흡인으로 많은 양의 암 세포를 얻을 수 있다. 림프절의 흡인물을 도말하는 것처럼 스라이드 위에 고루 평편하게 퍼지고, 육안적으로 도말면이 작은 회백색의 과립을 뿌려 놓은 것처럼 보인다.

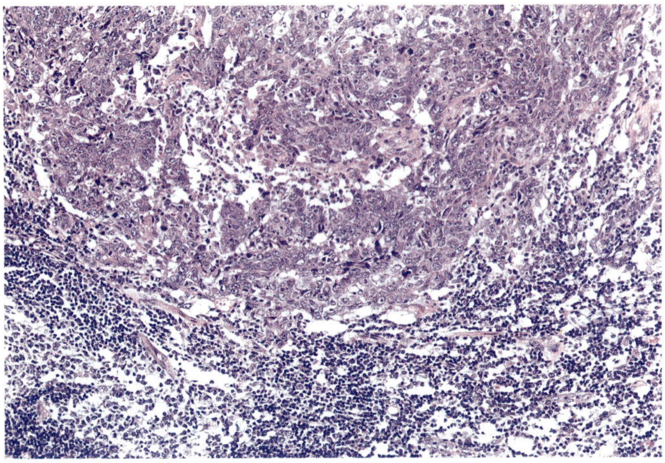

그림 B-6-77. 조직표본은 암세포들이 치밀하게 짜여 큰 둥지를 만든다. 암세포들의 크기는 작지만 주위를 싸고 있는 림프구보다 크다. 그래서 암세포 둥지는 약간 밝게 보인다. 암세포들은 큰 핵과 뚜렷한 핵소체를 가진다. 암세포 둥지 주위로 림프구들이 밀집하고 있다.

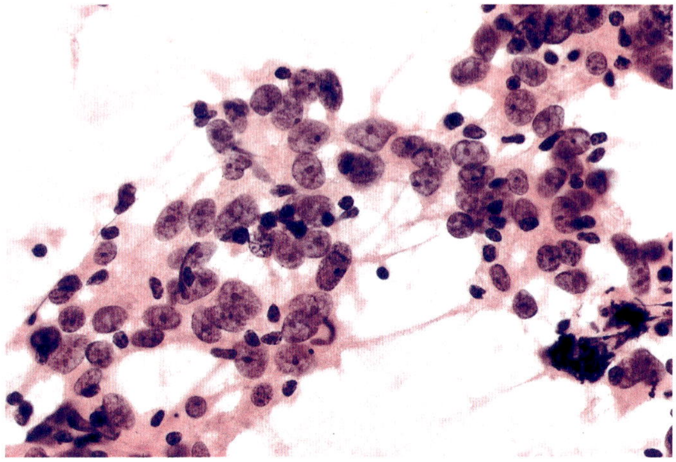

그림 B-6-79. 중등대 배율에서 느슨한 세포집단 안에 많은 림프구들이 섞여 있다. 종양세포의 세포질이 양은 많지만, 그 경계는 흐려 있고, 합세포성 세포 집단을 흔히 만든다. 핵은 크고 투명하게 보인다. 염색질은 수포상이다. 뚜렷한 핵소체가 특징이다.

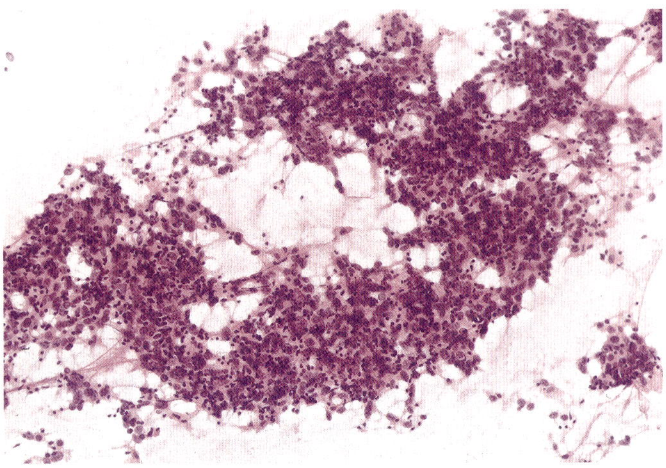

그림 B-6-78. 도말 표본에서 세포밀도는 높다. 불규칙한 세포집단이 찢어진 그물처럼 흉칙하게 보인다. 느슨하게 짜인 암세포집단 사이에 작은 림프구들이 많이 섞여 있다.

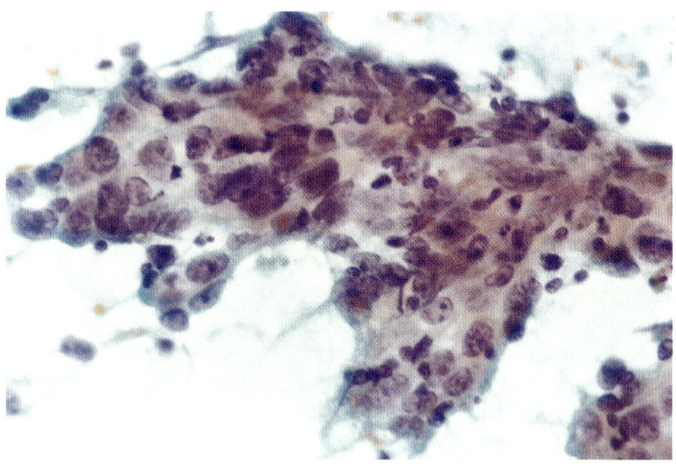

그림 B-6-80. 고배율 검경에서 암세포들은 풍부한 세포질을 가지며, 그 경계는 뚜렷하지 않다. 핵은 크고, 핵소체는 뚜렷하고, 다형성이 현저하다. 림프구가 군데군데 섞여 있다.

관상암종, tubular carcinoma (1-2)

관상암종은 기질에 섬유 조직의 양이 많기 때문에 천자 흡인으로 충분한 암세포를 얻기가 곤란할 수 있다. 흡인물의 양이 대체적으로 적어서 위음성 진단이 잦다. 천자 바늘 끝이 병소에 다다를 때에 섬유조직의 특징적인 단단한 촉감을 느낀다.

관상 암종의 세포학적 진단은 개별 암세포의 모양만으로는 불가능하고, 도말 표본의 전체적인 윤곽, 세포집단의 특징 그리고 개별세포의 변화 등을 종합하여 이뤄진다.

세포집단은 대체적으로 작고, 가는 소시지 또는 둥근 로제트로 나타난다. 세포집단의 변두리가 예리한 모서리 또는 뾰족한 돌출부를 가지는 특징이 있다. 도말은 단일 계열의 세포로 구성되고, 배경은 깨끗하다.

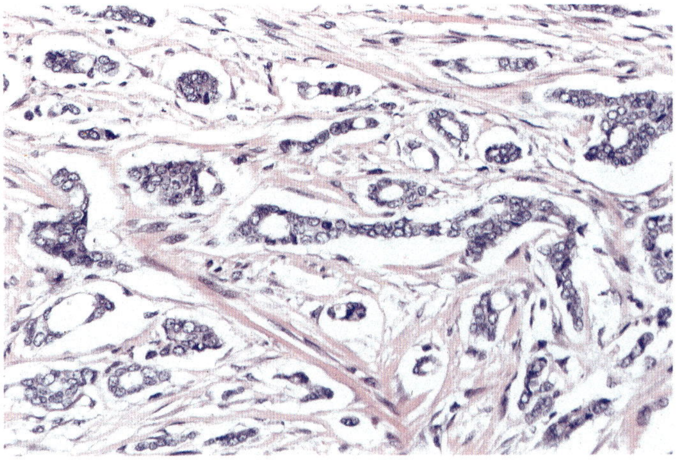

그림 B-6-81. 조직표본은 섬유 기질 내로 가는 밧줄과 작은 관상구조의 암세포 집단이 침윤하고 있다. 밧줄과 관상구조는 서로 연결되어 있고, 동일한 종류의 세포로 구성된다. 암세포 집단은 예리한 모서리를 만든다.

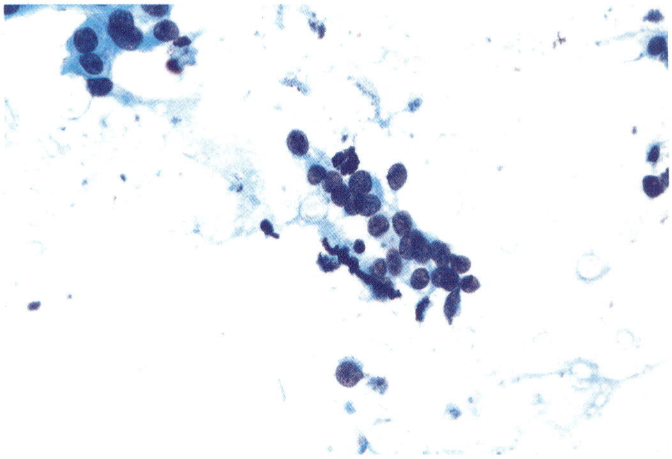

그림 B-6-83. 중등대 배율에서 작은 세포집단들의 모양과 크기가 서로 다르다. 세포집단의 변두리가 불규칙하다. 온당치못한 선방구조를 보이는 집단도 있다. 이런 소견은 가는 도관모양으로 증식한 암세포 집단들이 흡인된 것으로 생각된다.

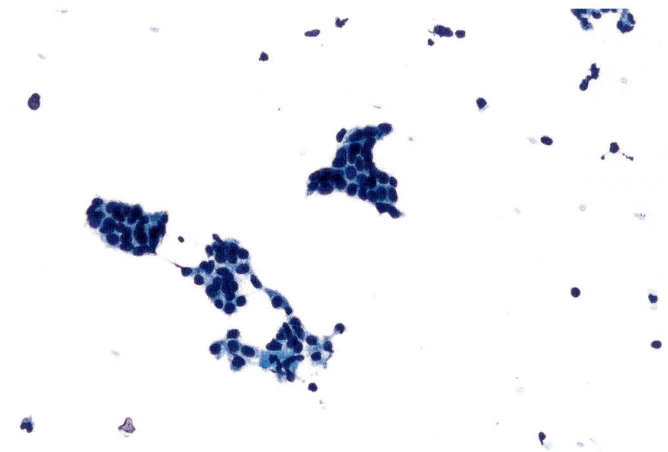

그림 B-6-82. 도말표본의 저배율에서 세포밀도가 낮다. 세포집단이 작은 평판, 밧줄, 세포공으로 나타난다. 세포집단의 변두리는 가시처럼 돌출하기도 하고, 예리한 모서리를 만든다. 개별세포들도 집단세포들과 같은 동일계열의 세포이다. 도말배경이 깨끗하다.

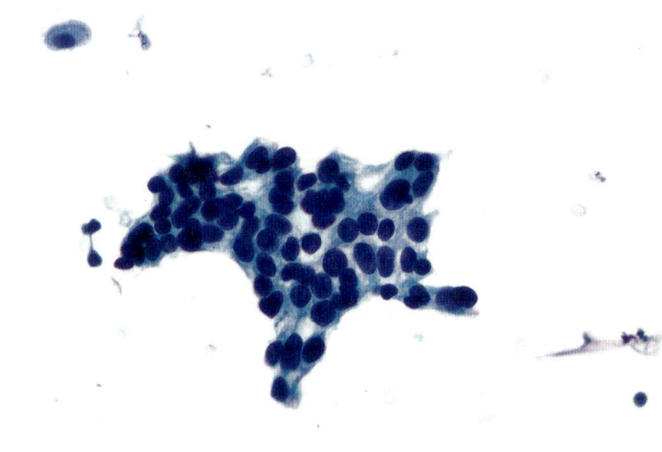

그림 B-6-84. 세포집단은 뾰족한 돌출부를 가지고 예리하게 솟아오르고 있다. 불완전한 선방구조를 만든다. 암세포들은 크기가 서로 같고, 작고, 둥글다. 모양(입방세포)이 같은 핵을 가진다. 관상암종의 전형적인 세포학적 소견이지만 일견 양성세포집단과 구별하기 힘들다.

관상암종, tubular carcinoma (2-2)

관상암종은 매우 양호한 예후를 보이며 적절한 외과적 치료로 완치를 기대할 수 있는 몇 안되는 유방암종 중 하나이다. 대단히 서서히 자라고, 유방 조영상 대체로 그 크기가 작아서 악성으로 인정하기가 곤란할 수 있다. 풍부한 섬유기질 사이로 관상 구조를 한 암조직이 침윤하여 암세포의 양이 상대적으로 적어서 섬유조직처럼 단단하게 만져진다.

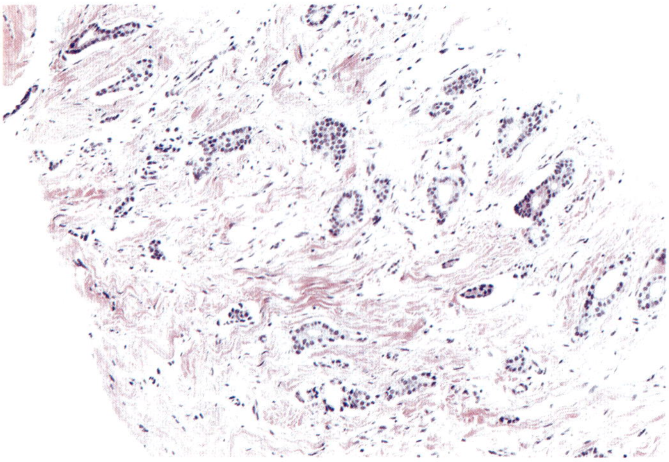

그림 B-6-85. 조직표본은 관상암종의 바늘 생검소견이다. 섬유증식이 심한 기질 내로 몇 개의 관상 구조물이 박혀 있다. 관상집단을 구성하는 세포들은 비교적 온순하게 보이고, 비정형성이 뚜렷하지 않다. 관상구조물은 서로 모양이 다르고, 한쪽 변두리가 튀어나와 콤마처럼 생긴 것도 있다. 근상피세포가 없다.

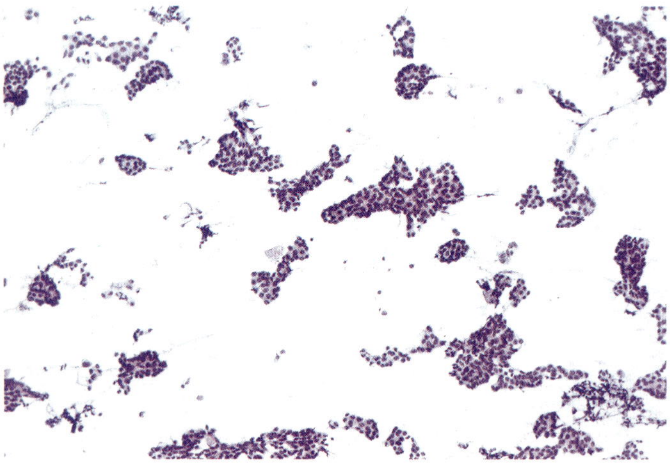

그림 B-6-86. 저배율 검경에서 세포성분이 유별나게 풍부하다. 도말배경은 깨끗하다. 대체로 작은 세포집단은 평판, 육주, 세포공 모양으로 도말되고 간혹 관상구조가 동반된다. 개별세포는 매우 드물게 보인다.

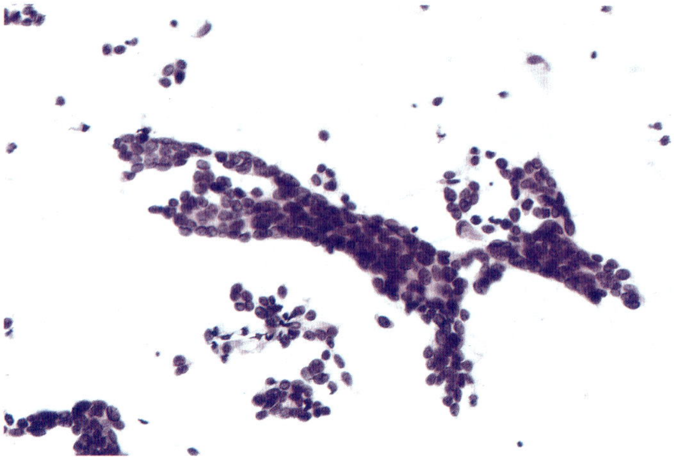

그림 B-6-87. 암세포들은 단단한 3차원적 집단으로 작은 도관의 주물(moulding)처럼 보인다. 암세포들이 줄을 지어 배열하고 일그러진 내강을 만든다. 양극성 나핵이나 근상피세포가 보이지 않는다.

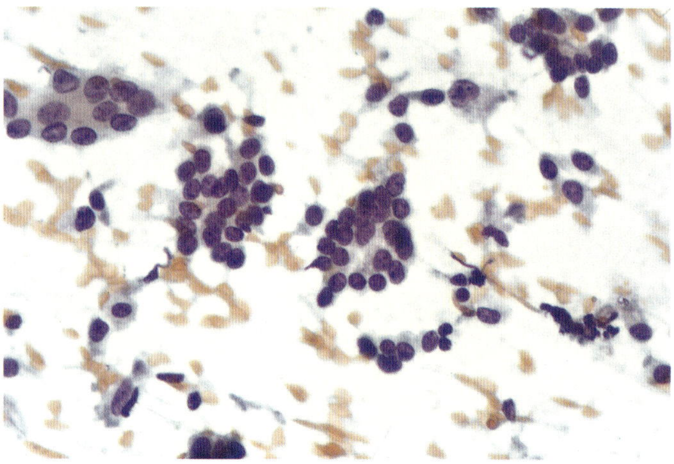

그림 B-6-88. 선방구조의 고배율 소견이다. 내강이 잘 형성되고, 그 주위로 입방형의 상피세포들이 꽃잎처럼 배열한다 (로제트 형성). 로제트의 변두리는 뾰족하게 튀어나왔다. 상피세포의 핵은 작고, 둥글고, 서로 모양이 비슷하다. 핵소체는 보이지 않는다. 암세포에서 핵의 악성 기준(비정형성)을 찾기가 매우 힘들다.

점액암종, mucinous (colloid) carcinoma (1-2)

점액암종은 기질 내로 암세포가 대량의 점액을 생산축적하여 점액의 바다 위에 암세포의 집단이 섬처럼 떠 있는 형국이다(점액성 성장). 이런 점액성 성장이 도관 암조직의 75% 이상을 차지하면 순수 점액암종이라 한다.

이 암종은 흡인 할 때에 천자 바늘 끝이 병소에 닿는 감각이 특이하다. 섬유선종 때 보다 더 부드럽고 연하게 느껴진다. 천자흡인은 쉽게 얻어지고, 점액성 내용물이 흡인된다. 도말 할 때에 흡인물에 물기가 있는 느낌을 받는다. 폐경 후 여자에서 경계가 좋은 유방 종양으로부터 얻은 점액성 흡인물이 점액암종의 임상적 특징이다. 이 특징만으로 이 암종의 진단을 이미 반이상 맞춘셈이 된다.

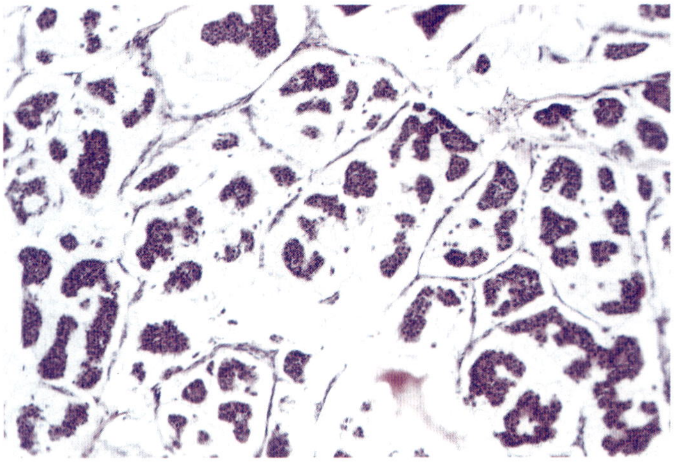

그림 B-6-89. 세포집단들이 작고 불규칙한 섬을 만들어 점액(배경의 무색)의 바다에 떠 있다. 세포집단들은 모세혈관으로 된 기질의 닭장(chicken wire) 안에 갇혀 있는 형상이다.

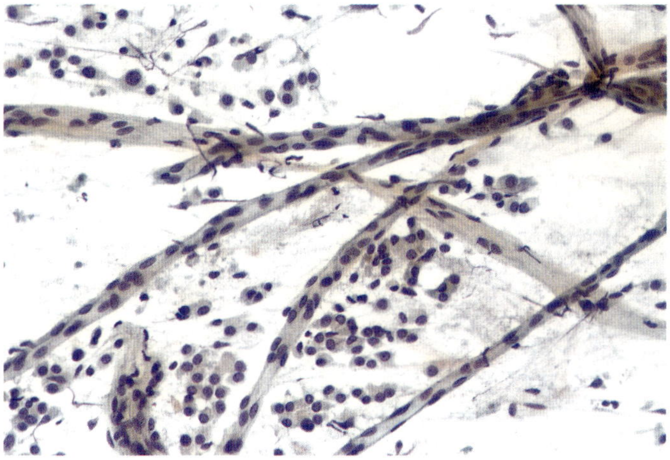

그림 B-6-91. 중등대 배율에서 개별세포들이 군데군데 옹기종기 모여 있고, 그 사이를 모세혈관들이 구획을 지어 달리고 있다(닭장 모양). 세포밀도는 높다. 세포들은 개별적으로 흩어져 있다.

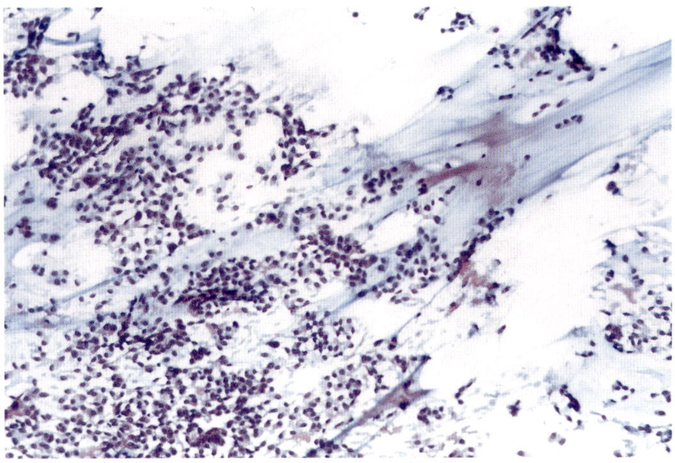

그림 B-6-90. 도말표본의 저배율에서 세포밀도가 높다. 푸른 점액의 바탕에 개별세포와 느슨한 세포집단이 떠 있다. 세포들은 느슨하고 작은 집단 그리고 개별세포로 나타난다.

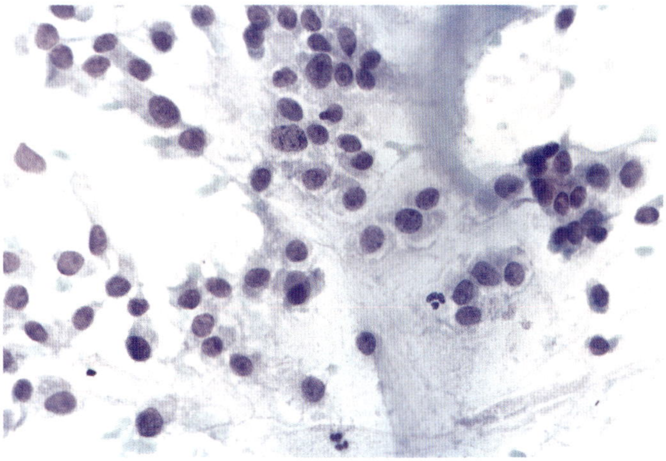

그림 B-6-92. 고배율에서 종양세포들은 흩어져서 개별적으로 도말된다. 배경에는 푸른 점액이 깔려 있다. 종양세포의 세포질은 풍부하다. 핵은 계란모양이다. 핵의 대소부동증이 경미하게 관찰된다. 핵소체는 뚜렷하지 않다. 염색질은 미세한 과립상이다.

점액암종, mucinous (colloid) carcinoma (2-2)

점액암종은 암조직의 대부분이 점액성으로 성장하는 순수형은 전유방 암종의 2%를 넘지 않는다. 비특이성 도관암종의 일부가 국소적으로 점액성 성장을 보이는 혼합성 점액 및 도관 암종도 2%의 빈도로 발견된다. 순수 점액암종은 폐경 후 여자에 잘 발생하고 서서히 자라며 예후가 양호하다(5년 생존율, 86%). 경계가 비교적 뚜렷하기 때문에 흔히 양성 종양으로 오진한다. 종양은 단단한 편이다. 주위 조직으로부터 경계가 뚜렷하고, 잘 움직인다. 도말표본의 세포밀도가 높은 것이 이 암종의 특징이지만 간혹 세포밀도가 낮아서 점액류(mucocele)와 비슷하다.

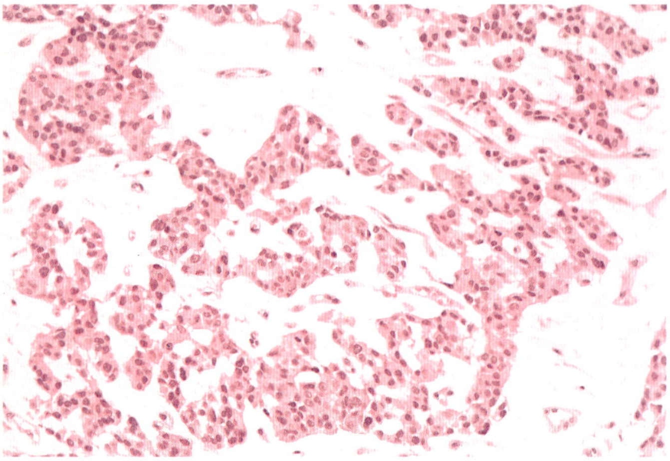

그림 B-6-93. 조직표본은 점액암종의 저배율 소견이다. 배경은 무색투명한 점액의 바다이다. 그 안에 암세포들이 외줄 또는 2~3가닥의 두께로 밧줄을 만들면서 떠 있다. 작은 둥지의 세포집단도 있다.

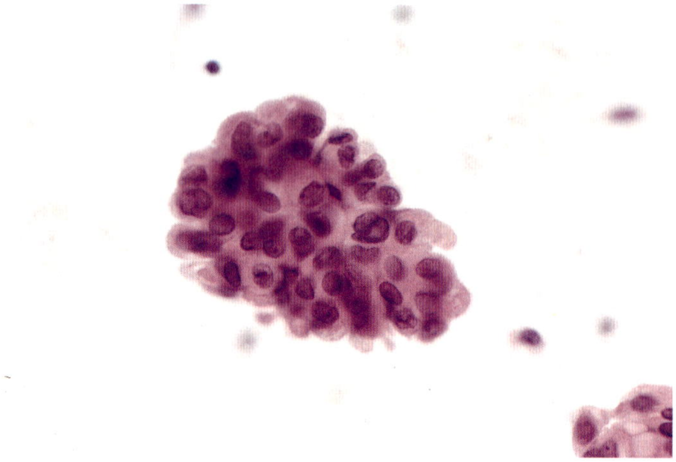

그림 B-6-95. 고배율 검경에서 조밀하게 짜인 한 세포집단을 본다. 집단을 구성하는 암세포들은 세포질이 풍부하고 원주상이다. 핵의 다형성과 대소부동증이 고배율에서 비로소 뚜렷하게 나타난다.

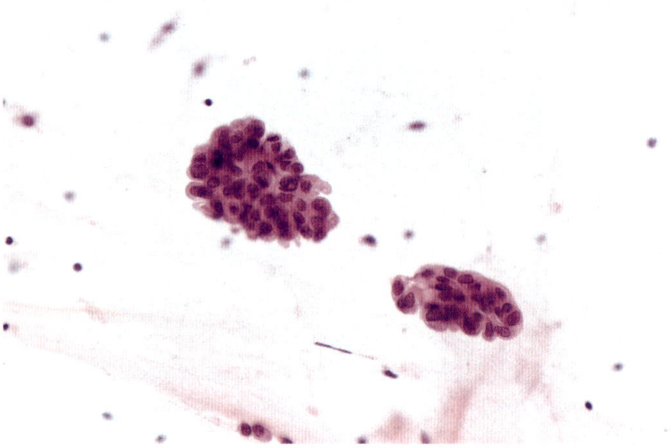

그림 B-6-94. 도말표본의 저배율에서 세포성분은 비교적 빈약하다. 두 개의 작은 세포집단이 점액 내에 떠 있다. 세포집단은 견고한 3차원적 세포공으로 나타난다. 종양세포질은 풍부하고, 비교적 큰 핵을 가진다. 이런 도말소견은 점액류와 감별해야하리만큼 세포성분이 빈약하다.

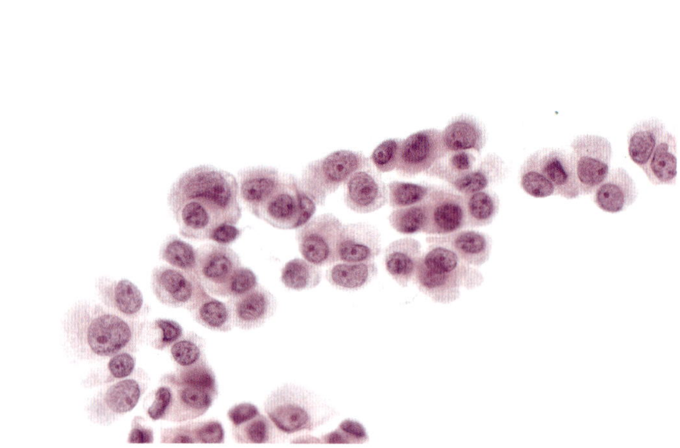

그림 B-6-96. 개별세포와 느슨한 세포집단으로 나타나는 암세포들이다. 핵은 둥글고, 핵의 모양과 크기가 서로 엇비슷하다. 뚜렷한 핵소체가 나타난다. 세포질은 풍부하고 다량의 점액(투명한 세포질)을 가진다.

혼합성 점액 및 도관암종, mixed mucinous and ductal carcinoma

암조직의 일부가 점액암종으로 구성되고(암조직의 25% 미만), 나머지가 다른 조직형 특히 비특이성 도관암종으로 구성될 수 있다(전유방암의 2% 미만). 순수한 점액암종은 예후가 양호한 것이 특징이지만, 이런 혼합 암종의 예후는 혼합된 도관암종의 특징과 예후를 따른다. 혼합형의 점액성 성장부위가 흡인 도말되면 영락없이 순수한 점액암종의 도말소견을 보인다. 그래서 순수형의 점액암종으로 세포학적 진단을 내리기 전에 "점액분화를 동반한 도관암종(ductal carcinoma with mucinous differentiation)"라고 우선 세포학적으로 진단하고 조직검사로서 순수형인지 혼합형인지를 가린다.

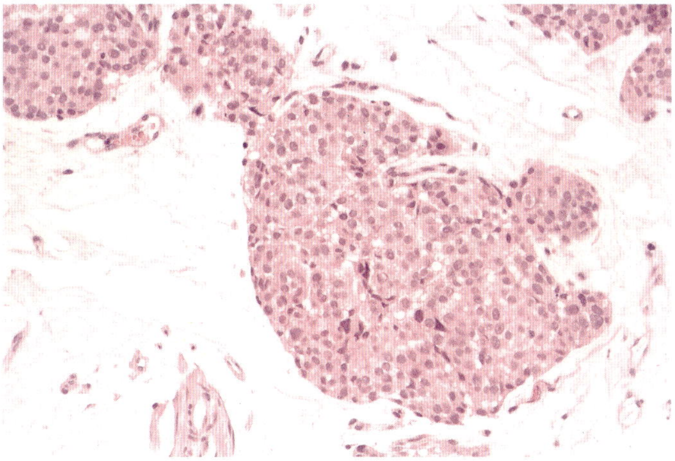

그림 B-6-97. 조직표본은 점액으로 꽉 차 있고(투명하게 보이는 배경) 그 안에 암세포들이 큰 집단을 만든다. 이 암세포의 집단이 고형성 도관암종 (solid ductal carcinoma)의 조직상을 보인다.

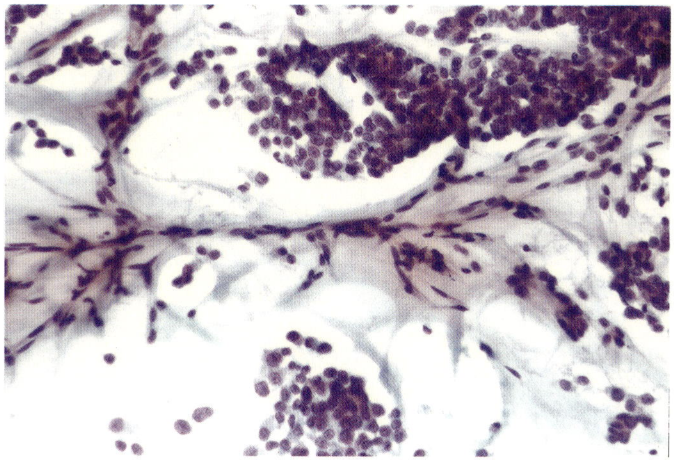

그림 B-6-99. 중배율에서 큰 세포집단을 이루고 있는 암세포들은 3차원적으로 중첩되어 있다. 마치 체모양 또는 고형성 도관암종의 소견을 닮고 있다. 대량의 점액과 chicken wire 모세혈관이 암세포 집단을 갈라놓고 있다.

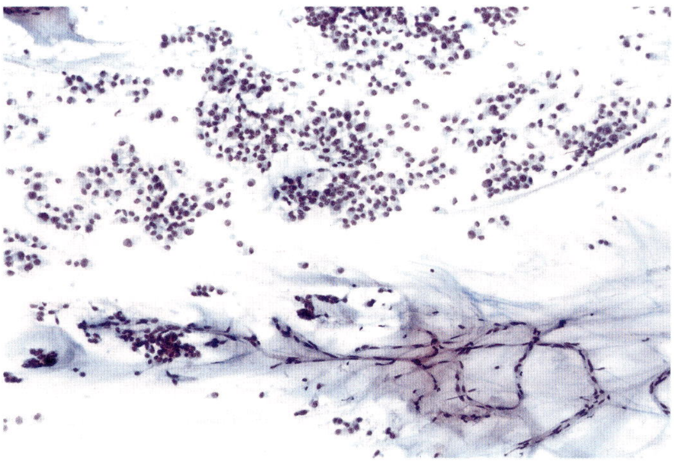

그림 B-6-98. 도말표본의 저배율에서 세포밀도는 높다. 점액의 바다에 불규칙하게 깔려 있는 모세혈관의 밧줄이 인상적이다(닭 창살). 흩어진 개별세포와 느슨한 세포집단이 점액 내에 떠 있다.

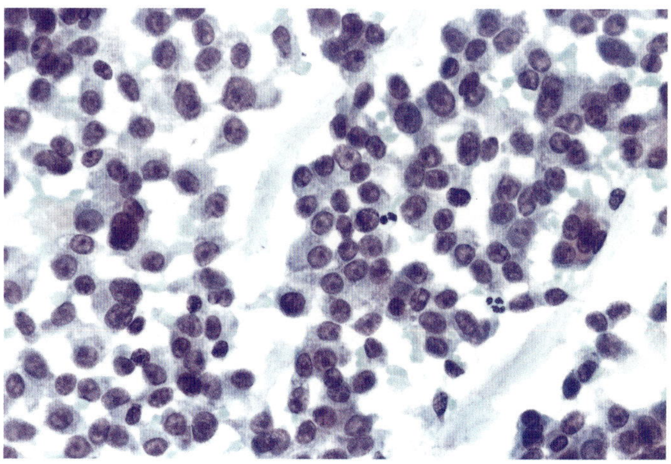

그림 B-6-100. 고배율에서 암세포들은 접착력이 부족하여 낱개로 고루 흩어진다. 개별 암세포들은 풍부한 세포질, 둥근핵과 핵소체를 가진다. 핵이 세포질의 한쪽으로 밀려 형질세포처럼 보이기도 한다.

인환세포암종, signet ring cell carcinoma

이 암종은 젊은 여자에 잘 발생하고, 매우 침습적이다. 전이를 자주해서 예후가 불량하다. 발생빈도는 매우 낮다(전 유방암의 1%). 도관암종이나 소엽암종의 일부 암세포가 인환 세포로 변한 상태를 인환세포암종이라고 부르지는 않는다. 대부분의 암조직이 인환세포로 구성 될 때 비로소 인환세포암종으로 분류한다.

인환세포암종의 기원에 대해서는 이견이 있지만 인환세포는 소엽상피 기원(종말도관 소엽단위)일 것이란 의견이 지배적이다.

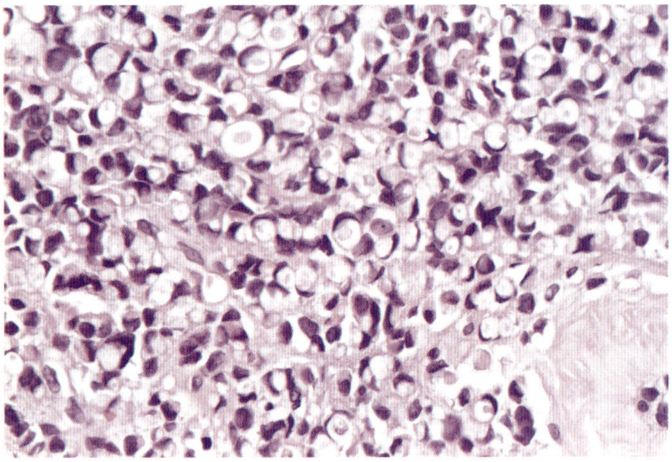

그림 B-6-101. 조직표본은 암조직이 특징적인 인환세포로 구성된다. 풍부한 세포질은 핵을 한쪽으로 밀어서 공허하게 보인다. 공허한 세포질은 점액으로 채워진다. 핵은 초승달 모양으로 세포질의 가장자리로 밀려 난다.

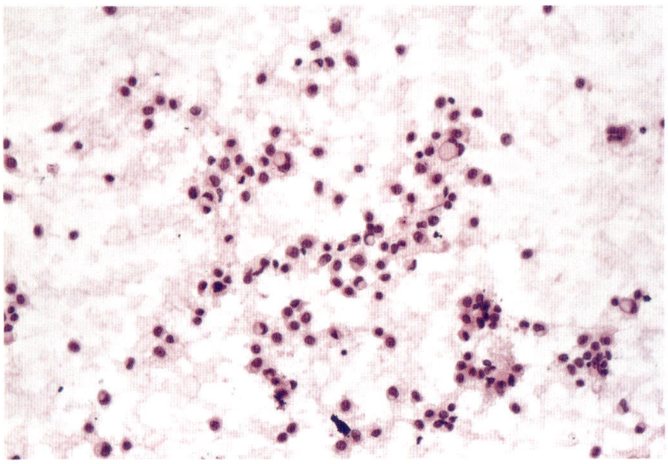

그림 B-6-102. 도말표본의 저배율에서 세포밀도는 중등도이다. 주로 개별세포로 나타나지만 간혹 느슨한 세포집단을 형성할 수 있다.

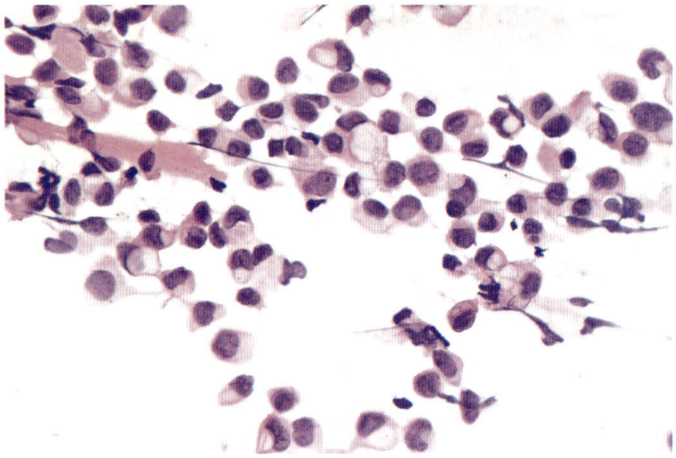

그림 B-6-103. 고배율에서 인환세포의 특징적인 모양을 볼 수 있다. 세포질은 풍부하고, 핵은 세포질의 한쪽으로 밀려 초승달처럼 보인다. 세포질은 점액으로 꽉 차 있어 투명하다. 이런 암세포가 가락지(도장 반지)의 모양을 닮고 있어 이런 이름이 붙었다.

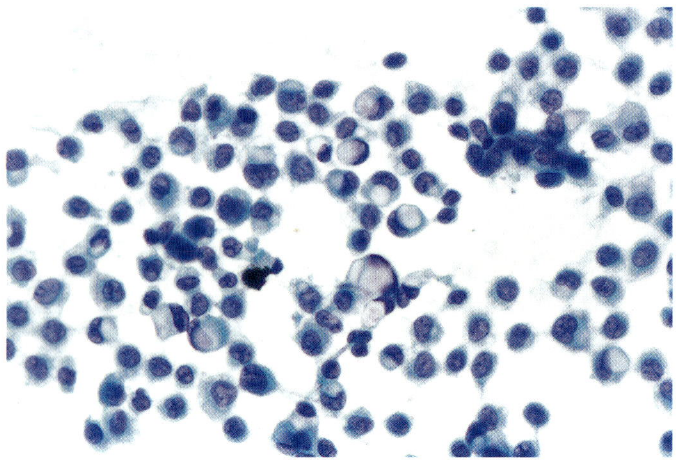

그림 B-6-104. 핵은 초승달모양이고 세포질의 한쪽으로 밀려 있다. 세포질은 점액으로 차 있다. 핵의 대소부동증과 농염성이 나타난다. 암세포들의 접착력이 떨어져서 개별세포로 흩어져 도말된다.

아포크린암종, apocrine carcinoma

아포크린암종의 임상적 특징은 비특이성 도관암종의 그것과 크게 다를바 없다. 순수한 아포크린암종은 드물지만(1~4%), 비특이성 도관암종이 아포크린 변화를 부분적으로 보이는 경우는 자주 있다. 이 암종의 세포학적 진단이 문제가 되는 경우가 종종있다. 아포크린 변화를 동반하는 양성 병변 곧 섬유낭성 병변(선증), 섬유선종, 도관증식증 등을 악성으로 오진하는 일이 한 경우이고, 매우 분화가 양호한 아포크린 암종을 양성 병변으로 판독하는 일이 다른 경우이다.

실제로 아포크린 암종의 매우 드문 발생빈도를 고려한다면 아포크린 세포의 출현은 대개 양성 병변을 지적하는 소견일 가능성이 높다. 다른세포와 섞여 있지 않고 순수하게 전 도말표본이 악성 아포크린 세포로 구성되었을 때 비로소 아포크린 암종으로 진단할 수 있다.

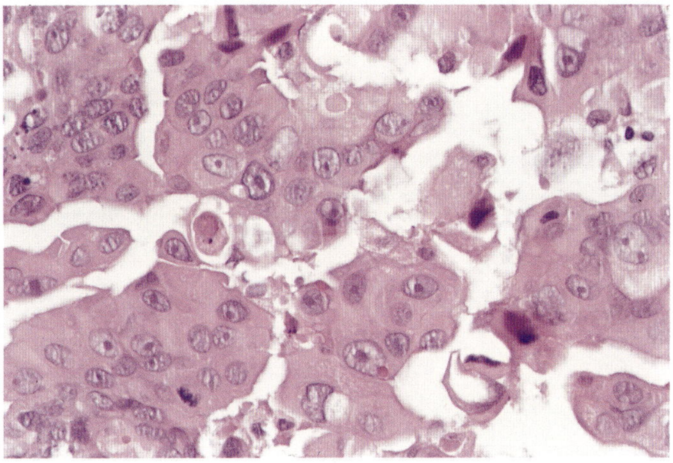

그림 B-6-105. 조직표본은 특징적인 아포크린 암종의 조직 소견이다. 암종 세포가 호산성의 풍부한 세포질을 가진다. 세포 경계는 뚜렷하다. 큰 핵안에 붉게 염색되는 거대한 핵소체가 올빼미 눈알처럼 뚜렷하게 나타난다.

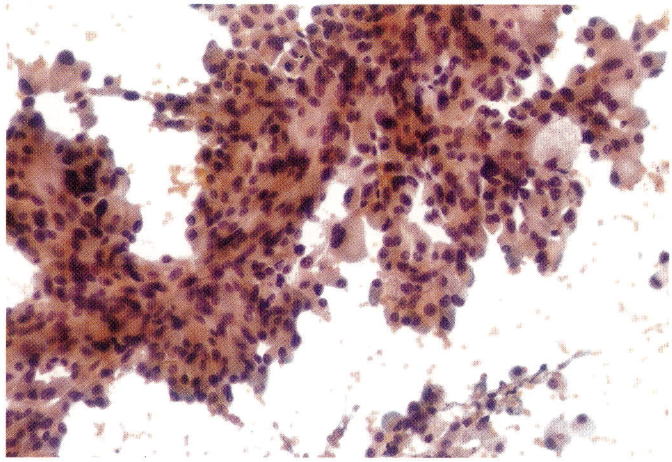

그림 B-6-107. 중등대 배율에서 불규칙한 큰 세포집단이 나뭇가지처럼 뻗고 있다. 암세포들은 풍부한 세포질을 가진다. 핵은 농염되고 다형성이 현저하다.

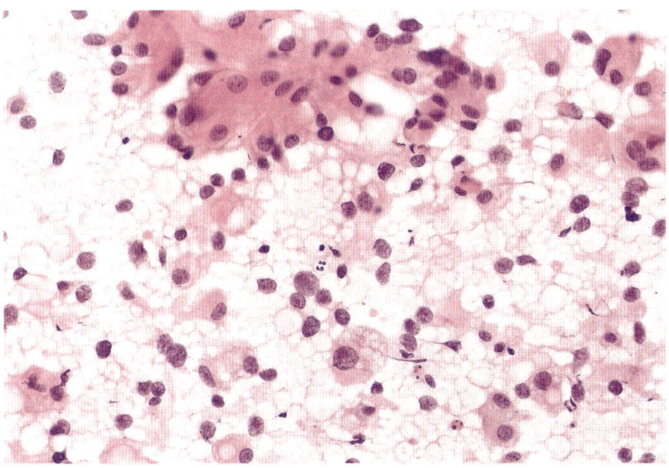

그림 B-6-106. 도말표본의 저배율에서 세포성분이 풍부하다. 주로 흩어진 개별세포들 사이에 한 세포집단이 보인다. 이들 세포는 전부가 아포크린 세포로서 핵의 악성 기준을 갖추고 있다.

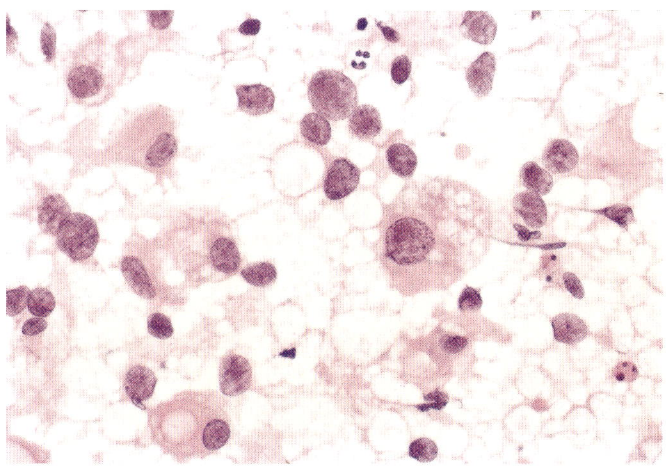

그림 B-6-108. 고배율에서 암세포들은 풍부한 세포질 내에 둥글고 큰 핵을 가진다. 큰 핵소체가 붉게 염색된다. 세포질은 호산성으로 미세한 공포를 보인다.

도관암종의 아포크린 화생, ductal carcinoma with apocrine metaplasia

비특이성 도관암종이나 소엽 암종의 세포들이 아포크린 화생을 동반하는 경우가 간혹 있다. 이때 아포크린 변화에 집착해서 아포크린암종으로 오진해선 안 된다. 도말표본에 아포크린 변화가 관찰 될 경우 양성 병변, 도관암종, 소엽암종 그리고 순수한 아포크린암종의 가능성을 다함께 생각해야 한다.

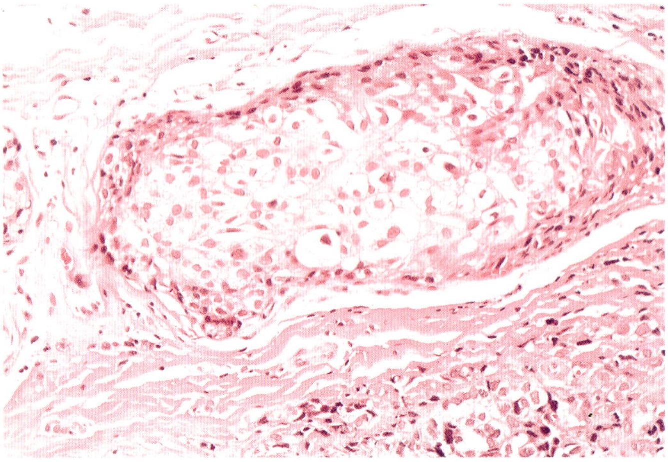

그림 B-6-109. 조직표본은 전형적인 침윤성 도관암종의 일부 세포에 아포크린 변화를 보인다. 도관암종 세포들은 세포질이 풍부해지면서 붉고 과립상으로 변한다.

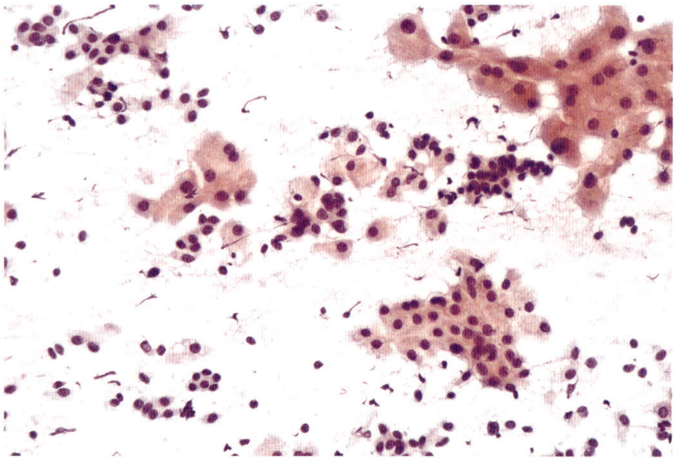

그림 B-6-111. 중등대 배율에서 주위에 나타나는 작은 집단세포들은 비특이성 도관암종 세포들이다. 그 사이에 화생 세포들이 집단을 이루고 있다. 아포크린 세포와 비특이성 도관암종 세포의 모양에는 뚜렷한 세포학적 차이가 인정된다.

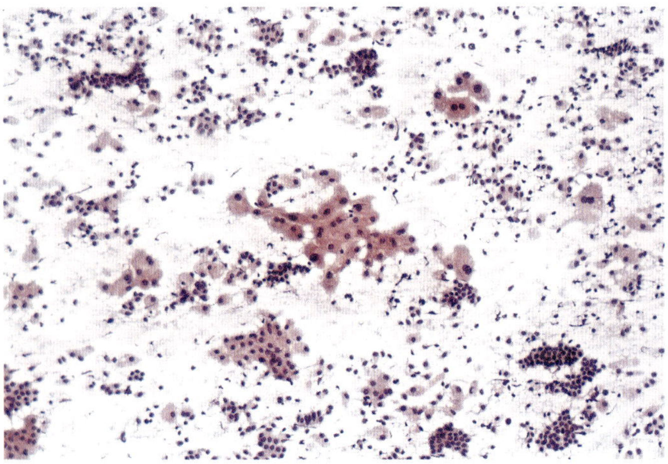

그림 B-6-110. 도말표본에서 세포성분이 풍부하다. 시야의 중앙에 아포크린 화생을 보이는 느슨한 세포집단이 나타난다. 주위에는 작은 세포집단과 개별세포들이 흩어져 있다.

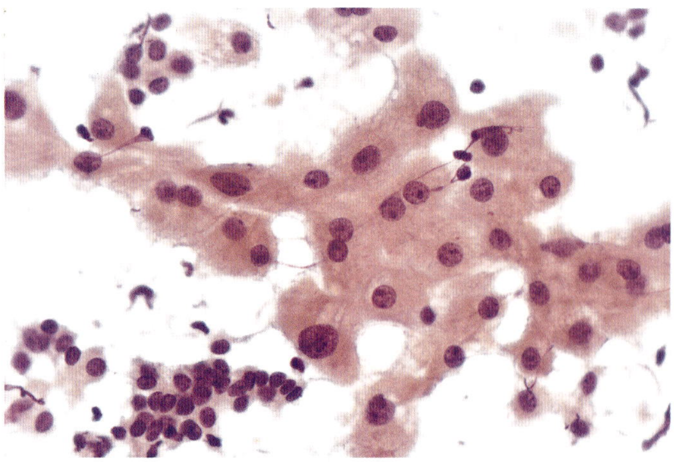

그림 B-6-112. 고배율에서 아포크린 세포의 집단을 본다. 세포들의 경계는 뚜렷하고 다각형의 세포 윤곽을 본다. 세포질은 풍부하고, 과립상이다. 도관암종 세포의 크기와 모양이 아포크린 세포의 그것들과 잘 대조가 된다.

유두상 암종, papillary carcinoma (1-3)

유방의 순수한 유두상 암종은 드물게 발생한다(1~2%). 예후는 비특이성 도관암종에 비하여 양호하다(5년 생존율 80%). 이 암종은 세포학적으로 감별해야 할 양성과 악성 병변들이 너무나 많고, 실로 많은 경우 감별이 되지 않는다.

분화가 양호한 유두상 암종은 양성 유두종, 도관내 유두상 증식증(유두종증)과 세포학적으로 구별하기 곤란하다. 유두상 암종이 유두종증이나 도관내암종을 동반할 때에 유두상 암종으로의 진단은 더욱 곤란하게 된다.

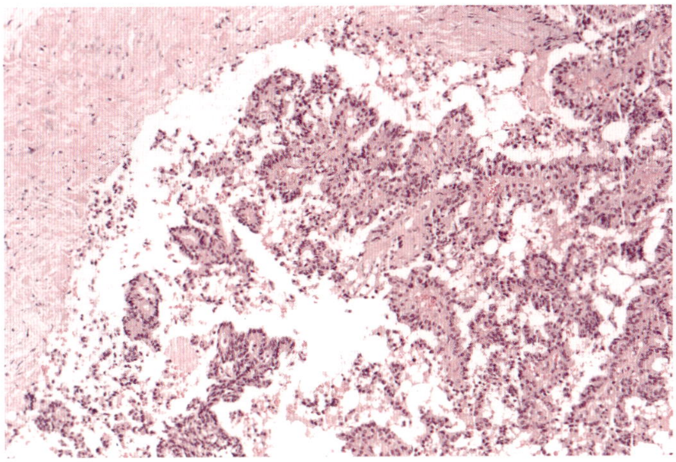

그림 B-6-113. 조직표본은 큰 주머니 안을 크고 작은 유두상 증식물이 메우고 있다(낭성 유두상 암종, intracystic papillary carcinoma). 유두는 섬유 혈관성 심지를 동반한다. 유두의 바깥쪽을 원주세포가 방책상으로 덮고 있다.

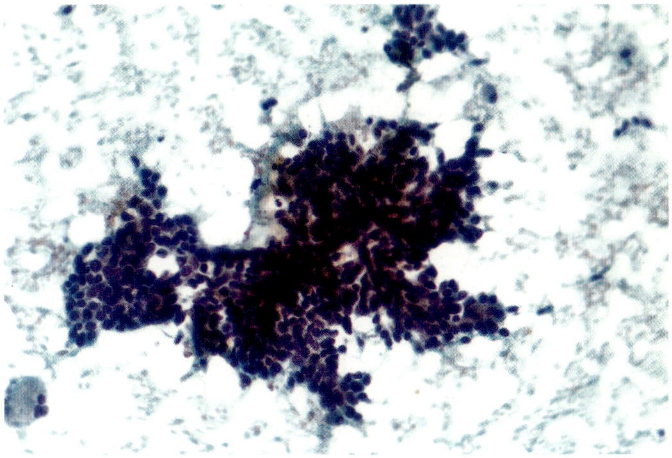

그림 B-6-115. 중등대 배율에서 불규칙한 세포집단을 본다. 이 세포집단이 바로 유두에 해당한다. 핵들은 원주상이고, 중첩되고 검게 염색된다. 배경은 단백질성 삼출물로 이따금 대식세포를 포함한다. 배경의 삼출물이 낭성 병변임을 가리킨다.

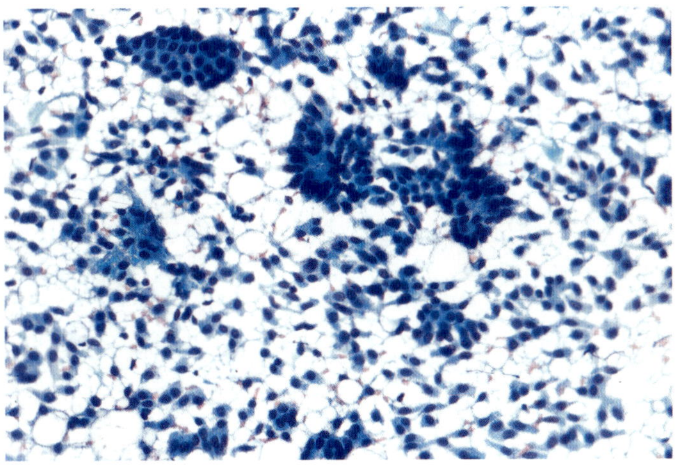

그림 B-6-114. 도말표본의 저배율에서 세포밀도가 유방암 중 가장 높다. 세포집단과 개별세포로 도말된다. 개별세포들은 접착성이 결여되어 혈구세포의 도말을 방불케한다. 세포집단은 3차원적 유두이고, 그 밖을 원주상피 세포가 덮고 있다. 개별세포들은 원주모양으로 유두를 덮고 있는 세포와 동일 계열의 세포임을 알 수 있다.

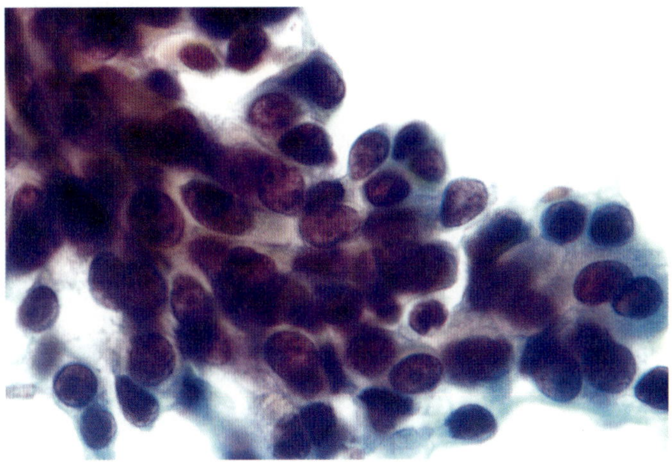

그림 B-6-116. 고배율에서 원주세포들이 서로 중첩되어 3차원적 유두를 만든다. 세포질은 풍부하다. 핵은 계란모양이고, 농염된다. 유두의 주변부 세포들은 날개 깃처럼 밖으로 뻗어있다.

유두상 암종, papillary carcinoma (2-3)

임상적으로 유두상 암종은 여러 형태로 나타난다. 낭성 유두상 암종은 대체로 작고, 섬유 낭성 병변을 잘 동반한다. 주머니(cyst)안에 생긴 혹이 최초로 만져질 때 처음 유방검사를 받게된다.

암종성 유두의 다양한 조직상이 모두 이 암종의 세포학적 변화로 나타나서 세포학적 변화 역시 매우 복잡하게 보인다.

유두상 암종의 세포학적 특징으로 풍부한 세포질을 가진 원주세포가 대단히 높은 세포밀도를 보인다. 이 세포들의 도말특징을 열거하면,

① 개별세포로 도말,
② 크기가 다양하고, 불규칙한 모양의 유두,
③ 불규칙한 3차원적 세포집단, 그리고
④ 낭성 액체성 도말배경 등 다양하게 나타난다.

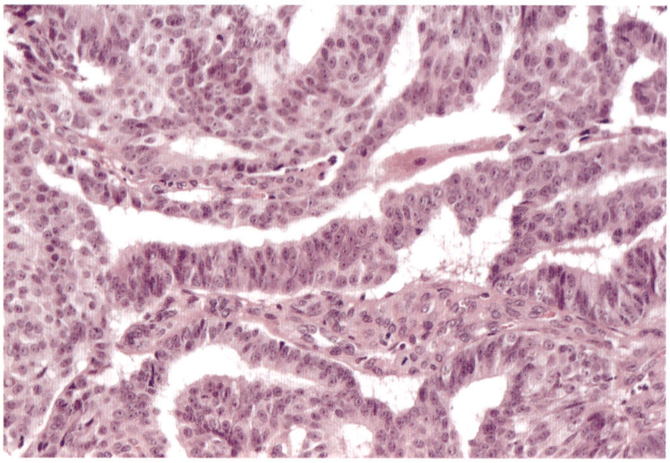

그림 B-6-117. 조직표본은 유방 기질 내로 침윤한 유두상 암종이다. 원주세포로 덮힌 유두상 증식물이 유방의 고유 기질을 침윤하고 있다. 섬유혈관성 심지가 뚜렷하다.

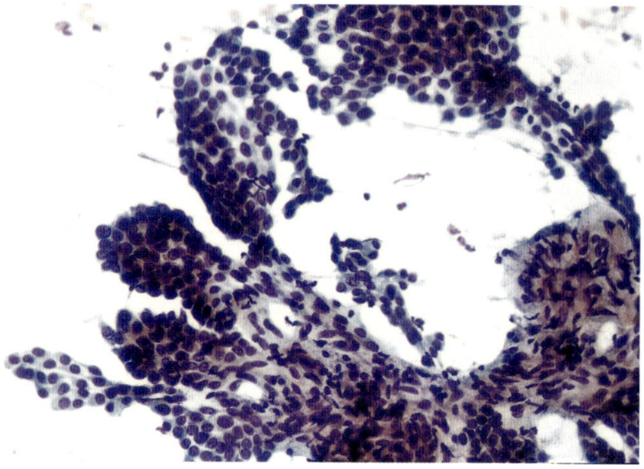

그림 B-6-119. 유두들이 가지를 치고 손가락처럼 밖으로 돌출한다. 손가락의 끝은 북채모양으로 팽대되어 있다. 이 유두에는 뚜렷한 섬유혈관성 심지가 나타나지 않는다.

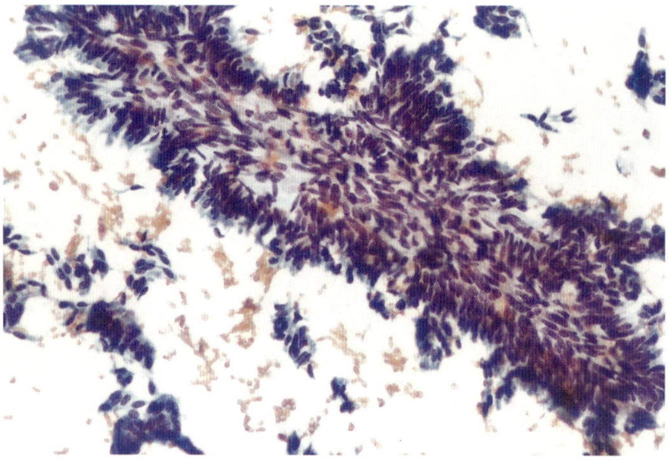

그림 B-6-118. 하나의 큰 유두가 비교적 그 원형을 잘 유지하고 있다. 넓은 섬유혈관성 심지를 중심축으로 하고, 그 바깥 양쪽으로 원주상피가 일렬로 방책상 배열을 한다. 이 유두야말로 조직상을 충실하게 반영한 것이라고 할 수 있다.

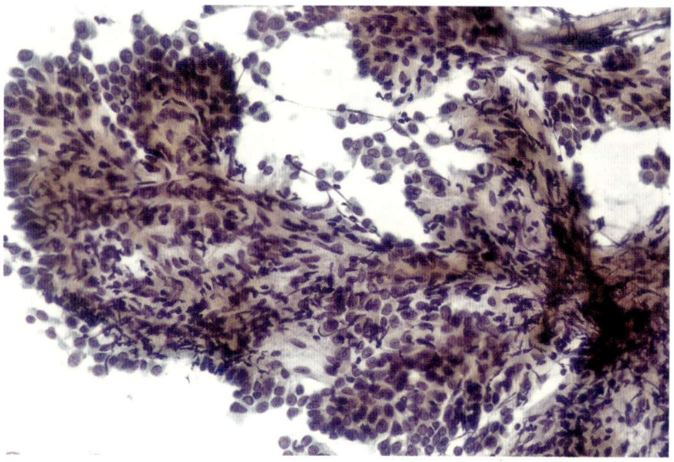

그림 B-6-120. 도말표본에서는 온전한 유두로 흡인 도말되는 경우는 드물다. 강압적인 흡인과 압착도말로 유두를 덮고 있는 암세포들이 탈락하여 개별세포로 도말되고, 유두는 섬유혈관성 심지로만 남게 된다 (발가벗은 유두, naked papilla).

유두상 암종, 유두 분비물 내, papillary carcinoma in nipple discharge (3-3)

도관 내 유두상 종양(유두종과 유두상 암종)에서 탈락한 세포가 유즙에 나타날 수 있다. 유두 분비물은 대개 혈성이지만 때로는 장액성 액체일 수 있다. 식염수를 적신 가제로 젖꼭지를 부드럽게 닦는다. 유두와 유륜하부를 지그시 짜서 젖꼭지에 솟아 오르는 유즙을 직접 슬라이드로 도말한 후 즉시 알코올에 고정한다. 고정된 슬라이드는 일반적인 방법으로 염색, 검경한다.

유두 분비물에서 유두상 종양의 진단율은 기대하는 것 보다 낮다. 유두 분비물에 나타나는 유두상 증식물로 도관내 유두종과 유두상 암종을 감별할 수 없을 때가 허다한데 이런 종양을 유두상 종양(papaillary neoplasm)으로 세포학적 진단을 내리고, 결정적인 감별은 절제 생검으로 미룬다.

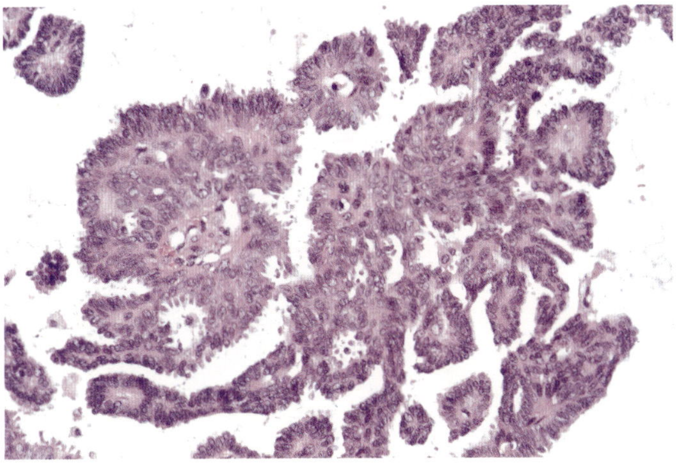

그림 B-6-121. 조직표본은 확장된 도관을 유두상 증식물이 채우고 있다. 유두의 심지는 섬유 혈관으로 구성된다.

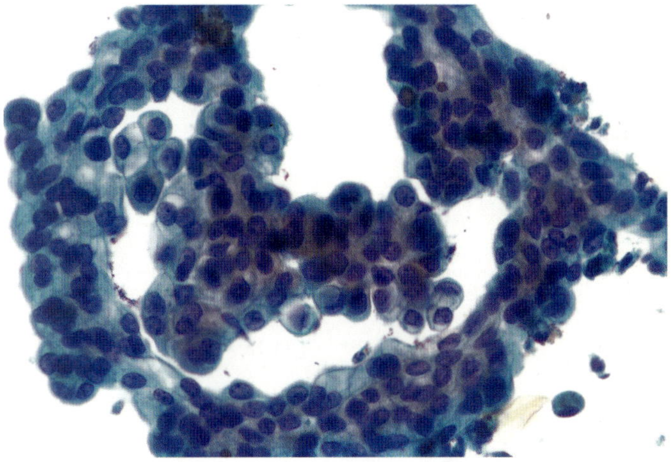

그림 B-6-123. 고배율 검경에서 유두상 세포집단의 모양은 크고 불규칙하다. 암세포들은 악성 기준을 구비하고 있다. 핵의 농염성과 다형성이 뚜렷하다.

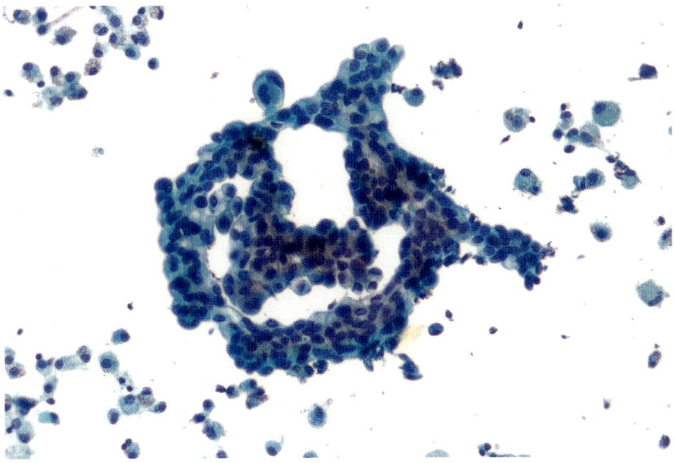

그림 B-6-122. 유두 분비물의 도말표본에 유두상 또는 채모양 세포집단이 의외로 크고, 많이 나타난다. 세포집단은 조밀하게 짜여있고, 핵들은 중첩되어 있다. 도말 배경에 유즙으로 얼룩진 대식세포(milk-phage or lactophage)가 많이 출현하는 것으로 보아 도관 내 병변임을 알 수 있다.

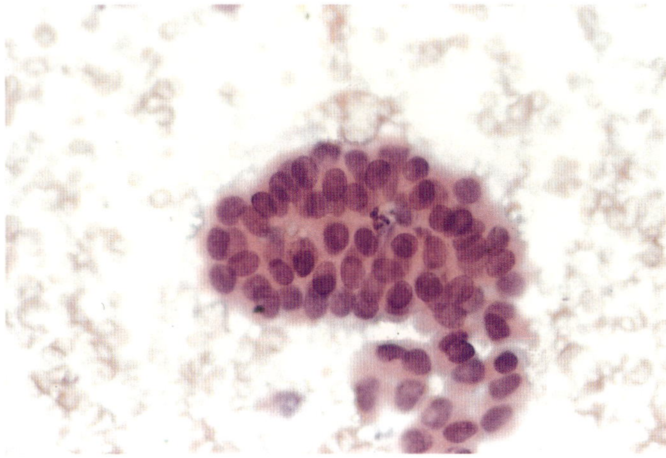

그림 B-6-124. 고배율 소견에서 세포공으로 조밀하게 짜인 유두상 증식물이 혈성 배경 내에 떠 있다. 세포들은 변성이 심하다. 이런 경우, 유두상 증식물이 양성(유두종)인지 악성(유두상 암종) 인지를 구별하기가 곤란하다. 이때 유두상 종양으로 세포학적 진단을 내리고, 조직검사로 실체를 확인한다.

미소유두상 암종, micropapillary carcinoma

도관내암종이 기질을 침윤하게 되면 그 조직학적 유형(체모양, 미소유두상, 고형성, 면포상 등)에 관계없이 보편적인(비특이성) 침윤성 도관암종으로 된다. 하지만 미소유두상 암종과 체모양 암종은 침윤한 기질 내에서도 드물게 도관내암종의 조직상을 그대로 유지할 수 있다. 침윤성 미소유두상 암종은 비특이성 침윤성 도관암종보다 침습적이고 예후가 불량하다.

조직학적으로 침윤부위의 암조직은 크기가 비슷한 미소유두로 형성된다. 미소유두의 모양은 불규칙한 피라밋, 주사위 또는 세포공으로 나타난다. 미소유두상 암종의 세포학적 특징은 세포성분이 풍부하다. 비교적 크기가 고만고만한 작은 유두와 세포공이 많이 나타나고 이들의 변두리가 모서리를 만드는 것이 이 종양의 특징이다.

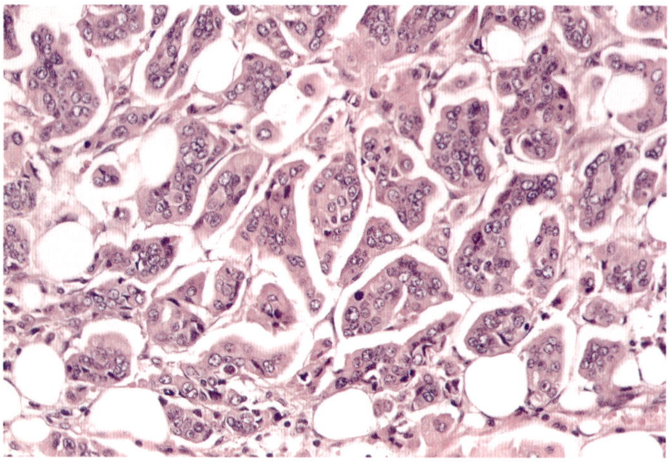

그림 B-6-125. 조직표본은 침윤성 미소유두상 암종의 조직학적 특징을 잘 보인다. 암세포의 작은 집단(미소유두) 내에는 혈관성 심지가 없다. 비교적 일정한 크기와 모양의 암세포들이 미소 유두를 만든다. 기질은 매우 얇은 섬유중격으로 된다.

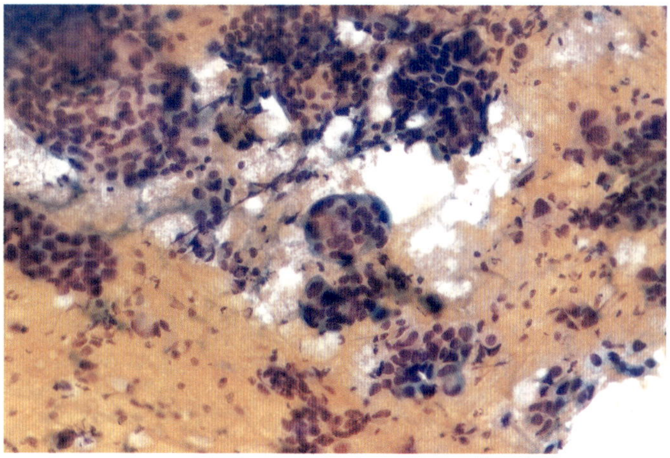

그림 B-6-126. 도말표본은 세포성분이 풍부하다. 많은 세포집단과 소수의 개별세포로 도말을 구성한다. 세포집단은 주로 3차원적으로 중첩된 작은 유두와 세포공이다. 도말배경은 혈성이다. 작은 세포공이 미소 유두에 해당된다.

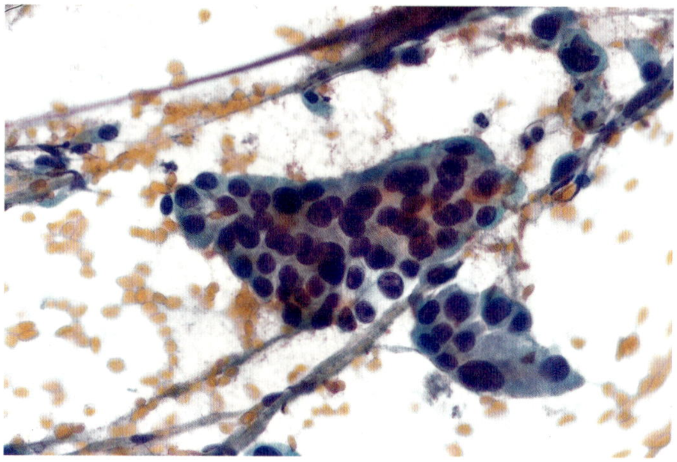

그림 B-6-127. 고배율에서 세포집단의 크기는 작고, 치밀하게 짜인 암세포들이 세포공(유두)을 형성한다. 유두의 변두리가 뾰족한 모서리를 만든다. 암세포의 핵은 농염되고, 핵의 대소부동증과 다양성이 인정된다.

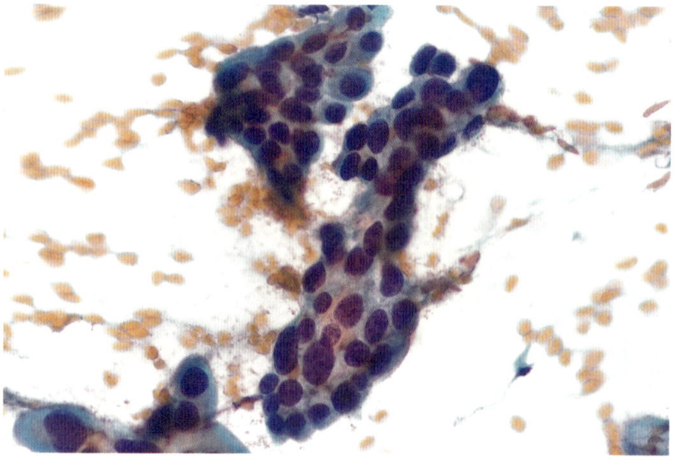

그림 B-6-128. 두개의 작은 유두에서 암세포의 특징이 잘 나타난다. 유두는 암세포의 중첩(3차원적 입체)으로 이뤄지고, 들쭉날쭉한 변두리를 가진다. 핵은 농염성, 대도부동증, 다형성을 보인다.

선양낭성암종, adenoid cystic carcinoma

유방의 선양낭성암종은 매우 드물고(0.1%), 나이 많은 여자에 발생한다. 대개 발견 당시 종양의 크기가 작고, 예후는 대단히 양호하다. 흡인된 암세포는 너무 순하게 보이기 때문에 암으로 진단하기가 어렵다. 그러나 이 암종의 진단적 소견이라 할 수 있는 이른바 자홍색 소체(magenta body)가 나타난다. 자홍색 소체는 Romanovsky 염색에서 기저막같은 물질이 자홍색으로 착색되어 둥근공(구상체)으로 나타난다.

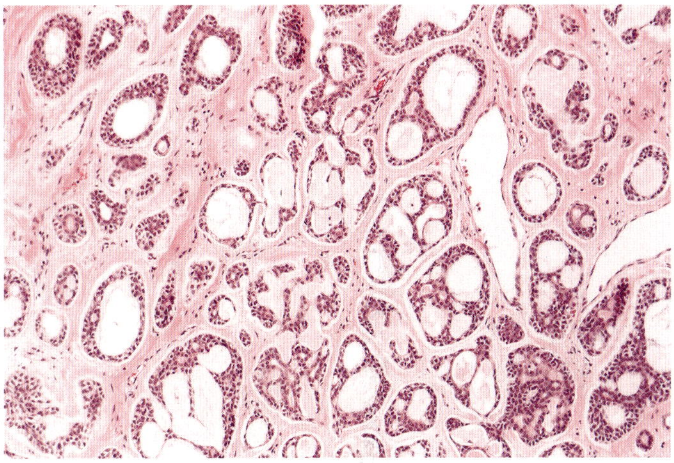

그림 B-6-129. 조직표본은 유방의 기질조직 내로 침윤한 선양낭성암종이다. 암세포 잡단 내에 크고 작은 둥근 낭성 공간이 있다. 암세포 집단 주위로 붉게 물든 두꺼운 기저막 물질이 둘러싸고 있다.

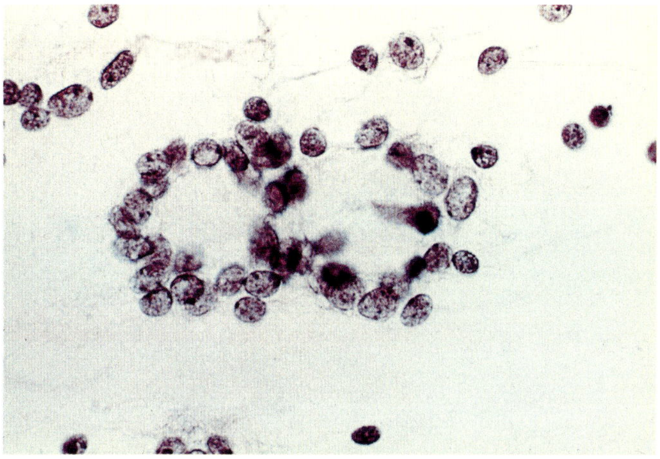

그림 B-6-131. 중등대 배율에서 두 개의 온전한 로제트가 보인다. 세포들의 핵은 매우 순하게 보이고, 약간의 대소부동증이 있다. 세포질은 거의 보이지 않는다. 선방의 내강은 Papanicolaou 염색에서는 공허하게 보인다.

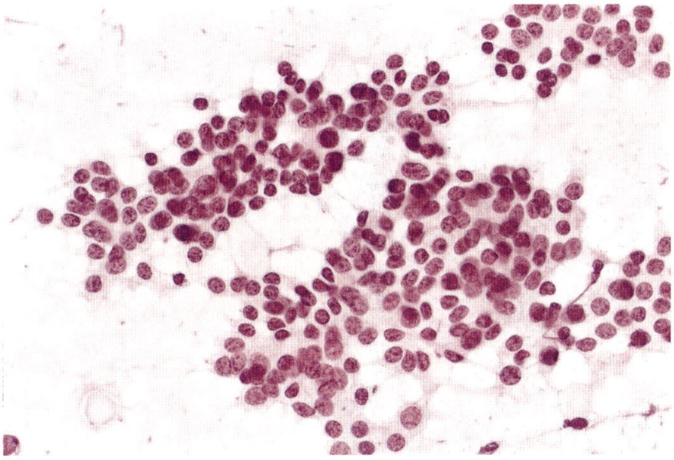

그림 B-6-130. 도말표본의 저배율에서 세포성분은 중등도로 풍부하다. 세포들은 집단과 개별 세포로 도말된다. 집단세포들 사이에 일그러진 내강을 형성하여 로젯트처럼 보인다. 세포들은 작고 둥근핵을 가지며, 그 모양이 균일하다. 염색질은 섬세하고, 핵소체는 보이지 않는다.

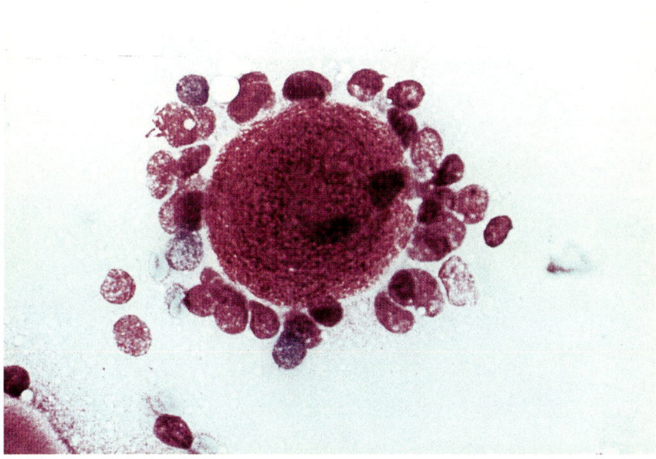

그림 B-6-132. 로제트의 내강에 Romanovsky 염색에서 둥근 자홍색 소체가 나타난다. 이 자홍색 소체는 기저막 물질이 덩어리로 나타난 것이다. 자홍색 소체는 교원질성 구상체증(collagenous spherulosis)에서 관찰되는 같은 모양의 소체를 배제할 수만 있다면, 선양낭성암종의 진단적인 소견이 된다.

분비암종, secretory carcinoma

분비암종은 20세 이하의 젊은 여자에 자주 발생하기 때문에 한때 연소 암종(juvenile carcinoma)이라고 불렀다. 그러나 나이 많은 연령층에도 발생할 수 있으므로 분비암종이 더 적합한 명칭으로 생각된다. 이 암종은 대단히 드물다. 젊은 환자의 예후는 탁월한 반면 나이 많은 환자에 발생할 때에는 비특이성 도관암종의 예후와 별반 차이가 없다.

조직학적으로 미소낭성(microcystic), 유두상(papillary) 그리고 체모양(cribriform)의 3유형이 있다. 그 어느 유형이던 간에 개별 종양세포와 종양세포로 된 샘 그리고 미소낭성 공간 내에 다량의 분비물이 차 있다.

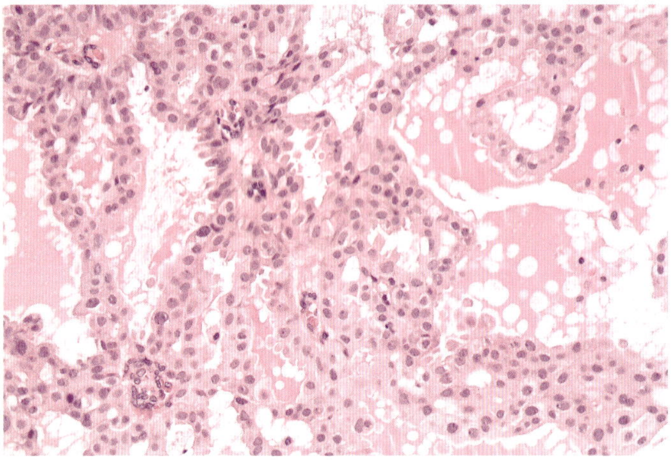

그림 B-6-133. 조직표본은 분비암종의 유두상 유형이다. 샘의 내강과 낭성공간 내에 호산성 분비물이 꽉 차 있다. 분비물의 주변을 따라 조가비모양(scalloping)으로 공포가 생겨 기능항진 상태의 갑상선을 보는 느낌이다. 종양세포의 세포질은 미세한 공포로 채워진다.

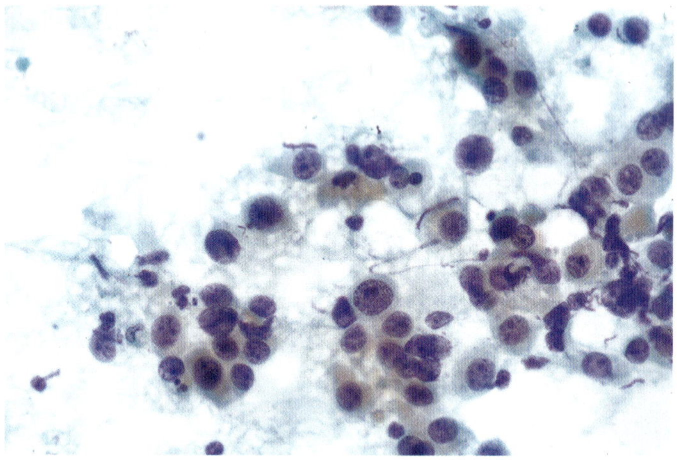

그림 B-6-135. 작은 세포집단은 느슨한 선방 또는 유두상 구조를 만든다. 풍부한 세포질은 경계가 불확실한 크고 작은 거품으로 채워진다. 핵의 대소부동증이 심하고, 가끔 핵소체가 뚜렷하게 보인다.

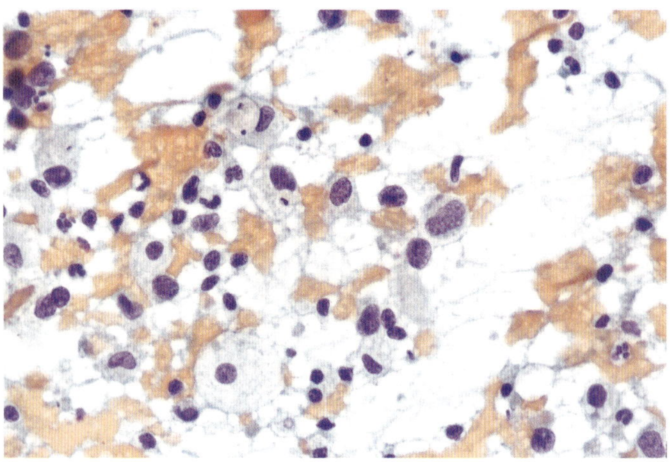

그림 B-6-134. 도말표본의 저배율에서 세포밀도는 낮다. 암세포들은 주로 낱개로 흩어져 도말된다. 핵들의 주위에는 경계가 뚜렷하지 않은 다량의 세포질이 붙어 있어 마치 포말상 대식세포(foamy macrophage)를 보는 것 같다.

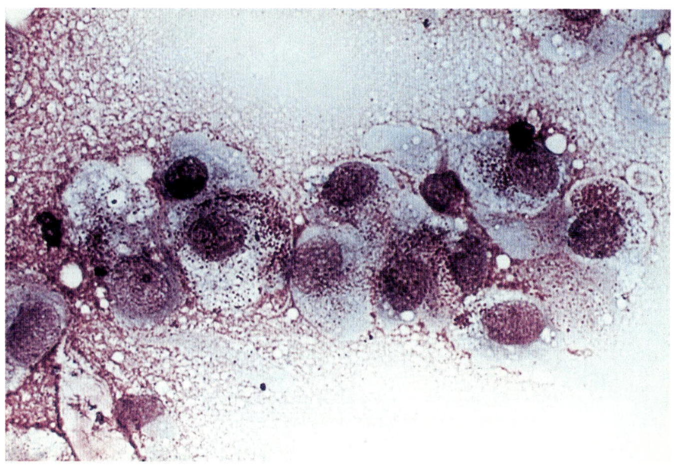

그림 B-6-136. Romanovsky 염색에서 풍부한 세포질의 안과 밖에 특징적인 분비물이 자홍색 과립으로 나타난다.

글리코겐 풍부암종, glycogen rich carcinoma

글리코겐 풍부(투명세포)암종은 매우 드문 유방암종 중 하나이다. 이 암종은 매우 침습적이고, 예후는 불량하다. 암세포의 투명한 세포질은 풍부한 당원(글리코겐)을 함유한다. 이 암종은 아포크린 화생을 흔히 동반한다. 투명한 세포질을 가지는 다른 유방암종 특히, 분비(연소)암종, 지질 풍부 암종, 전이성 투명 세포 암종 등과 감별해야 한다.

종양 세포의 세포질 내에 PAS 양성 물질이 디아스타제로 소실되면 글리코겐 풍부 암종으로 진단된다.

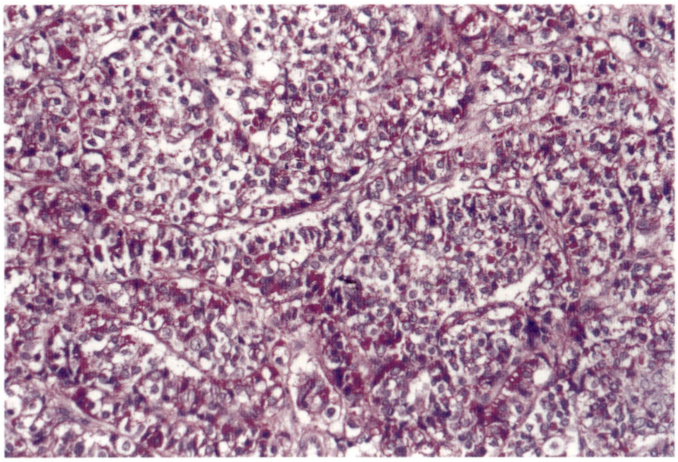

그림 B-6-137. 조직표본은 PAS 염색을 실시한 글리코겐 풍부 암종이다. 디아스타제로 소화한 표본에서 PAS 양성 물질이 소실되는 것으로 보아 당원으로 확인된 증례이다. 종양세포들이 기질을 거의 동반하지 않고 밀집된 둥지를 만든다. 개별세포는 투명하고, 풍부한 세포질을 가진다.

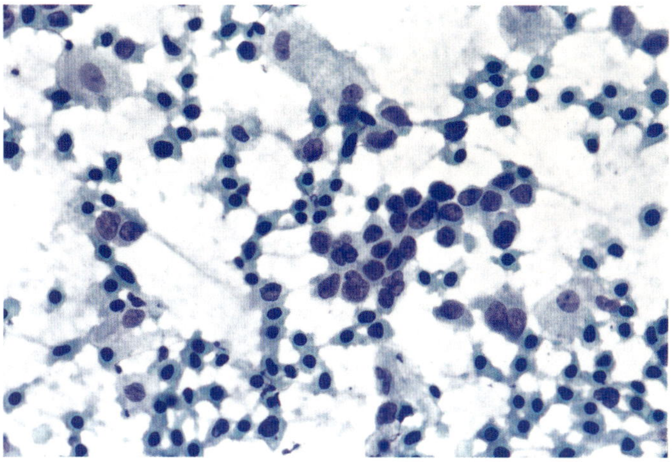

그림 B-6-139. 중등내 배율에서 종양세포들은 느슨한 집단과 개별세포로 도말된다. 세포들 사이에 공포가 많다. 핵의 다형성과 대소부동증이 보인다. 미세한 과립상 염색질을 가진다.

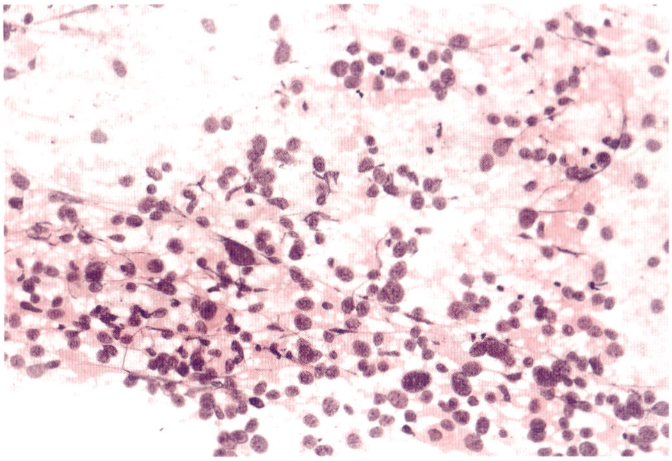

그림 B-6-138. 도말표본의 저배율에서 세포밀도는 높다. 세포들은 낱개로 흩어져 도말된다. 둥근핵들은 세포질을 거의 동반하고 있지 않다(나핵). 붙어있는 온전한 세포질은 풍부하고, 호산성이다. 그 경계는 흐려있다.

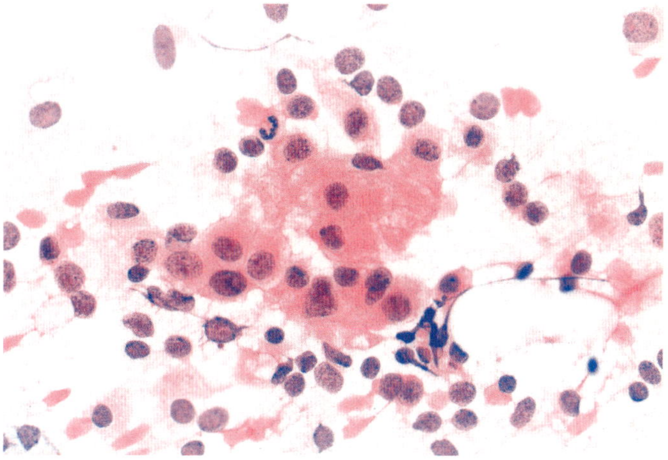

그림 B-6-140. 고배율에서 큰 종양세포의 풍부한 세포질이 연분홍색으로 염색되지만 그 경계는 불확실하다. 핵은 세포질의 중앙에 위치한다. 염색질은 농축되고, 과립상으로 나타난다. 연분홍 세포질을 가진 큰 세포가 아포크린화생을 일으킨 종양세포이다.

편평세포암종, squamous cell carcinoma

유방에 원발하는 편평세포암종은 임상적으로 비특이성 도관암종과 비슷한 특성을 가진다. 조직학적으로 순수한 편평세포암종은 매우 드물다. 도관암종의 국소에 편평세포화생을 동반하는 화생성 암종이 더 자주 발생한다. 순수한 편평세포 암종은 고령자에 발생하는 경향이 있다. 이 암종은 암세포 둥지의 중앙부가 흔히 응고괴사를 일으켜 공동을 잘 만든다. 천자 할 때 바늘 끝이 병변의 중앙부에 도달하면 낭성 변화를 느끼고, 끈적거리는 황색의 죽같은 액체를 흡인하게 된다. 이런 특징들이 이 암종의 존재를 미리 짐작케 하는 단서가 된다.

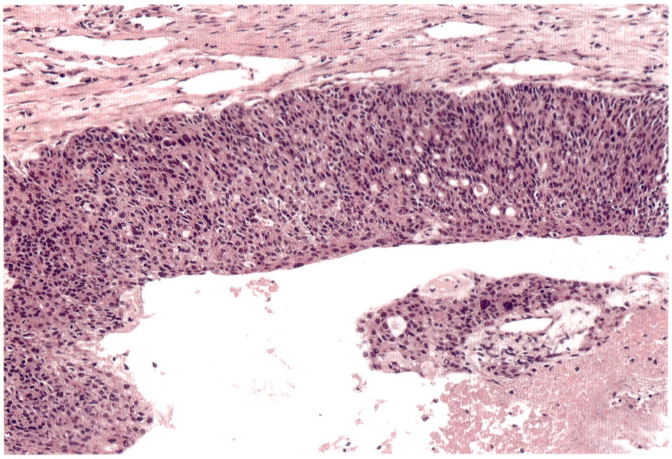

그림 B-6-141. 조직표본은 종양의 중앙부에 낭성 변화를 보이는 편평세포암종이다. 자궁 경부나 기관지 점막에 발생한 상피내 암종처럼 보이지만, 다른 곳에 이미 유방의 기질을 암조직이 침윤하고 있다.

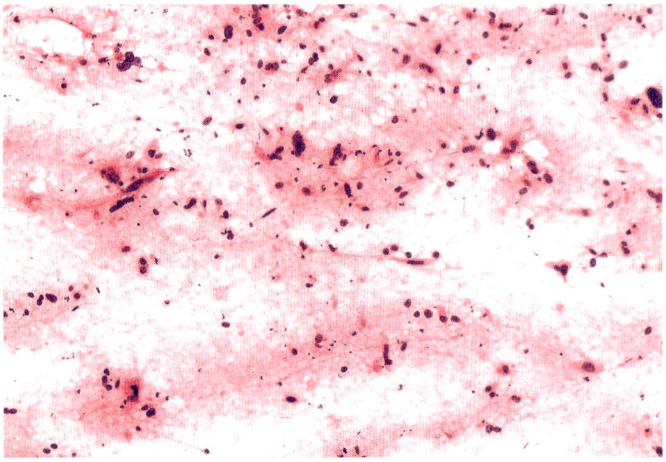

그림 B-6-142. 도말표본의 저배율에서 세포밀도는 낮은 편이다. 혈성, 괴사성 배경(종양소인)에 불규칙하게 흩어진 검은 핵 조각들과 괴상하게 생긴 농염된 세포들이 섞여 있다. 이 도말표본은 편평세포암종의 괴사 부위에서 얻은 흡인물이다(공동성 편평세포암종, cavitary squamous cell carcinoma).

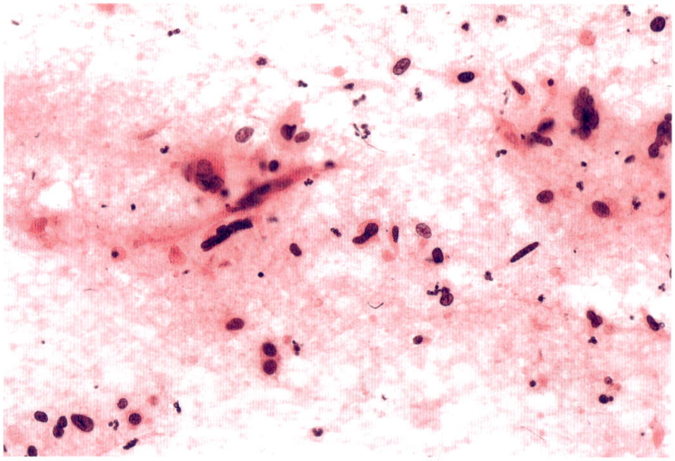

그림 B-6-143. 고배율에서 괴상한 모양의 세포들은 주로 방추상이고, 대단히 검은(농염된) 핵을 가진다. 핵 내 구조(염색질, 핵소체)를 볼 수 없을 정도로 변성이 심한 암세포들이다. 세포질은 진홍색으로 편평세포로의 분화경향을 보인다.

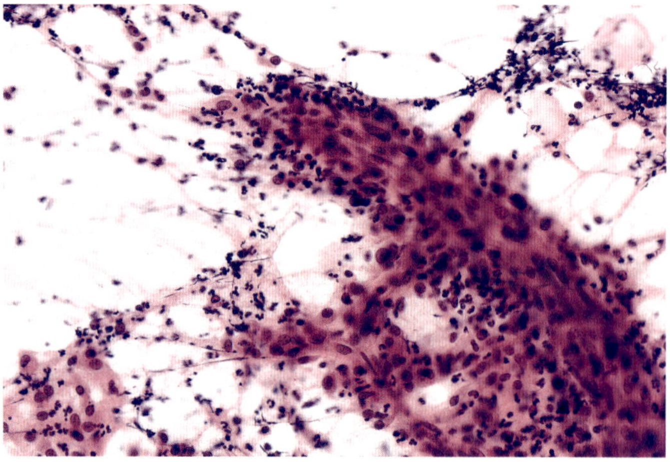

그림 B-6-144. 여러 정도로 분화 한 편평세포가 집단으로 나타난다. 세포집단 내에 염증 세포와 괴사된 암세포가 섞여 있다. 개별세포의 세포질은 풍부하고, 각화 경향을 보인다.

소엽암종, lobular carcinoma (1-4)

침윤성 소엽암종의 빈도는 보고자에 따라 큰 차이가 있다(3~14%). 그 이유는 이 암종의 조직학적 진단 기준이 병리전문의에 따라 조금씩 다르기 때문이다. 예후는 관상암종과 비특이성 도관암종의 중간쯤으로 생각된다. 이 종양의 임상적 특징은 비특이성 도관암종과 비슷하지만, 소엽암종은 매우 특이한 전이 양상을 보인다. 먼 장기 특히 후복강, 복막, 복강 내 장기, 중추신경계 등에 잘 전이한다. 조직학적 특징은 기질에 교원 섬유의 증식이 심하고, 그 사이로 줄을지어 암세포들이 침윤한다. 이 모양을 소위 일렬종대(indian file or single file)로 기술한다. 또한 도관을 중심으로 하고 그 주위를 암세포가 나이테처럼 침윤하고 있는 모양을 이른 바 과녁판(또는 황소 눈, bulls eye)에 비유한다. 기질의 섬유조직에 비하여 암세포가 절대적으로 적기 때문에 흡인물의 암세포비율이 대체로 낮다.

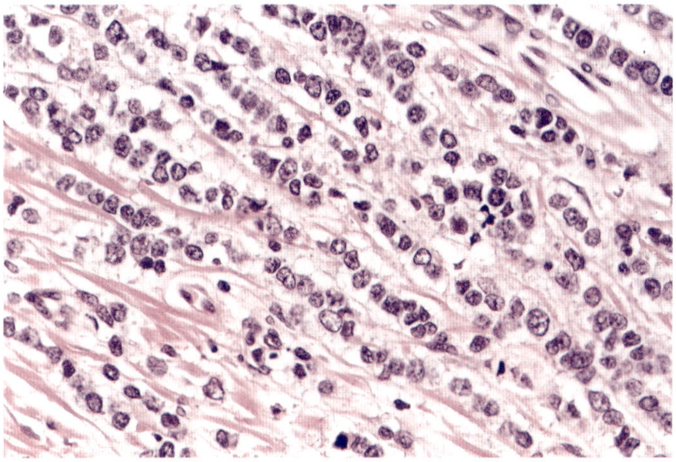

그림 B-6-145. 조직표본은 증식한 섬유기질 사이를 암세포들이 일렬종대로 침윤한다. 한 가닥의 밧줄로 길게 줄을 지어 기질 내로 침윤한다. 암세포들은 작고 순하게 보인다. 인접한 암세포들과 서로 밀착하여 주물현상(moulding)을 연출한다. 핵의 윤곽이 모가 나 있다.

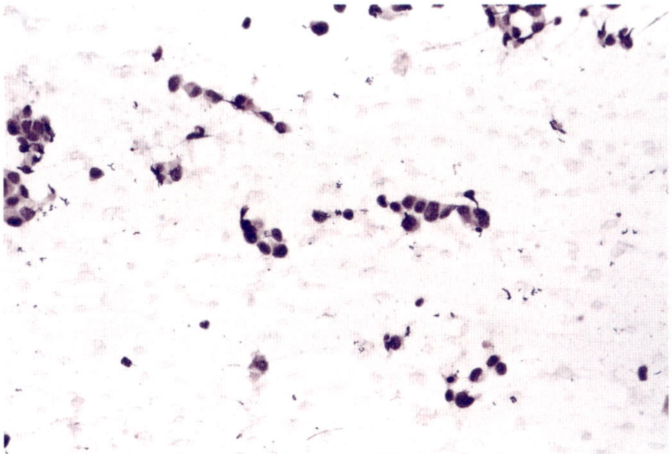

그림 B-6-146. 도말표본의 저배율에서 세포밀도가 낮다. 주로 개별세포로 도말된다. 4~5개의 작은 세포들이 열을 지어 도열한 상태는 마치 척주(vertebral column) 또는 주물형상을 만들고, 일렬종대의 조직 소견을 반영한다.

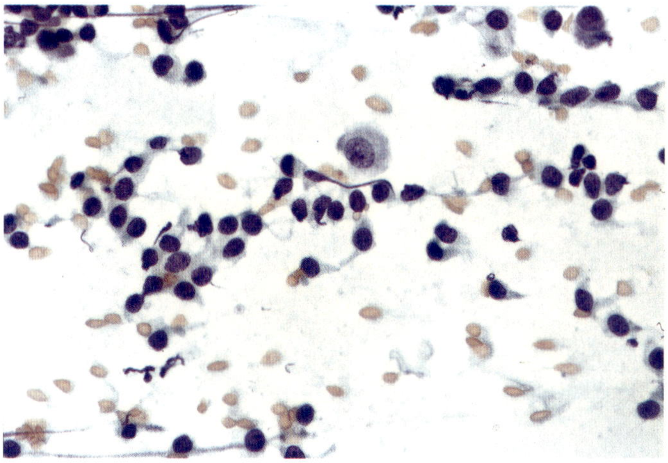

그림 B-6-147. 고배율에서 암세포들은 소량의 세포질을 가지거나 세포질이 전혀 없이 나핵으로 나타난다. 작은 세포집단 내 개별세포들은 주물현상을 보인다. 암세포핵은 대체로 작지만 윤곽이 불규칙하고 모서리를 만든다.

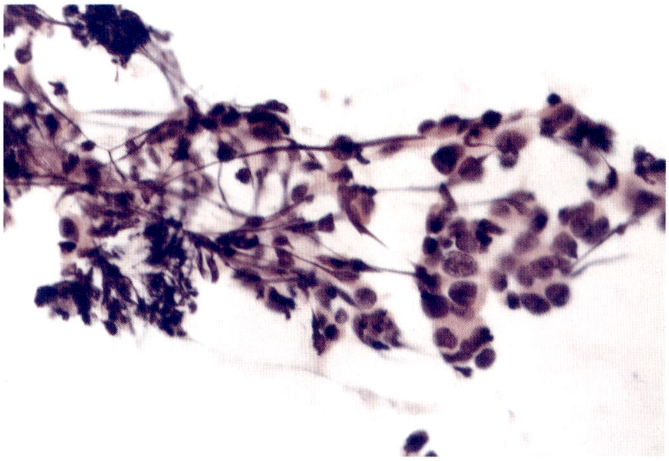

그림 B-6-148. 다른 고배율시야에서 암세포들은 느슨하고 작은 집단으로 찢어진 섬유 가닥사이에 매달려 있다. 흡인, 도말로 인한 손상으로 세포질은 너덜너덜 떨어져 나간다. 기질의 섬유다발이 지저분한 배경을 만들고 있다.

소엽암종, lobular carcinoma (2-4)

소엽암종을 일반 도관암종과 구별해야하는 중요한 이유는 소엽암종이 훨씬 자주 다발하기 때문이다. 소엽 암종은 동측이거나 반대측 유방에 동시에 또는 시차를 두고 발생할 수 있다. 경화성 도관암종과 같이 침윤성 소엽암종은 섬유증식이 심한 관계로 흡인된 세포성분이 빈약하다. 위음성 진단이 흔히 발생하는 이유가 여기에 있다.

소엽암종으로 진단할 수 있는 믿을만한 세포학적 변화는 도말된 모든 세포가 한 계열의 세포로써(단일계열 세포), 단조로운 모양(작고, 불규칙한 핵막)을 특징으로 한다. 개별 세포들의 배열은 주물현상(indian file, bull' s eye, vertebral columnalization)이 특징이다.

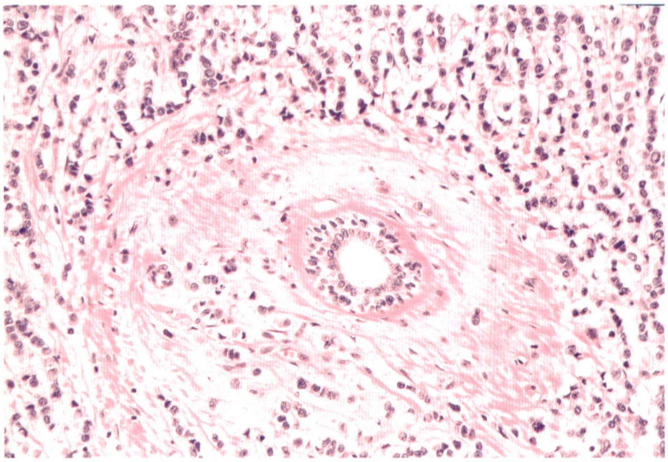

그림 B-6-149. 조직표본은 남아 있는 작은 도관 주위로 섬유 증식이 심하다. 도관 주위로 침윤한 암세포들이 과녁(bull's eye)처럼 보인다.

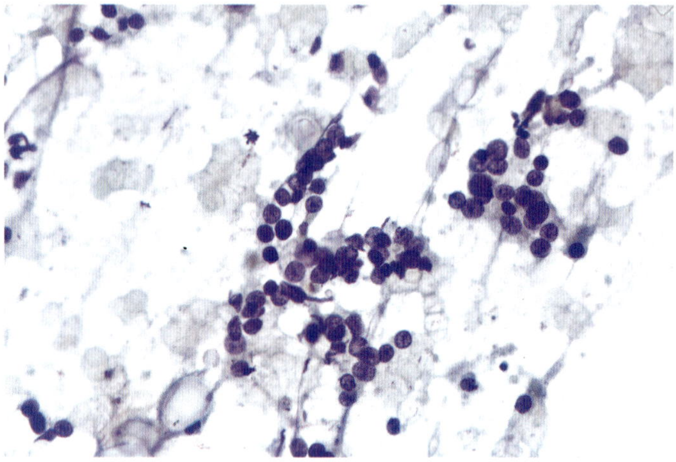

그림 B-6-151. 느슨한 세포집단은 균일한 모양과 비슷한 크기의 세포로 구성된다. 소량의 세포질이 보인다. 핵들은 밀착하여 모서리가 생긴다. 도말배경은 깨끗한 편이며, 다른 계열의 세포(예, 양극성 나핵)들이 섞여 있지 않다.

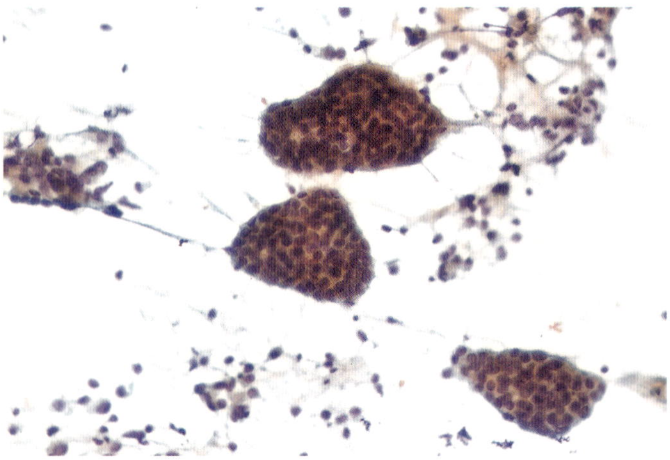

그림 B-6-150. 세포공으로 보이는 3개의 3차원적 세포집단이 있다. 암세포는 작고, 세포질의 양이 적어서 세포공은 조밀하게 짜여 있다. 이 세포집단은 남아 있는 소엽내암종이거나 도관암종의 소엽 내 팽창(lobular extension) 상태를 고스란히 반영하는 소견이다.

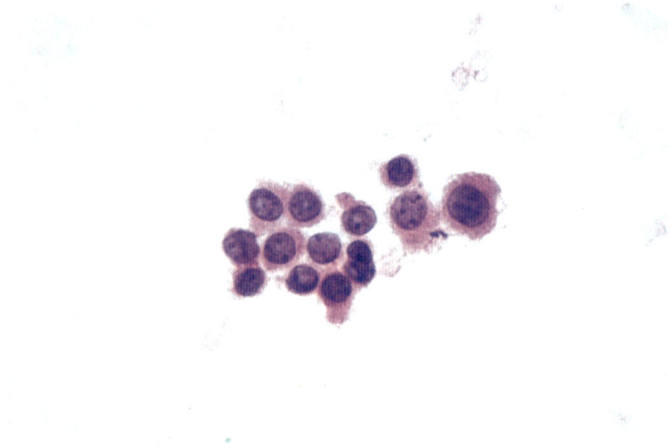

그림 B-6-152. 고배율에서 암세포들은 균일하게 작다. 개별세포들은 크기와 모양이 서로 같고, 소량의 세포질을 가진다. 염색질은 미세한 점상으로 엉켜 있고, 핵소체는 뚜렷하지 않다.

소엽암종, lobular carcinoma (3-4)

침윤성 소엽암종의 전형적인 조직 소견과는 다른 특이한 변화를 동반하는 소엽암종이 있다. 암세포의 소엽상 배열(충실형)과 소포상 배열(alveolar structure) 그리고 인환세포 변화가 그것들이다. 이런 유형으로부터 얻은 흡인물에는 세포 밀도가 높고 암세포가 크다. 소포상구조 또는 충실성 세포집단(세포공)으로 도말되기도 한다. 소엽상 유형과 소포상 유형은 비특이성 도관 암종과 세포학적으로 감별하기 어렵다. 암세포의 크기와 모양이 도관암종의 세포와 비슷해서 감별이 불가능할 수 있다.

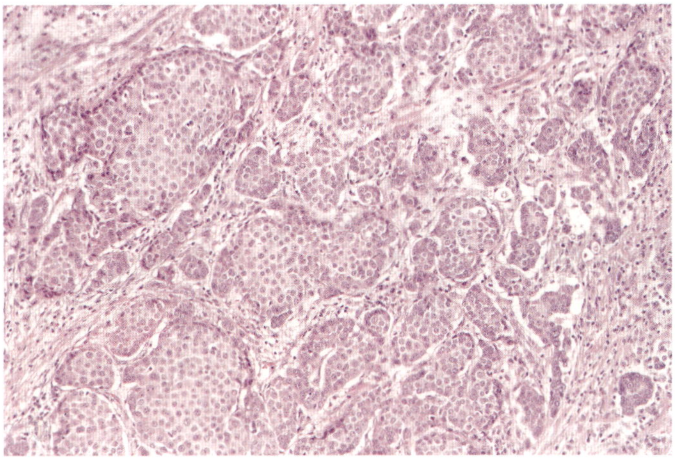

그림 B-6-153. 조직표본은 충실한 둥지를 만든 소엽상 침윤성 소엽암종이다. 암세포들은 작고, 서로 비슷한 모양을 하고 있다. 작은 둥지를 만들면서 침윤한다. 작고, 둥글고, 균일한 세포의 조밀한 집단이 특징이다.

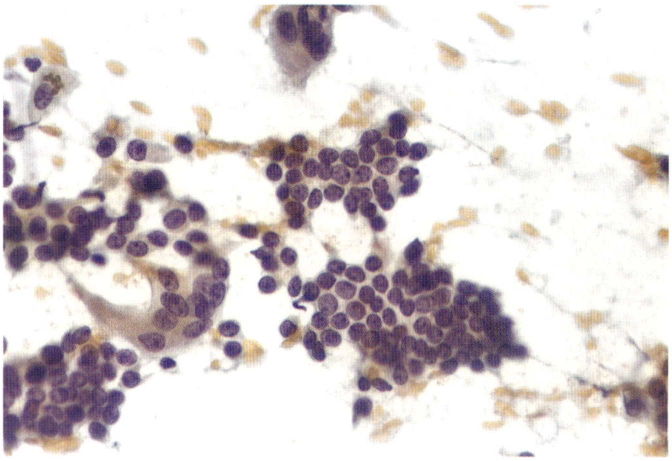

그림 B-6-155. 중등대 배율에서 암세포들은 작고, 둥글고, 서로 모양이 엇비슷해서 대단히 단조롭게 보인다. 핵소체는 보이지 않는다. 염색질은 미세하게 엉켜 있다. 세포질의 양은 적다. 따라서 핵-세포질 비율이 높다. 이런 세포학적 변화는 저등급의 비특이성 도관 암종의 변화와 크게 다르지 않다.

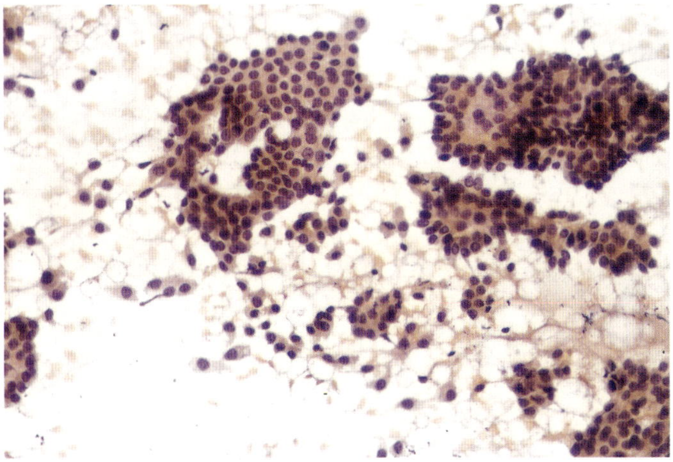

그림 B-6-154. 도말표본은 세포밀도가 높다. 2차원적 평판상의 세포집단이 소수의 개별세포와 섞여 있다. 세포집단 내 불완전한 로제트(소포상)를 만든다. 개별세포와 집단을 이루는 세포들이 동일계열이다.

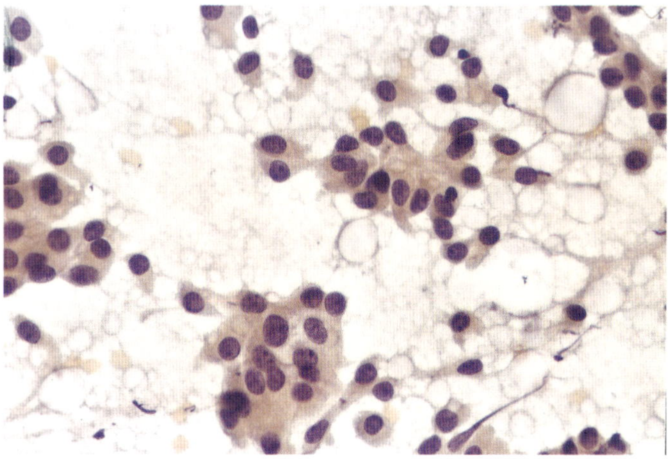

그림 B-6-156. 간혹 일그러진 소포상 배열(로제트)을 볼 수 있다. 도말배경은 깨끗하다. 다른 이질적인 세포들이 섞여 있지 않다. 비특이성 도관암종, 관상암종 등과 감별해야 한다.

소엽암종, lobular carcinoma (4-4)

소엽암종은 간혹 부분적으로 인환세포(signet ring cell)로 구성된다. 암세포는 세포질 내 관강(intracytoplasmic lumen, ICL)을 만들고 그 안에 붉은 소체를 가져서 마치 과녁처럼 보인다(bull's eye inclusion). ICL은 소엽암종의 특이한 소견이지만, 매우 드물게 도관암종, 관상암종 그리고 소엽내 암종에도 출현한다.

인환세포 변화를 동반한 소엽암종과 순수한 인환세포 암종은 구별되어야 한다. 예후가 서로 다르기 때문이다. 암세포들은 단단한 섬유기질을 외줄로 침윤해서 암조직의 전초 경계부위가 뚜렷하지 않게 된다. 바로 이런 이유로 유방의 조영상이나 초음파 검사에서 이 암종의 존재를 놓치기 쉽다.

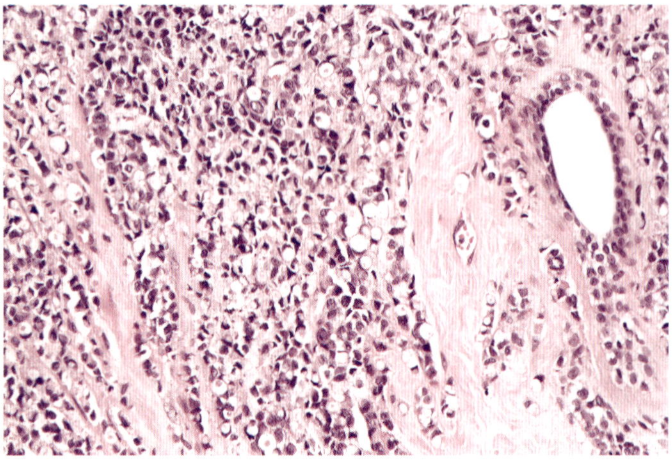

그림 B-6-157. 조직표본은 전형적인 소엽 암종이 인환 세포 변화를 부분적으로 보인다. 섬유증식이 심한 기질 내로 인환 세포들이 줄을 지어 침윤한다.

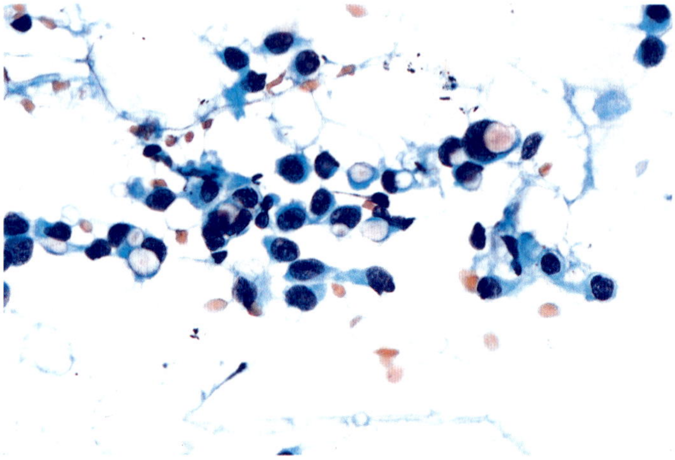

그림 B-6-159. 도말표본의 중등대 배율에서 느슨한 세포집단을 본다. 암세포들은 작고, 핵은 둥글다. 세포질은 비교적 풍부하고, 세포질 내 관강을 가진 세포도 여럿 있다. 핵은 한쪽으로 밀려 초승달처럼 보인다(인환세포).

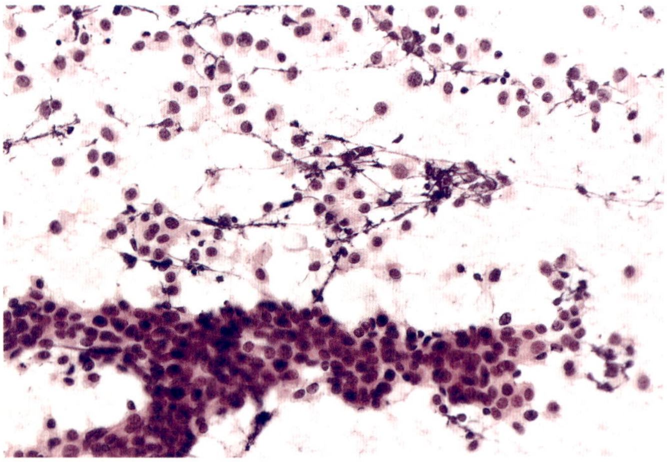

그림 B-6-158. 도말표본은 세포성분이 비교적 풍부하다. 도말은 단단하게 짜인 세포집단과 낱개로 흩어진 개별세포로 구성된다. 세포들은 대체로 작고, 세포질이 손상을 받아 온전하게 붙어있지 않다. 핵은 농염되고, 크기와 모양이 서로 비슷하다. 이런 변화는 전형적인 소엽암종의 소견과 큰 차이가 없다.

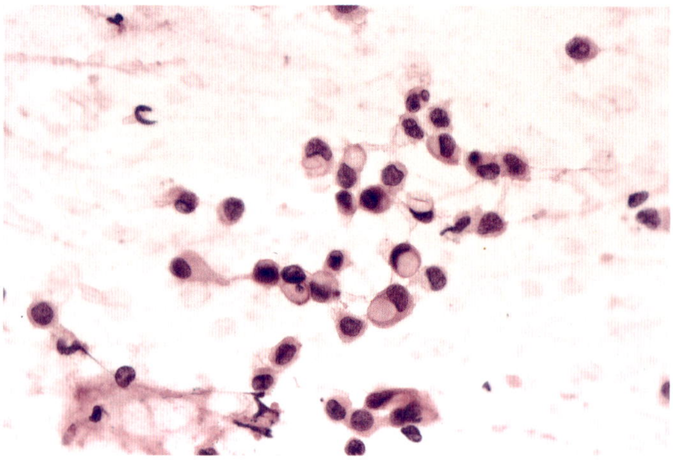

그림 B-6-160. 고배율에서 핵들은 약간의 다형성과 대소부동증을 보인다. 핵은 세포질의 한쪽으로 밀려 있고 초승달 모양으로 나타난다. 풍부한 세포질은 공포(점액)로 채워지고, 핵의 반대쪽을 차지한다.

관상소엽암종, tubulo-lobular carcinoma

관상소엽암종은 침윤성 소엽암종의 한 조직학적 변형이다. 대체로 소엽암종의 예후는 도관암종의 그것과 비슷하지만 관상소엽암종은 이들보다 예후가 더 양호하다. 이와는 대조적으로 충실형과 소포상형 그리고 다형성 소엽암종은 일반 소엽암종에 비하여 더 침습적이다. 관상소엽암종의 조직학적 특징은 소엽암종의 전형적인 세포(작고 균일한 모양)가 작은 둥지(소엽)와 관상 구조를 다 함께 형성하면서 기질을 침윤한다.

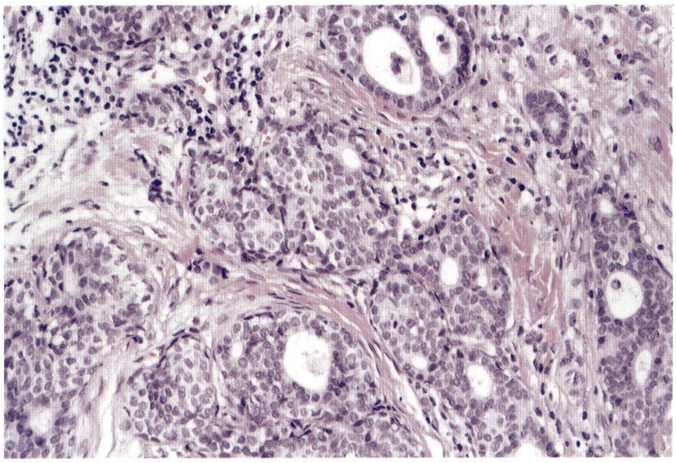

그림 B-6-161. 조직표본은 소엽암종의 전형적인 세포가 엽상 구조를 형성한다. 그 주위에 내강을 가지는 관상 구조가 기질을 침윤한다.

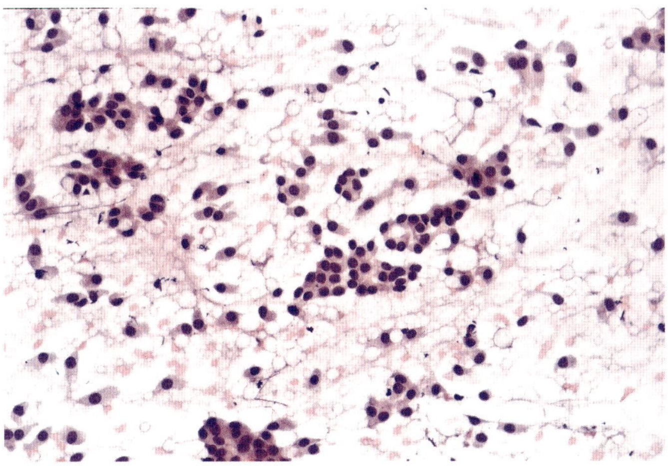

그림 B-6-162. 도말표본의 저배율에서 세포성분은 중등도이다. 도말은 작고 느슨한 세포집단과 흩어져 있는 개별 세포로 구성된다(접착성이 결여). 세포집단은 찌그러진 내강을 가진 로제트로 나타난다. 이 소견은 관상암종을 반영하는 소견이다.

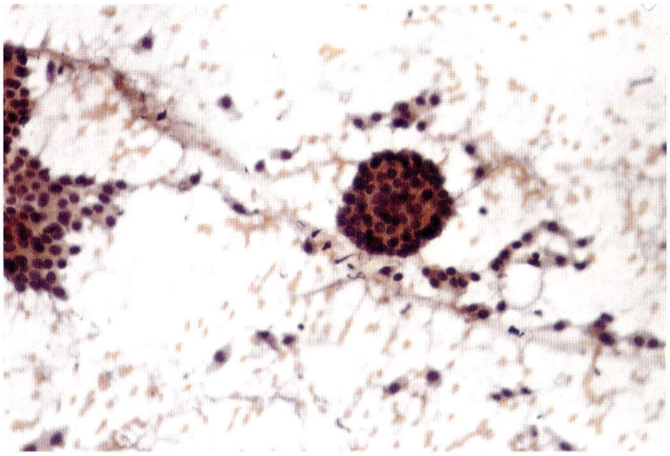

그림 B-6-163. 드물게 세포집단은 중첩된 세포 덩어리(세포공)로 나타난다. 세포공은 조밀한 암세포의 집단으로 암세포 둥지(충실한 소엽상 변화)를 반영하는 소견이다.

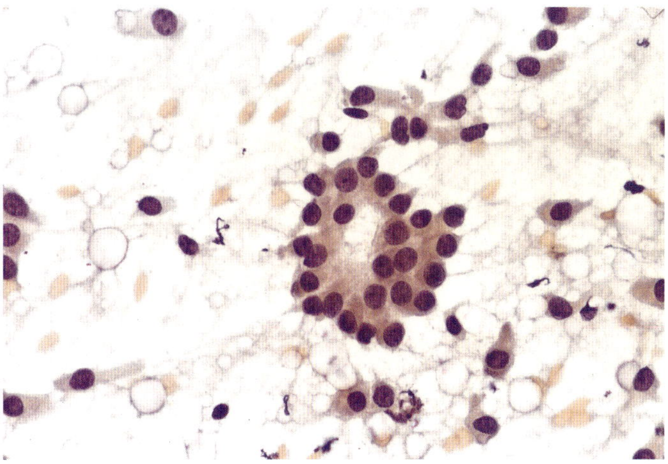

그림 B-6-164. 고배율에서 드물게 볼 수 있는 온전한 소포상구조(로제트)가 잡혔다. 내강을 둘러싸고 있는 세포들이나 주위에 흩어진 개별세포들은 그 모양과 크기가 같은 동일 계열의 세포들이다. 로제트는 조직의 소관(tubule)에 해당하는 구조이다.

악성 림프종, malignant lymphoma

악성 림프종이 유방에 드물게 원발할 수 있지만, 전신 림프종의 일환으로 유방이 이차적으로 침범되는 경우가 더 흔하다. 원발성은 대개 B 세포 기원의 림프종이다. 원발성이나 속발성 림프종의 조직학적 및 세포학적 변화가 동일하기 때문에 이들의 감별은 임상병력에 의존해야 한다.

악성 림프종 세포의 크기와 모양이 비슷한 종양세포로 구성된 유방 암종(예, 소엽암종, 인환세포암종, 수질암종, 소세포 도관암종, 등)은 반드시 악성 림프종과 구별되어야 한다. 치료 방법과 예후가 전혀 상이하기 때문이다.

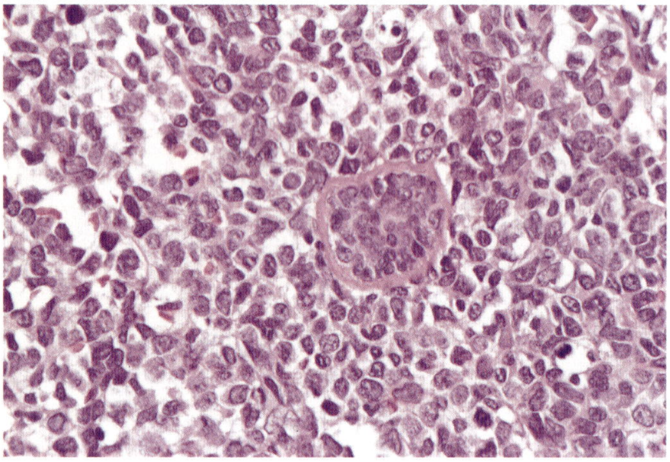

그림 B-6-165. 조직표본은 유방에 원발한 분화가 좋은 소세포 림프종인데, B-세포 기원으로 확인되었다(marginal zone B-cell lymphoma, MALToma). 중앙에 작은 도관이 있고, 림프종 세포들이 도관 내로 침입하고 있다(림프상피 병소, lymphoepithelial lesion).

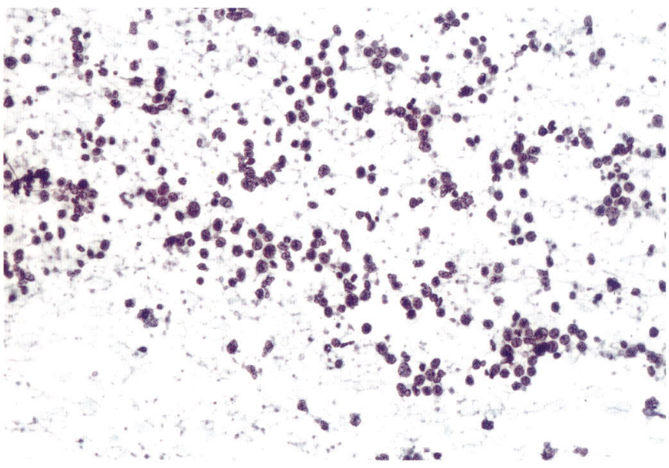

그림 B-6-166. 도말표본의 저배율에서 세포성분이 풍부하다. 세포들은 매우 단조롭게 보이고, 낱개로 흩어져 단층으로 배열한다(접착성의 결여).

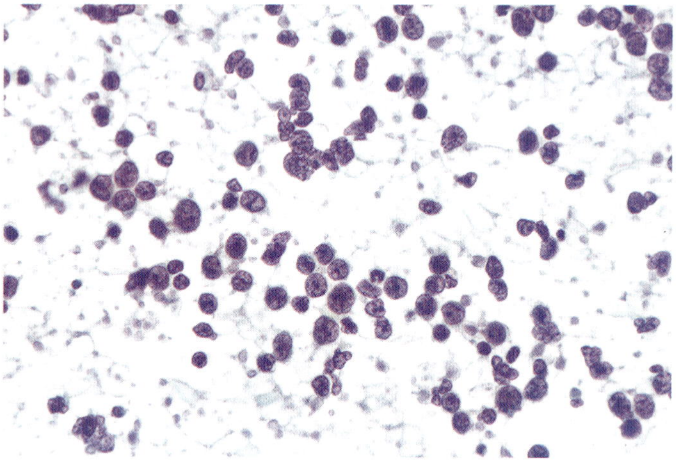

그림 B-6-167. 중등도 배율에서 림프구 계열의 세포임을 알 수 있을 정도로 세포들은 단조롭다(둥글고, 작고, 서로 모양이 비슷하다). 세포질은 거의 볼 수 없을 정도로 적다. 배경에는 림프선 소체 (lymphoglandular body)가 많이 나타난다. 다른 종류의 세포가 섞여 있지 않다(단일 계열의 세포).

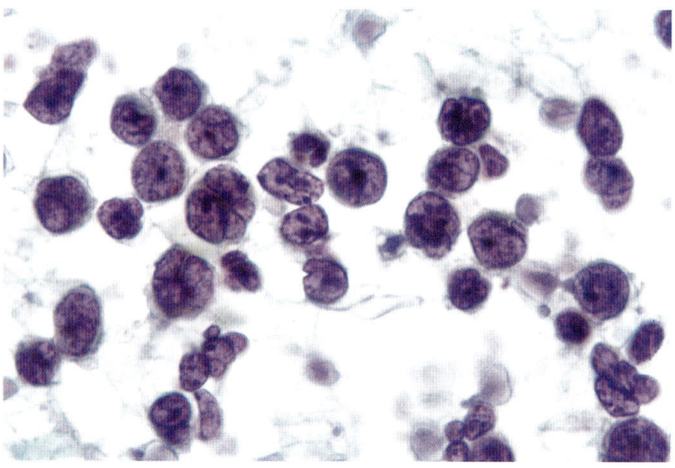

그림 B-6-168. 고배율에서 비로소 림프구 핵들의 모양이 다양해지고, 크기에 차이를 확인 할 수 있다. 염색질은 엉켜서 굵은 과립상으로 림프구의 특징적인 모양을 보인다.

갑상선

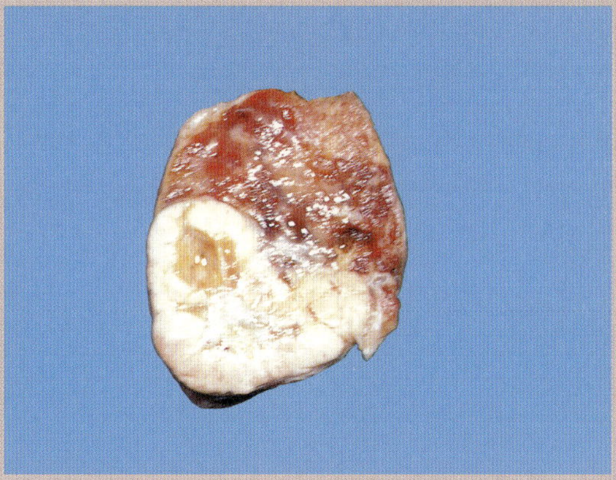

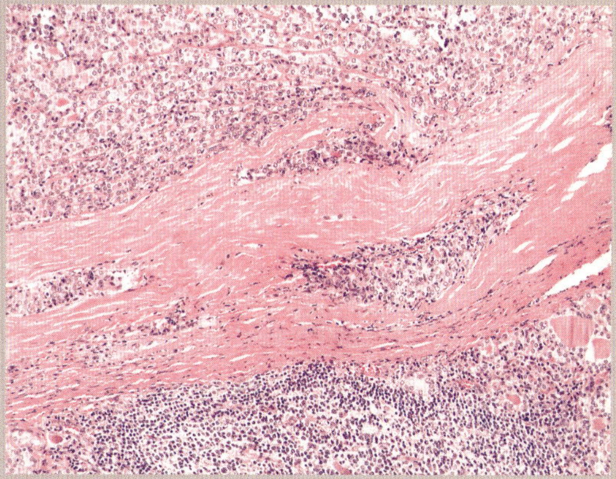

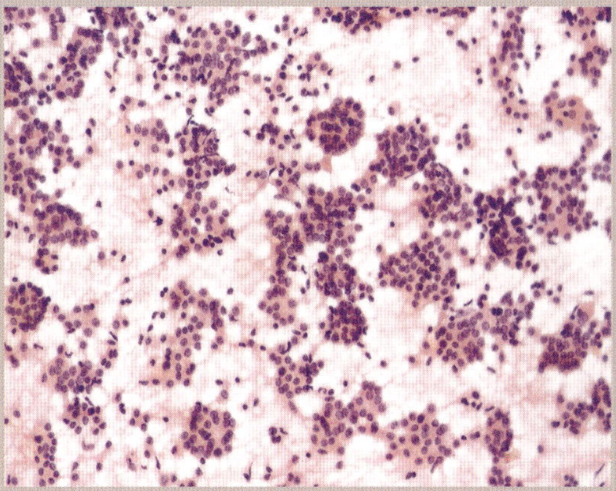

갑상선 종양, 절제단면 육안표본	여포상 암종, 미소 침윤성 조직표본
여포상 종양, 흡인 세포 도말표본	

갑 상 선

해부, 발생 및 정상 구조와 기능

갑상선은 인체 내에서 가장 큰 내분비 장기이다. 성인의 갑상선 무게는 25g에서 40g까지 나간다. 갑상선은 기관의 전방상부에 위치한다. 좌-우 두 개의 외측엽이 중앙에서 협부(isthmus)로 연결된다(그림 T-1-1). 협부나 외측엽으로부터 이따금 뻗어 나간 여분의 갑상선 조직을 추체엽(pyramidal lobe) 이라고 한다(그림 T-1-2).

갑상선의 발생은 이른 태생기에 그 원기가 형성되고, 태생 24일경에 이미 그 존재를 확인할 수 있다. 인두의 밑에서 혀의 하방까지 주머니 모양으로 뻗어 나간 갑상설관(thyroglossal duct)은 태생 7주경에 폐쇄된다. 갑상설관을 따라 혀의 하방에서 기관에 이르기까지 갑상선 조직(aberrant thyroid)이 미입될 수 있다. 출생 후 갑상설관이 폐쇄되지 않고 남아서 갑상설관낭(thyroglossal duct cyst)을 만든다(그림 T-1-3).

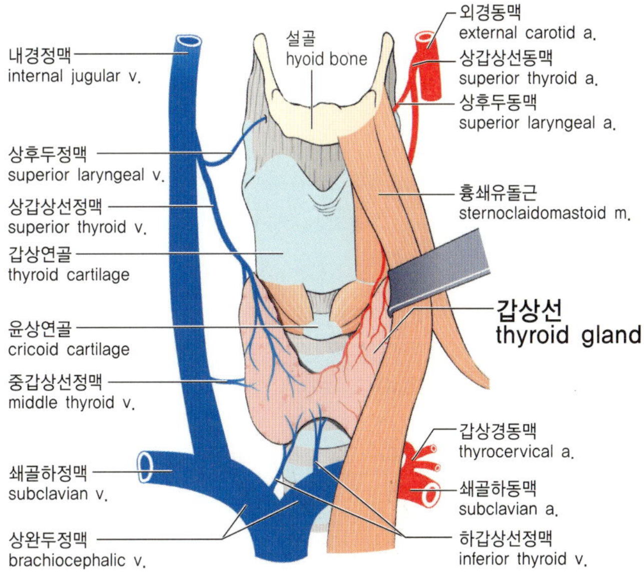

그림 T-1-1. 갑상선과 주위 구조

갑상선은 조직학적으로 여포(follicle)로 구성된다. 여포는 공처럼 폐쇄된 구형으로 갑상선의 기능적 단위가 된다. 그 내면을 따라 여포상피(follicular epithelium)가 단층으로 깔려 있다. 키가 큰 원주 세포에서 키가 낮은 편평세포에 이르기까지 여러 모양의 여포상피세포가 있지만 주사위 모양의 입방세포가 주로 여포를 덮고 있다. 한 여포와 인접한 여포 사이에 있는 여포중격은 매우 소량의 기질로 구성된다. 여포중격은 모세혈관이 풍부하고, 소량의 섬유조직, 림프관 그리고 신경섬유로 된 그물을 만든다. 여포의 내강은 호산성의 붉은 교질(colloid)로 채워진다(그림 T-1-4).

갑상선의 주된 기능은 갑상선호르몬인 티록신(thyroxine, T_4)과 삼요도티로닌(triiodothyronine, T_3)을 합성하여 교질 내에 저장하고, 이것을 혈류로 분비하는 역할을 한다. 이 호르몬은 신진대사율을 높이고, 신체의 성장과 발육을 조절하는 중요한 기능을 한다. 보통 조직 표본에서 호르몬의 흡수가 항진된 상태 즉 갑상선기능항진증(hyperthyroidism)에서는 교질의 염색성이 엷은 선홍색을 띤다. 기능이 저하된 상태 즉 갑상선기능저하증(hypothyroidism)에서는 진한 적색으로 농염되는 경향이 있다.

여포곁세포 또는 C-세포(parafollicular cell or C cell)라고 부르는 또 다른 호르몬을 분비하는 세포가 갑상선 내에 존재한다. 여포곁세포는 아가미궁(branchial arch)에서 기원한 아기미끝 소체(ultimobranchial body)가 좌우 양외측엽 상부의 갑상선 실질 내로 매입된다. 이들은 여포상피에 붙어 작은 세포집단을 만든다. 이 내분비 세포가 혈청칼슘(calcium)을 저하시키는 칼시토닌(thyrocalcitonin)을 생성한다(그림 T-1-5).

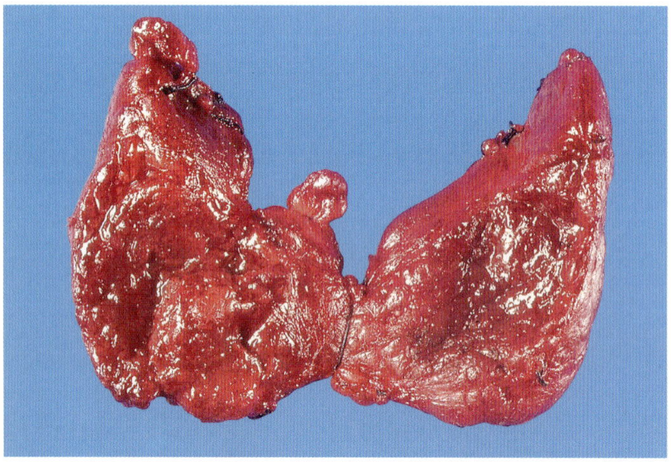

그림 T-1-2. 추체엽. 협부에서 뻗어 나간 여분의 갑상선 조직이다.

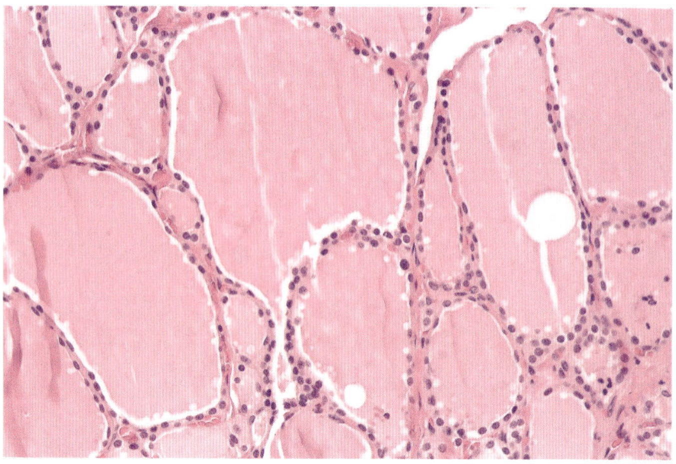

그림 T-1-4. 여포. 구형체의 단면이 내강으로 나타나는데 호산성의 교질을 담고 있다.

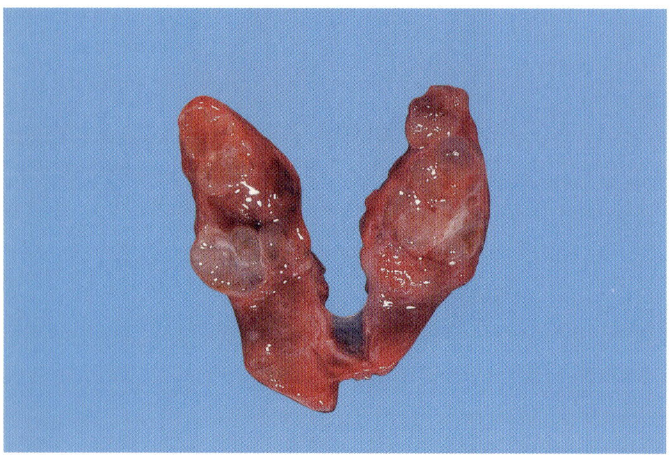

그림 T-1-3. 갑상설관낭. 주머니 벽은 얇다. 상부는 설골에 연결되어 있어 설골과 함께 제거해야 재발을 방지한다.

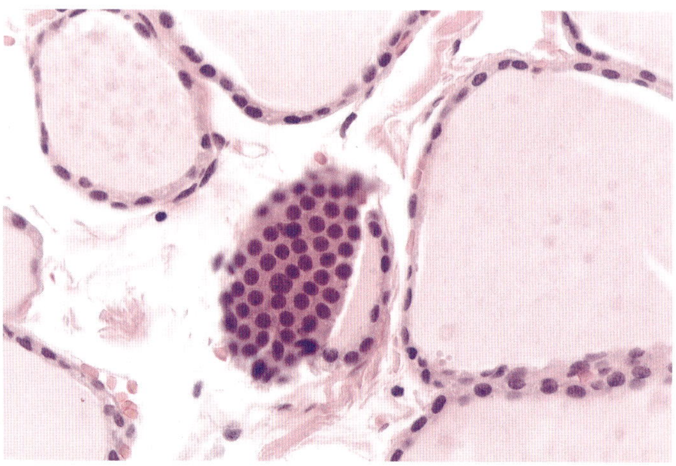

그림 T-1-5. 여포곁세포. 여포상피세포 옆에 붙어서 작은 세포집단을 만든다. 혈청칼슘을 저하시키는 칼시토닌(thyrocalcitonin)을 생산하는 갑상선의 또다른 내분비 샘이다.

갑상선종의 임상적 특징

갑상선종(goiter or struma)이란 용어는 원인과는 상관없이 갑상선이 비대된 상태를 가리킨다. 임상적으로 갑상선에 발생하는 질병들은 주로 갑상선종으로 나타난다. 갑상선종은 단일결절, 다발결절 또는 미만성 종대로 만져진다. 드물게 갑상선 실질조직이 위축, 퇴화되고 섬유조직으로 변하여 작고 단단하게 만져지는 경우도 있다. 결절로 촉지되지 않는 미만성 갑상선종에서도 초음파검사나 전산화단층촬영 등 영상기재의 도움으로 작은 결절을 발견할 수 있다. 또한, 여러 개의 작은 결절들 중 제일 큰 것만 촉지되어 단일결절성 갑상선종으로 오인될 수 있다.

단일결절로 만져지는 갑상선종은 대개 양성 또는 악성 종양일 경우가 많다. 대표적인 것이 여포상 종양(follicular neoplasm)과 유두상 암종(papillary carcinoma)이다(그림 T-1-6). 여포상 종양은 여포상 선종(follicular adenoma)(그림 T-1-7)과 여포상 암종(follicular carcinoma)(그림 T-1-8)을 통합해서 부르는 용어인데, 특히, 세포학적으로는 여포상 선종과 암종을 구별할 수 없기 때문에 이런 진단이 용납된다. 간혹 악성 종양(유두상 암종, 수질성 암종)이 다발성 결절로 나타날 수 있다(그림 T-1-9).

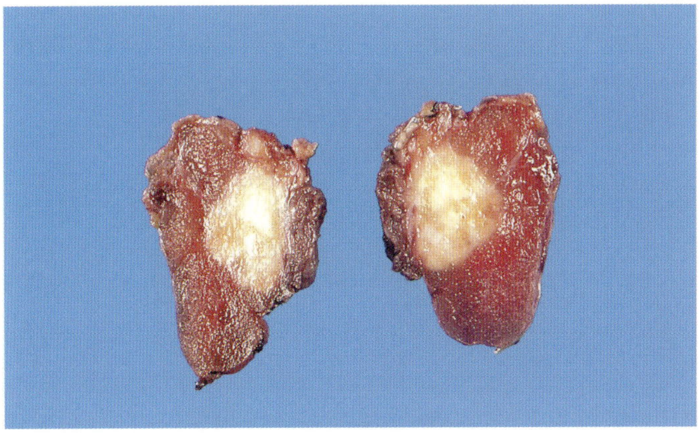

그림 T-1-6. 유두상 암종. 회백색의 단단한 종양이 피막을 형성하지 않고 주위 실질 내로 침윤한다.

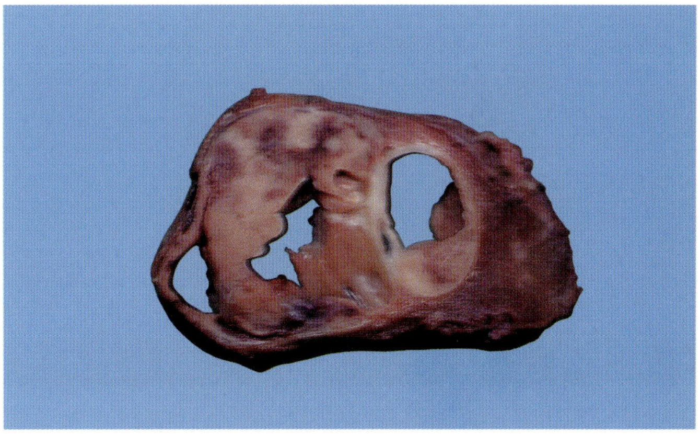

그림 T-1-8. 여포상 암종. 두꺼운 피막을 뚫고 주위 갑상선 실질 내로 침윤한다.

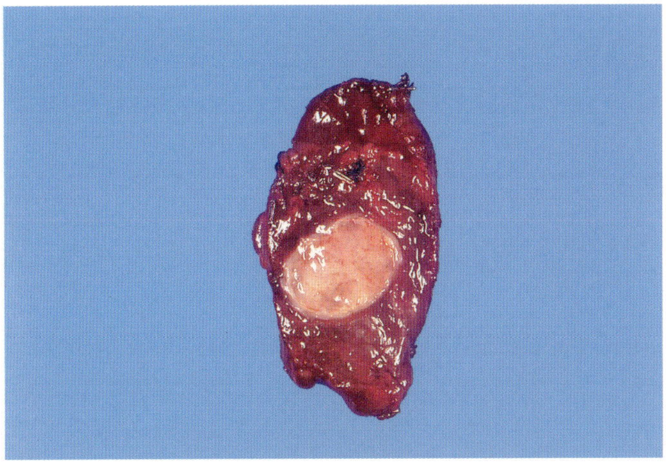

그림 T-1-7. 여포상 선종. 얇은 피막으로 둘러싸여 갑상선 실질과의 경계가 뚜렷하다.

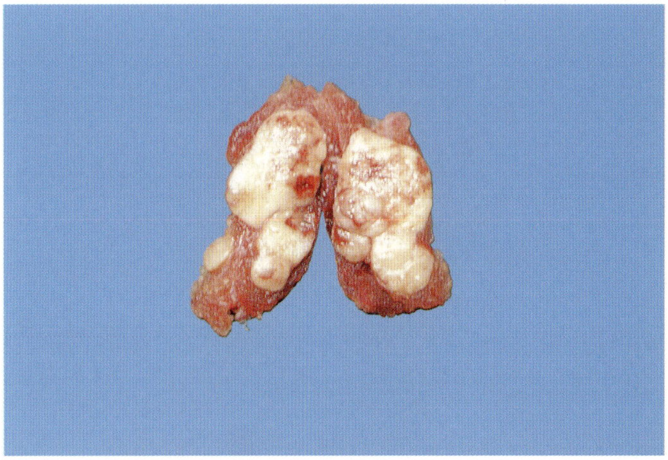

그림 T-1-9. 수질성 암종. 여러 개의 결절이 자라면서 융합하여 불규칙한 큰 종양으로 보인다.

여러 개의 결절로 만져지는 갑상선종은 증식성 갑상선종(proliferative goiter)일 가능성이 높다(그림 T-1-10). 이 병변의 임상적 및 병리학적 특징을 강조하기 위하여 붙여진 병명으로 대표적인 것이 선종성 증식증(adenomatous hyperplasia), 선종양 갑상선종(adenomatoid goiter), 교질성 갑상선종(colloid goiter), 결절성 갑상선종(nodular goiter), 결절성 증식증(nodular hyperplasia), 다결절성 갑상선종(multinodular goiter) 등이 있다. 그 외에도 단순갑상선종(simple goiter)과 지방병성 갑상선종(endemic goiter)이 모두 다 동일한 병리조직 변화를 보인다.

미만성 갑상선종에 갑상선의 염증성 질병과 갑상선의 기능항진증으로 나타나는 바세도우-그레이브스병(Basedow-Graves disease)이 포함된다. 갑상선의 염증성 질병으로 갑상선에만 특이하게 발생하는 하시모토 갑상선염, 육아종성(또는 아급성) 갑상선염 등이 있다. 드물기는 하지만 비특이성 급성 염증과 만성 염증이 또한 미만성 갑상선종으로 나타날 수 있다. 하시모토 갑상선염의 초기에는 갑상선이 미만성으로 종대되지만, 질병이 경과함에 따라 섬유조직이 증식하게 되고 뚜렷하지 못한 결절을 만든다(그림 T-1-11). 바세도우-그레이브스병은 갑상선글로불린(thyroglobulin, T_4, T_3)의 생성, 흡수가 항진된 상태로 미만성 갑상선종으로 나타난다(그림 T-1-12).

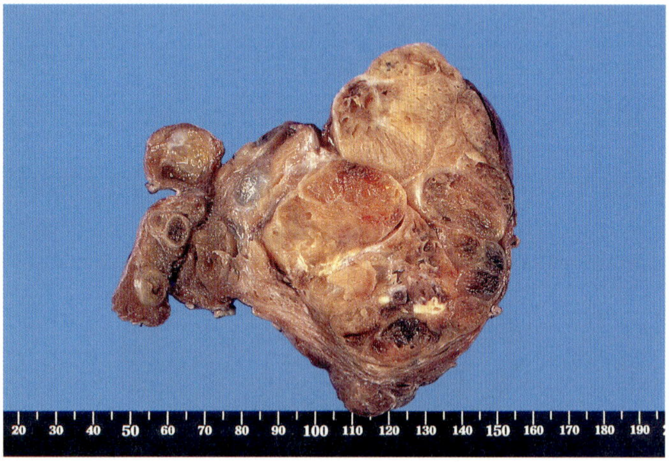

그림 T-1-10. 증식성 갑상선종. 교질로 찬 크고 작은 많은 결절(결절성 갑상선종)들의 절단면이 다양하게 보인다.

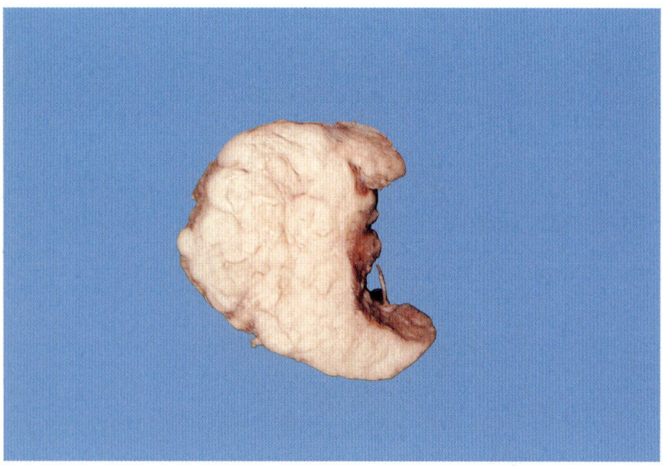

그림 T-1-11. 하시모토 갑상선염. 미만성 갑상선종으로 시작하지만 경과 중 불규칙한 섬유증식을 동반하면서 경계가 희미한 결절을 만든다.

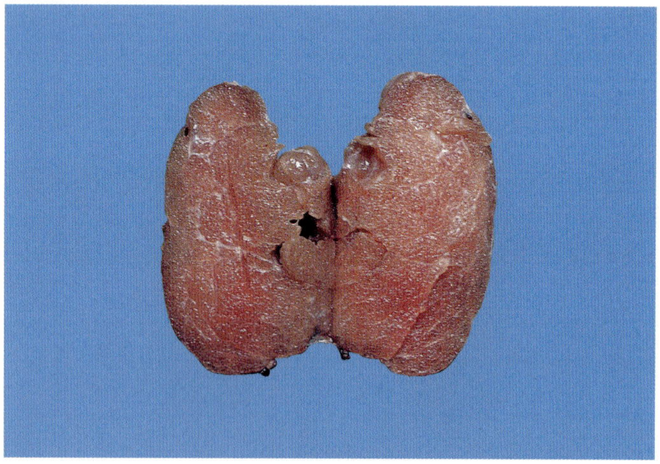

그림 T-1-12. 바세도우-그레이브스병. 미만성 갑상선종으로 붉은 살코기의 단면을 보는 것 같다.

갑상선종의 병리학적 실체

갑상선종을 일으키는 병리학적 실체(질병)의 특성을 살펴보면 대략 다음과 같이 요약할 수 있다.

1. 증식성 갑상선종, Hyperplastic Goiter

증식성 갑상선종(adenomatous hyperplasia, adenomatoid goiter, nodular goiter, colloid goiter, simple goiter, endemic goiter)이 갑상선에 발생하는 가장 흔한 병변이다. 대개 여러 개의 크고 작은 결절이 전 실질 내에 불규칙하게 흩어져 있다. 다발성 결절로 인하여 갑상선의 모양이 일그러진다. 간혹 한 개의 큰 결절만 만져지고, 작은 결절은 촉지되지 않아서 단일결절로 잘못 판단되기도 한다(그림 T-1-13).

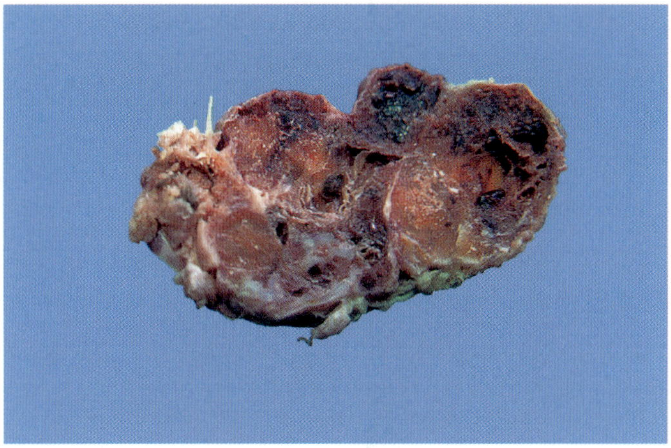

그림 T-1-13. 증식성 갑상선종: 선종성 증식증. 여러 개의 크고 작은 낭성 결절이 갑상선의 원래 모습을 찌그러트리고 있다.

2. 중독성 갑상선종, Thyrotoxic Goiter

갑상선의 기능이 항진된 상태이다. 안구돌출성 갑상선종(exophthalmic goiter)을 특징으로 하는 바세도우--그레이브스병이 여기에 속한다. 대개 미만성 종대로 나타난다. 중독성 갑상선종은 임상증상과 기능검사 소견으로 확진을 쉽게 얻는다. 따라서 세포학적 검사의 일차적인 대상이 되지 않는 경우가 많다(그림 T-1-14).

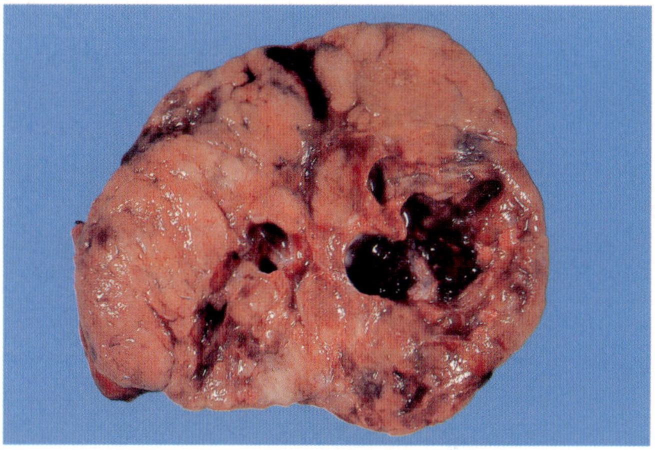

그림 T-1-14. 중독성 갑상선종: 바세도우-그레이브스병. 교질이 별로 없는 붉은 살코기 덩어리처럼 보인다.

3. 염증성 갑상선종, Inflammatory Goiter

보통 미만성으로 종대되지만 불규칙한 결절로 만져질 수 있다. 갑상선에 비특이성 급성과 만성 염증이 여기에 속한다. 중요한 것은 갑상선 조직에만 국한해서 발생하는 특이한 염증성 질병(하시모토, 육아종성, 리델 갑상선염 등)이 세포학적 검사의 빈번한 표적이 된다(그림 T-1-15).

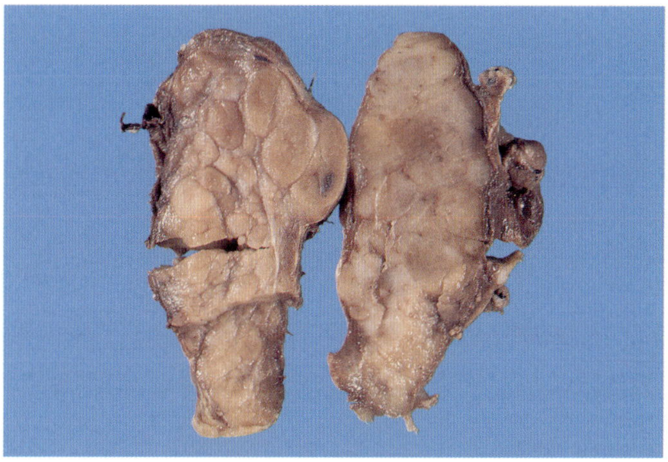

그림 T-1-15. 염증성 갑상선종: 하시모토 갑상선염. 회백색의 경계가 흐린 결절성 단면이 인상적이다.

4. 종양성 갑상선종, Neoplastic Goiter

갑상선에 발생하는 양성 종양과 악성 종양이 여기에 속한다. 대체로 단일결절로 촉지된다(그림 T-1-16). 그러나 유두상 암종처럼 간혹 여러결절로 발생할 수 있다. 종양성 갑상선종이 세침흡인세포검사의 일차적인 대상이 되며, 이로써 결정적인 형태학적 진단을 얻을 수 있고, 이에 따라 치료방침이 확정된다(그림 T-1-17).

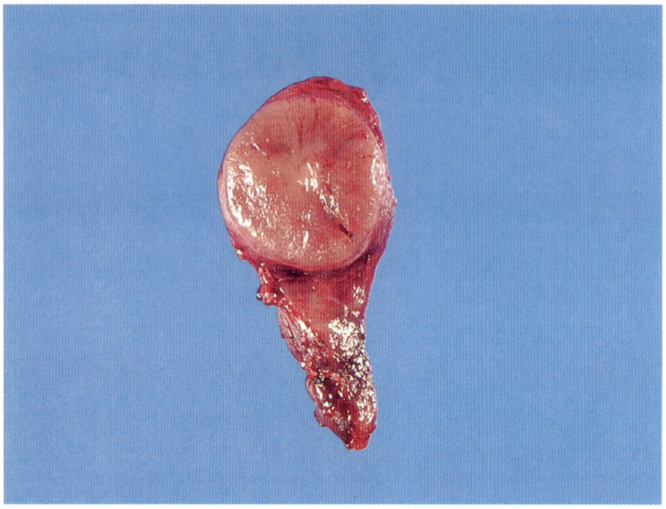

그림 T-1-16. 종양성 갑상선종: 여포상 종양. 단일 결절로 주위 갑상선 조직과 피막으로 뚜렷하게 경계를 지우고 있다.

갑상선종의 진료과정

갑상선종의 진단을 얻기 위한 최초의 검사수단이 세침흡인 세포학적 검사(fine needle aspiration cytology, FNA)이다. 갑상선의 결절뿐만 아니라 미만성 갑상선종도 FNA의 일차적인 표적이 된다. 갑상선의 병변을 평가하는데 FNA는 매우 효율적이고, 신속하고, 정확한 검사방법이다.

정확한 세포학적 진단을 얻는데 가장 중요한 과정이 병변을 정확하게 천자, 흡인하여 적절하고 충분한 양의 검사물을 얻는 데 있다. 여러 개의 결절이 있다고(예, 선종성 증식증) 모든 결절이 세포 검사의 대상이 되는 것은 아니다. 여러 결절 중 가장 단단하고, 가장 큰 병소를 골라 흡인한다. 전혀 성격이 다른 제2의 결절이 있다면 다시 FNA를 시도하되 병소의 위치를 명기하여 첫 결절의 결과와 비교한다. 병변의 정확한 위치선정과 병변의 특징을 알기 위하여 초음파 검사나 컴퓨터 단층촬영 등 영상기재의 도움을 필요로 하는 경우가 많다. 세포학적 평가는 다음과 같이 4부류로 보고된다 (그림 T-1-17).

양성으로 보고되는 경우는 주로 증식성 갑상선종(선종성 갑성선종)이 가장 많고, 그 외 염증성 갑상선종 등이 양성으로 보고된다. 이들은 다시 특이한 병리학적 병명(형태학적 실체, pathologic entity)으로 진단되고 그 결과에 따라 치료된다. 미확정 판정은 세포학적 변화가 어떤 종양을 암시하지만 확진할 수 있는 정도는 아닌 경우이다. 이런 경우 재차 FNA 또는 기능억제시험으로 확진될 수 있다. 그 결과에 따라 치료(절제) 또는 지속관리 한다.

여포상 종양은 여포상 선종과 여포상 암종을 함께 부르는 용어인데, 세포검사로는 이들을 구별하지 못한다. 이 경우 방사성 핵종 주사법(radionuclide scan)으로 냉결절(cold nodule)과 온결절(hot nodule)을 구별한다. 냉결절은 외과적 절제, 온결절의 경우는 기능항진 상태를 평가관리 한다. 악성 종양의 세포학적 진단은 외과적 절제를 우선적으로 선택케 한다 (그림 T-1-17).

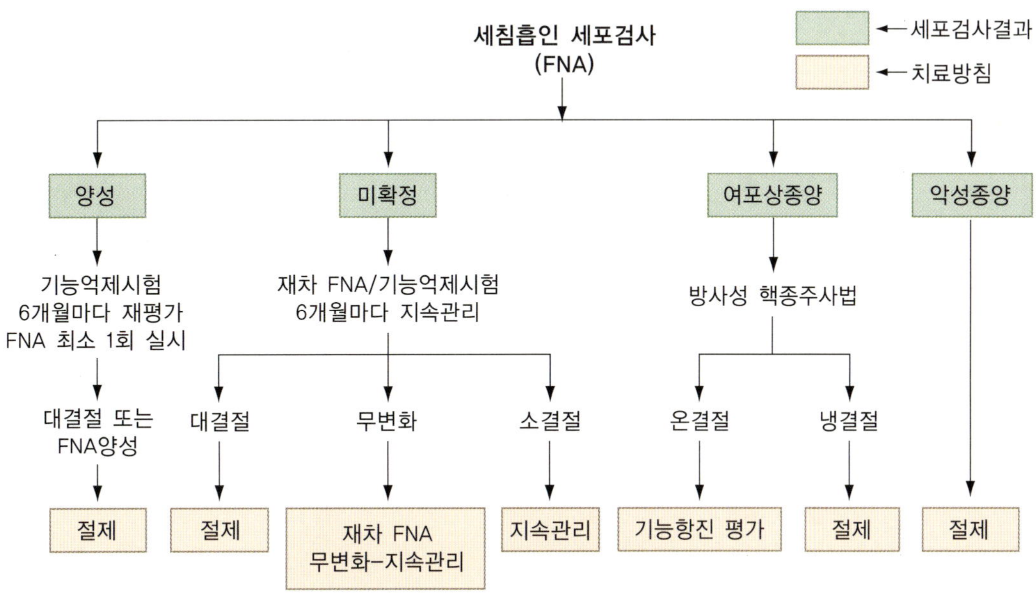

그림 T-1-17. 갑상선종의 진료과정

정상 갑상선의 세포학적 소견

갑상선의 흡인 세포학적 도말표본에 여포의 조직학적 구조가 비교적 충실하게 반영된다. 도말표본의 세포밀도는 고밀도에서 저밀도로 다양하게 나타날 수 있지만, 대체로 많은 양의 교질과 소량(저밀도)의 여포상피세포가 도말표본의 기본적인 구성물이 된다(그림 T-1-18).

여포세포는 집단과 개별세포로 도말된다. 세포집단은 단층의 평판상 또는 작고 불규칙한 군집으로 나타난다(그림 T-1-19). 단층 평판상의 집단은 벌집의 단면을 보는 것 같다. 핵들이 서로 일정한 거리를 유지한다(그림 T-1-20). 작은 세포집단은 몇 개의 세포들이 교질과 섞여 불규칙하게 군집을 만든다(그림 T-1-21). 이따금 한 여포의 절단면을 반영하는 화반(로제트) 모양의 집단(그림 T-1-22), 폐쇄된 여포모양을 온전하게 들어내는 구형의 입체적인 세포공(그림 T-1-23), 여포세포의 융합으로 된 다핵성의 가짜 거대세포(그림 T-1-24) 등이 도말표본을 장식한다.

개별 세포들의 핵은 작고, 둥글거나 계란모양이다. 핵의 모양과 크기가 서로 동일하며 림프구의 핵과 비슷하다(그림 T-1-25). 핵소체는 매우 작고, 보통 하나가 있다. 염색질

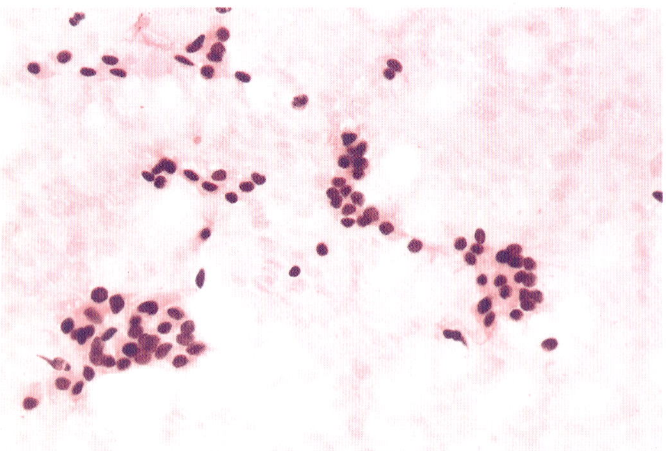

그림 T-1-18. 여포 상피세포와 교질. 여포상피 세포는 작은 집단과 흩어진 개별세포로 도말되고, 교질이 도말배경을 만든다.

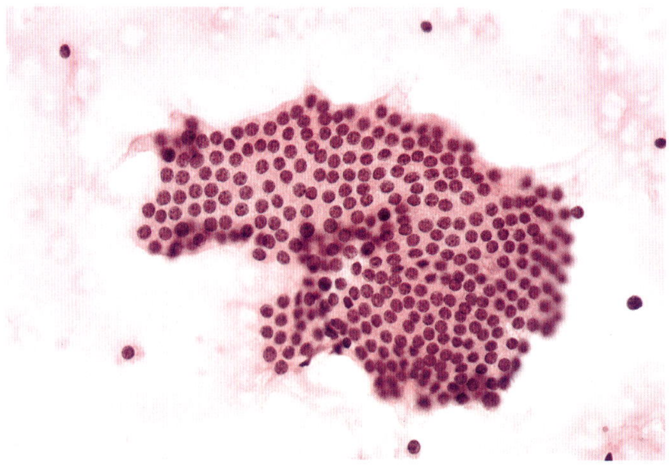

그림 T-1-20. 여포 상피세포의 평판상 집단. 핵과 핵의 거리가 일정하여 벌집을 보는 것 같다.

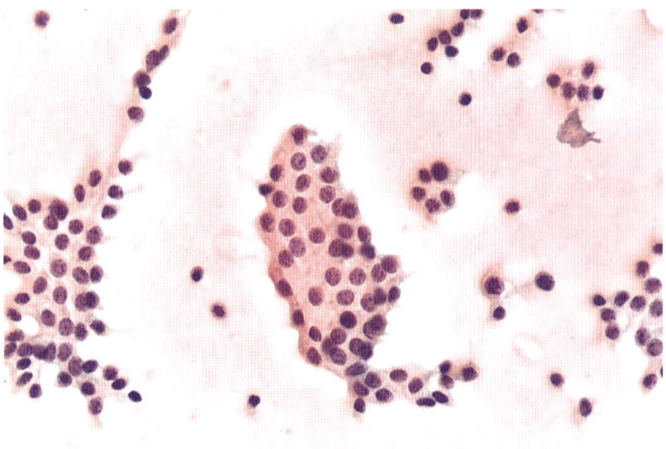

그림 T-1-19. 여포 상피세포의 세포집단. 세포집단은 평판상, 세포공 그리고 작고 느슨한 군집으로 도말된다.

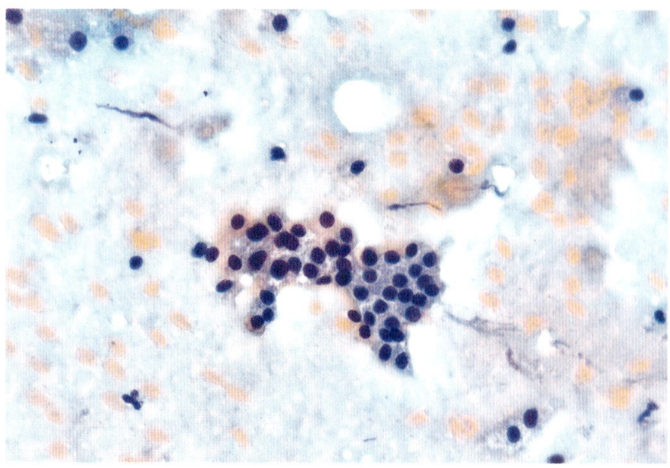

그림 T-1-21. 여포 상피세포의 작은 군집. 느슨한 평판상 작은 세포집단은 주위의 교질과 섞여 있다.

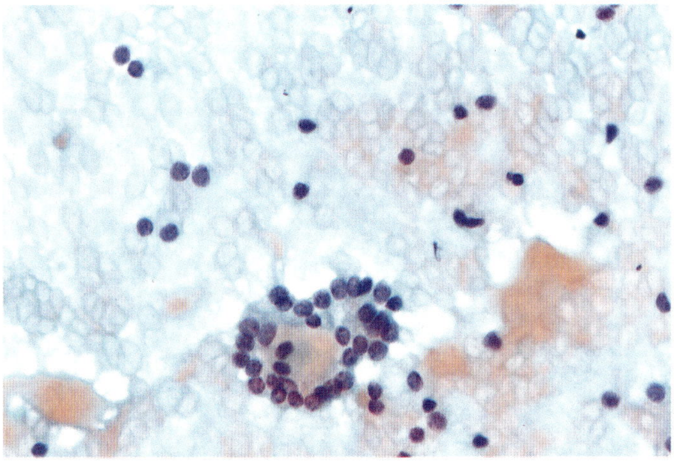

그림 T-1-22. 여포세포의 화반(로제트) 모양 집단. 여포의 단면 구조가 로제트을 만든다.

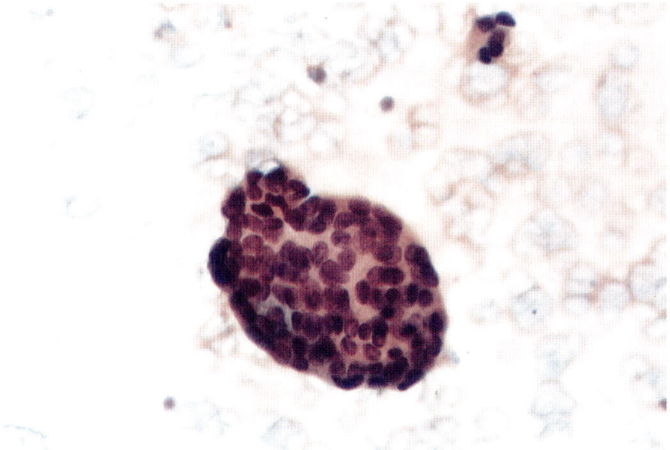

그림 T-1-23. 여포의 입체적 세포공. 온전한 구형의 여포구조가 3차원적 세포공으로 나타난다.

은 과립상이고, 핵 내 고루 분포한다(그림 T-1-26). 핵은 흔히 변성으로 인하여 염색질의 자세한 모양은 볼 수 없게 되고 검게 염색된다. 개별세포들의 세포질은 너덜너덜 떨어져 나가 흔히 나핵(naked nucleus)으로 남는다. 여포상피세포의 나핵들과 림프구를 구별해야 한다(그림 T-1-27).

간혹 여포 중격을 구성하는 섬유조직의 가닥들이 찢겨나와 도말된다(그림 T-1-28). 이따금 가로무늬근의 작은 조각을 관찰하는데, 갑상선의 외측을 주행하는 흉쇄유돌근이 흡인, 도말된 것이다(그림 T-1-29).

슬라이드에 도말된 교질이 공기 중에 건조된 뒤 May-Grunwald-Giemsa(MGG) 또는 Diff-Quik염색(빠른

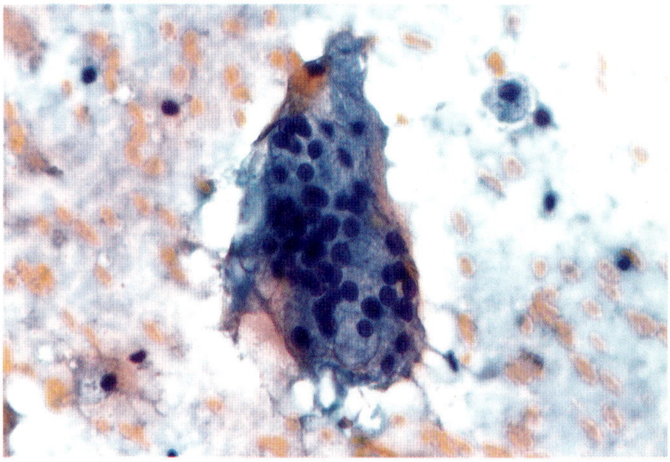

그림 T-1-24. 여포세포의 융합으로 된 가짜 다핵성 거대세포. 이런 거대세포를 합세포성 거대세포(syncytial giant cell)라고 한다.

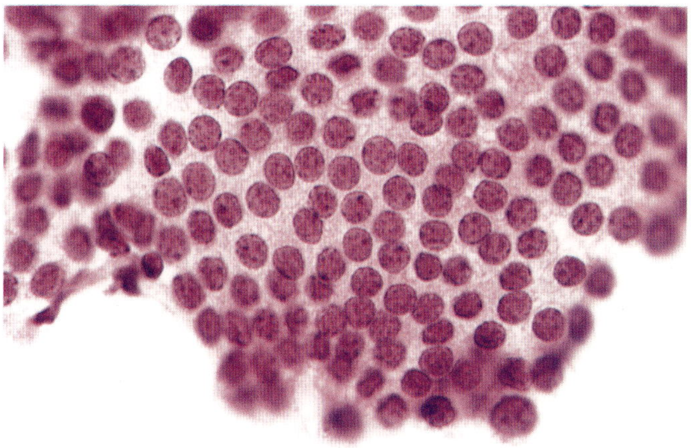

그림 T-1-25. 여포 상피세포의 핵. 핵은 작고, 둥글다. 서로 균일한 모양을 보여서 림프구를 닮고 있다.

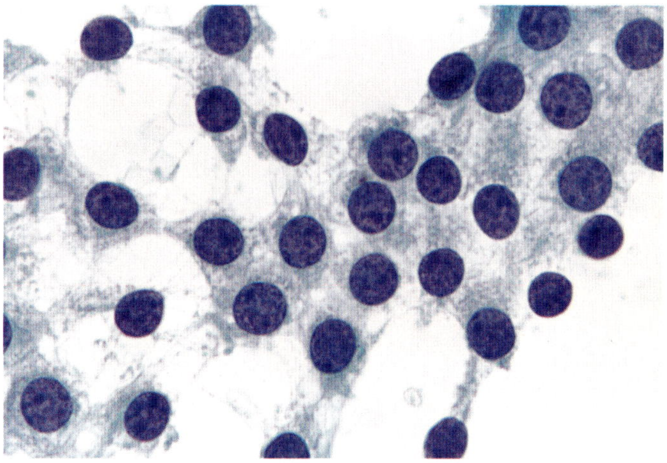

그림 T-1-26. 여포 상피세포의 핵의 특징. 핵소체는 매우 작고, 하나가 있다. 염색질은 과립상이고, 핵내 고루 분포한다. 핵은 흔히 변성으로 인하여 염색질의 구조를 자세히 볼 수 없게 되고, 전반적으로 검게 농염되는 경향이 있다.

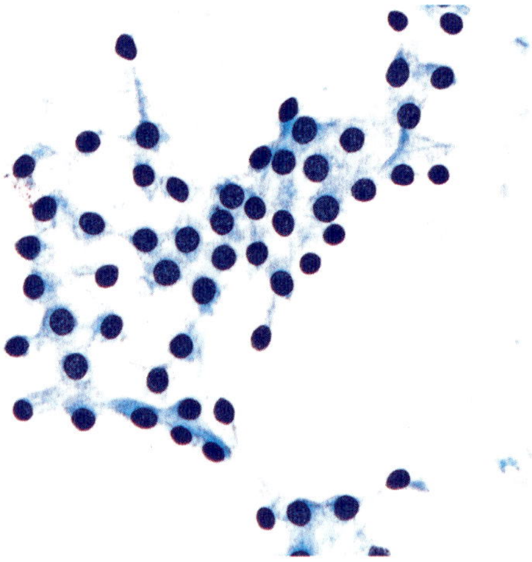

그림 T-1-27. 여포 상피세포의 세포질. 변성으로 인하여 세포질의 경계가 흐려 있고, 너덜너덜 뜯어져 나간 세포질은 나핵을 남긴다.

Romanovsky 염색)에서는 푸르게 염색된다. 건조 전 알코올 고정표본(wet smear)의 Papanicolaou 염색이나 H-E 염색에서는 붉은색으로부터 푸른색까지 다양한 색깔로 염색된다. 교질 내 호르몬의 흡수 정도에 따라 얇게(묽게) 도말되기도 하고(그림 T-1-30), 거북의 등처럼(그림 T-1-31) 또는 도토리묵처럼 두껍게 도말된다(그림 T-1-32).

모세혈관 망의 발달로 혈액공급이 풍부한 갑상선의 구조상 특성 때문에 양적인 차이는 있을지라도 혈성 도말은 불가피하게 얻게 된다(그림 T-1-33).

갑상설관낭(thyroglossal duct cyst)은 갑상설관이 출생 후에도 폐쇄되지 않고 남아 있는 잔존물이다. 목 앞쪽의 설골 바로 밑에 주머니 모양으로 확장된 낭성 구조물이다. 주

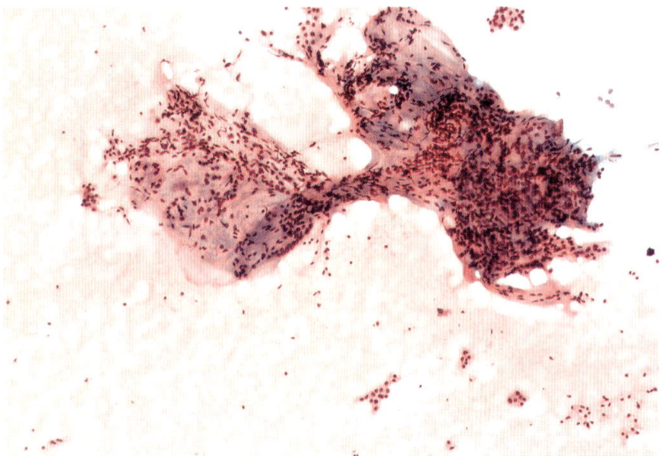

그림 T-1-28. 여포중격의 섬유조직 다발. 섬유가닥의 불규칙한 다발이 기질로부터 흡인된다.

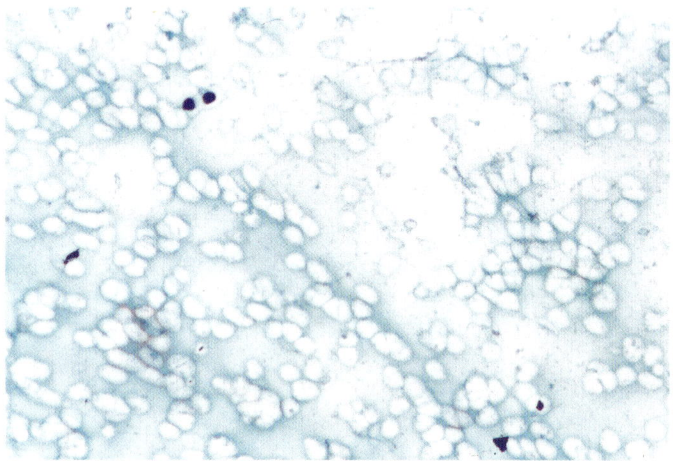

그림 T-1-30. 얇게 염색된 교질

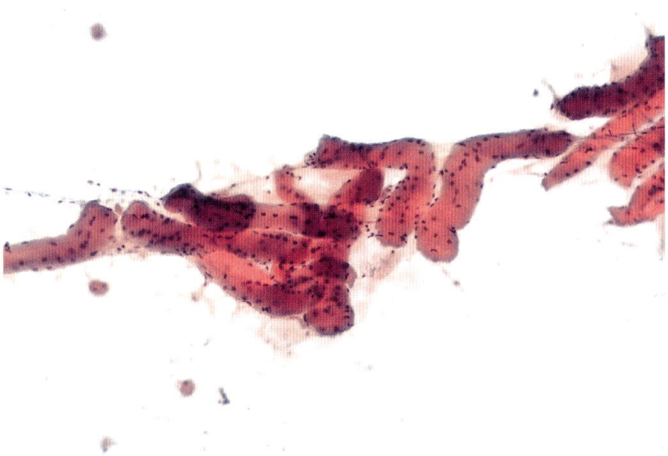

그림 T-1-29. 흉쇄유돌근의 조각. 강압적인 흡인으로 인하여 이따금 주위 근육섬유가 절단, 도말된다.

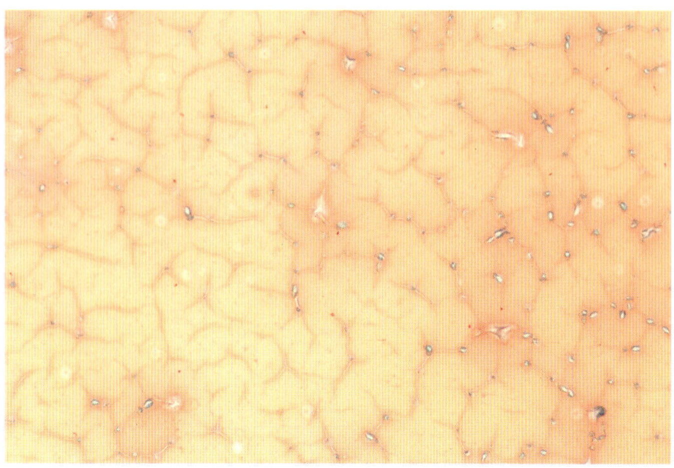

그림 T-1-31. 두껍게 도말된 교질. 거북이 등 무늬처럼 보인다.

로, 소아에서 오래된 무통성 덩어리로 만져진다(T-1-3). 주머니의 안쪽은 호흡기 상피 또는 편평상피가 덮고 있다. 그 바깥쪽에 림프 조직과 소량의 갑상선 조직이 낭종벽을 형성한다.

흡인물은 혼탁한 점액성 액체이고 그 안에 세포들이 떠 있다. 세포밀도는 매우 낮다(그림 T-1-34). 단핵성 대식세포(조직구)들과 여포상피세포로 된 느슨한 집단을 관찰한다. 고배율에서 편평상피세포의 느슨한 평판상 집단을 본다. 핵은 희미하게 염색되지만, 세포질의 경계는 비교적 뚜렷하다(그림 T-1-35).

갑상선의 세포도말 표본을 검경할 때에 우선 도말세포의 밀도를 평가한다. 희박한 세포밀도와 조밀한 세포밀도에 따라 진단되는 병리학적 실체가 달라진다. 도말된 세포의 밀도는 가장 우선적으로 평가되어야 하며 정확한 진단으로 유도하는 첩경이기도 하다(그림 T-1-36).

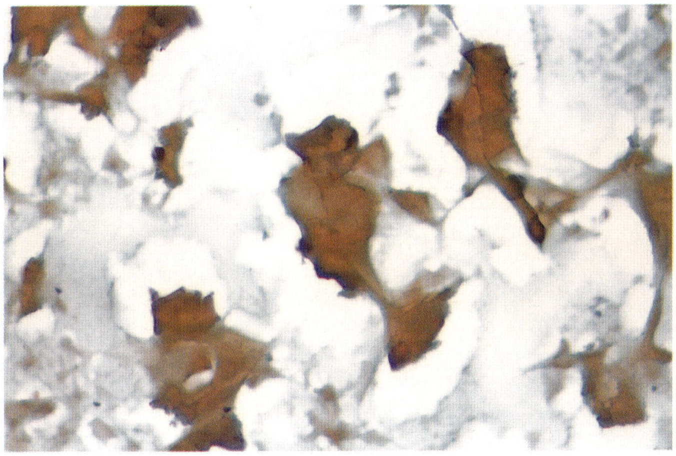

그림 T-1-32. 두껍게 발린 교질. 제멋대로의 모양을 하고 도토리묵처럼 두껍게 도말된다.

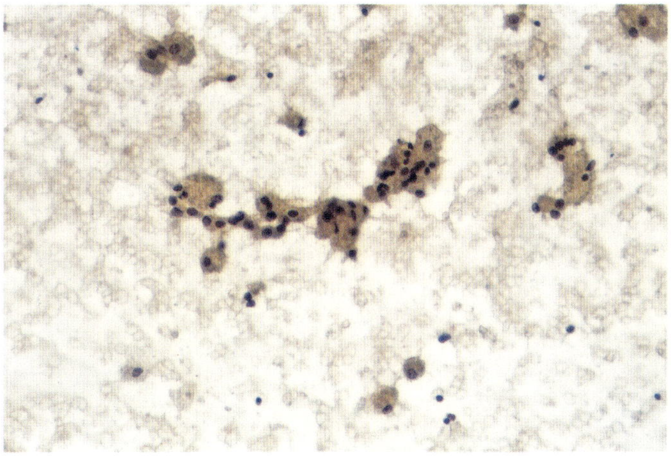

그림 T-1-34. 갑상선설관낭. 점액성 액체를 배경으로 한다. 변성이 심한 대식세포와 여포 상피세포의 작은 집단이 떠 있다.

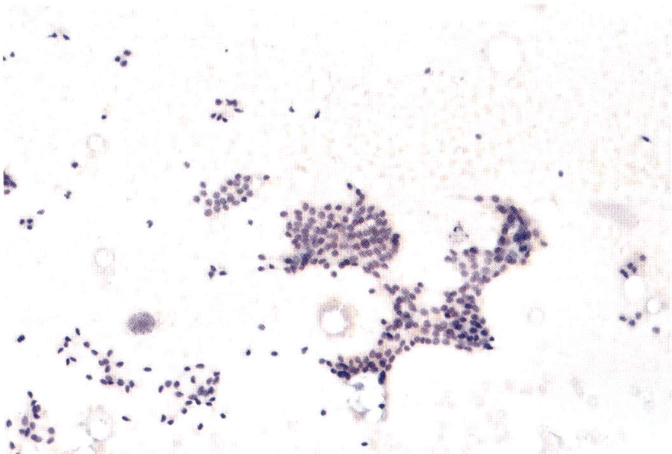

그림 T-1-33. 출혈성 배경. 도말배경의 적혈구는 흡인으로 인한 외상성 출혈이다. 갑상선의 혈액성 흡인은 해부학적 특성상 불가피한 일이다.

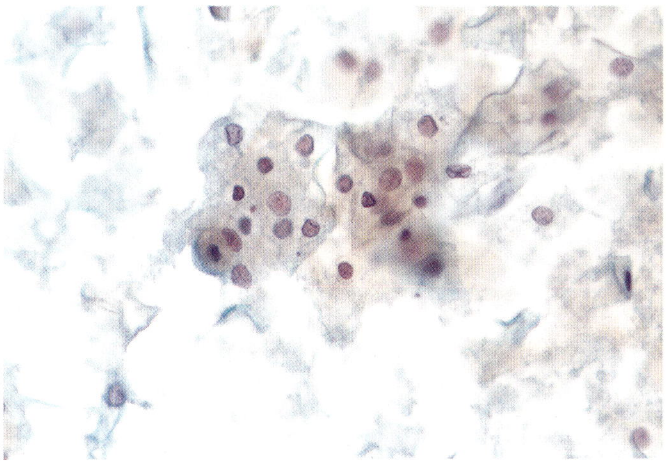

그림 T-1-35. 갑상선설관낭. 변성이 심한 편평상피세포가 느슨한 집단으로 도말된다. 핵은 윤곽만 볼 수 있다.

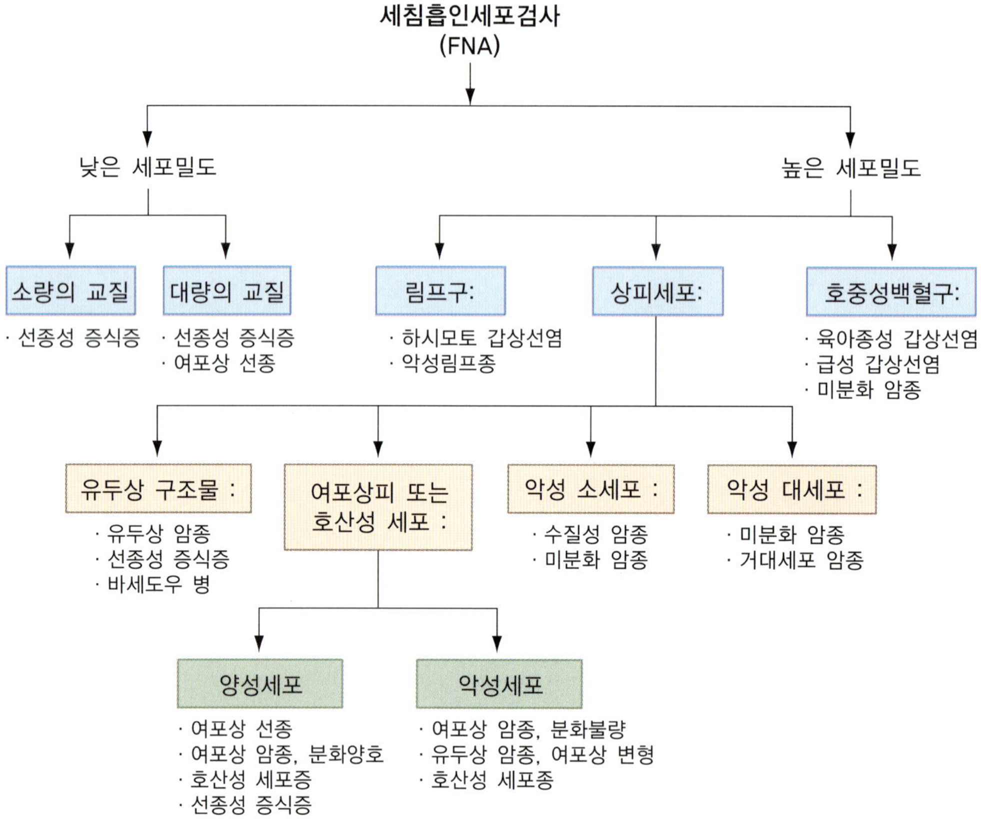

그림 T-1-36. 도말표본의 세포밀도에 따른 갑상선 질병의 감별

염증성 갑상선종, Inflammatory Goiter

갑성선염은 원인을 서로 달리하는 갑상선의 여러 염증성 질병들을 통칭하는 말이다. 급성 화농성 갑상염(acute pyogenic thyroiditis)과 만성 섬유 증식성 갑상선염(chronic fibrosing thyroiditis), 또는 리델 갑상선염(Riedel's thyroiditis)은 대단히 드물게 보는 염증성 질병이다. 다른 형태의 갑상선염으로 흔히 발생하는 림프구성 갑상선염(lymphocytic thyroiditis)과 하시모토 갑상선염(Hashimoto's thyroiditis, 또는 자가 면역성 갑상선염, autoimmune thyroiditis) 그리고 비교적 드문 아급성 육아종성 갑상선염(subacute granulomatous thyroiditis) 등이 있다.

갑상선에 발생하는 염증성 질병들은 공통적으로 이 장기의 크기를 증대 시킨다(갑상선종). 만져 보면 단단하고 결절성이며 목에 있는 주위 조직과 잘 유착한다. 바로 이런 이유 때문에 염증성 갑상선종이 종양성 갑상선종 특히 악성 종양과 혼동하기 쉽다. 이때 FNA는 종양을 감별하기 위하여 시도되는 1차적인 검사 수단이 된다.

간혹 갑상선의 염증성 질병이 종양을 동반한다. 하시모토 갑상선염은 유두상 암종 또는 악성 림프종을 그 경과 중에 합병할 수 있으므로 FNA는 이들의 합병을 가려내는 데 중요한 역할을 한다. 또한, 전형적인 혈청학적 변화를 보이지 않는 하시모토 갑상선염은 FNA가 유일한 진단 수단이 될 수 있다.

급성 화농성 갑상선염, acute pyogenic thyroiditis

급성 갑상선염은 화농성 세균이나 진균의 감염으로 발생하는 갑상선의 염증성 질병(농양 형성)이다. 매우 드물게 발생한다. 주로 쇠약한 노인이나 면역 절충 상태의 어린이에게 발생한다. 임상적으로 급성 염증의 특징인 발열, 발적, 통증, 종창 등이 갑상선 국소에 나타난다.

급성 갑상선염의 도말소견은 다른 부위에 발생하는 화농성 염증의 변화와 동일하지만, 교질이 도말배경에 나타나고, 간혹 변성된 여포세포가 섞여 있기 때문에 갑상선에서 발생했음을 알 수 있다.

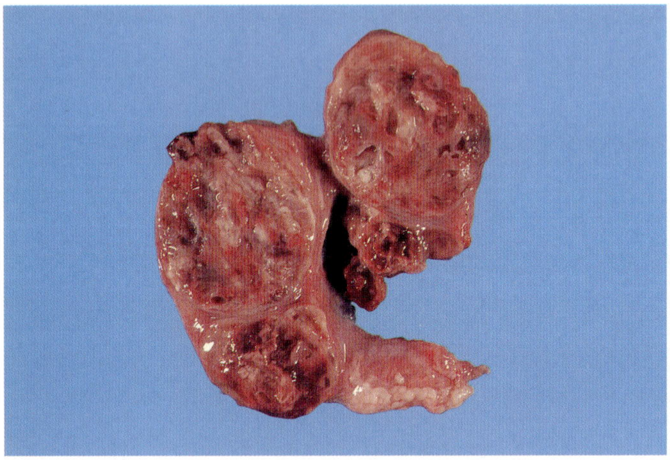

그림 T-2-1. 갑상선의 절단면에서 특징적인 화농 병소를 본다. 갑상선은 여러 방으로 나눠진 피고름 주머니로 변했다. 갑상선 실질조직은 완전히 파괴되고, 혈액과 화농성 삼출물로 채워진다. 섬유조직의 증식으로 간막이 벽을 형성한다.

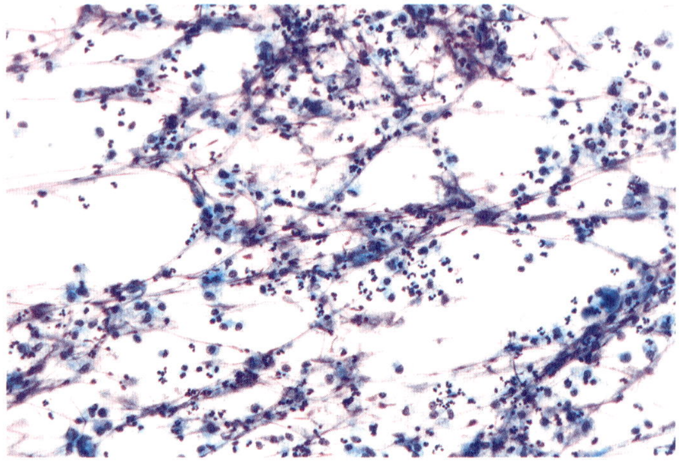

그림 T-2-3. 저배율에서 섬유소의 그물에 무수한 호중구가 매달려 있다. 대식세포와 변성이 심한 여포상피세포가 섞여 있다.

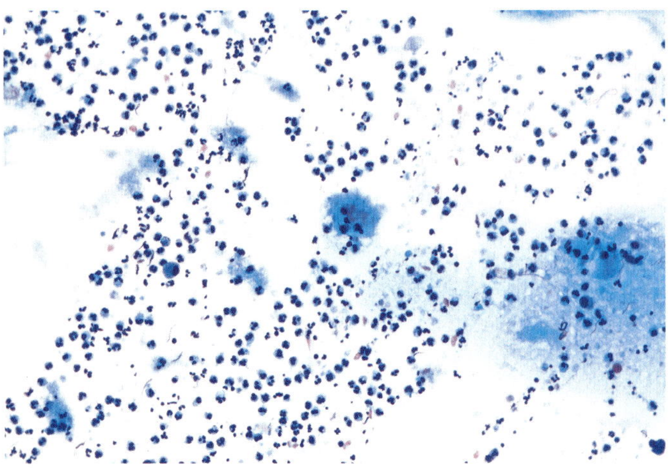

그림 T-2-2. 흡인물의 저배율에서 세포밀도는 높다. 대다수의 세포들은 호중성 백혈구이고, 대식세포, 조직의 파괴물, 변성된 여포세포가 섞여 있다. 배경에는 희미한 교질이 얇게 도말되고 있다.

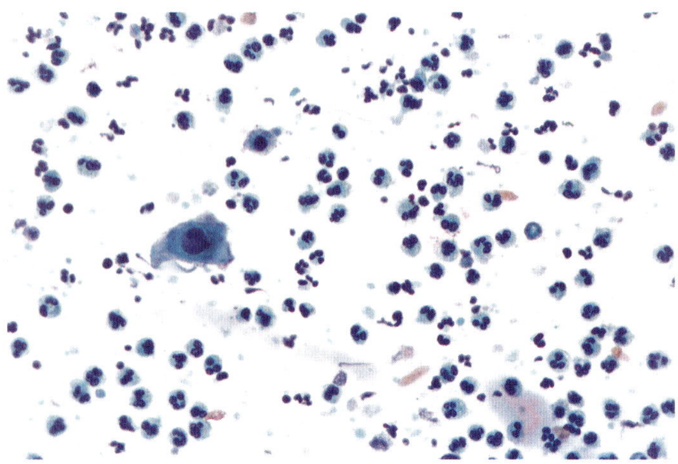

그림 T-2-4. 무수한 호중성 백혈구와 단핵성 대식세포가 섞여 있는 농양의 전형적인 도말 소견이다. 여포상피 세포로 생각되는 큰 세포가 심한 변성소견을 보인다.

림프구성 갑상선염, lymphocytic thyroiditis

림프구성 갑상선염은 산후 여자에 잘 발생한다. 어린이에 발생하는 갑상선종의 흔한 원인이 되기도 한다. 초기에 일과성으로 갑상선기능항진 증상이 나타날 수 있다. 갑상선종 자체는 무통성이고 미만성으로 종대된다. 조금 단단하게 만져진다. 대개 2~4개월 지속하다가 자연히 낫는다.

림프구성 갑상선염은 세포학적으로 하시모토 갑상선염과 혼동될 수 있다. 여포세포의 호산성 변화(oncocytic change)가 뚜렷하지 않고, 임상적으로 항갑상선 항체(antithyroid antibody)의 역가가 낮은 점으로 하시모토 갑상선염과 감별된다.

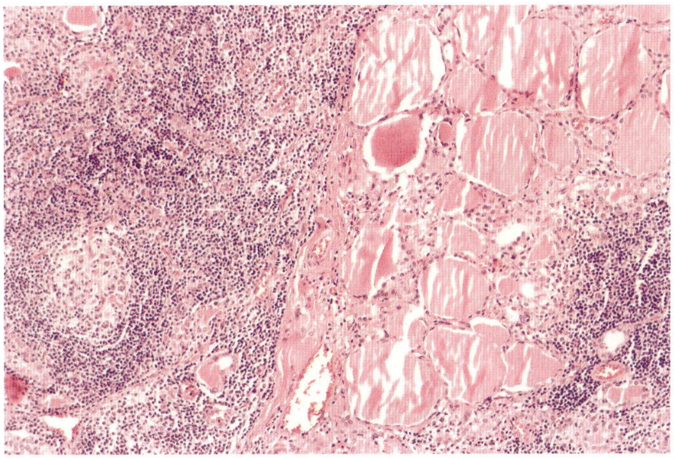

그림 T-2-5. 조직소견으로 갑상선 실질 내에 광범위하게 림프구가 침윤한다. 림프소절 내에 배중심이 보인다. 림프조직의 침윤으로 여포와 여포 내 교질이 상당히 파괴된다. 여포상피세포들은 위축된다. 흡수되지 않는 두꺼운 교질이 남아 있다.

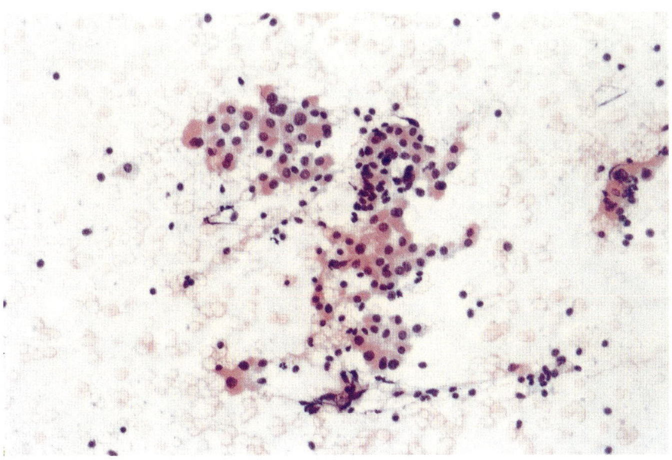

그림 T-2-6. 도말표본의 세포밀도는 낮다. 변성된 여포상피세포의 느슨한 집단과 림프구들이 섞여 있다. 배경에 교질은 보이지 않는다.

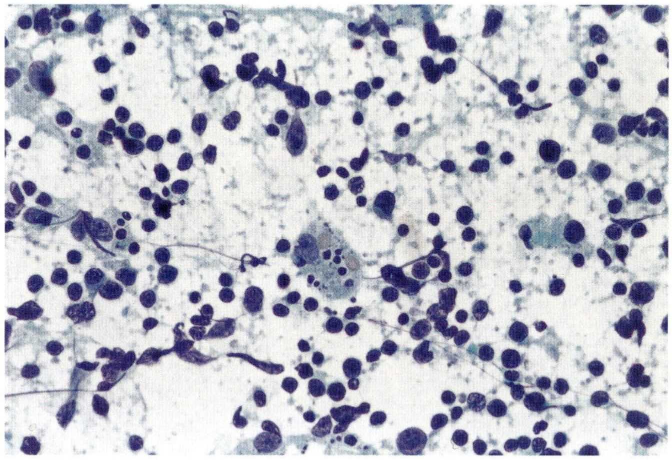

그림 T-2-7. 개별적으로 도말된 많은 림프구가 조직구들과 섞여 있다. 림프구, 형질세포, 조직구 그리고 가염소체를 가진 대식세포(tingible body macrophage) 등이 흩어져 있다.

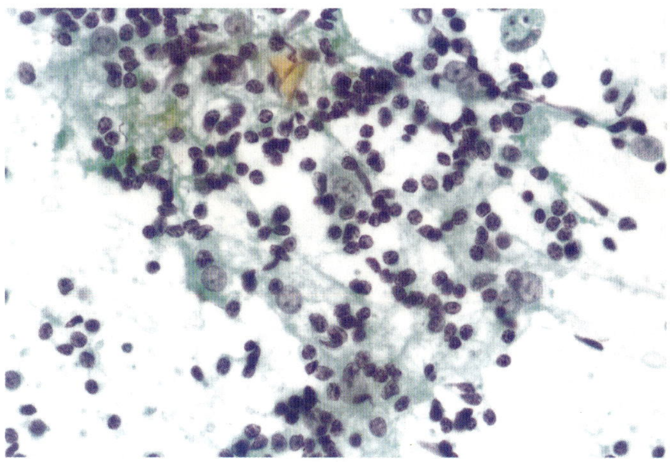

그림 T-2-8. 많은 림프구들이 희미한 조직구들과 섞여서 느슨한 집단을 만든다. 간혹 가염소체를 가진 대식세포도 관찰된다. 이런 집단이 바로 일그러진 림프소절 또는 조각난 여포중심(fragmented follicle center)에 해당한다.

하시모토 갑상선염, Hashimoto's thyroiditis (1-3)

하시모토 갑상선염은 갑상선에 국한해서 발생하는 자가면역성 질병(자가 면역성 갑상선염, autoimmune thyroiditis)이다. 간혹 가족적으로 발생한다. 다른 장기에 특이한 자가 면역성 질병을 동반할 수 있다(SLE, Sjogren's syndrome, Graves disease). 절대 다수가 중년 여자에 발생한다(95%, 40대). 항갑상선 항체(antithyroid antibody)의 활성으로 억제 T-림프구가 말살되고, 활성화된 형질세포가 항갑상선 글로불린(antithyroid globulin)을 비정상적으로 생성한다. 이 항체가 결국 여포상피를 파괴하고 지속적인 염증을 일으킨다.

※여포상피세포가 세포질을 벗고 나핵으로 나타나면 림프구와 구별하기 힘들다. 양세포 핵의 모양과 크기가 서로 같기 때문이다. 림프구는 세포질의 테가 적지만 핵 주위에 남아 있다. 림프구들의 크기는 서로 다르고, 염색질이 과립상이다. 이와 대조적으로 여포세포의 나핵은 그 크기가 일정하고, 둥글다. 염색질은 검게 흐려있다.

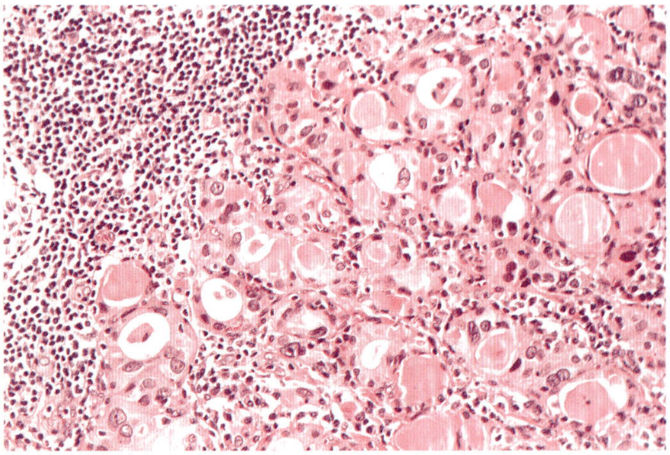

그림 T-2-9. 조직표본은 대량의 림프구와 형질세포가 갑상선 실질을 광범하게 침윤하고 파괴한다. 남아 있는 여포상피세포는 집단을 이루면서 큰 호산성 세포로 변한다(호산성세포변화, oxyphilic cell change).

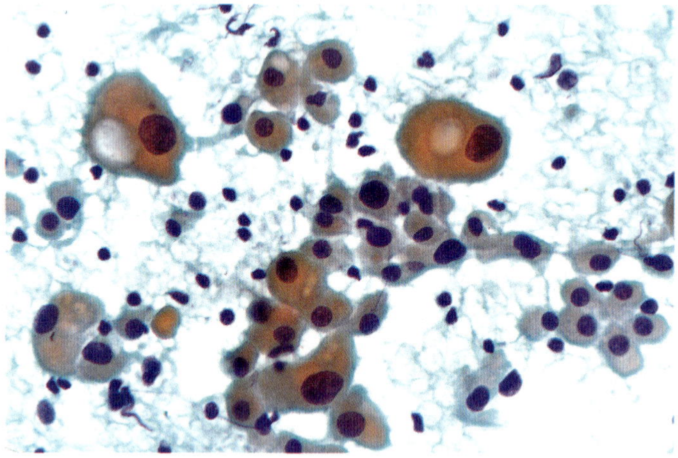

그림 T-2-11. 호산성세포는 크기와 모양이 다양하다. 호산성의 풍부한 세포질은 과립상이고, 뚜렷한 경계를 이룬다. 호산성 세포들은 집단으로 도말된다. 핵은 크고 모양과 크기가 서로 다르다(nuclear pleomorphism & anisonucleosis). 큰 핵소체가 나타난다. 도말배경에는 림프구가 흩어져 있다.

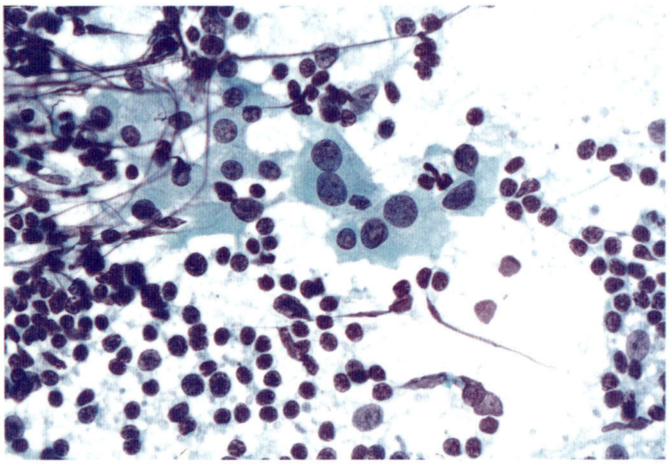

그림 T-2-10. 도말세포의 밀도가 높다. 교질은 거의 나타나지 않는다. 림프구 모양의 작은 세포들 사이에 호산성 변화를 보이는 여포상피세포의 작은 집단을 본다. 하시모토 갑상선염의 초기에는 이렇게 높은 세포밀도가 특징이다.

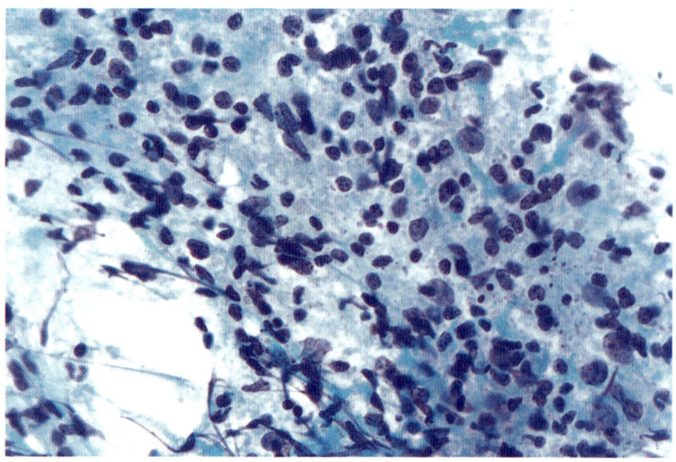

그림 T-2-12. 유상피세포를 닮은 조직구가 림프구와 섞여있다. 유상피세포들의 세포질은 경계가 불분명하다. 핵은 길쭉하고(간혹 콩팥 또는 발자국 모양), 망상의 염색질은 엷게 염색된다. 이런 세포집단은 림프소절의 배중심이 일그러져 도말된 것이다.

하시모토 갑상선염, Hashimoto's thyroiditis (2-3)

하시모토 갑상선염은 좌-우 두 외측엽뿐만 아니라 협부까지 침범하여 갑상선이 미만성으로 종대된다. 갑상선은 중등도로 커진다. 통증은 없다. 초기에는 기능항진 증상이 가볍게 나타날 수 있다. 그러나 수년 내에 대다수 환자는 기능저하 상태로 진행한다. 오래 지속된 경우, 염증성 파괴가 가라앉으면서 섬유조직이 증식한다. 특발성 점액부종(idiopathic myxedema)이 동반될 수 있다. 도말표본은 주로 호산성세포(Askanazy cell)와 림프계 세포의 두 종류로 구성된다. 실제로 림프계 세포가 수적으로 우세하고 호산성 세포는 드물게 관찰된다. 이와 반대로 나타나는 경우도 가끔 있다.

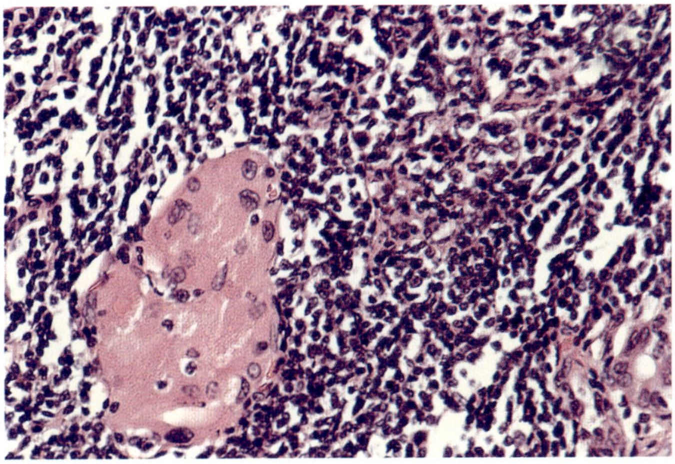

그림 T-2-13. 작은 림프구들이 대량으로 침윤하여 갑상선 여포를 광범하게 파괴하고 있다. 호산성세포의 작고 단단한 집단이 섬처럼 림프조직 내에 떠 있다. 이런 변화는 하시모토 갑상선염의 극기에 관찰되는 변화이다.

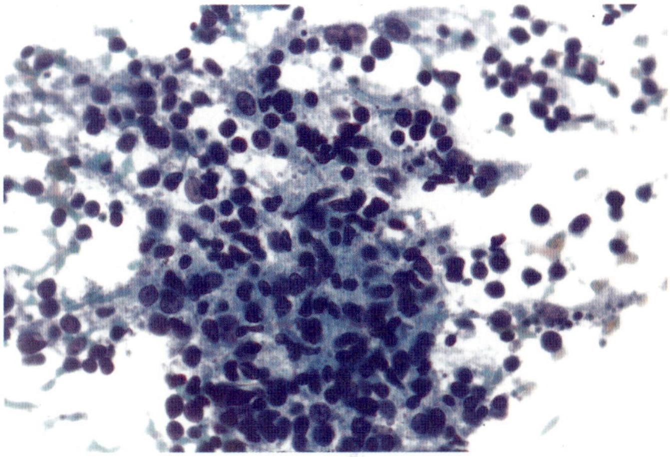

그림 T-2-15. 작은 세포들은 림프계 세포들인데, 크고 작은 림프구, 면역모세포, 조직구, 형질세포 등 다양한 림프계 세포로 구성된다. 이런 림프계 세포의 느슨한 집단은 림프소절의 강압적인 흡인, 도말로 인하여 원래 모습이 일그러진 상태라고 할 수 있다.

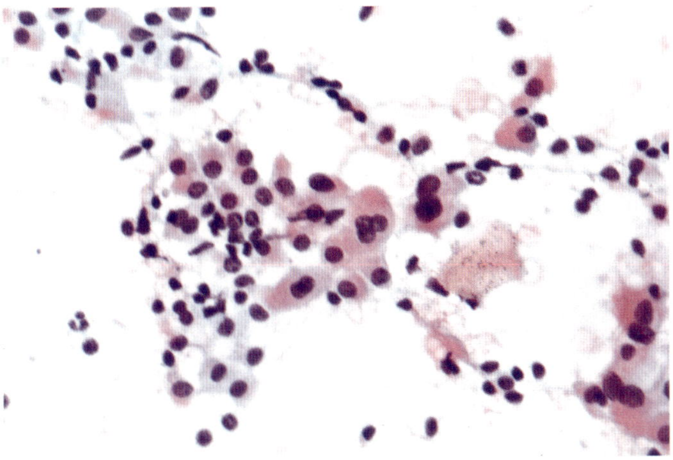

그림 T-2-14. 도말세포의 밀도는 중등도이다. 림프구와 호산성세포의 느슨한 집단을 본다. 호산성세포는 큰 핵과 풍부한 양의 세포질을 가진다. 도말배경에 교질이 없다.

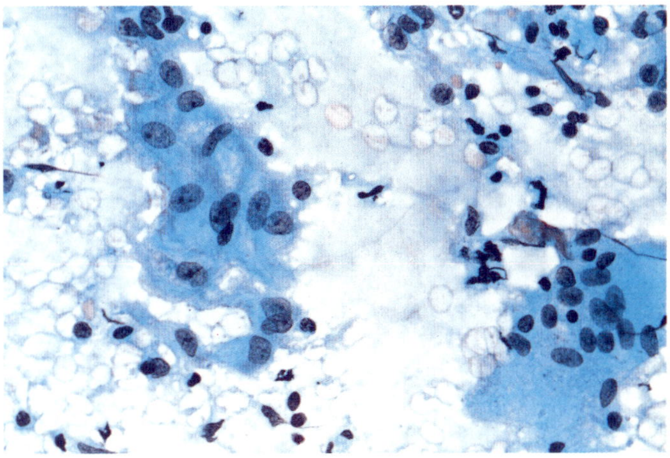

그림 T-2-16. 간혹 유상피세포의 불규칙한 집단과 합세포성 다핵성 거대세포(syncytial giant cell)가 나타난다. 양세포의 핵들은 다같이 수포성으로 염색질이 매우 섬세한 망상으로 짜여진다.

하시모토 갑상선염, Hashimoto's thyroiditis (3-3)

하시모토 갑상선염의 초기에는 주로 림프구와 형질세포들이 광범위하게 대량으로 침윤하여 여포를 파괴한다. 그러나 질병이 경과함에 따라 염증세포는 점차 사라지고, 점진적으로 섬유증식이 진행하여 불규칙하고 불확실한 결절을 만든다. 드물게 섬유증식이 심한 섬유증식성 하시모토 갑상선염으로 진행한다(약 10%).

※ 하시모토 갑상선염과 호산성 세포종(호산성 선종, 호산성 암종, 호산성 유두상 암종)은 다같이 호산성 세포의 출현을 특징으로 하기 때문에 이들의 세포학적 감별이 요구된다. 염증 때 나타나는 호산성세포는 수적으로 적고, 다른세포(림프계 세포)와 섞여 있다. 작은 평판상 집단으로 나타난다. 핵의 다형성이 종양성 호산성 세포에 비하여 더 요란하다. 또한 다수의 림프계 세포(림프구, 혈질세포, 조직구)와 섞여 있는 것이 하시모토 갑상선염의 특징이다.

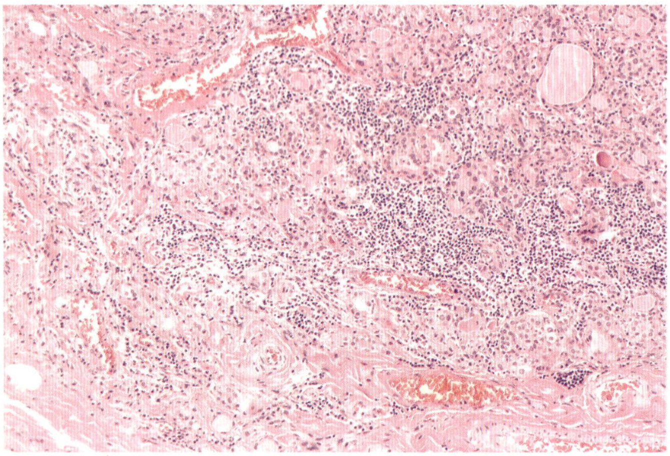

그림 T-2-17. 전형적인 하시모토 갑상선염의 조직변화에 섬유증식이 진행된 상태이다. 아직까지 림프구들과 호산성 세포들이 상당히 남아 있다. 주위로부터 증식한 결합조직이 침윤한 림프구들 사이로 뻗어 나간다.

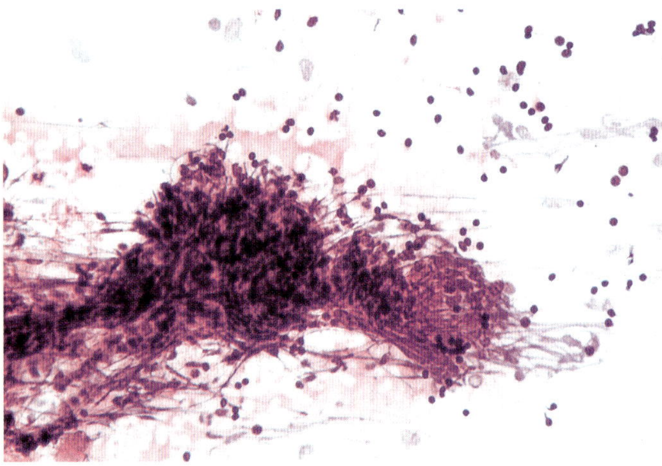

그림 T-2-18. 도말세포의 밀도는 낮다. 섬유가닥의 수세미에 소수의 림프구들이 매달려 있다. 교질이 도말배경에 얇게 발려 있다. 섬유다발의 수세미는 간질에 섬유증식이 심한 상태를 반영한다.

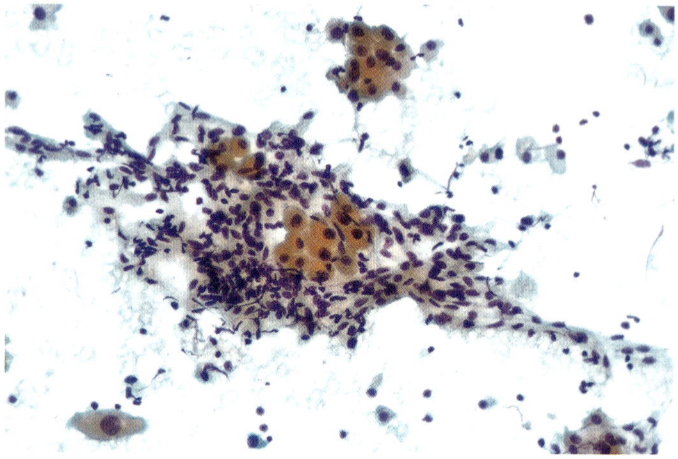

그림 T-2-19. 소수의 림프구와 호산성 세포가 섬유가닥 사이에 작은 집단으로 매몰되어 있다. 호산성 세포의 세포질은 풍부하고, 뚜렷한 경계를 지우고, 큰 핵을 가진다. 배경에는 매우 소량의 교질이 엷게 발려 있다.

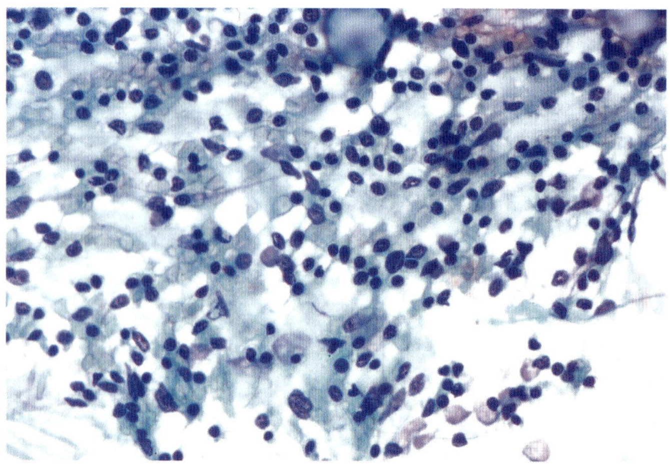

그림 T-2-20. 불규칙하고 느슨한 조직구의 집단을 본다. 세포질의 경계가 흐려 있다. 림프구들이 섞여 있는 것으로 보아 찌그러진 림프소절의 도말소견으로 생각된다. 주위에 림프선 소체(lymphoglandular body)가 나타난다. 여포상피세포나 교질은 보이지 않는다.

육아종성 갑상선염, granulomatous(subacute, de Quervain's) thyroiditis (1-2)

육아종성 갑상선염은 발열을 동반하는 상부호흡기도의 감염 끝에 발생한다. 그래서 육아종성 갑상선염도 바이러스의 감염에 의한 염증성 질병으로 생각한다. 드문병이다. 성인에 발생하고, 여성에 압도적으로 호발한다. 비대칭적으로 갑상선이 광범하게 커진다. 압통이 가볍게 있다. 수개월간 지속하다가 낫는다. 갑상선기능저하 상태가 일과성으로 발생할 수 있다.

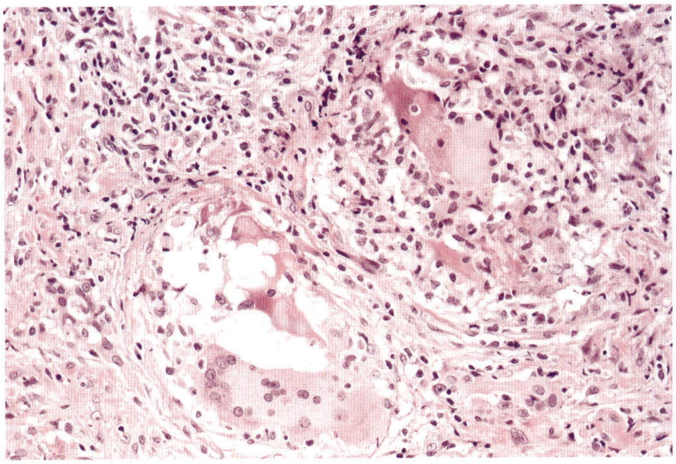

그림 T-2-21. 조직표본은 갑상선의 여포들이 완전히 육아종으로 대치되고 있다. 실질의 정상구조는 림프구와 형질세포의 침윤과 섬유증식으로 완전히 파괴된다. 조각난 교질이 다핵성 거대세포의 세포질 내에 들어있다.

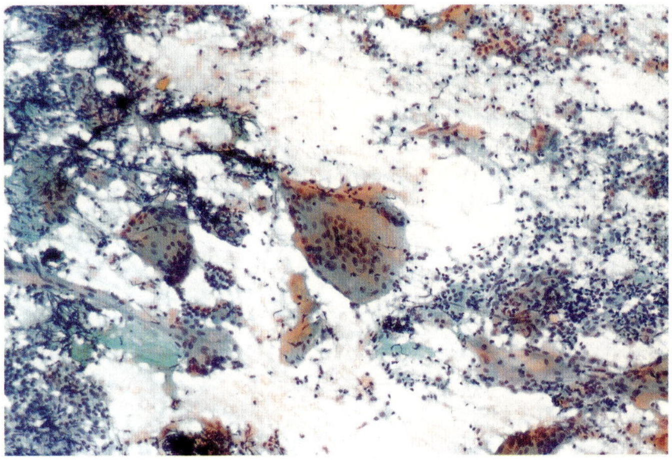

그림 T-2-23. 다핵성 거대세포의 세포질 내에는 황갈색으로 착색된 다량의 교질이 들어 있다. 주위에는 림프구들이 많이 나타난다. 배경에는 조각난 교질이 염증세포들과 섞여 있다.

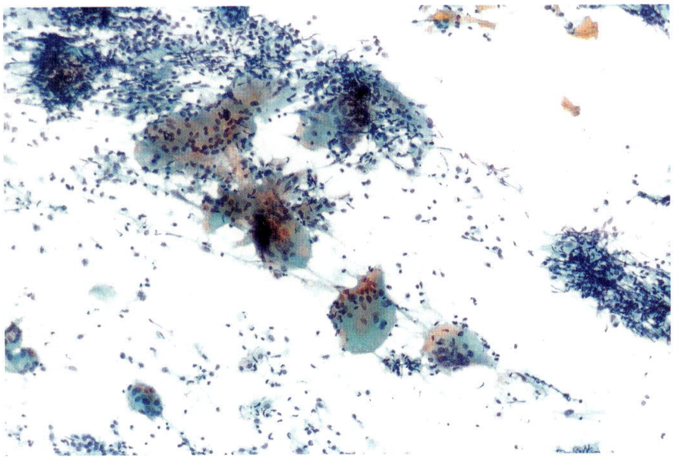

그림 T-2-22. 세포밀도는 높은 편이다. 많은 다핵성 거대세포들이 작은 염증세포들을 수적으로 압도한다. 섬유조직의 가닥이 가늘게 뻗어 있다. 교질은 작은 토막으로 조각이 나 있다.

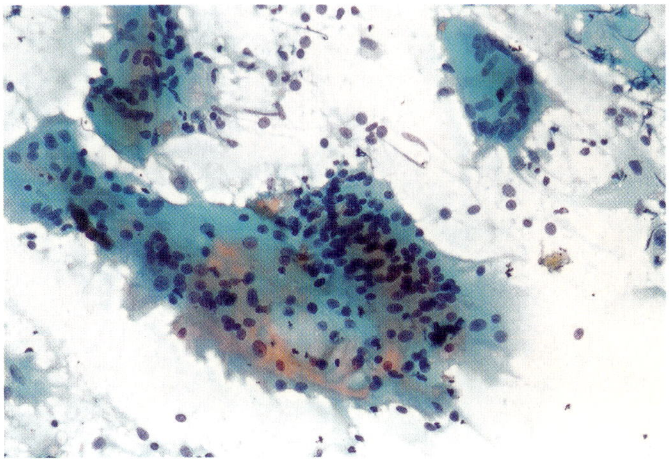

그림 T-2-24. 세 개의 다핵성 거대세포가 소수의 염증세포를 동반한다. 가장 큰 거대세포의 세포질 내에 핵은 무수히 많고, 세포질 내에 불규칙하게 분포한다(이물체형 거대세포). 제일 큰 거대세포의 세포질 내에는 황갈색의 교질이 들어 있다. 소량의 교질이 도말배경에 나타난다.

육아종성 갑상선염, granulomatous(subacute, de Quervain's) thyroiditis (2-2)

육아종성 갑상선염의 초기에는 여러 종류의 염증세포들이 실질 내로 침윤한다. 침윤한 염증세포들은 여포를 파괴하고, 갑상선글로불린(교질)을 기질 내로 방출한다. 방출된 작용하여 육아종성 염증을 촉발한다. 질병이 경과하면서 여포상피세포가 재생되고 여포 사이의 섬유조직이 증식한다.

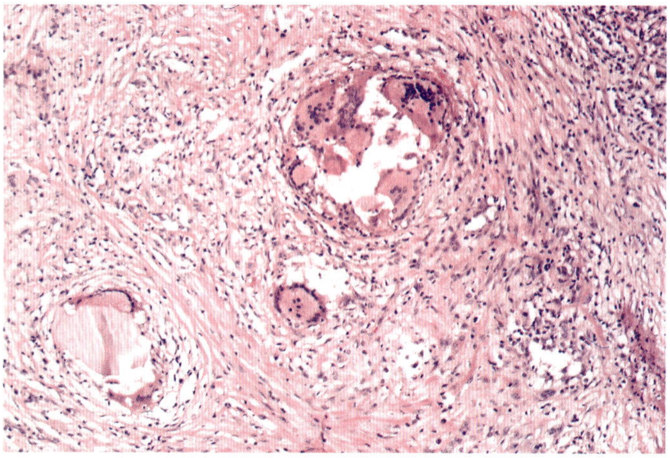

그림 T-2-25. 교질을 잡아먹은 다핵성 거대세포들이 육아종의 중심부에 나타난다. 그 주위에 소량의 염증세포가 침윤하고 섬유조직이 증식한다. 갑상선의 정상구조는 볼 수 없다. 교질은 불규칙하게 토막이나 일부는 거대세포의 세포질 내에 들어 있다.

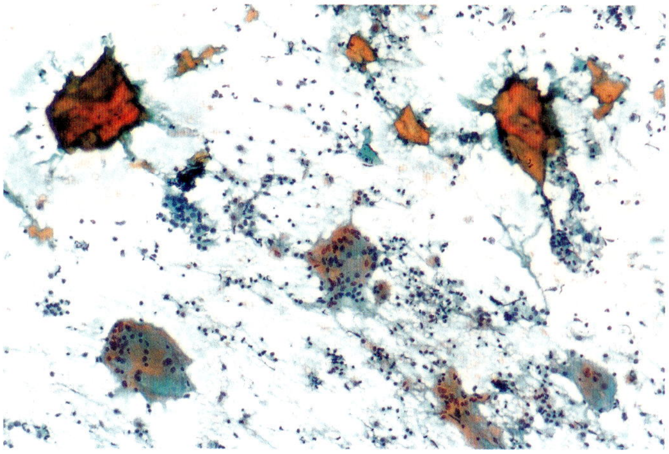

그림 T-2-26. 도말세포의 밀도는 중등도이다. 불규칙하게 토막난 교질 덩어리와 세포파괴물들이 개별세포들과 섞여 도말배경을 흐리게 한다. 많은 양의 교질이 거대세포의 세포질 내에서 관찰된다.

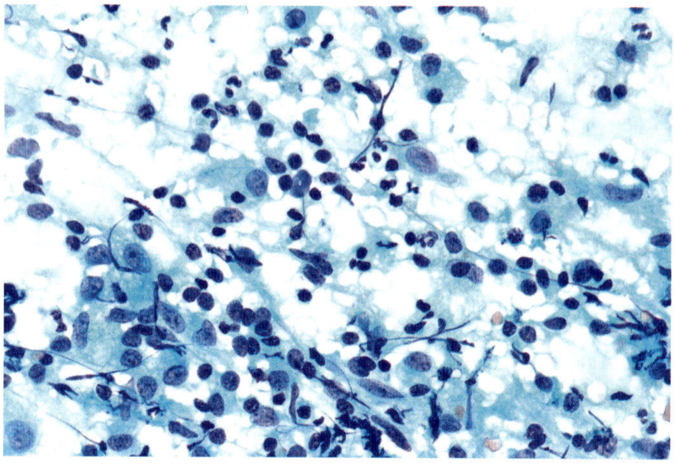

그림 T-2-27. 염증세포들은 주로 림프구이고, 유상피세포와 조직구가 섞여 있다. 변성된 여포상피세포는 세포질이 떨어져 나가 나핵으로 남는다. 소량의 섬유가닥과 교질이 배경에 깔려 있다.

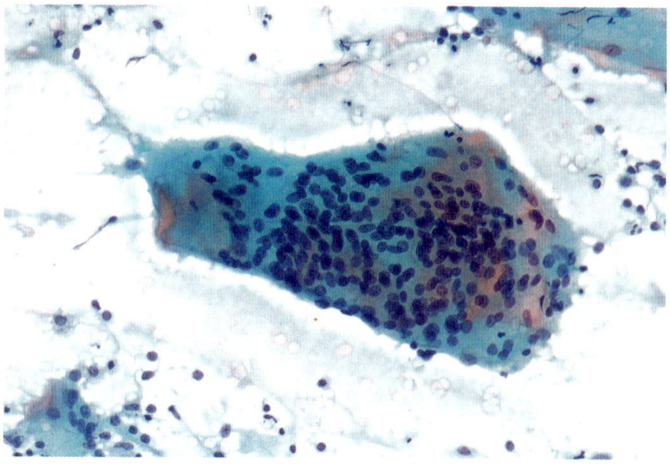

그림 T-2-28. 하나의 큰 다핵성 거대세포가 세포질의 한쪽에 교질을 함유한다. 무수한 핵이 불규칙하게 세포질 내에 흩어져 있다. 배경에는 엷은 교질이 발려 있고, 다른 염증세포들은 거의 보이지 않는다.

리델 갑상선염, Riedel's thyroiditis

리델 갑상선염은 대단히 드문 병이다. 기본적인 병리학적 변화는 갑상선의 염증성 섬유증식증이라고 할 수 있다. 똑같은 형태의 섬유증식이 갑상선뿐 아니라 목주위의 다른 구조들, 심지어 종격동, 후복강에도 나타날 수 있다. 갑상선은 매우 단단하고 작은 섬유질 덩어리로 변한다. 경화성 암으로 흔히 의심을 받는다. 원인은 불명이다. 성인 여자에 호발한다. 목을 압박하는 증상으로 삼키기 곤란, 씨근 거리기 등이 나타날 수 있다. 갑상선을 국소적으로 침범하는 경우도 있지만 일반적으로 전 갑상선 실질을 광범하게 침범하여 기능저하 상태가 지속된다.

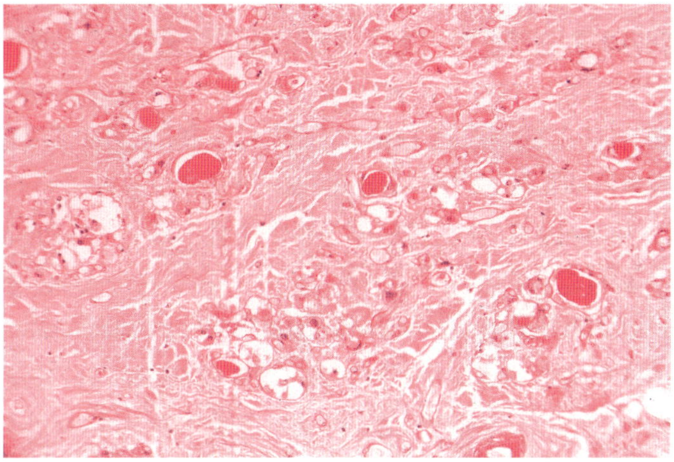

그림 T-2-29. 갑상선의 실질조직은 완전히 섬유결합조직으로 대치된다. 남아 있는 여포는 위축되고, 흡수되지 않은 극히 소량의 교질을 담고 있다. 대다수의 여포는 폐쇄되고 교질을 가지고 있지 않다(부검표본, PAS 염색).

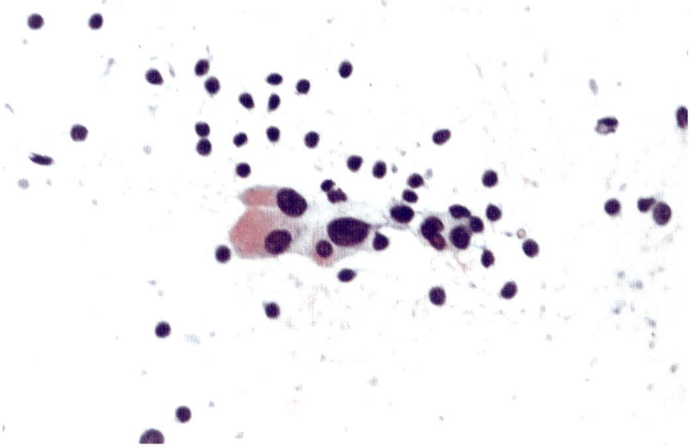

그림 T-2-31. 섬유가닥을 피해서 세포성 도말부위를 찾아보아도 소수의 림프구와 몇 개의 여포세포가 고작이다. 여포세포는 호산성 변화를 보인다. 배경에는 교질이 없다. 대단히 빈약한 세포성분을 얻는다.

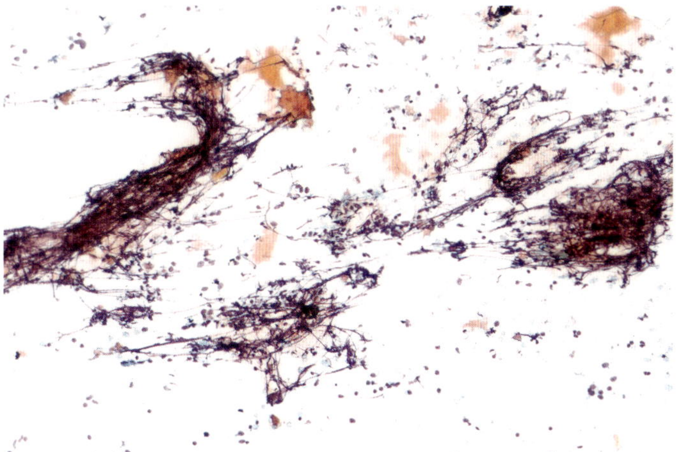

그림 T-2-30. 흡인물이 별로 없다. 천자 흡인하기가 매우 힘들고, 충분한 세포를 얻기가 곤란하다. 도말이 고르지 못하다. 세포밀도는 낮다. 대량의 섬유조직 가닥들이 다발을 만든다. 소수의 여포상피세포와 림프구가 섬유가닥에 붙어 있다.

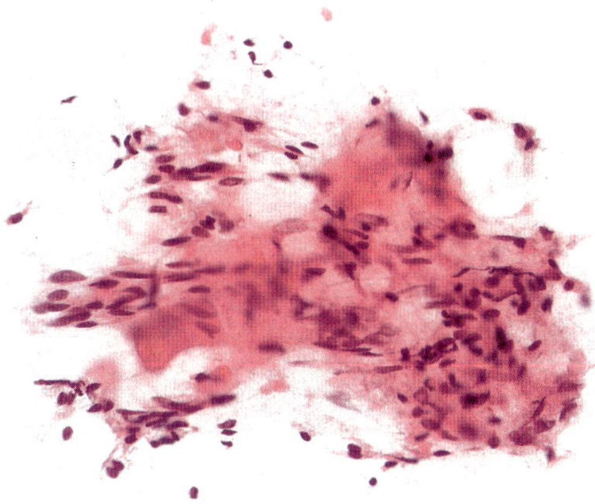

그림 T-2-32. 섬유가닥의 다발에 변성된 교질이 붙어 있다. 섬유가닥 안에는 지방세포가 있다. 한 조각의 골격근 다발이 섞여 있는 것으로 보아 갑상선 주위 구조가 침범되어 천자흡인된 것으로 생각된다.

증식성 갑성선종, Hyperplastic Goiter

갑상선은 일생을 통하여 끊임없이 자극을 받고, 다양한 형태로 반응하는 내분비샘이다. 사춘기, 임신, 생리적 스트레스, 심지어 정상적인 월경도 갑상선을 자극하는 스트레스로 작용할 수 있다. 갑상선종 유발 스트레스에 대한 반응은 갑상선 실질의 용적과 활동성의 차이로 나타난다. 갑상선종 유발인자가 반복적이고 지속적으로 자극함에도 불구하고 갑상선의 실질 조직(여포)은 균질적으로 반응하지 않는 특성이 있다. 일부의 여포는 증식하는 반면 다른 여포들은 비활동성으로 되어 여포 내 교질이 축적된다. 교질이 축적된 여포들이 곧 결절로 나타난다. 증식한 실질은 일과성으로 기능항진 상태를 유발한다. 갑상선 여포의 이질적인 반응상태가 선종성 증식증(adenomatous hyperplasia)으로 대표되는 증식성 갑상선종이다. 이 질병은 대단히 흔하게 본다.

여러 개의 결절 중 가장 큰 것이 FNA의 표적이 된다. 결절의 흡인물이 혈액 또는 혈성 액체일 경우(낭성변화) 남아 있는 실질을 다시 천자흡인하여 진단적인 검사물을 얻는다. FNA는 증식성 갑상선종을 확인함으로써 불필요한 외과적 처치(절제)를 미연에 방지하는 일이 그 일차적 목적이다.

선종성 증식증과 여포상 종양을 세포학적으로 구분하는 데는 한계가 있지만 2가지의 중요한 세포학적 변화가 유익한 기준이 된다(그림 T-3-1). 즉 교질의 양과 여포세포의 밀도가 바로 감별 기준이 된다. 도말표본에 교질의 양이 많고 여포세포의 수가 적으면 선종성 증식증(제1구역), 반대로 교질의 양은 적고, 여포세포의 밀도가 높으면 여포상 종양일 가능성이 높다(제3구역). 제2구역에 해당하는 변화는 여포상 종양과 선종성 증식증을 다같이 암시하는 경계역 변화이다. 이런 등식적인 기준이 설정될 수 있는 이유는 선종성 증식증 때 관찰되는 여포세포와 여포상 종양의 종양세포(여포세포 기원) 사이에는 형태학적(세포학적)으로 별 차이가 없고, 다만 양적인 차이에 근거하여 감별되기 때문이다.

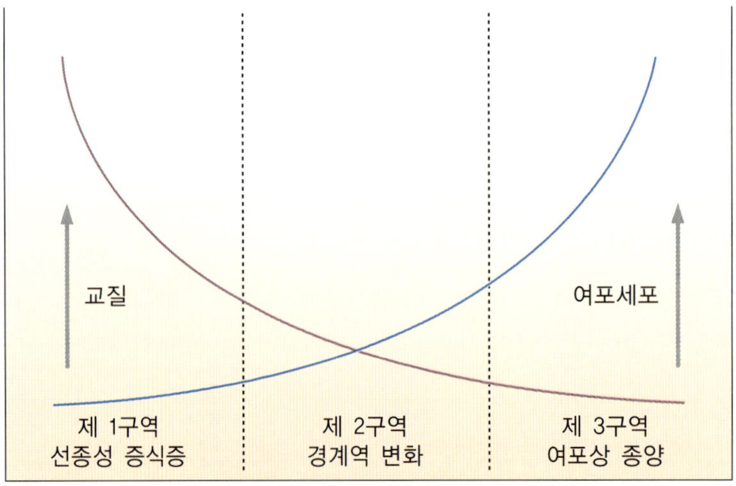

그림 T-3-1. 선종성 증식증과 여포상 종양의 세포학적 구성

선종성 증식증, adenomatous hyperplasia (1-3)

전 인구의 5%가 이 병을 앓고 있을 정도로 높은 이환율을 보인다. 실제로 FNA의 대상이 되는 질병 중 가장 흔한 것이 바로 이 선종성 증식증이다. 3:1의 비율로 여자에 호발한다. 갑상선은 하나 또는 여러 개의 불규칙한 결절로 만져진다. 간혹 기관과 식도를 압박할 수 있다. 결절 내에 자발적인 출혈로 돌연 통증을 유발하고, 결절이 갑자기 커질 수 있다. 또한 이차적으로 낭성 변화도 자주 발생한다.

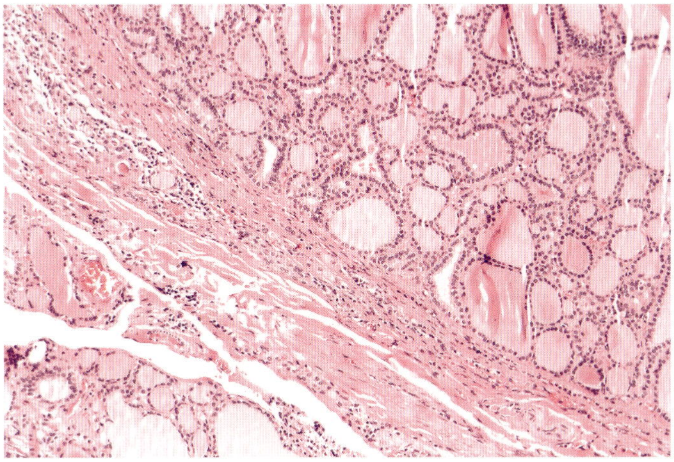

그림 T-3-2. 조직변화의 특징은 크고 작은 여포가 빽빽하게 인접하고 있다. 여포사이에 있는 모세혈관과 소량의 섬유조직을 경계로 불규칙한 결절을 만든다. 여포 안에는 호산성의 교질이 꽉 차 있다.

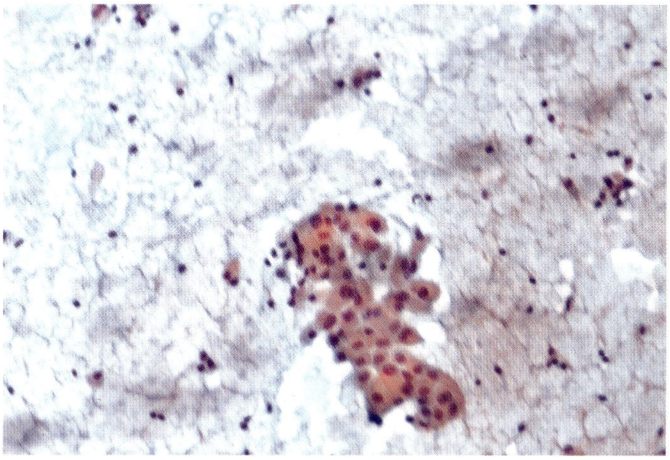

그림 T-3-4. 여포세포의 작은 집단은 불규칙한 모양을 하고 있다. 여포세포들은 변성이 심하다. 소수의 림프구들이 교질 내에 흩어져 있다. 배경은 지저분하고 두꺼운 교질로 덮여 있다.

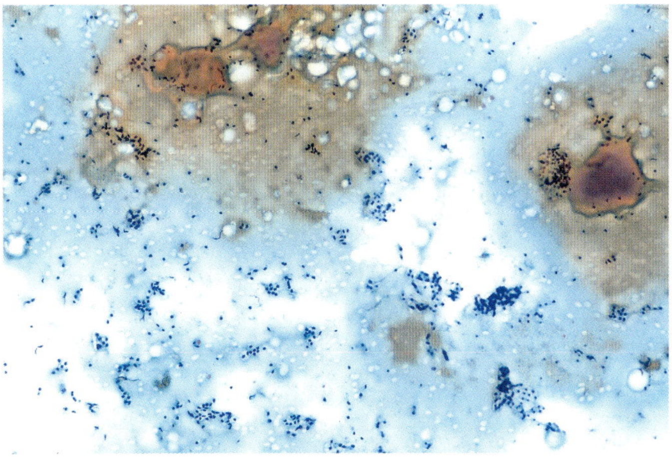

그림 T-3-3. 저배율에서 매우 지저분한 도말상태를 본다. 도말 세포의 세포밀도는 낮다. 두꺼운 교질은 토막이 난다. 느슨하고 작은 세포집단과 소수의 여포세포들이 교질 내에 떠 있다.

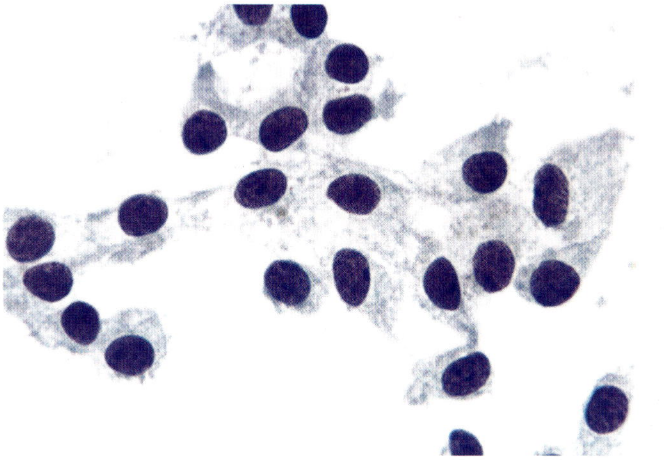

그림 T-3-5. 고배율에서 여포세포들은 변성이 심하다. 세포질은 너덜너덜 떨어져 나가고, 거의 나핵으로 보인다. 핵은 둥글거나 계란 모양이다. 핵은 심한 변성으로 염색질의 구조는 잘 볼 수 없고, 균질적으로 검게 염색된다.

선종성 증식증, adenomatous hyperplasia (2-3)

선종성 증식증의 결절들은 방사능활성 요오도 흡수검사(radioactive iodine uptake study)에서 냉결절로 나타난다. 대체로 갑상선의 기능은 정상이지만(euthyroid), 증식성 여포 때문에 경한 기능항진 상태로 될 수 있다.

도말되는 세포의 밀도가 낮고, 다양성(여포세포, 호산성세포, 염증세포)이 인정된다. 세포집단은 각양각색의 크기와 모양을 보인다. 미소여포가 나타나지 않고 핵중첩이 없다는 점 그리고 다량의 교질이 도말된다는 점 등의 종합적인 변화가 여포상 종양보다 선종성 증식증을 더욱 지지하는 세포학적 소견이 된다.

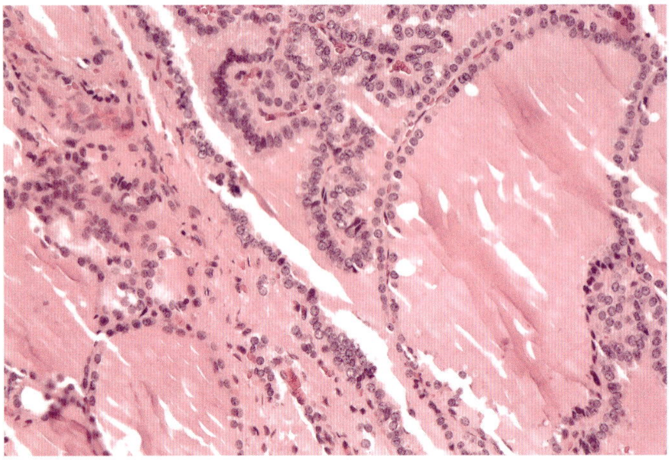

그림 T-3-6. 크고 작은 여포 안으로 작은 유두상 증식물이 뻗고 있다. 호산성 교질이 여포를 채운다. 유두상 증식물은 섬유혈관의 심지를 가진다. 그 밖을 일렬의 입방상피세포가 덮고 있다.

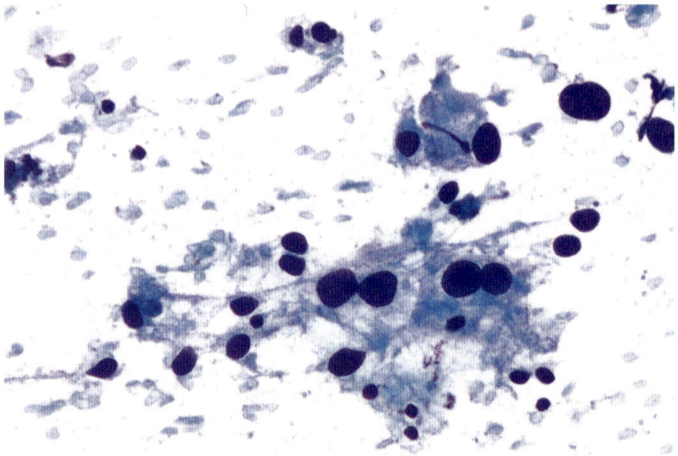

그림 T-3-8. 개별세포들이 흩어져 있다. 변성이 심한 여포상피세포들이다. 세포질은 너덜너덜 떨어져 나가고, 세포막의 경계가 흐려 있다. 핵의 대소부동증이 심하다(핵의 대소부동증은 오히려 여포상 종양에서는 나타나지 않음).

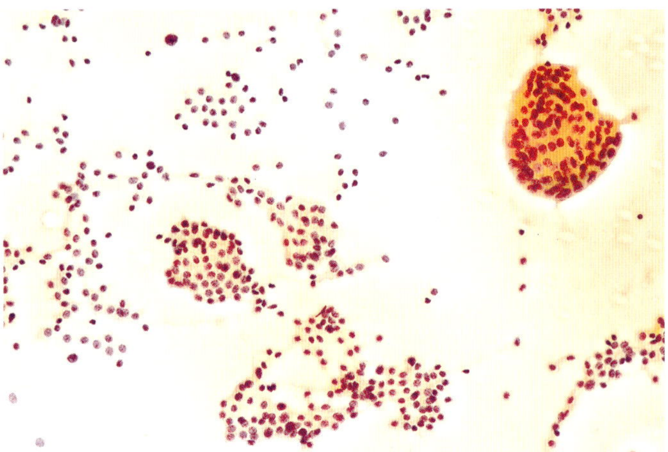

그림 T-3-7. 도말된 여포세포들의 밀도는 세포증식을 가늠하는 잣대가 된다. 여포세포의 유두상 증식이 있을 경우 세포밀도가 높을 수 있다. 여포세포들은 주로 개별세포로 도말된다. 이따금 단층 평판상 집단으로 도말되지만, 드물게 3차원적인 세포공으로 나타난다. 배경에는 호산성의 교질이 발려 있다.

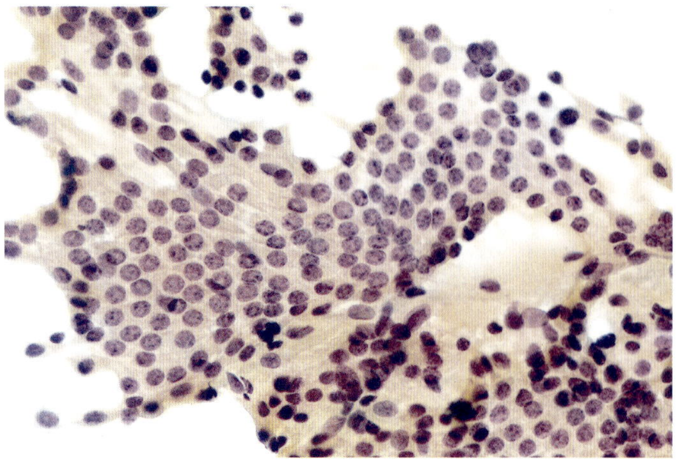

그림 T-3-9. 평판상 넓은 단층의 세포집단을 본다. 배경에는 소량의 교질이 있다. 핵의 크기와 모양이 서로 동일하고 핵간의 거리가 일정하다.

선종성 증식증, adenomatous hyperplasia (3-3)

갑성선 여포가 결절성으로 증식한 뒤에는 섬유증식, 석회화, 낭성변화, 출혈 등 이차적인 변화가 뒤따를 수 있다. 이런 이차적 변화로 인하여 혈성 액체, 순수한 혈액, 점액성 액체 등 다양한 성격의 액체성 흡인물을 얻는다. 그래서 선종성 증식증의 도말 표본은 다양한 세포와 변성된 혈성 흡인물로 지저분한게 특징이다. 또한, 갑상선의 구조상 특성 때문에 어느 정도의 교질과 혈액은 불가피하게 흡인된다.

선종성 증식증의 특징은 도말배경이 지저분하고, 다양한 세포로 구성된다. 다량의 교질이 배경에 깔려 있다. 여포세포의 밀도는 낮다. 이차적인 변화의 세포학적 소견이 압도할 수 있다(그림 T-3-1 참조).

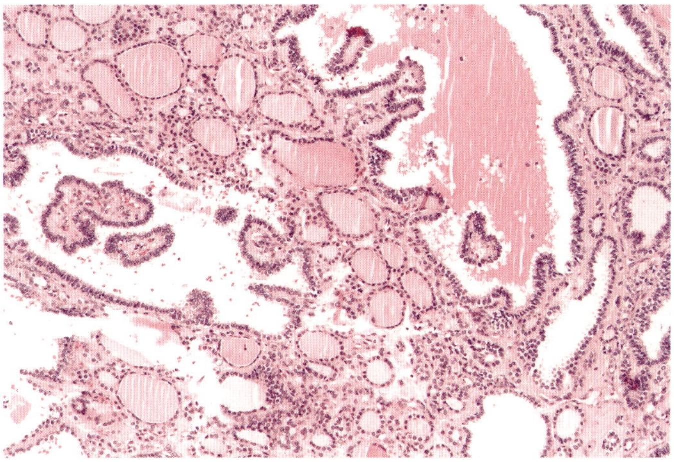

그림 T-3-10. 조직표본은 낭성변화를 일으킨 결절 내에 출혈이 동반된 상태이다. 주머니 안으로 작은 유두상 증식물들이 싹을 틀고 있다.

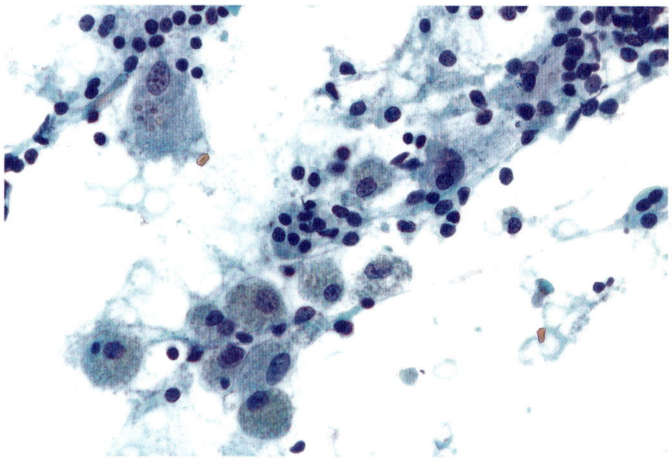

그림 T-3-12. 낭성 내용물 내에는 대식세포가 많이 나타난다. 세포질은 갈색과립으로 얼룩지고, 이따금 포말상이다. 갈색과립은 탐식한 교질뿐 아니라 혈철소(hemosiderin)도 포함한다. 여포세포는 변성이 심하다. 소수의 림프구가 섞여 있다.

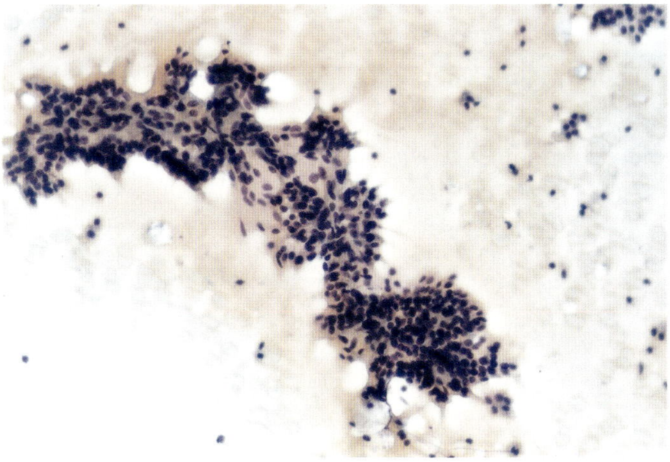

그림 T-3-11. 흡인물은 대량의 혈성 액체로 도말배경을 이룬다. 세포밀도는 낮다. 하나의 유두가 검고 변성된 핵으로 덮여있다.

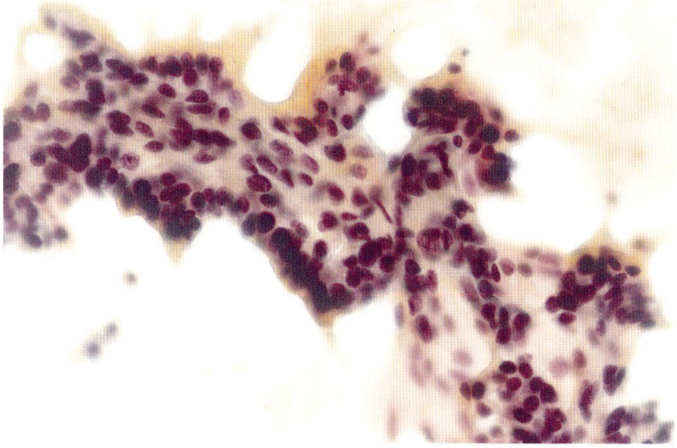

그림 T-3-13. 증식한 여포세포들이 유두상 구조로 나타난다. 액체성 도말을 배경으로 하고 교질을 동반한다. 세포집단의 변두리가 불규칙하게 들쭉날쭉하다. 핵은 농염되어, 염색질의 구조를 볼 수 없다.

그레이브스-바세도우병, Graves-Basedows disease

이 병은 갑상선의 기능항진 상태로 갑상선의 미만성 종대, 갑상선 중독증, 안구돌출 및 피부의 비후 등을 임상적 특징으로 하는 자가면역성 질병이다. 자가면역성 기전으로 갑상선자극호르몬(TSH) 수용체에 대한 Ig 항체를 형성한다. 이 항체는 갑상선자극 호르몬의 작용을 촉진하는 역할을 한다. 결과적으로 갑상선호르몬의 분비를 촉진하는 효과로 나타난다(갑상선 중독증). 갑상선 실질은 광범하게 증식하고, 갑상선을 순환하는 혈류의 양이 증가한다.

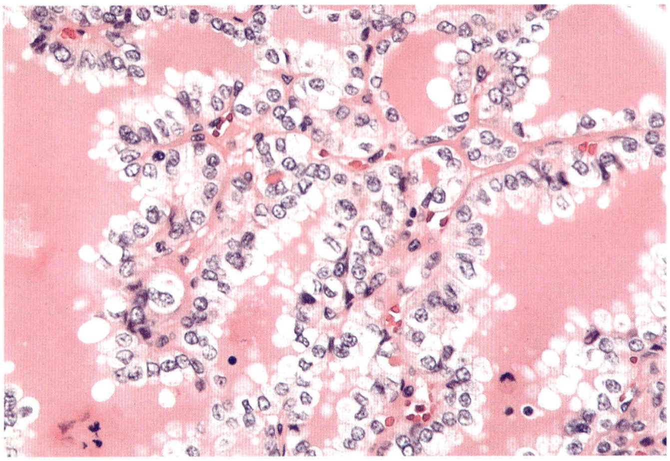

그림 T-3-14. 조직표본에서 여포세포들은 유두상으로 증식하여 원주상으로 커지고 투명한 세포질을 가진다. 특징적으로 여포세포에 인접한 교질은 반월모양의 공포로 변한다. 이 소견이 바로 갑상선 글로불린(T_4, T_3)의 왕성한 흡수를 가리키는 변화이다.

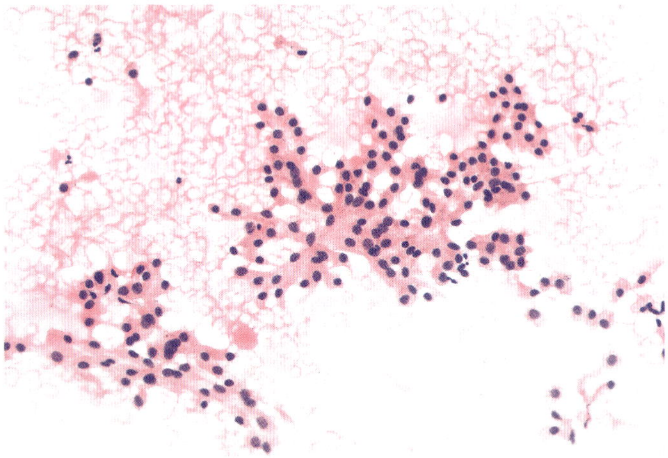

그림 T-3-16. 도말배경은 혈성이다. 교질이 거의 없다. 여포상피세포들은 작은 유두상 집단으로 나타난다. 풍부한 호산성 세포질의 변두리가 공포로 싸여 있다. 이것을 변두리공포(marginal vacuole) 또는 교질거품(colloid suds)으로 기술한다. Giemsa 염색에서 이 공포들이 붉게 염색되어 불꽃너울(fire flare)처럼 보인다.

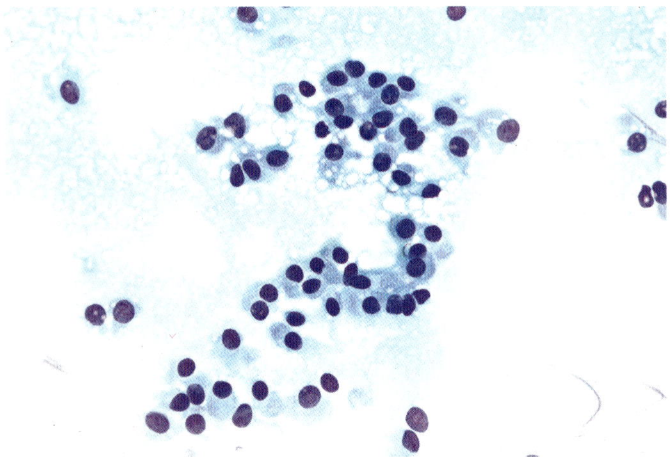

그림 T-3-15. 세포밀도는 중등도이다. 교질은 매우 엷게 염색된다. H-E염색에서 여포세포의 세포질은 흐려 있고, 주위에 많은 공포가 둘러싸고 있다(Romanovsky 염색에서는 "불꽃너울"로 기술). 핵은 변성이 심하여 검게 염색된다.

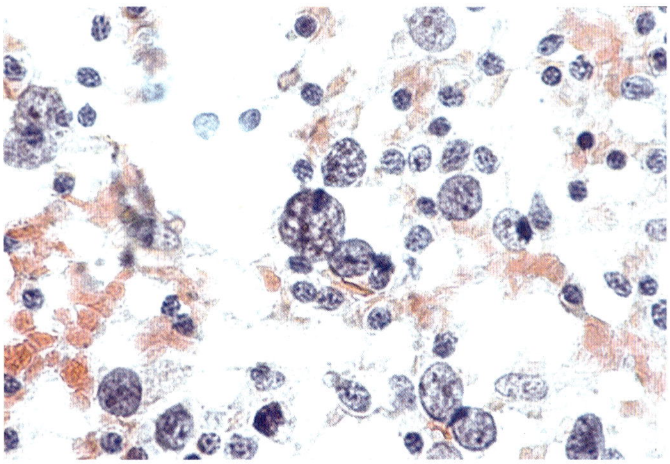

그림 T-3-17. 도말배경은 항상 혈성이다. 여포상피의 개별세포들은 흔히 세포질이 떨어져 나가 나핵으로 남는다. 핵의 크기는 다양하고 매우 커질 수 있다. 소수의 림프구를 동반한다.

종양성 갑상선종, Neoplastic Goiter

갑상선의 상피성 종양은 여포상피세포와 C-세포에서 각각 기원하는 종양으로 대별된다. C-세포로 분화하는 종양은 수질성 암종(medullary carcinoma)이 유일한 것이다. 여포상피 기원의 종양은 우선 양성과 악성으로 구분한다. 양성 종양은 여포상 선종(follicular adenoma)이다. 여포상피 기원의 악성 종양은 여포상 암종(follicular carcinoma)과 유두상 암종(papillary carcinoma)의 두 기본형으로 갈라진다. 여포상 암종은 다시 미소침윤성 암종과 광범위 침윤성 암종으로 나눈다. 또한, 여포상 암종은 다양한 형태학적 변형을 보여서 여러 이름으로 불리는 것들이 있다(호산성세포 암종, 투명세포 암종, 편평세포암종, 점액성 암종 등). 그러나 이들의 예후나 임상적 특징은 대체로 두 기본형의 그것과 별차이가 없다. 여포상 선종과 여포상 암종은 세포학적으로 감별하기 곤란하다(여포상 종양). 여포상피세포에서 발생하는 분화가 비교적 불량한 소도상 암종(insular carcinoma)이 있다. 작은 암세포들이 꽉 들어찬 작은 섬처럼 생긴 둥지(insular nest)를 만드는 특징이 있다. 여포상 암종이나 유두상 암종으로 분류할 수 없을 정도로 분화가 불량한 것을 미분화 또는 역형성 암종(undifferentiated or anaplastic carcinoma)이라고 한다(표 T-4-1).

표 T-4-1. 갑상선 종양의 분류

1. 여포상피세포의 종양
    - 양성 : 여포상 선종
        - 비특이성
        - 변형
    - 악성 : 여포상 암종
        - 비특이성
        - 변형
    - 유두상 암종
        - 비특이성
        - 변형
    - 소도상(분화불량)암종
    - 미분화(역형성) 암종
2. C-세포의 종양
    - 수질성 암종
3. 기질조직의 종양
    - 악성 림프종
    - 육종

종양성 갑상선종에 대한 FNA는 그 병변이 종양임을 확인하는데 그 일차적인 목적이 있다. 그래서 FNA는 외과적인 적출을 필요로 하는 결절(양성과 악성 종양)을 가려내는데 필수적인 검사수단이 된다.

여포상 선종, follicular adenoma (1-3)

여포상 선종은 갑상선의 가장 흔한 종양이다. 성인의 부검에서 약 3%의 높은 빈도로 발견된다. 이들은 모두 비발현성 종양임으로 서서히 자라는 특성을 짐작할 수 있다. 단일결절로 발생하며, 섬유피막으로 주위 갑상선 조직과 뚜렷한 경계를 지운다. 갑상선기능은 정상이다. 방사능 동위원소 요오도 흡수검사에서 냉결절로 나타난다.

여포상 종양은 조직학적으로 선종과 암종으로 구분되지만 세포학적으로는 이 양자를 구별 할 수 없다. 따라서 이 두 종양의 세포학적 진단은 여포상 종양(follicular neoplasm)이란 미확정 병명으로 대신한다.

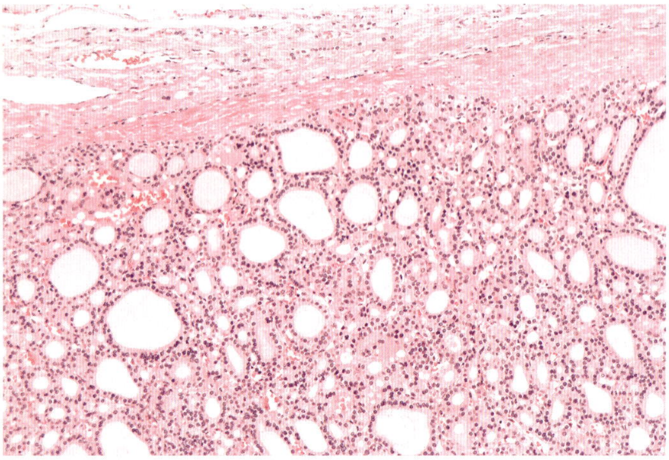

그림 T-4-1. 이 여포상 종양은 섬유성 피막으로 잘 둘러싸여 있다. 종양실질은 크기가 비슷한 여포로 꽉 채워진다. 여포의 내면은 상피세포가 덮고, 내강에는 호산성의 교질이 차 있다.

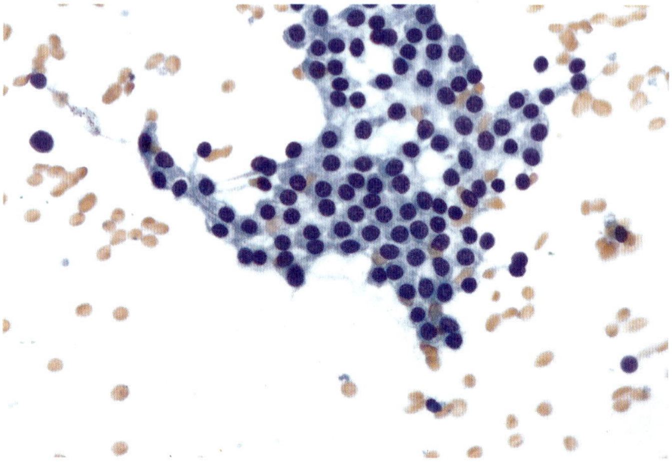

그림 T-4-3. 느슨하게 배열한 평판상의 여포상피세포들은 둥글거나 계란모양의 핵을 가진다. 핵과 핵의 거리가 일정하다. 세포질은 닳아 헤어진다. 세포경계는 뚜렷하지 않고 흐려 있다.

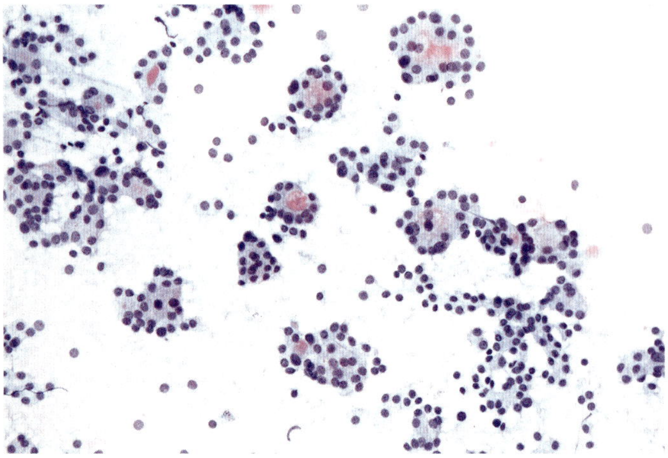

그림 T-4-2. 저배율에서 세포밀도는 비교적 높다. 교질이 배경에 보이지 않는다. 세포들은 주로 작은 집단으로 도말된다. 세포집단들은 크기와 모양이 서로 비슷한 로제트모양의 미소여포(microfollicle)들이다. 그 중앙에 소량의 교질을 함유한다.

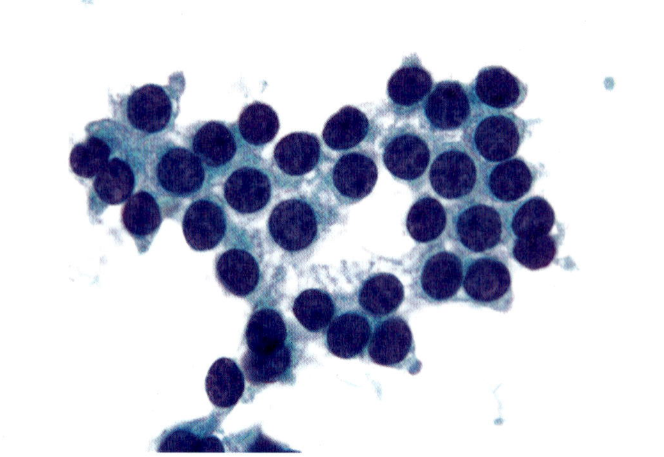

그림 T-4-4. 고배율에서 세포집단의 가장자리가 우둘투둘하다(공동변연이 아님). 여포세포의 세포질은 거의 소실되고, 핵주위에 조금 붙어 있다. 그 경계가 뚜렷하지 않다. 핵은 둥글거나 계란모양이고, 모양과 크기가 균일한 것이 특징이다.

여포상 선종, follicular adenoma (2-3)

여포상 선종은 갑상선 내 특별한 호발부위가 없이 실질 내 어떤 곳에서도 발생할 수 있다. 완전한 피막이 잘 형성되지만 여포상 암종처럼 두껍지는 않다. 종양은 둥글거나 계란 모양이다. 회백색으로 견고하고 고무같은 경도를 느낀다. 이 종양은 간혹 이차적인 변화를 동반한다. 섬유증식, 석회화, 출혈, 낭성변화 등이 흔히 발생하는 이차적 변화이다. 여포상 종양과 선종성 증식증의 세포학적 감별이 문제가 될 수 있다. 여포상 종양은 도말세포의 밀도가 비교적 높고 단일 계통의 세포 즉 여포상피세포로만 구성된다. 종양세포들은 흔히 비슷한 크기와 모양의 로제트(미소세포)로 도말된다(그림 T-3-1, 140쪽 참조).

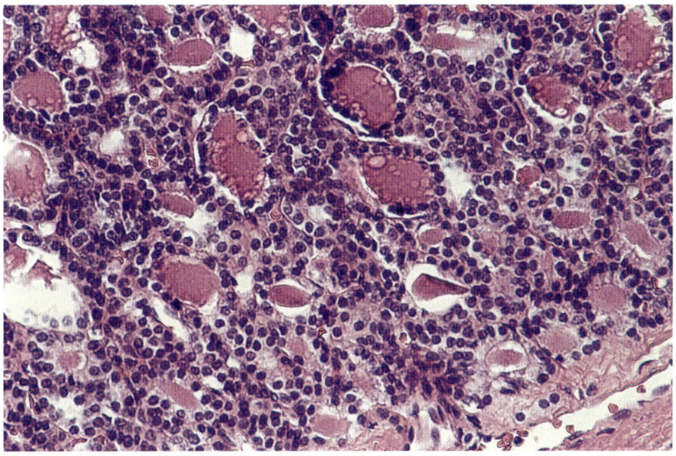

그림 T-4-5. 여포들(미소여포)의 크기가 비교적 일정하다. 여포 내 비록 소량이지만 진한 교질이 들어 있다. 우하방으로 피막의 일부가 보인다.

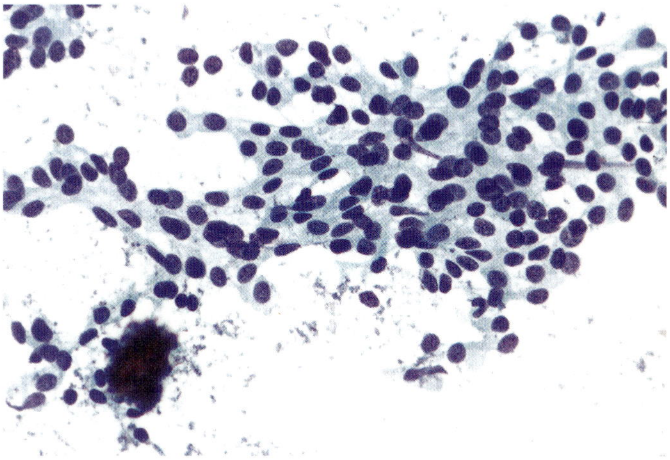

그림 T-4-7. 여포상피세포가 느슨한 집단으로 나타난다. 구성세포들은 둥글고 농염된 핵을 가지며 배열이 불규칙하다. 세포집단의 가장자리가 우둘투둘하여 이른바 공동변연(community border)을 만들지 않는다. 좌하방에는 불규칙한 석회화 구조가 있다.

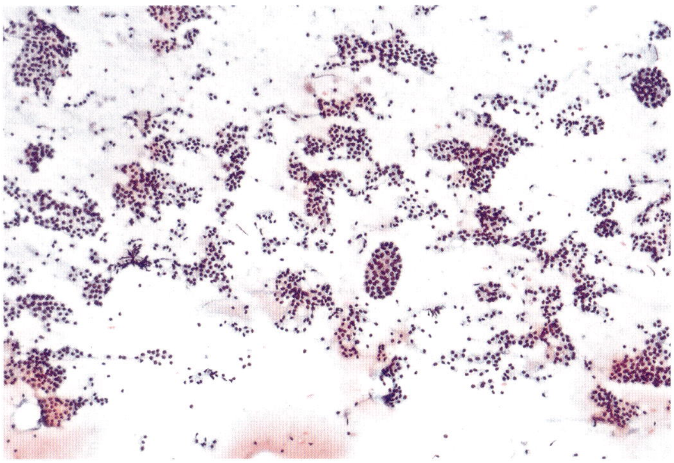

그림 T-4-6. 저배율에서 세포밀도는 높다. 여포세포들은 작은 세포집단과 개별세포로 도말된다. 세포집단은 평판상 또는 3차원의 세포공으로 짜여진다. 배경에 교질은 거의 보이지 않는다.

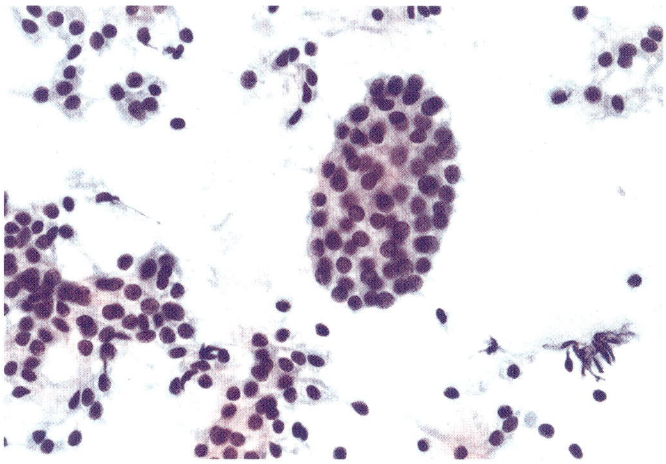

그림 T-4-8. 고배율에서 여포세포들이 공처럼 3차원적 집단을 만든다. 핵들은 여러 층으로 중첩된다. 세포공은 조직의 입체적인 여포구조를 온전하게 반영하는 도말 소견이다. 주위에는 느슨하게 짜인 여포세포의 불규칙한 집단을 본다.

여포상 선종, follicular adenoma (3-3)

여포상 선종은 중년 여자에 호발한다. 여포상 암종의 5배 정도로 빈발한다. 적출 당시 대개 직경이 1~3 cm의 크기이다. 간혹 큰 종양은 기관을 압박하여 씨근거림을 유발한다. 종양 내 출혈로 갑자기 커지고, 낭성변화를 일으켜, 통증을 동반할 수 있다. 종양세포가 낭성 변화를 일으킨 곳으로 유두상 증식물이 자라서 유두상 암종과 비슷하게 보일 수 있다. 여포상 선종과 유두상 암종의 유두를 구성하는 종양 세포들의 모양이 뚜렷하게 차이가 있어 이 두 종양을 세포학적으로 감별하는 데는 별 문제가 없다.

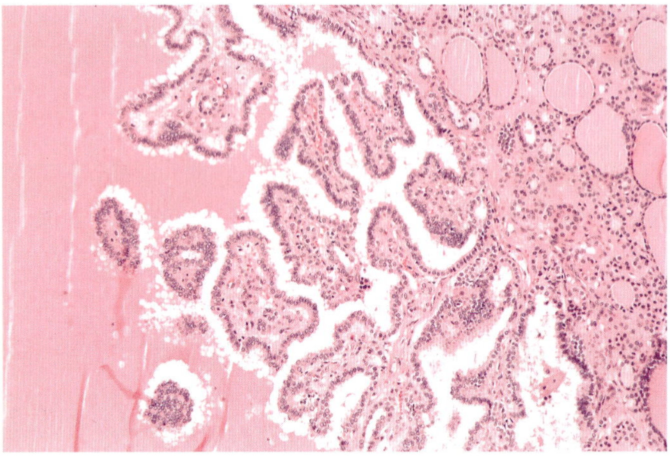

그림 T-4-9. 여포상 선종은 종양 내부에 낭성변화로 혈성액체가 차있다. 낭성벽의 한쪽으로부터 유두상 구조물이 자라서 주머니 안의 일부를 채우고 있다. 이런 낭성 변화는 선종성 증식증, 여포상 선종, 여포상 암종 그리고 유두상 암종에서도 다 나타날 수 있는 조직학적 변화이다.

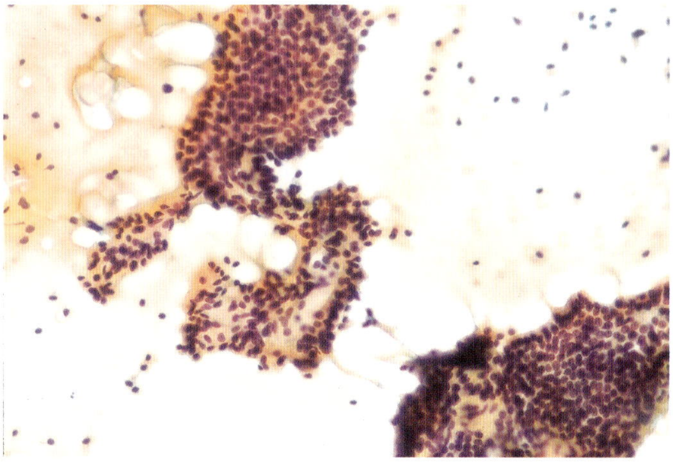

그림 T-4-11. 두 개의 단단한 유두상 집단이 소량의 교질과 림프구를 동반한다. 유두상 집단의 변두리가 여포세포로 된 공동 변연을 만들고 있으므로 진짜 유두상 증식물이라고 할 수 있다.

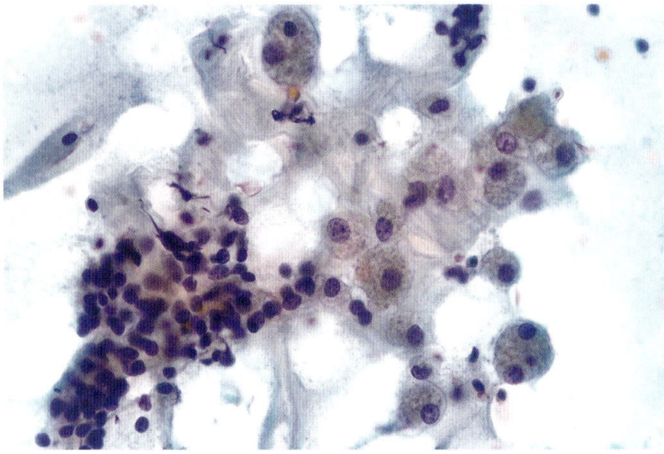

그림 T-4-10. 낭성 내용물을 도말한 표본이다. 세포밀도는 낮다. 대식세포가 여포세포의 집단 주위에 출현한다. 대식세포의 세포질은 풍부하고, 갈색과립을 가진다. 이 과립은 탐식한 혈철소와 교질로 판명된다.

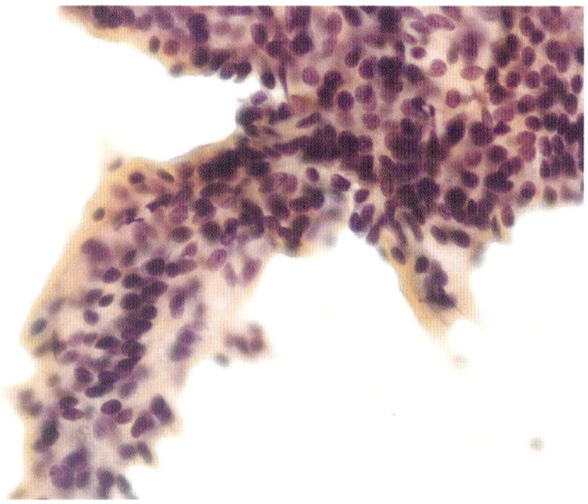

그림 T-4-12. 고배율에서 유두를 구성하는 세포들은 중첩되고, 핵은 변성으로 검게 보인다. 특히 이런 변성된 유두(낭성 내용물 내에 떠 있는)는 여포상 종양에서 흔히 보는 소견이다.

여포상 암종, follicular carcinoma (1-3)

여포상피세포로 분화하는 악성 종양을 여포상 암종이라고 한다. 이 암종의 빈도는 전 갑상선 암의 5~15%를 차지한다. 여포상 선종과 같이 여포상 암종도 여자에 호발한다. 유두상 암종보다 약 10년 늦게 진단된다. 단일 결절로 발생하고 방사능 동위원소 흡수검사에서 항상 냉결절로 나타난다. 여포상 암종은 세포학적으로 여포상 선종과 구별되지 않는다. 여포상 암종은 잘 분화된 미소 침윤성 암종과 불량한 분화의 광범위한 침윤성 암종으로 나눈다. 일반적으로 여포상 암종이라고 하면 미소침윤성 암종을 가리키고, 광범위 침윤성 암종보다 훨씬 빈번히 관찰된다.

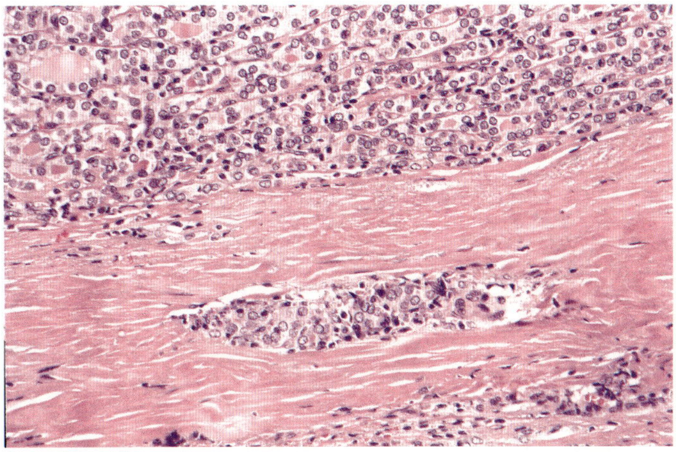

그림 T-4-13. 여포상 종양의 두꺼운 피막 내로 종양세포의 집단이 침윤하고 있다. 종양세포들은 뚜렷한 여포를 형성하고 있지 않다. 교질도 포함하고 있지 않다. 개별 종양세포의 모양은 여포상 선종의 그것과 비슷하다. 이런 종양은 미소 침윤성 여포상 암종으로 분류된다.

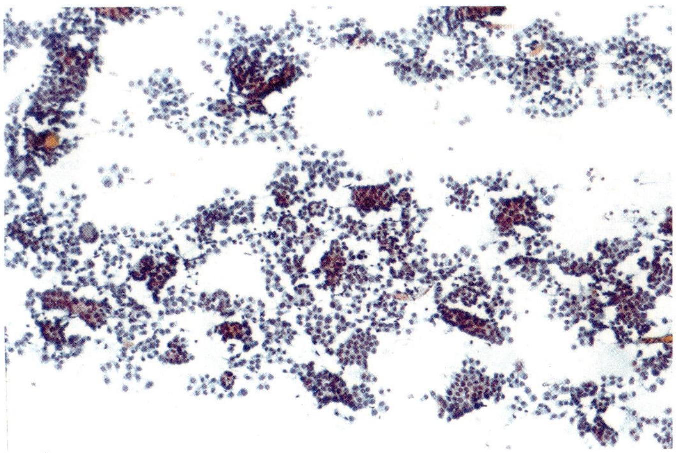

그림 T-4-14. 저배율에서 높은 세포밀도를 보인다. 크기와 모양이 비슷한 세포집단과 뿔뿔이 흩어진 개별세포로 도말된다. 교질은 보이지 않는다.

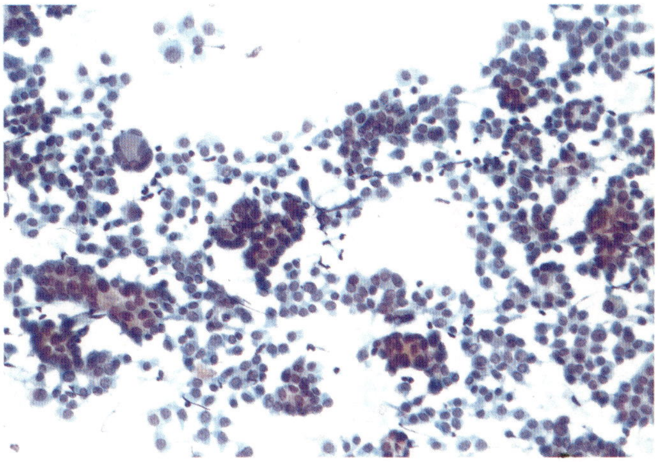

그림 T-4-15. 중등대 배율에서 세포집단은 불규칙한 작은 기둥과 로제트 모양으로 나타난다. 로제트의 중앙에는 소량의 교질을 포함한다. 세포집단을 구성하는 세포나 흩어진 개별세포들이 다 같이 여포상피 기원이다.

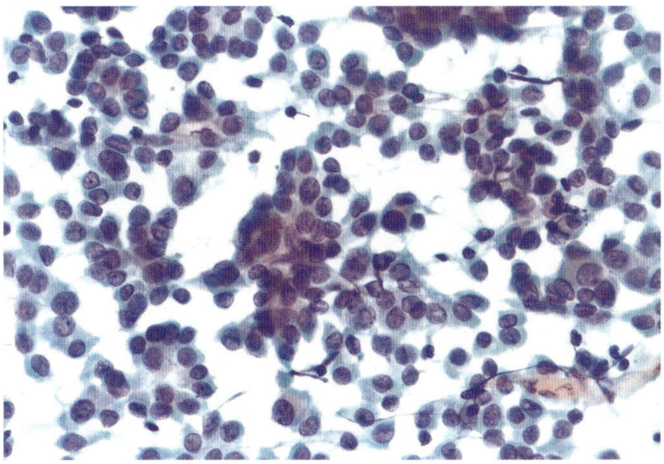

그림 T-4-16. 고배율에서 세포들이 모여서 느슨한 세포집단으로 불완전한 로제트를 만든다. 세포질은 핵주위에 고루 붙어 있다. 핵의 모양과 크기가 균일하다.

여포상 암종, follicular carcinoma (2-3)

종양세포의 모양으로나 예후의 관점에서 매우 뚜렷하게 구분되는 2종류의 여포상 암종이 있다. 침윤 정도에 따라 미소 침윤성 또는 피막성 암종(minimally invasive or encapsulated carcinoma)과 광범위 침윤성 암종(widely invasive carcinoma)으로 나눈다. 놀랍게도 이 두 유형 사이에는 중복되는 특성이 전혀 없다. 미소 침윤성 암종의 빈도가 광범위 침윤형에 비하여 압도적으로 높다. 예후는 유두상 암종처럼 탁월하다(95% 완치율). 종양을 둘러싸고 있는 피막은 선종의 피막에 비하여 더 두껍고, 불규칙한 편이다. 다행스럽게도 광범위 침윤성 암종의 빈도는 매우 낮다. 예후는 불량하여 사망률이 50%에 달한다.

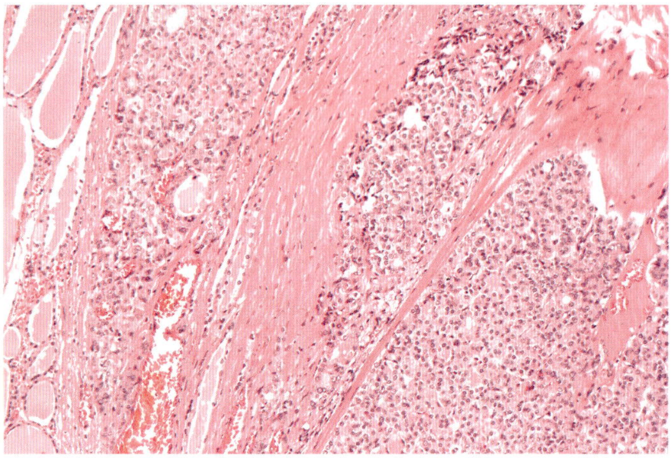

그림 T-4-17. 여포상 종양의 피막 내에 있는 혈관을 종양세포들이 침윤하여 종양색전(tumor embolus)을 만든다. 종양은 매우 충실한 태아성 여포로 구성된다.

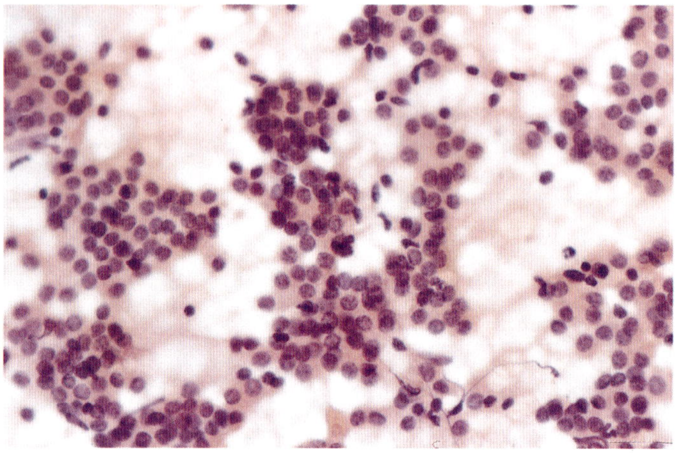

그림 T-4-19. 종양세포들은 평판상의 느슨한 집단, 로제트 또는 세포공 모양으로 집단을 만든다. 교질이 엷게 발려 있다. 세포공과 로제트는 조직의 미소여포를 반영한다.

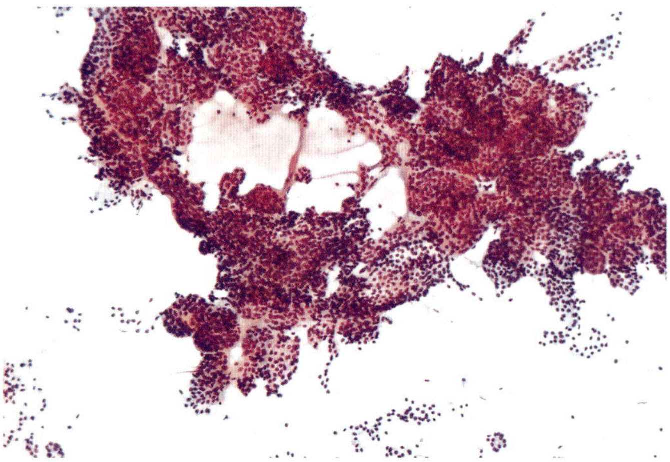

그림 T-4-18. 저배율에서 세포밀도는 높다. 무수히 많은 세포공(미소 여포)들이 집단으로 나타난다. 이들 사이에 혈관 섬유성 가닥을 본다. 배경에는 매우 엷은 교질이 발려 있다.

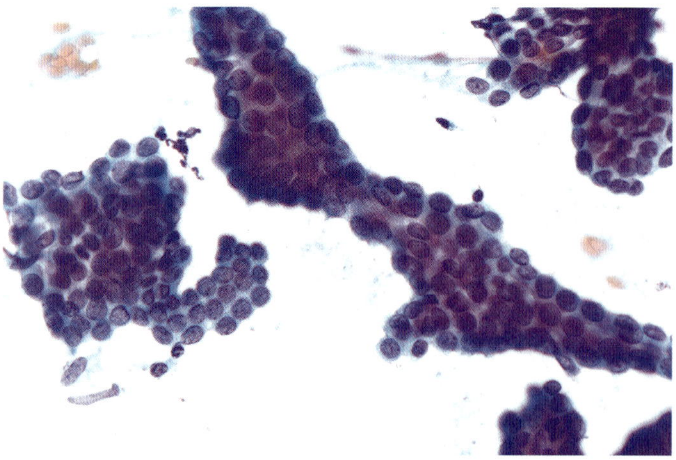

그림 T-4-20. 고배율에서 상피세포의 길죽한 3차원적 집단(기둥 또는 육주형상)은 유두상 증식을 반영한다. 주위에 있는 중첩된 핵의 집단들은 충실한 여포를 반영한다. 세포들의 모양과 크기가 서로 같다. 소량의 교질이 도말배경에 발려 있다.

여포상 암종, follicular carcinoma (3-3)

여포상 암종이 경부 림프절로 전이하는 일은 드물다. 먼 장기 특히 뼈로 전이가 첫 증상으로 나타날 수 있는 특이한 종양이다. 유두상 암종과는 달리 여포상 암종은 임상적으로 잠재성(비발현성)인 경우가 드물다. 종양의 크기가 항상 직경 1cm 이상일 때 진단된다. 세포학적으로 여포상 선종과 미소 침윤성 암종 세포가 서로 닮고 있다. 미소 침윤성(피막성) 여포상 암종을 여포상 선종으로 부터 구별하는 유일한 방법은 조직학적으로 종양세포의 피막 또는 피막 내 혈관의 침윤을 증명하는 일이다.

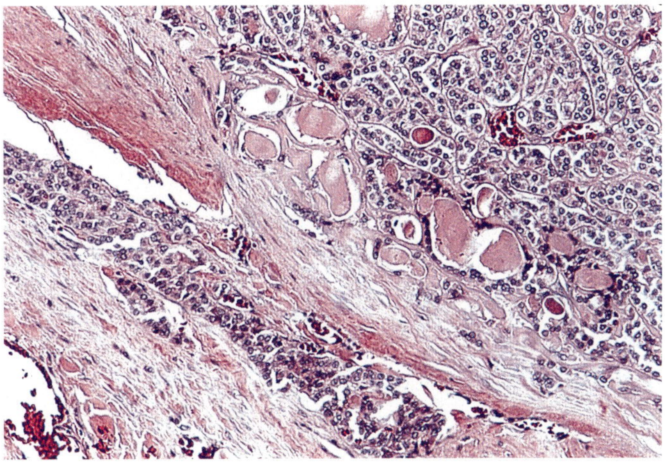

그림 T-4-21. 여포상 암종이 두꺼운 섬유성 피막으로 쌓여 있다. 종양세포의 작은 집단이 피막과 피막 내 혈관을 침윤하고 있다. 개별 종양세포의 모양은 선종의 그것들과 크게 다를 바 없다.

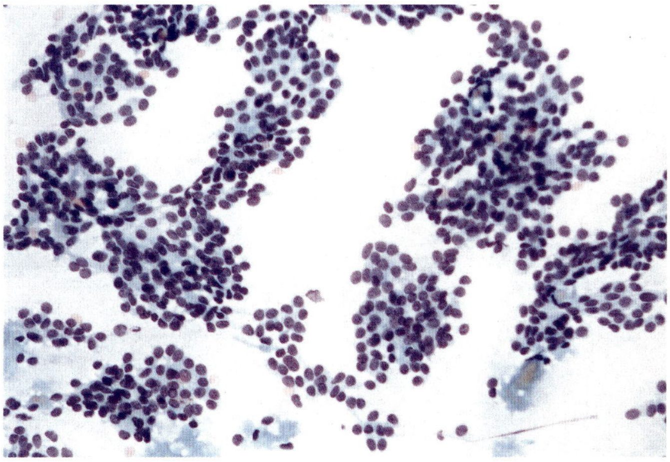

그림 T-4-23. 평판상 세포집단들은 핵들이 일부 중첩된 부위도 있으나 대부분이 단층으로 배열한다. 소량의 교질이 나타난다(우하방).

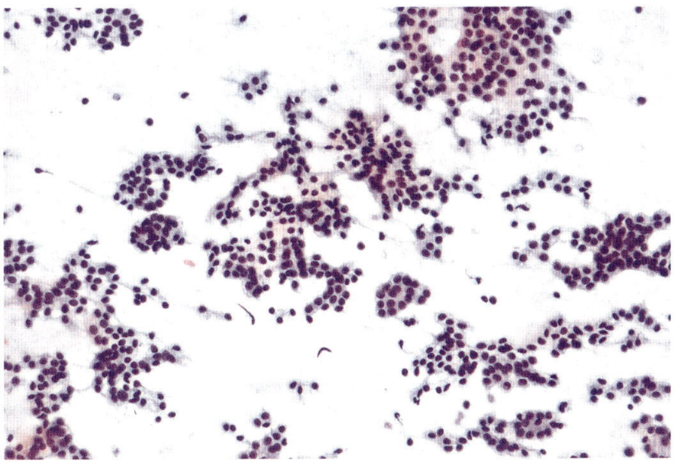

그림 T-4-22. 저배율에서 세포밀도가 높다. 도말배경에 교질이 매우 엷게 깔려 있다(희미한 하늘색 배경). 세포집단은 느슨한 평판상, 작은 세포공 그리고 불완전한 로제트로 나타난다.

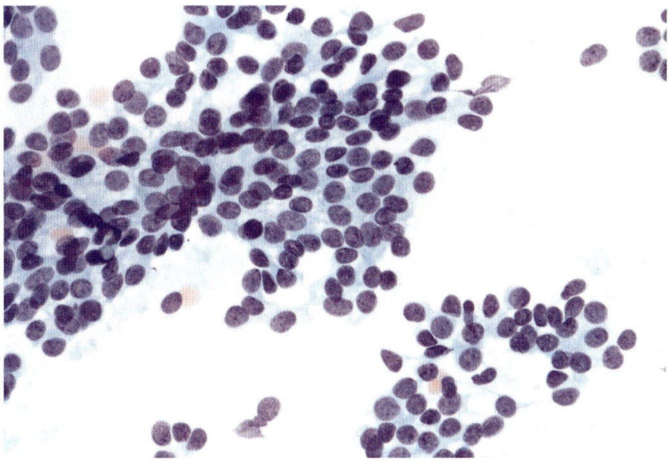

그림 T-4-24. 평판을 이루고 있는 세포는 둥글거나 계란모양의 핵을 가진다. 세포질은 거의 볼 수 없을 정도로 적은 양이다. 군데군데 로제트를 만든다. 로제트 안에는 교질이 없이 비어 있다.

유두상 암종, papillary carcinoma (1-5)

유두상 암종은 여포상 암종처럼 여포상피세포에서 기원한다. 조직학적으로 유두상으로 자라고, 종양세포의 독특한 핵의 변화(핵내 봉입체)로 여포상 암종과 구별된다. 유두상 암종이 갑상선 암 중에서 가장 흔히 발생하고(80%), 중년 여자에 호발한다(30~40대, 여:남 비=2:1~3:1). 조기 진단의 결과로 최근 환자의 연령이 점차 낮아지는 경향을 보인다. 소아에서 발생하는 갑상선 암의 90% 이상이 유두상 암종이다.

※ 핵내 봉입체(intranuclear inclusion)는 세포질의 일부가 핵내로 함입(intranuclear cytoplasmic invagination)된 것이다. 유두상 암종의 가히 진단적인 소견이라고 할 수 있다. 핵내 봉입체는 핵막으로 둘러싸여 주위 핵질로부터 뚜렷하게 경계되고, 그 내용은 세포질로 되어 있다. 이런 변화를 고아 안니의 눈에 비유한다.

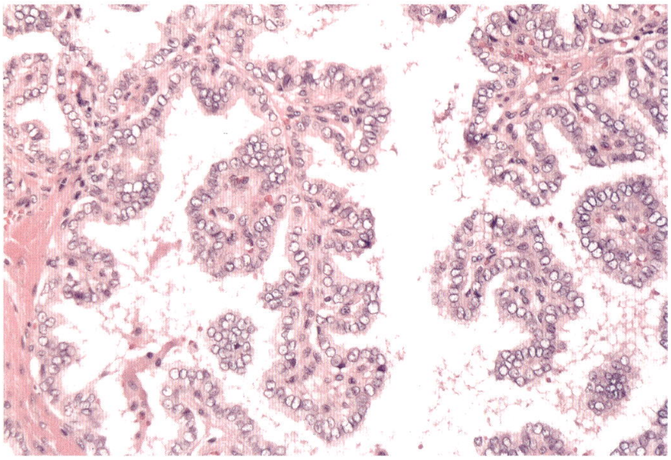

그림 T-4-25. 많은 유두들이 나뭇가지처럼 뻗고 있다. 유두는 그 중심에 소량의 섬유조직과 모세혈관으로 된 가는 심지를 가진다. 심지의 양쪽으로 입방상피 내지 낮은 원주상피 세포가 울타리 모양으로 방책을 형성한다. 종양세포의 핵들은 인접한 것과 약간씩 겹쳐 있고, 투명하게 보인다(고아 안니의 눈, orphan Annie' s eye).

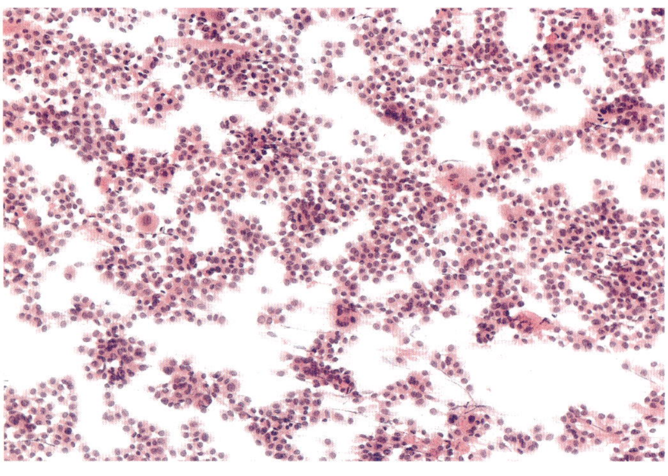

그림 T-4-26. 저배율에서 세포밀도는 매우 높다. 개별세포와 단층의 평판상 또는 3차원적 집단으로 도말된다. 배경에 교질이 없다.

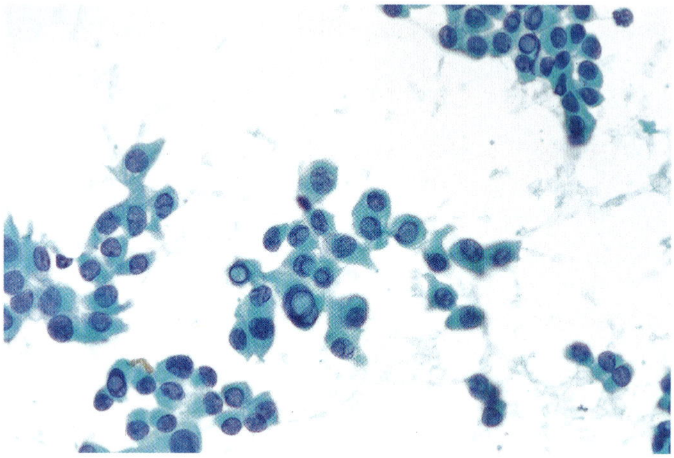

그림 T-4-27. 작은 세포집단 안에는 심지가 없이 불규칙한 유두 모양으로 배열한다. 종양세포의 세포질은 진하게 염색된다. 세포질이 뚜렷한 경계를 가진다. 여러 세포의 핵내에 반지모양의 봉입체가 나타난다(핵내 봉입체).

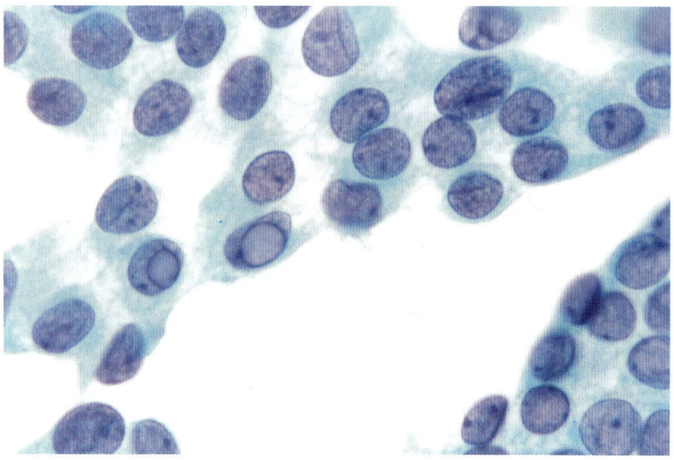

그림 T-4-28. 고배율에서 단층 평판상의 느슨한 세포집단을 본다. 핵내 봉입체가 뚜렷하다. 핵막은 얇고 매끈하다. 염색질은 밀가루처럼 미세한 분말로 옅게 염색된다(조직의 투명 핵 또는 고아 Annie의 눈에 해당). 이런 염색질을 분말 염색질(powdery chromatin)이라고 한다.

유두상 암종, papillary carcinoma (2-5)

유두상 암종의 예후는 탁월하다. 동일한 연령군의 정상 사람과 기대 수명을 같이 할 정도로 예후가 좋다. 이 암으로 사망하는 빈도는 약 5%에 불과하다. 예후와 관계되는 인자는 환자의 연령(낮을수록 예후가 양호, 40세 이하 환자의 사망률은 0%). 종양의 크기(1.5cm 이하의 종양은 양호), 갑상선 내 다발성(림프절 전이, 폐전이 빈도가 높음), 갑상선 밖으로 확산(가장 불량한 예후인자, 약 6배의 사망률). 먼 장기로 전이(뼈 전이는 불량한 예후인자)등이다. 양호한 예후를 가리키는 조직학적 변화로 완전한 피막형성, 종양 조직의 성장 전초부의 둥근 변두리 그리고 낭성 변화 등을 들 수 있다.

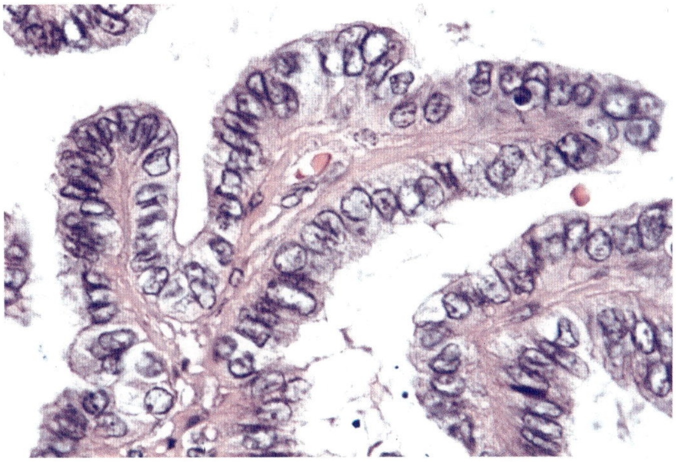

그림 T-4-29. 유두상 암종의 유두가 세로로(길이로) 절단되었다. 유두의 중앙에는 모세혈관과 소량의 섬유조직으로 된 심지가 뚜렷하다. 유두의 바깥쪽으로 기둥모양의 원주상 핵이 인접한 핵과 약간씩 겹치면서 울타리처럼 방책을 만든다.

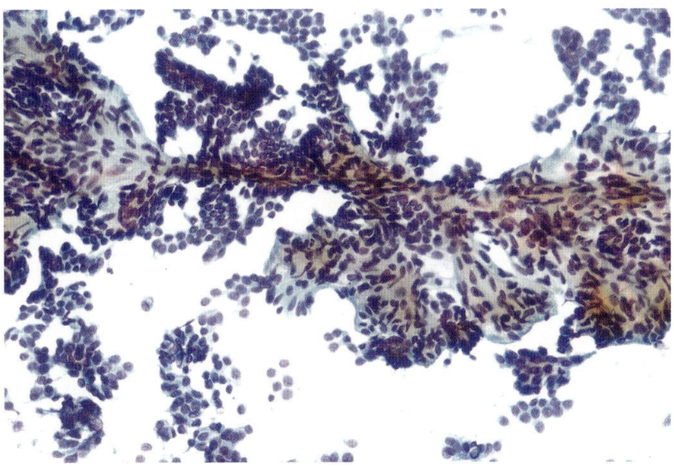

그림 T-4-30. 여러 방향으로 달리는 유두들이 섬유혈관성 심지를 가지고 있다. 심지는 나뭇가지처럼 뻗고, 중첩된 종양세포들이 매달려 있다. 이런 심지를 갖춘 완전한 유두는 이 암종의 진단적인 소견이 된다. 하지만 도말표본에서는 완전한 유두를 매번 보지는 못한다.

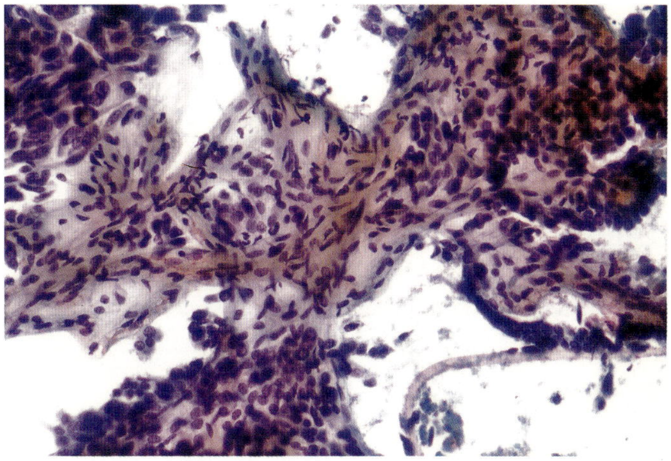

그림 T-4-31. 세침흡인으로 입은 손상 때문에 대부분의 유두는 그 본래의 모양이 일그러진다. 유두를 덮고 있는 상피세포는 탈락하고 섬유혈관성 심지로만 남게 된다(벌거벗은 유두, naked papilla). 유두의 표면을 덮고 있는 상피세포들이 박리되어 넓적한 평판, 순대(육주), 세포공 등으로 도말된다.

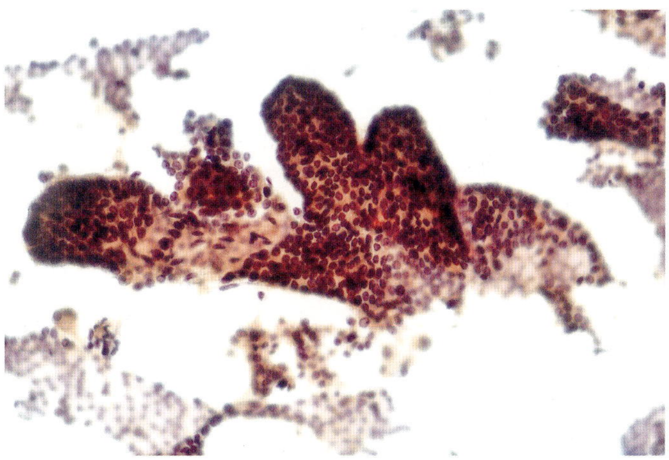

그림 T-4-32. 유두의 끝부분이 중첩된 세포들로 북채모양을 하고, 손가락처럼 뻗고 있다. 세포집단의 변두리가 매끈한 공동변연(community border)을 유지한다. 이런 구조는 진짜 유두를 가리키는 소견이다.

유두상 암종, papillary carcinoma (3-5)

유두상 암종의 가장 주목할 만한 특징은 갑상선 실질 내에 다발할 수 있다는 점이다(20%). 이 암종은 또한 갑상선 밖 목의 연부조직 내로 잘 침윤하는 특성을 가진다. 진행된 상태에서는 후두, 기관과 식도 그리고 피부까지도 침범한다. 경부 림프절에 가장 흔히 전이하는 암이 바로 갑상선의 유두상 암종이다(50%). 보통 같은 쪽 경부 림프절에 전이하지만, 반대측 목 림프절로 전이하는 경우도 10%나 된다. 림프절 내에 전이한 암은 낭성 변화를 잘 일으킨다. 약 10%의 유두상 암종은 혈행성으로 먼 장기에 전이한다. 폐 전이가 가장 잦고, 골격, 간, 중추신경계의 빈도 순으로 전이한다.

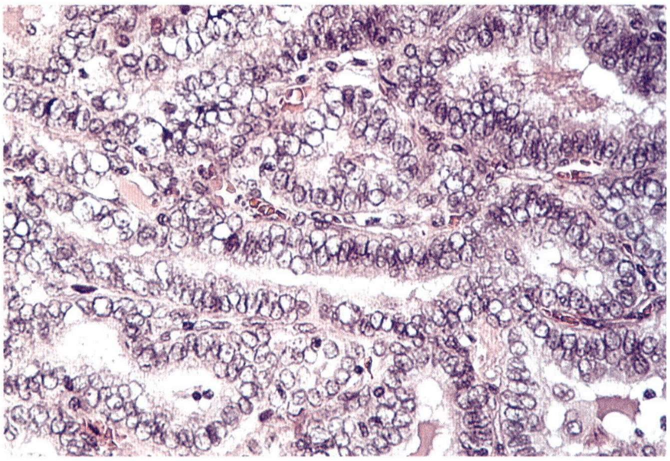

그림 T-4-33. 많은 유두가 길이로 잘려서 잘 보존된 섬유혈관성 심지를 보인다. 개별 유두의 변두리에 일렬로 배열한 기둥 또는 계란모양의 핵들이 조금씩 겹치면서 방책(울타리)을 만든다. 핵들은 투명하게 보인다.

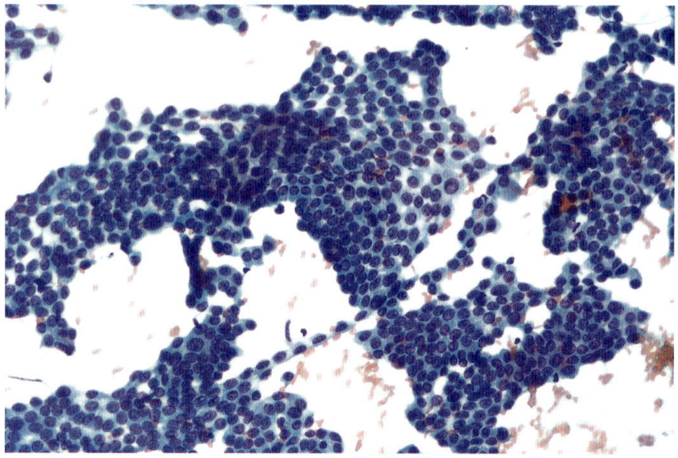

그림 T-4-35. 공동변연을 잘 유지하는 평판상의 넓은 세포집단을 본다. 일부의 핵들은 중첩되어 있다. 전형적인 유두의 본래 모습은 보기 힘들다. 유두의 조직상은 일그러지고, 유두의 바깥쪽을 덮고 있는 상피가 박리되어 단층의 평판으로 도말된다.

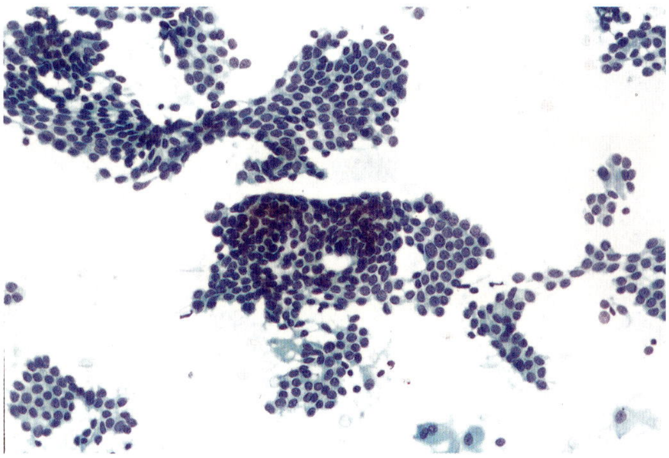

그림 T-4-34. 저배율에서 불규칙한 모양의 넓은 평판상 세포집단을 본다. 주로 종양세포들은 단층 평판상으로 배열하고 일부 중첩된다. 평판상 집단은 편평상피의 짜임새를 닮고 있다 (squamoid appearance). 세포집단의 변두리가 공동변연 또는 해부학적 경계를 잘 유지하고 있다.

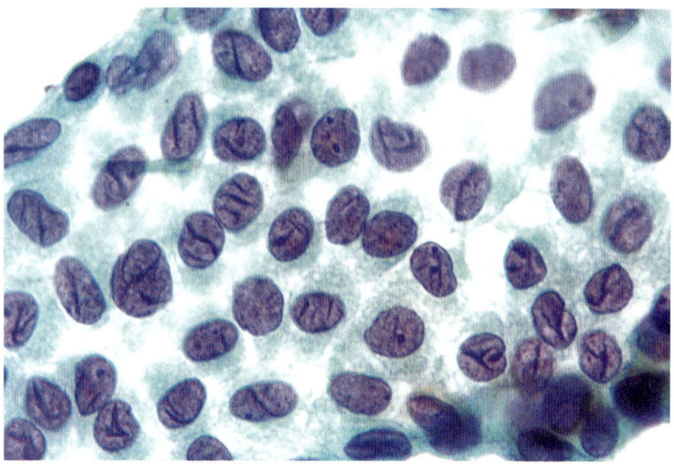

그림 T-4-36. 고배율에서 이 암종세포의 또다른 특징인 기다란 홈(경도 구열, longitudinal groove)이 핵의 장축(세로)을 따라 나타나서 코오피씨를 닮고 있다. 분말 염색질로 핵은 열고 흐리게 보인다.

유두상 암종, papillary carcinoma (4-5)

전형적인 유두상 암종은 피막을 만들지 않고 주위 갑상선 실질 내로 파고 들어간다(침윤성 증식). 종양조직의 경계가 뚜렷하지 않다. 절단면은 회백색이고 단단한 경도로 만져진다. 종양의 크기는 다양하며, 대개 진단 당시 직경 2cm 정도의 크기이지만, 최근 FNA의 빈번한 실시로 직경 1cm 이하 3mm 전후의 것도 허다하게 진단된다.

유두상 암종은 이차적인 변화를 흔히 동반한다. 대표적인 것이 사종체(psammoma body)의 형성, 불규칙한 석회침착, 편평상피화생, 출혈, 낭성변화, 경색 등이다. 이차적인 변화들이 환자의 예후에 미치는 영향은 별로 없다. 다만, 이런 변화가 세포학적 진단에 혼란을 초래할 수 있다. 종양조직 내 출혈, 낭성변화, 경색 등은 정확한 진단을 은폐할 수도 있다.

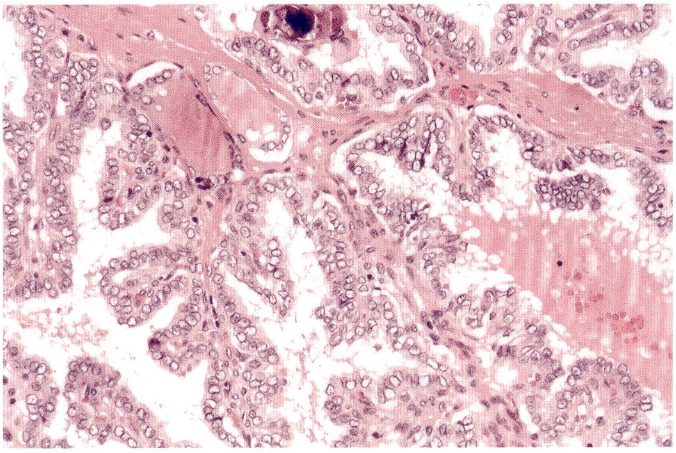

그림 T-4-37. 조직표본은 유두상 암종의 전형적인 사종체를 보인다. 사종체는 종양세포 밖 기질 내에 생긴다. 종양조직의 이영양성 석회화(dystrophic calcification)로 생긴 굴절성 구형체이다(그림의 상부 중앙).

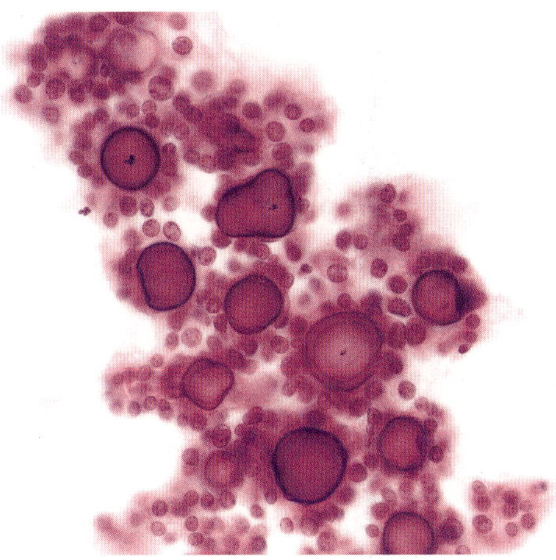

그림 T-4-38. 저배율에서 많은 사종체가 종양세포로 둘러싸여 있다. 사종체는 원판모양으로 생기고, 굴절하는 나이테를 내부구조로 하고 있다. 그 주위에 종양세포들이 로제트처럼 배열한다.

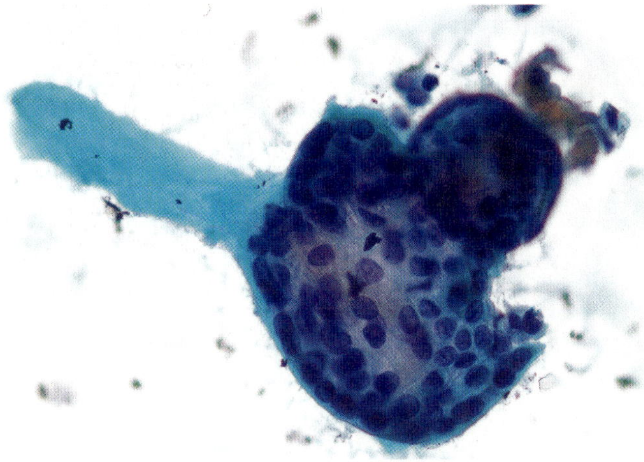

그림 T-4-39. 중등대 배율에서 끈적거리는 씹는 껌(chewing gum)의 긴 가닥을 본다. 껌 가닥은 진한 교질 덩어리이다. 합세포성 세포집단은 다핵성 거대세포를 만든다. 이 거대세포는 종양세포가 융합(syncytial origin)하여 만든 가짜 거대세포(pseudo-giant cell)이다. 핵들이 중첩되어 3차원적 세포공으로 나타난다.

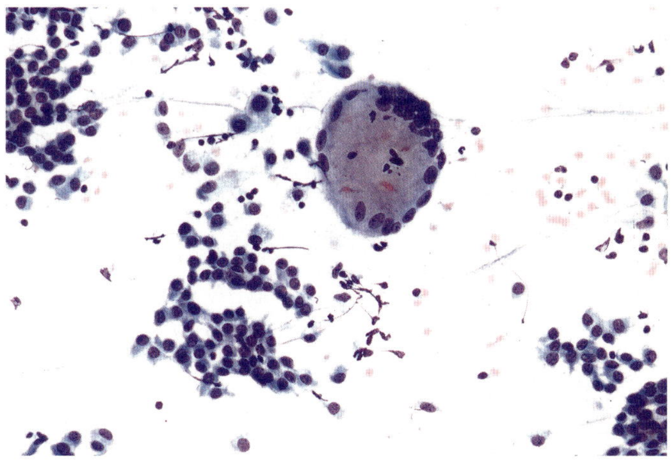

그림 T-4-40. 세포밀도가 높은 도말이다. 불규칙한 세포집단 사이에 진짜 거대세포가 나타난다. 그 안에는 소량의 교질이 덜어있다. 이 거대세포는 조직구에서 기원한 탐식성 거대세포(histiocytic giant cell)이다.

유두상 암종, papillary carcinoma (5-5)

유두상 암종의 특징적인 세포질의 변화는 핵의 변화(핵내 봉입체, 분말염색질, 경도구열 등)와 더불어 이 암종의 진단적인 소견 중의 하나가 된다. 세포질은 짙게 염색되어 경계가 뚜렷하다. 일견 호산성세포의 세포질처럼 보인다. 또한 이런 전형적인 세포질의 소견으로부터 벗어난 변화가 종종 관찰된다. 편평(세포)화생은 전형적인 유두상 암종의 조직 변화에 종양세포가 국소적으로 편평상피세포로 변한 것이다. 유두상 암종의 편평화생은 갑상선에 원발하는 편평세포암종과는 구별되어야 한다.

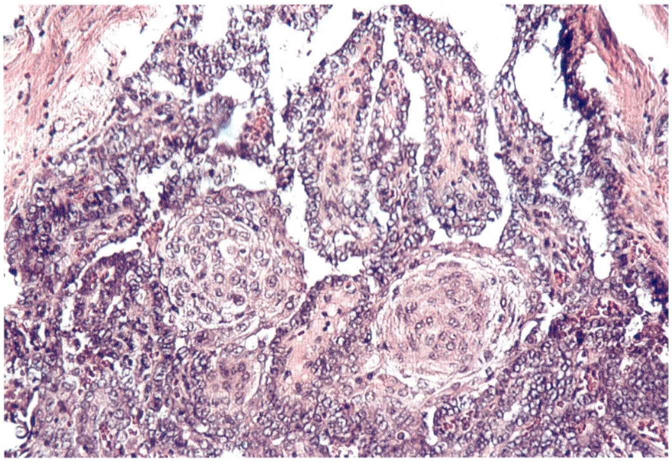

그림 T-4-41. 유두상 암종의 전형적인 유두를 많이 본다. 두 개의 유두는 편평세포 집단의 작은 소용돌이를 형성한다. 유두의 심지(중앙부)에 편평세포의 둥근 집단이 자리잡고, 그 밖으로 종양세포들이 한층으로 덮고 있다.

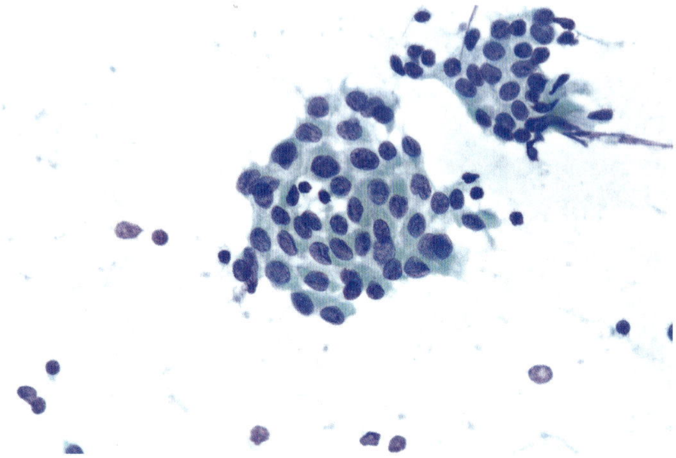

그림 T-4-43. 편평세포 모양의 세포집단이 소용돌이를 만들고 여포상 종양세포의 집단과 인접하고 있다. 종양세포의 배열상태가 편평상피세포를 닮고 있다. 이런 현상은 편평상피모양의 변화(squamoid appearance)로 기술하고, 편평상피화생과 구별한다.

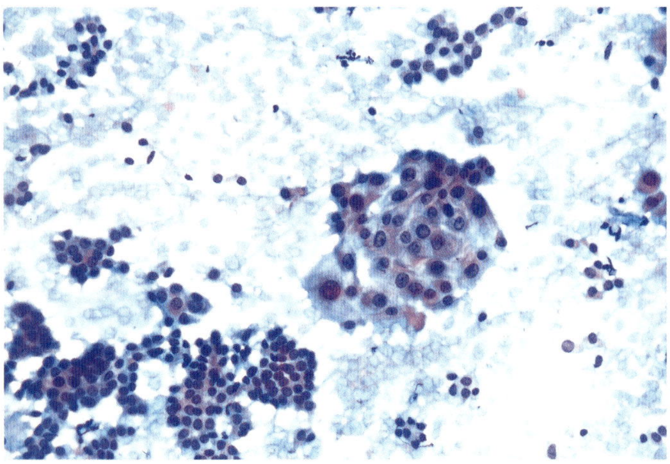

그림 T-4-42. 편평상피세포의 소용돌이가 평판상 집단과 인접하고 있다. 유두상 종양세포와 편평화생세포의 차이가 뚜렷하다. 편평화생세포의 세포질이 풍부하고 단단하게 보인다. 세포경계가 뚜렷하다(squamous metaplasia).

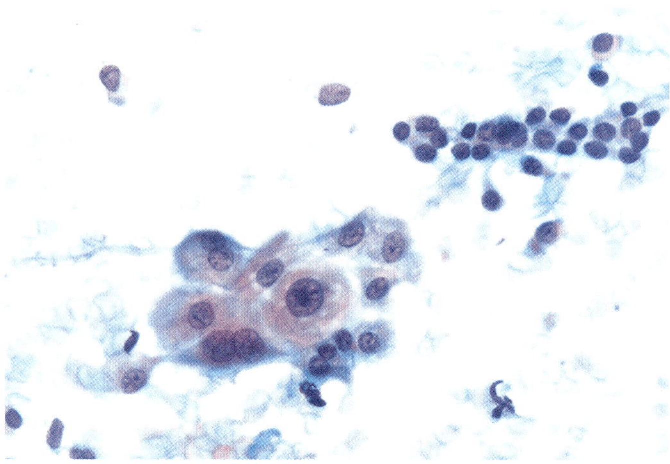

그림 T-4-44. 고배율에서 편평화생세포의 특징적인 변화가 나타난다. 핵은 검고, 염색질은 굵은 과립상이고, 두꺼운 핵막이 인상적이다. 세포질은 나이테처럼 굴절하고, 두껍고, 단단하다. 주위의 작은 집단의 종양세포와 잘 대조가 된다.

낭성 유두상 암종, papillary carcinoma, cystic

유두상 암종의 낭성 내용물에서 얻은 흡인물은 아무런 특징이 없이 검고 갈색의 용액 또는 혈성 액체에 불과하다. 이런 낭성 액체의 도말에서 진단적인 소견을 발견하기는 어렵다. 종양조직은 주머니 내벽에 붙어 있고, 흡인된 내용물은 변성된 조직편, 대식세포, 다핵성 거대세포, 변성된 혈구들만 포함한다. 이때 낭성 액체를 전부 천자흡인한 후 남아있는 견고한 부위로부터 다시 흡인한 내용물에서 비로소 진단적인 세포를 얻는다. 임상적으로 유두상 암종의 낭성변화는 미분화암종을 의심케 하리 만큼 갑자기 커지고, 통증을 잘 동반하는 특징이 있다.

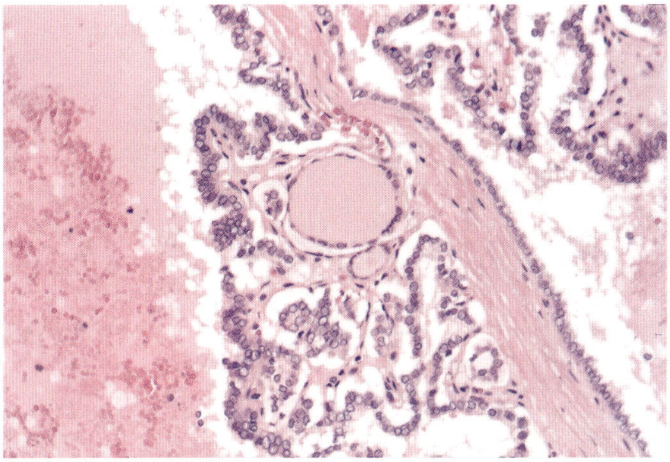

그림 T-4-45. 종양조직의 일부가 큰 주머니(cyst)로 변하고 주머니 안에 혈액과 점액성 교질이 차있다. 주머니의 내벽을 따라 불규칙하게 자란 유두들이 나뭇가지처럼 붙어 있다. 유두를 덮고 있는 상피세포는 유두상 암종세포의 모든 특징을 고스란히 간직한다.

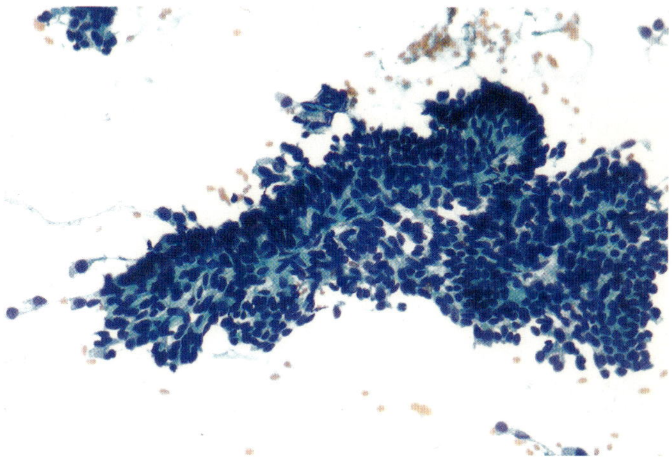

그림 T-4-47. 입체적인 큰 유두가 도말된다. 유두의 안쪽은 섬유조직으로 심지를 만든다. 원주세포들이 중첩되어 입체적인 유두의 형태를 유지하고 있다. 이런 온전한 유두의 출현은 이 암종의 진단에 결정적인 도움을 준다.

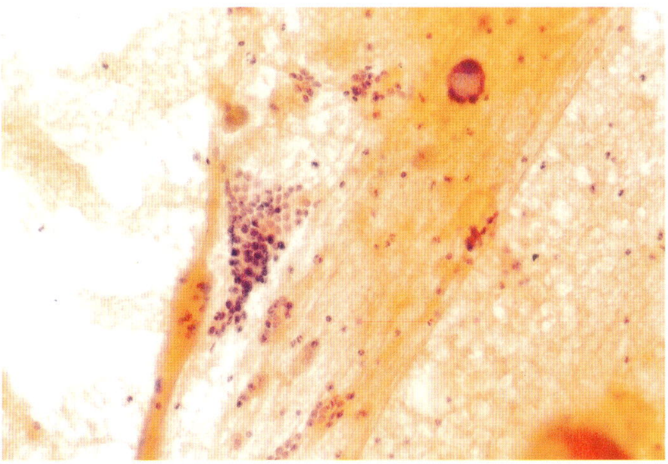

그림 T-4-46. 낭성 유두상 암종의 내용물이다. 교질이 혈성 액체와 섞여 배경을 도배하고 있다. 변성된 여포세포의 집단, 대식세포, 다핵성 거대세포, 사종체 같은 구조물이 떠 있다. 이들은 변성이 심하여 자세한 모양을 알 수 없다.

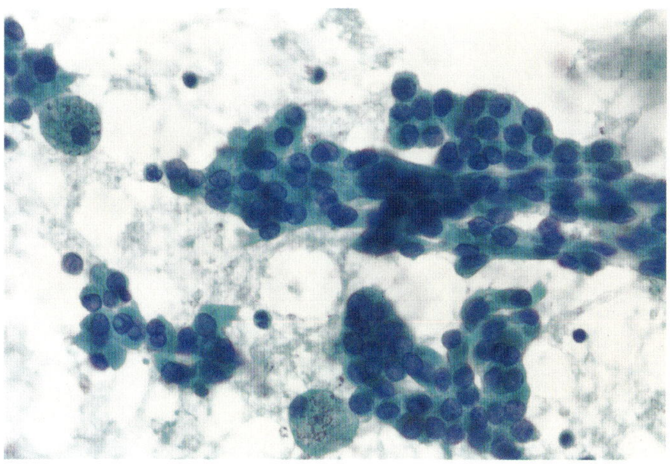

그림 T-4-48. 비교적 보존상태가 양호한 유두상 구조물들이 낭성 액체 내에 떠 있다. 몇 개의 종양세포들은 핵 내 봉입체를 가진다. 두 개의 큰 대식세포가 인접하고 있다. 이들의 출현으로 낭성구조에서 흡인된 것임을 알 수 있다.

유두상 암종, 여포상 변형, papillary carcinoma, follicular variant

유두상 암종의 전형적인 조직 변화로부터 벗어난 유형들을 이 암종의 변형이라고 부른다. 여포상 변형(follicular variant), 큰키세포와 원주세포 변형(tall cell and columnar cell variants), 미만성 경화성 변형(diffuse sclerosing variant), 호산성 세포 변형(oncocytic variant) 등이 있다. 여포상 변형일지라도 전형적인 유두상 암종의 진단적인 변화(세포질과 핵)를 보이기 때문에 세포학적 진단에는 별문제가 없이 정확하게(60~100%) 진단된다.

유두상 암종의 세포학적 진단은 그것이 전형적이든 변형이든 간에 개별세포의 핵과 세포질의 특징적인 변화에 근거한다.

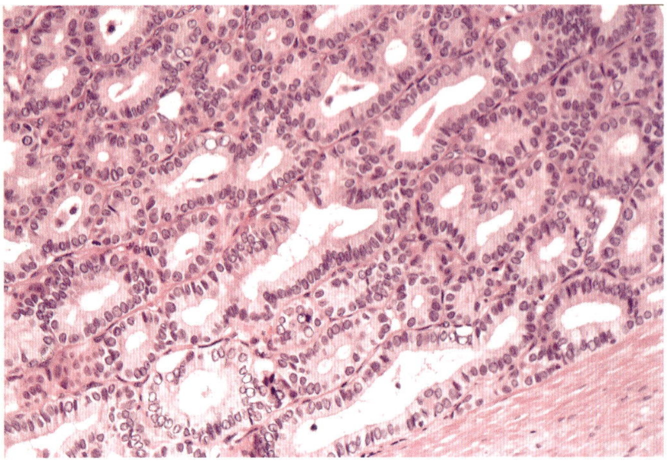

그림 T-4-49. 종양조직은 불규칙한 모양의 여포로 구성된다. 종양세포의 핵의 모양과 배열 상태가 유두상 암종의 전형이다. 여포 내에 소량의 교질이 포함된 곳도 있다. 한쪽에 두꺼운 섬유성 피막의 일부가 보인다.

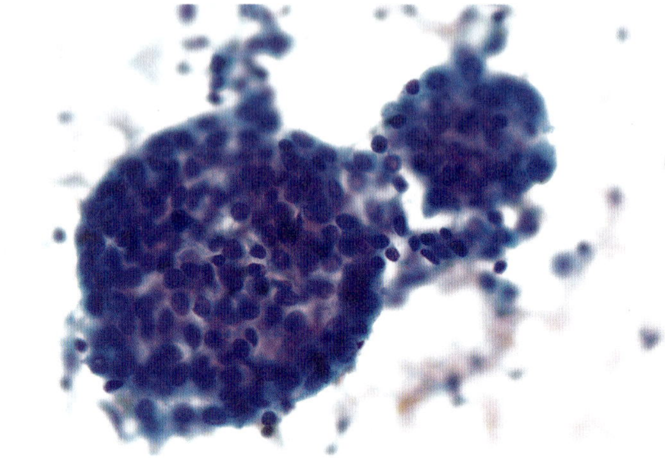

그림 T-4-51. 두 개의 3차원적 세포공을 본다. 세포공의 변두리는 공동 변연을 가진다. 세포공은 핵들이 여러 층으로 중첩된 입체적인 여포를 반영하고 있다. 교질을 포함하고 있지 않다.

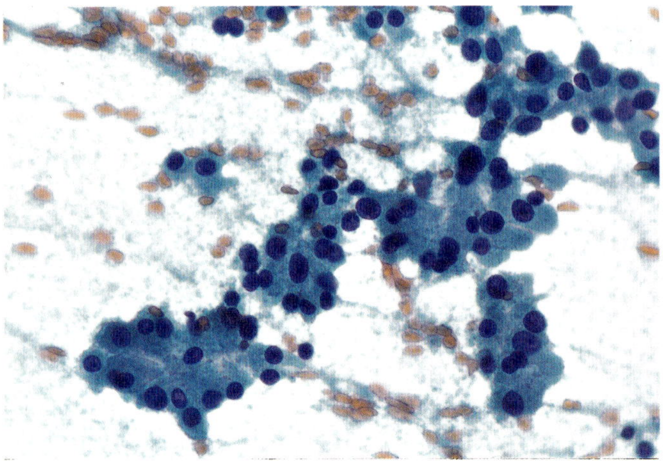

그림 T-4-50. 저배율에서 세포밀도는 높다. 교질은 보이지 않는다. 작고 불규칙한 모양의 로제트(미소여포)로 세포집단을 만든다. 여포세포들은 풍부하고 과립상 세포질을 가진다. 핵은 검고 크다.

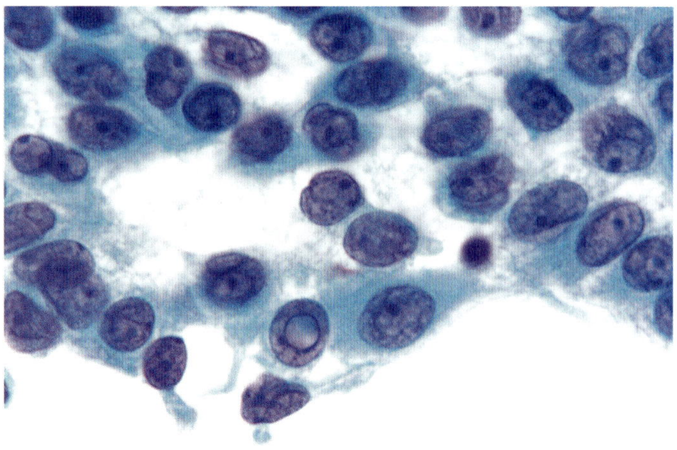

그림 T-4-52. 고배율에서 여포를 형성하고 있지만 종양세포의 핵과 세포질의 모양은 유두상 암종의 그것들과 일치한다. 핵 내 봉입체가 뚜렷하다. 핵막은 우글쭈글하고, 핵은 분말 염색질을 가진다. 세포질은 온전하게 붙어있다.

유두상 암종, 큰키세포 변형, papillary carcinoma, tall cell variant

유두상 암종의 큰키세포 변형은 종양세포의 키가(높이) 폭(넓이)의 2배 이상으로 높고, 세포질이 호상성 변화를 보이는 암종으로 정의한다. 원주세포 변형(columnar cell variant)과 더불어 큰키세포 변형은 전형적인 유두상 암종보다 침습적이고, 더 악성으로 취급된다. 도말표본에서 큰키 종양세포를 이따금 관찰할 수는 있어도 이 변형으로 확진하기는 어렵다.

지금까지 유두상 암종을 진단하는데 도움이 되는 세포학적 기준들을 많이 취급하였다. 이들 중 핵 내 봉입체, 유두상 구조물(섬유혈관성 심지의 유무와 무관), 편평상피 모양의 배열(squamoid appearance)등 세 가지 특징의 조합으로 90% 이상의 유두상 암종을 진단할 수 있다.

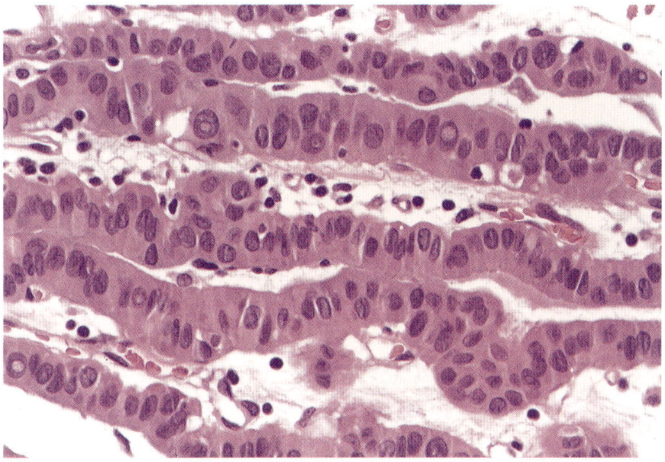

그림 T-4-53. 조직표본은 큰키세포 변형의 특징적인 조직 소견이다. 세포들은 키가 높고(폭에 비해 2배 이상), 세포질의 양이 풍부하고, 진한 호상성(과립상)세포질이 이 암세포의 특징이다. 핵 내 봉입체가 잘 나타나고, 혈관 섬유성 심지는 통상적인 유두상 암종의 그것과 같다.

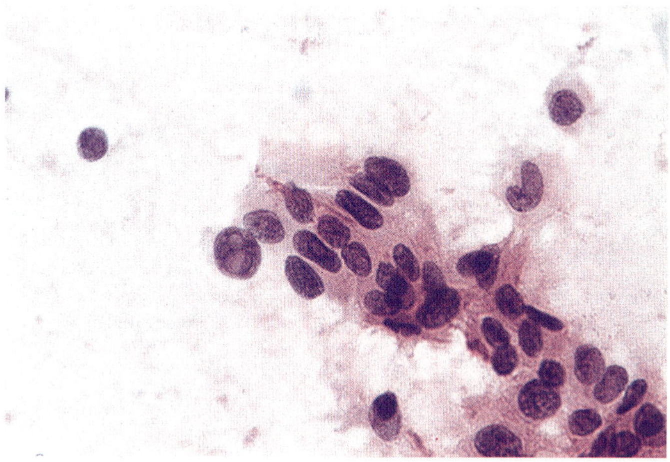

그림 T-4-55. 작은 유두상 집단을 이루는 세포들의 모양이 인상적이다. 기둥 모양의 키가 큰 세포들이 말뚝 울타리 모양으로 배열한다. 세포질이 풍부하다. 핵 내 봉입체가 선명하게 보인다. 염색질은 유두상 암종의 특징인 분말상이다.

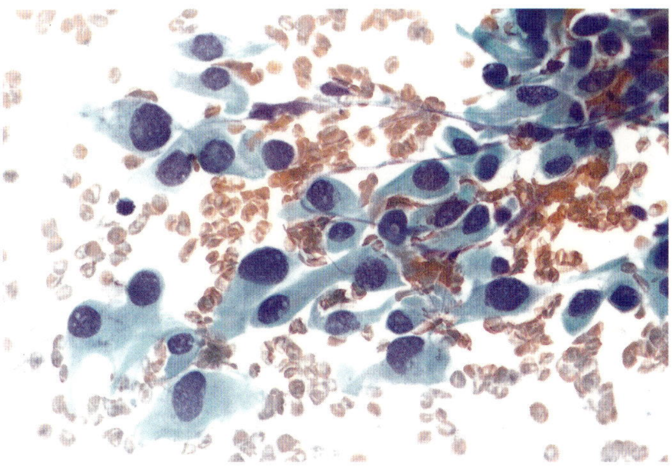

그림 T-4-54. 세포밀도가 높다. 종양세포는 세포질의 양이 풍부하고, 키가 크고 길쭉한 모양을 하고 있다. 세포질의 염색성은 짙다. 세포질의 변두리가 뚜렷하다. 핵은 비교적 크고, 진하게 염색된다. 핵이 세포질의 한쪽에 위치하여 형질세포처럼 보이는 변화는 원주상피세포의 공통적인 소견이다.

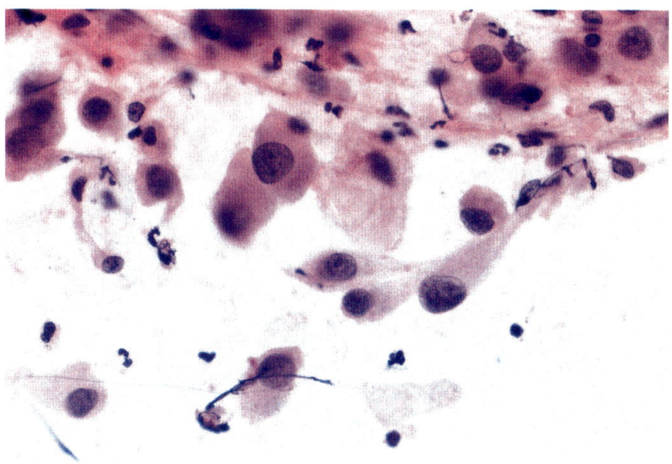

그림 T-4-56. 고배율에서 암세포의 세포질은 매우 풍부하고 어떤 것은 세로로 길게 뻗어 있다. 호산성의 세포질은 과립상이고, 뚜렷한 경계를 가진다. 핵은 연하게 염색된다. 도말표본에서는 단지 세포질의 양이 많아지는 변화로 나타나기 때문에 이 암으로의 확진이 어렵다.

호산성 선종, oncocytic adenoma

여포상피에서 기원한 종양이 호산성 세포변화를 부분적으로 일으키는 일은 드물지 않다. 이런 종양을 호산성 세포종이라고 부르지는 않는다. 종양세포들의 대부분(75% 이상)이 호산성 과립상 세포(oncocyte, oxyphilic cell, Hurthle cell)로 구성되어야 비로소 호산성세포종이라 한다. 호산성세포종은 호산성 여포상 종양(호산성 선종과 호산성 암종)과 호산성 유두상 암종으로 구분된다. 호산성 선종은 호산성세포로 구성된 여포상 선종(follicular adenoma, oxyphilic cell type)이라고 할 수 있다. 호산성 선종은 임상적으로나 병리학적으로 여포상 선종의 특성을 그대로 나타낸다. 여자에 압도적으로 호발한다(남:여 비, 1:8).

※ 하시모토 갑상선염에서도 호산성 과립상 세포가 도말표본에 나타난다. 호산성 선종의 세포집단은 대체로 크지만, 느슨하고 불규칙한 짜임새를 보인다. 종양세포의 핵은 크기가 서로 비슷하다. 도말표본에서 세포의 다양성(염증세포, 여포세포, 호산성세포, 거대세포 등)은 호산성 선종에서는 보기 드문 소견이다.

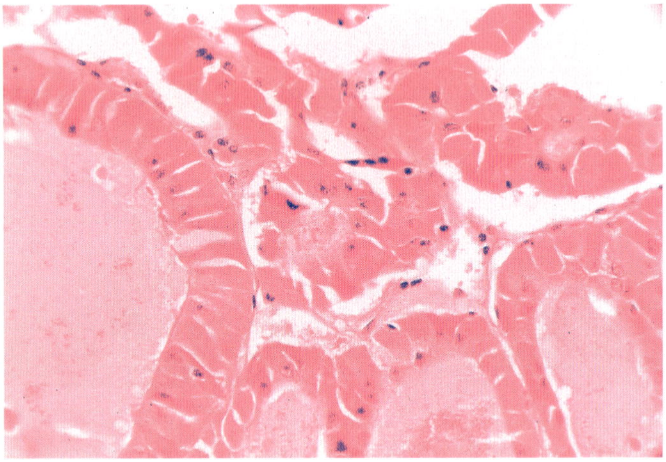

그림 T-4-57. 여포상 선종의 종양세포가 100% 호산성 과립상 세포로 구성된다. 여러 크기의 여포들이 호산성 과립상 세포질을 가진 큰 세포로 덮여 있다. 여포의 내강에는 교질이 차 있다.

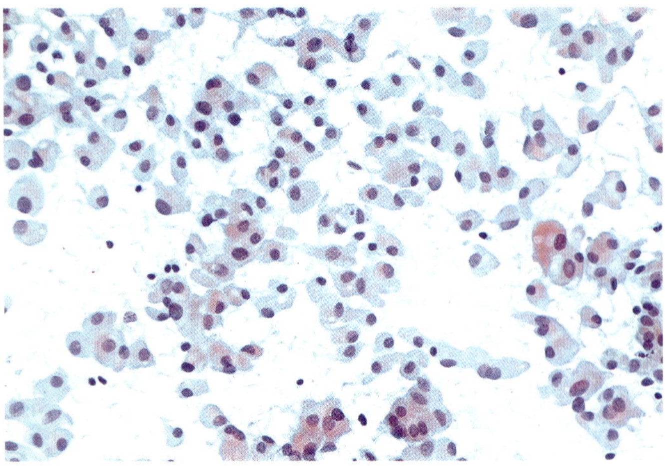

그림 T-4-58. 세포밀도는 높다. 개별세포로 흩어져 도말된다. 세포질은 풍부하고, 붉고(호산성), 경계가 뚜렷하다. 둥근핵은 세포질의 한쪽에 밀려 있다. 교질은 보이지 않는다.

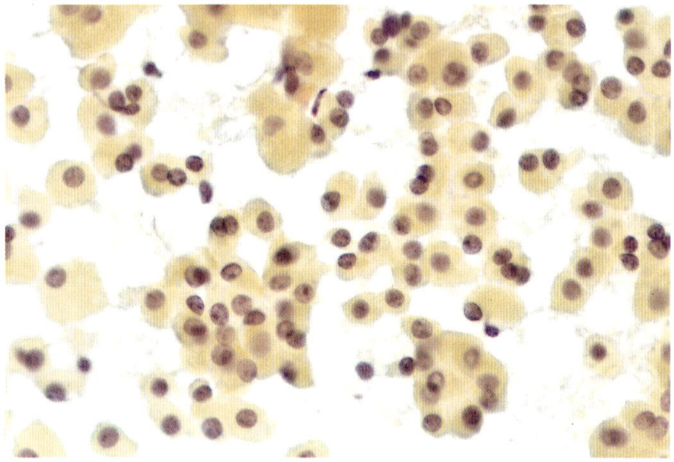

그림 T-4-59. 종양세포들이 느슨하게 짜인 작은 세포집단으로 도말된다. 세포들은 풍부한 세포질을 가지고 뚜렷한 경계를 보인다. 모양과 크기가 서로 같다. Papanicolaou 염색에서 세포질의 과립상은 뚜렷하게 나타나지 않는다. 핵은 비교적 큰 편이다.

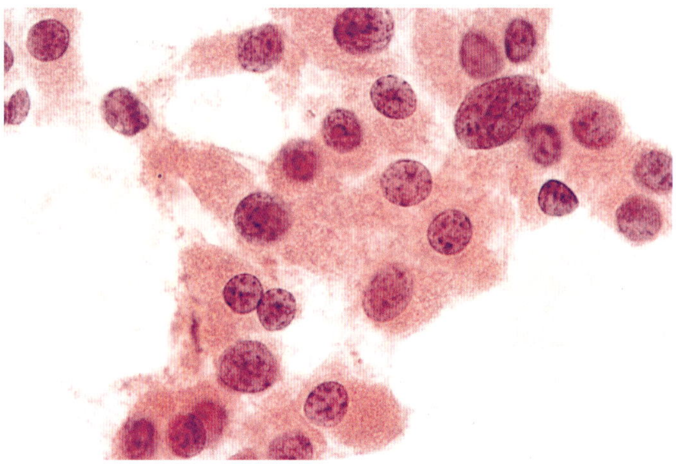

그림 T-4-60. 종양세포들은 작고 느슨한 집단을 이룬다. 종양세포들은 크고, 세포질은 풍부하다. 무수한 호산성 과립으로 세포질을 꽉 메우고 있다. 핵은 비교적 크고, 핵소체는 뚜렷하다. 과립상 염색질은 핵 내에 고루 분포한다.

호산성 암종, oncocytic carcinoma

호산성 암종은 모든 갑상선 암종의 2~3%, 여포상 암종의 20%의 빈도로 진단된다. 남녀의 비가 1:2 이고, 발견 당시 평균 연령이 55세이다. 여포상 선종과 여포상 암종의 세포학적 감별이 불가능한 것처럼 호산성 선종과 호산성 암종의 세포학적 감별도 불가능 하다. 그러므로 이 두 종양을 세포학적으로 호산성 여포상 종양(oncocytic follicular neoplasm)으로 진단한다. 선종으로부터 감별할 수 있는 유일한 조직 변화는 종양피막을 종양세포가 침윤하는 소견이다. 호산성 암종은 대체로 여포상 암종에 비하여 침습적이고 전이가 더 흔한 편이다.

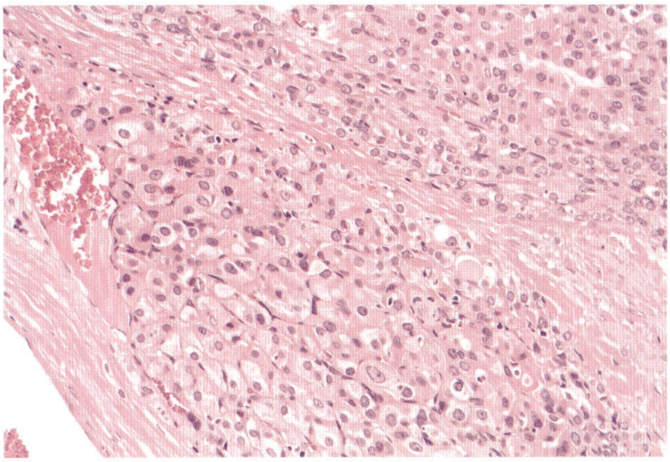

그림 T-4-61. 종양세포들은 충실하게 세포집단을 만든다. 세포들은 호산성의 풍부한 과립상 세포질을 가진다. 두꺼운 섬유성 피막 내에 있는 혈관을 세포집단이 침윤하고 있다.

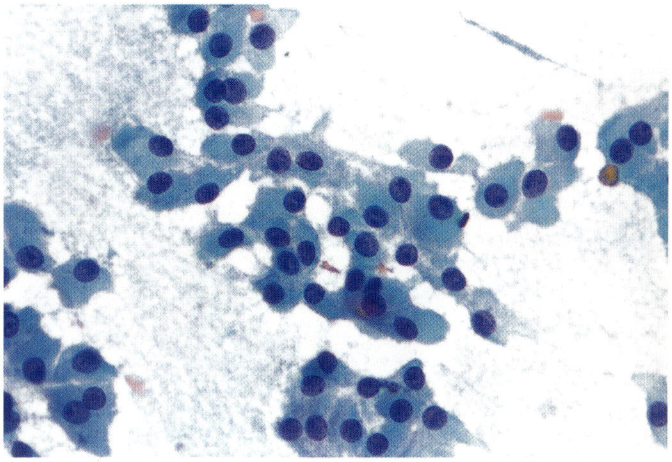

그림 T-4-63. 중등대 배율에서 종양세포들은 단층의 작은 집단으로 나타난다. 세포질의 뚜렷한 경계를 볼 수 있다. 세포질은 풍부하고, 과립으로 꽉 차 있다. 핵은 크고, 둥글고, 검게 염색된다. 배경에 교질이 없다.

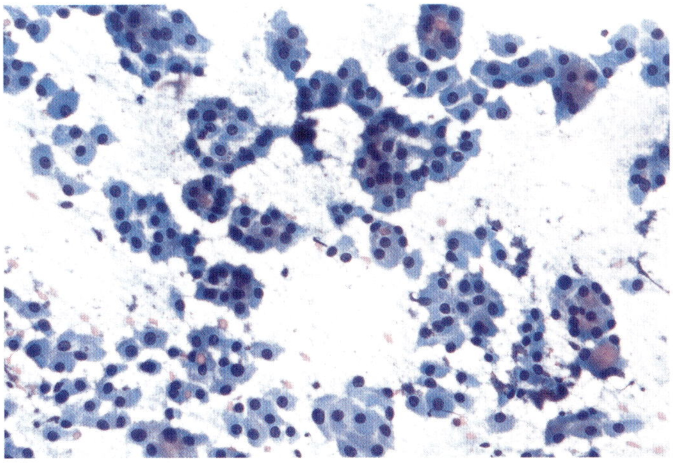

그림 T-4-62. 저배율에서 세포밀도는 높다. 크기와 모양이 서로 비슷한 작은 세포집단들이 산재한다. 접착력이 떨어지는 느슨한 세포집단으로 나타난다. 세포질이 풍부하고, 둥근핵이 중앙에 위치한다. 교질이 배경에 나타나지 않는다.

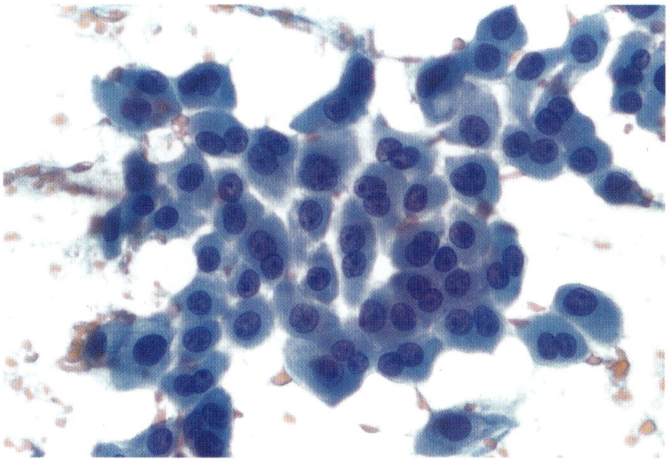

그림 T-4-64. 고배율에서 종양세포의 특징을 알 수 있다. 종양세포들은 원주상피 세포의 모양을 닮고 있다. 세포질은 단단하고, 경계가 뚜렷하다. 핵은 크고, 뚜렷한 핵소체를 가진다. Papanicolaou 염색에서는 세포질이 푸른 색으로 염색된다.

호산성 유두상 암종, oncocytic papillary carcinoma

유두상 암종의 유두를 덮고 있는 세포가 호산성 과립상 세포일때 호산성 유두상 암종이라고 부른다. 이들의 임상적 특성이나 예후는 전형적인 유두상 암종의 그것과 다를 바 없다. 호산성 유두상 암종은 전형적인 유두상 암종의 5% 미만을 차지하는 드문 종양이다.

유두를 덮고 있는 암세포가 부분적으로 호산성 과립상 변화를 동반한다고 호산성 유두상 암종으로 분류하지는 않는다.

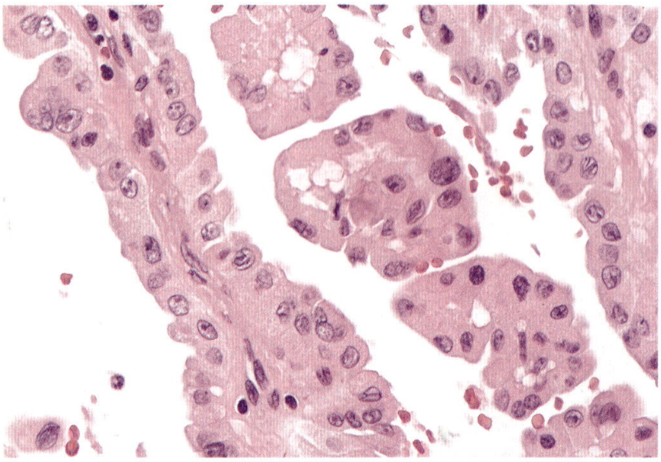

그림 T-4-65. 유두의 바깥쪽을 호산성 과립상 세포가 덮고 있다. 그 외 다른 소견들은 전형적인 유두상 암종의 모양과 동일하다. 호산성 세포는 과립상의 풍부한 세포질을 가진다. 핵은 투명하게 염색된다.

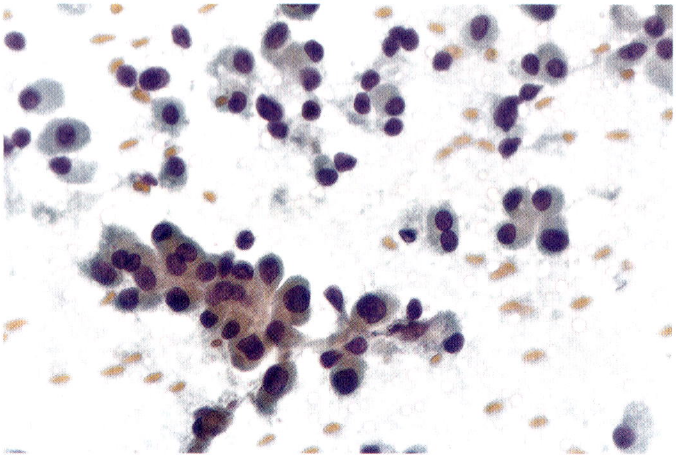

그림 T-4-67. 한개의 작은 유두와 낱개로 흩어진 세포를 본다. 세포질이 풍부한 호산성 변화를 보인다. 핵은 검고, 크다(전형적인 유두상 암종의 핵과 상이). 핵의 다형성과 대소부동증을 인정한다.

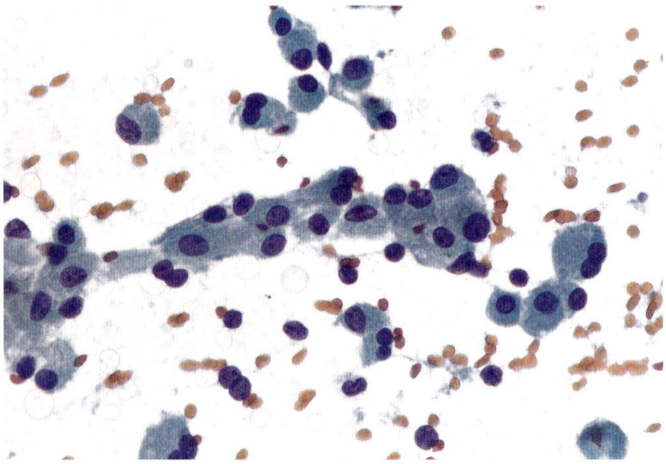

그림 T-4-66. 세포밀도는 비교적 높다. 개별세포로 흩어진 세포와 작은 유두상 집단으로 구성된다. 세포들은 풍부한 세포질과 큰 핵을 가진다.

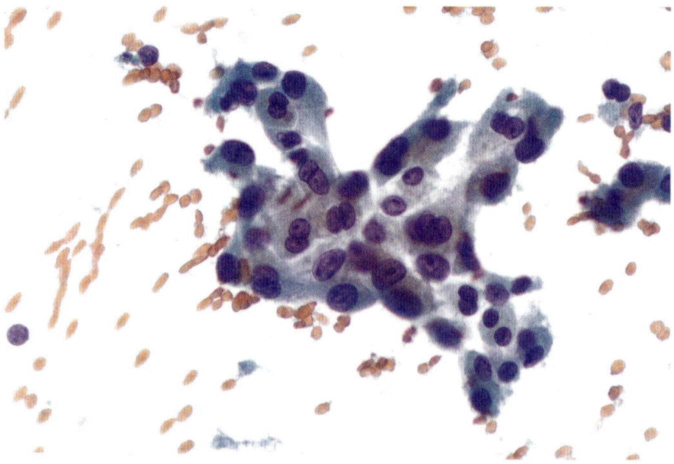

그림 T-4-68. 불규칙한 모양의 작은 유두가 보인다. 과립상의 풍부한 세포질이 핵 주위를 감싸고 있다. 핵은 검게 염색되고, 대소부동증이 있다. 호산성 유두상 암종과 전형적인 유두상 암종의 차이는 세포질의 호산성 과립상 변화라고 할 수 있다.

소도상 암종, insular carcinoma

소도상 암종은 여포세포에서 발생하는 분화가 불량한 암종(poorly differentiated carcinoma)이다. 이 암은 미소 침윤성 여포상 암종과 미분화 암종의 중간정도에 해당하는 예후를 보인다. 특징적으로 암세포들이 집단으로 작은섬(소도, island)을 형성한다. 대단히 드물게 발생한다. 여자에게 약간 빈발하고, 진단 당시 환자의 평균 연령이 55세이다. 육안적으로 종양은 충실하고, 회백색 단면에 흔히 괴사부위가 있다. 대다수가 발견 당시 직경이 5cm을 넘는다. 종양의 피막은 형성되지 않고 주위 갑상선 조직 내로 침윤성으로 증식한다.

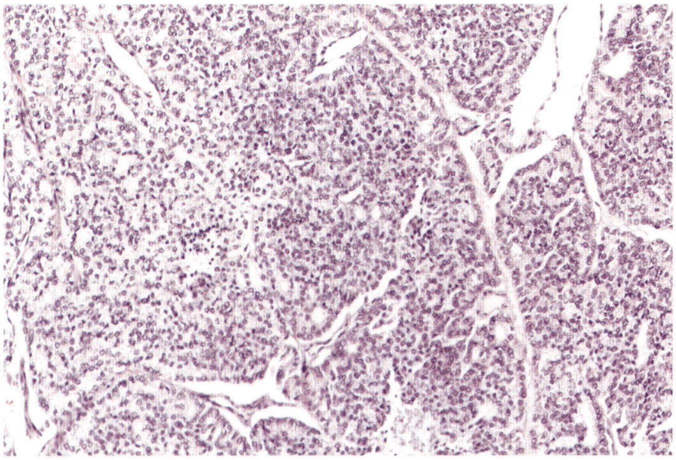

그림 T-4-69. 종양세포의 집단이 경계가 뚜렷한 둥지(nest)를 만들어 작은 섬(insula)처럼 보인다. 촘촘한 세포들 사이에 미소 여포를 형성하고 그 안에 소량의 교질을 함유한 곳도 있다.

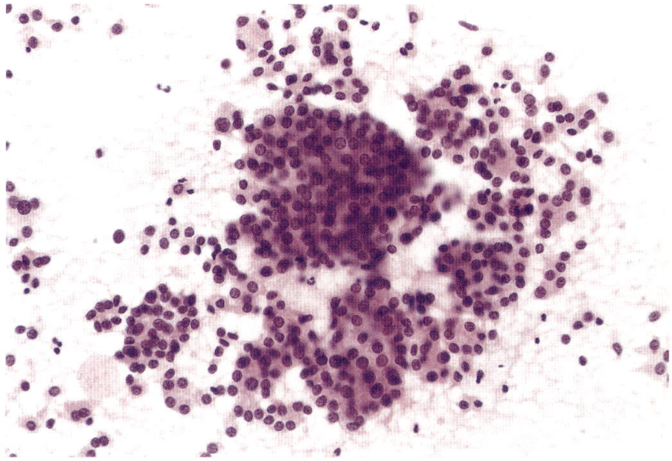

그림 T-4-71. 세포집단은 여러 크기의 둥근 둥지를 만든다. 암세포의 둥지는 조직의 소도에 해당한다. 작은 로제트(미소 여포)는 온전치 못한 여포처럼 보인다. 도말배경에 매우 엷은 교질이 나타난다.

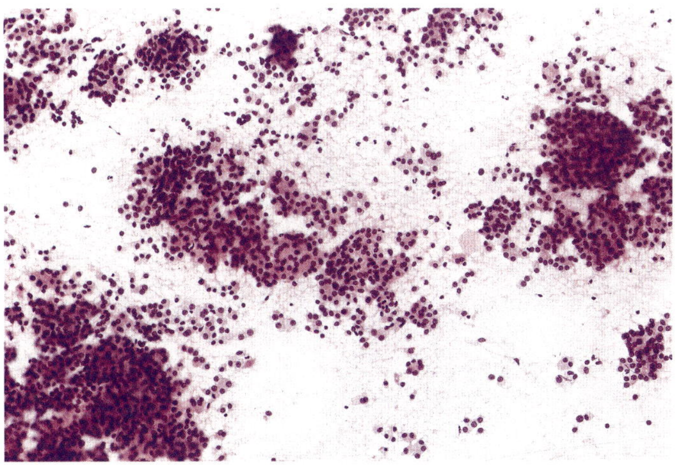

그림 T-4-70. 도말세포의 밀도는 매우 높다. 종양세포들은 단층의 평판상 또는 여러 층으로 중첩된 3차원적 집단(세포공)을 형성한다. 주위에는 낱개로 흩어진 개별세포가 많이 보인다. 교질은 보이지 않는다.

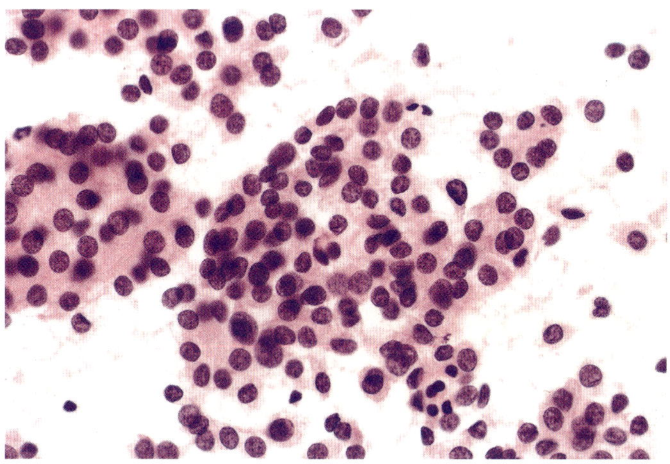

그림 T-4-72. 고배율에서 암세포의 크고 작은 둥지(소도)를 본다. 암세포들은 둥지 내에 불완전한 미소 여포를 만든다. 암세포는 대체로 작고, 모양이 단조롭다. 호산성의 세포질은 잘 보존된다. 핵은 작고, 둥글고, 모양이 균일하다.

미분화(역형성)암종, undifferentiated(anaplastic) carcinoma (1-2)

갑상선의 미분화암종은 다른 장기에 발생하는 동명의 암종처럼 특정한 세포로 분화의 기미가 전혀 없는 종양세포로 구성된다. 종양은 기본적으로 거대세포, 방추상 세포, 드물게 소세포 등의 단독 또는 혼합으로 구성된다. 이따금 편평세포를 닮은 미분화 세포도 관찰된다. 미분화암종 중에도 거대세포 유형은 갑상선 암 중 가장 불량한 예후를 보인다. 이 암종은 너무 빨리 자라서 숨길을 재빨리 폐쇄하기 때문에 통증과 호흡곤란이 초기 증상으로 나타날 수 있다. 초진 당시 이미 이 암종은 갑상선의 고유 피막을 뚫고 인접 장기로 침윤한다. 주로 노인층(진단 당시 평균연령, 60~65세)에 발생한다. 남여의 발생비는 1:3 내지 1:4로 여자에 더 자주 발생한다. 다행스럽게도 발생 빈도는 매우 낮다.

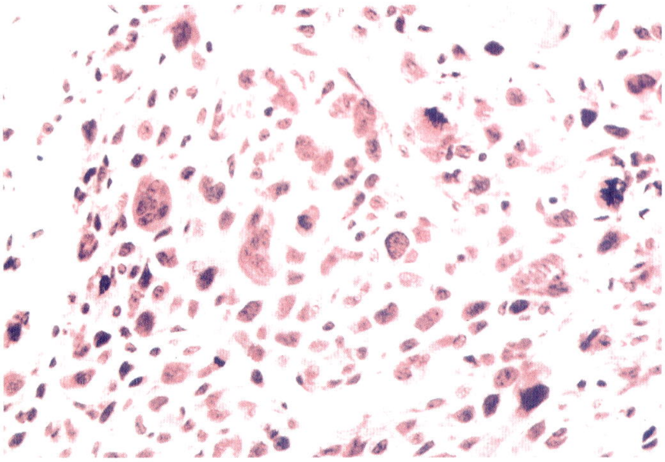

그림 T-4-73. 조직표본은 모양과 크기가 서로 다른 거대세포로 구성된다. 다핵성 거대세포의 세포질은 비교적 풍부하고, 여러 개의 핵들이 한 세포질 내에서 관찰된다. 이 암종은 국소에 방사선 조사를 받고 난 뒤에 생검한 표본이다. 암세포들은 방사선조사의 영향(괴사)을 보인다.

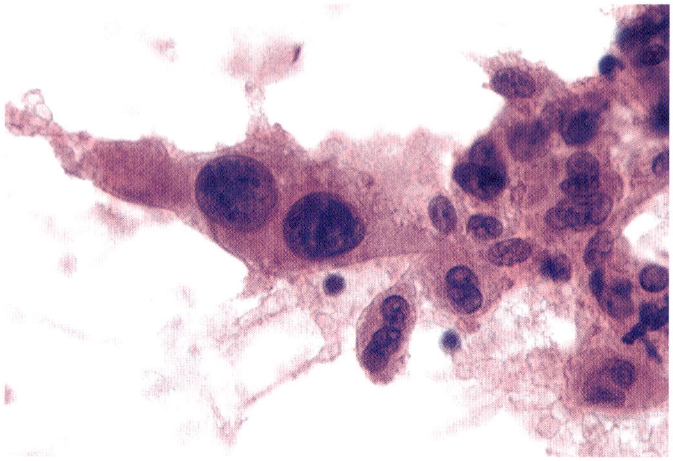

그림 T-4-75. 몇 개의 암세포들이 뒤엉켜 나타난다. 호산성의 세포질은 풍부하다. 경계는 뚜렷하지 못하다. 핵은 농염되고, 염색질은 덩어리로 뭉쳐 있고, 뚜렷한 핵소체가 여럿 있다. 다핵성 거대세포의 핵도 단핵성 암세포의 핵 모양과 비슷한 특징을 가진다.

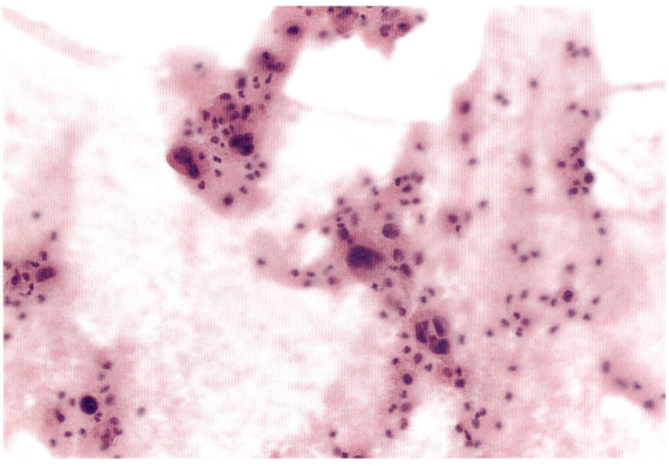

그림 T-4-74. 세포밀도는 중등도이다. 장액성, 혈성 도말배경에 몇 개의 암세포와 염증세포가 섞여 있다. 암세포의 핵은 농염되고, 세포질은 호산성으로 붉게 염색된다. 다핵성 종양세포도 심한 변성 소견을 보인다. 염증세포는 주로 호중성 백혈구이다.

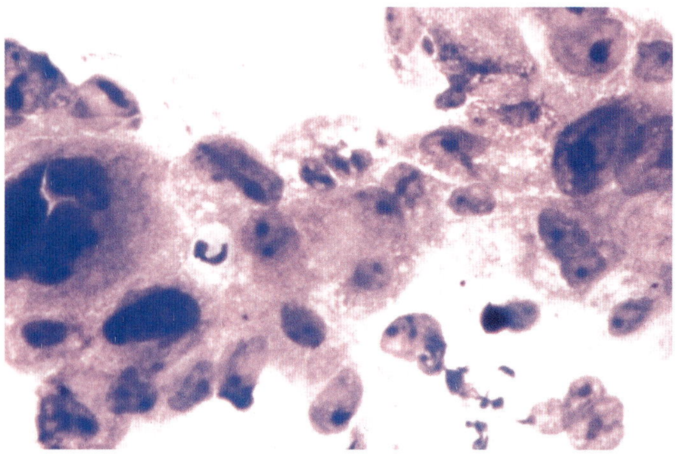

그림 T-4-76. 고배율에서 암세포들은 대소부동증과 다형성이 심하다. 암세포들이 괴사(핵농축, 핵융해)에 빠지고 불규칙한 집단을 만든다. 핵과 핵소체의 미세한 구조를 전혀 볼 수 없다. 세포질은 곧 떨어져 나갈 것 같이 연약하게 보인다. 세포질의 경계가 뚜렷하지 않다.

미분화(역형성)암종, undifferentiated(anaplastic) carcinoma (2-2)

미분화암종은 각 증예마다 종양세포의 모양이 다를 뿐만 아니라 심지어 한 종양의 부위에 따라 암세포의 모양이 같지 않을 수 있다. 이따금 종양조직의 일부에서 유두상 암종 또는 여포상 암종의 조직상을 동반한다. 그래서 유두상 또는 여포상 암종이 오랜 경과 뒤에 미분화암종으로 발전한 것도 있다고 생각된다. 세포학적으로 암세포의 다형성이 잘 반영되지만, 섬유증식, 출혈, 염증, 괴사 등의 이차적인 변화로 인하여 충분한 양의 진단적인 세포를 얻지 못하는 경우가 있다. 적절한 양의 종양세포만 흡인, 검경된다면 미분화 암종의 진단은 별로 어렵지 않다.

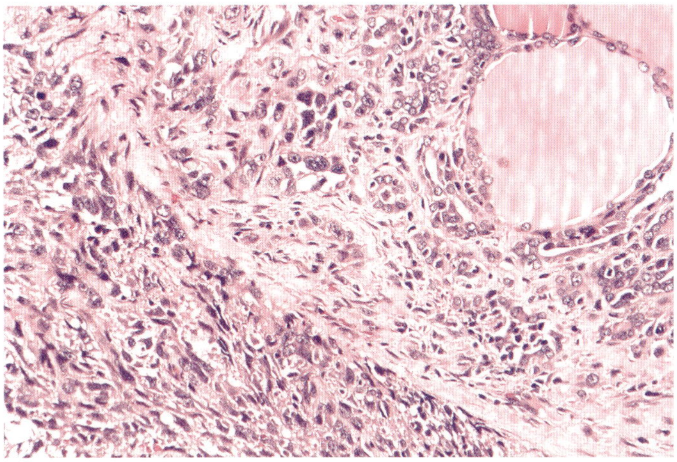

그림 T-4-77. 이 암종은 매우 분화가 나쁜 편평세포암종과 악성 섬유 조직구종(malignant fibrous histiocytoma)의 양 조직상을 동시에 보이는 암종이다. 방추상 세포의 둥지짓기(nesting) 현상으로 보아 암종 세포임을 암시한다. 몇 개의 악성여포 구조가 우상방에 아직 남아 있다.

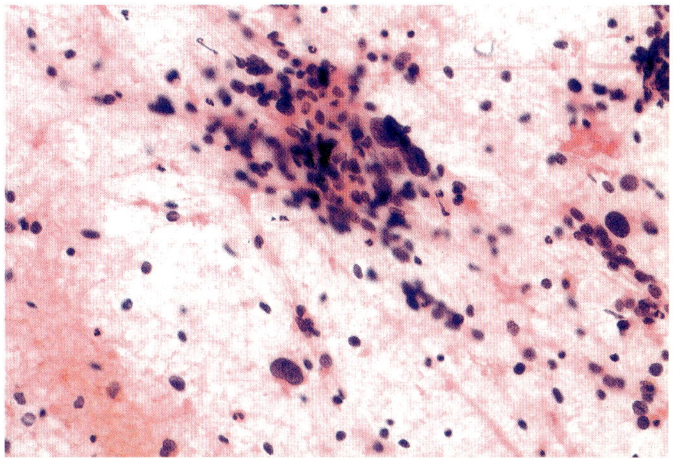

그림 T-4-79. 혈성괴사성 배경에 느슨한 세포집단과 흩어진 개별세포들이 떠 있다. 핵의 모양은 다양하고, 검게 농염된다. 세포질은 오렌지색으로 착색되어 편평상피세포로 분화의 경향을 보인다.

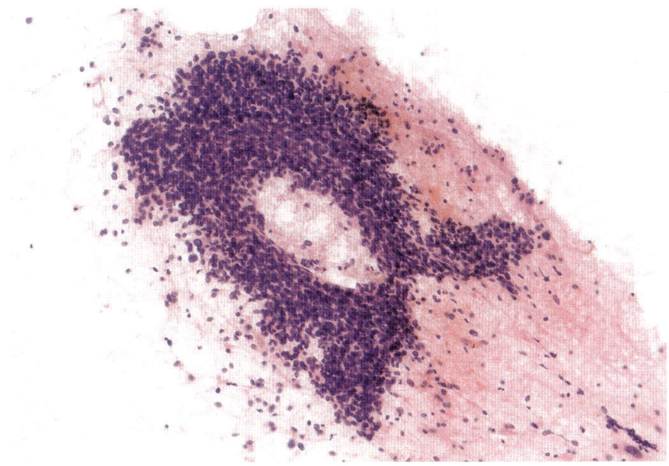

그림 T-4-78. 농염된 세포들의 큰 집단이 혈성삼출물을 배경에 깔고 있다. 한 집단의 세포들이 하늘을 비상하는 철새 떼처럼 보인다. 이것은 미소생검(microbiopsy)에 해당하는 조직편이다. 주위에 낱개로 흩어진 종양세포들이 보인다.

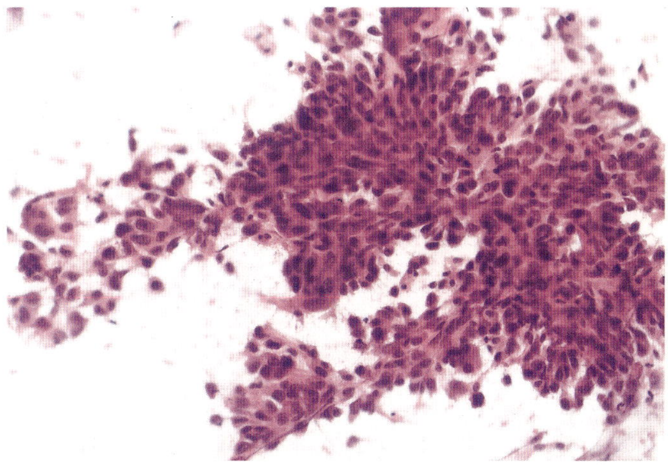

그림 T-4-80. 불규칙한 3차원적 세포집단을 본다. 다양한 모양과 크기의 암세포들이 유두상으로 짜여 있다. 주로 방추상 세포와 원주상 세포 그리고 구형의 종양세포들이 섞여 있다. 이런 세포학적 변화로 분화의 가닥을 전혀 짐작할 수 없다.

수질성 암종, medullary carcinoma (1-3)

수질성 암종은 여포곁세포(C-세포)로 분화하며 칼시토닌(calcitonin)을 분비하는 악성세포로 구성되는 갑상선의 원발성 암종이다. 모든 갑상선 암 중 5~10%를 차지한다. 이들의 약 75%가 산발적으로 발생하고, 나머지가 다발성 내분비 종양, 제Ⅱ형(MEA, type Ⅱ)의 한 구성 병변으로 발생한다. 산발성 암종은 중년(36세~51세)에 잘 발생하고 다발성 내분비형은 10년 내지 20년 더 젊은 나이에 나타난다. 여자에 약간 호발한다(남여 비, 1:1.3). 이 암종은 서서히 자라고 5년 생존율이 치료 후(갑상선 절제 후) 70%에 달한다(10년 생존율은 30%로 불량). 세포학적으로 수질성 암종의 진단은 쉽지 않다(50%의 정확성). 면역화학적으로 암세포에서 칼시토닌을 그리고 종양의 기질에서 아미로이드(amyloid)를 증명함으로써 확진이 가능하다.

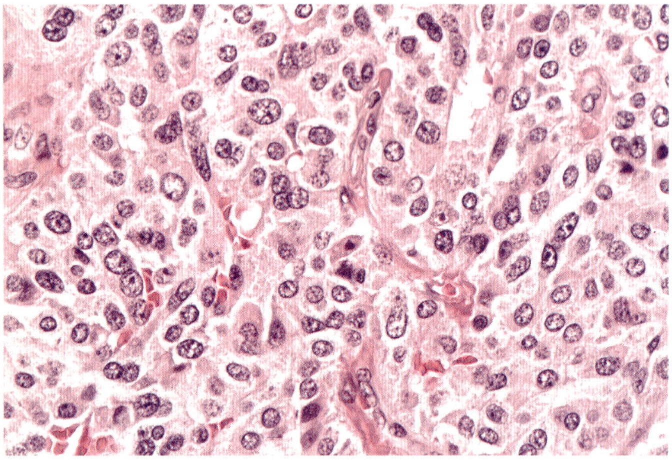

그림 T-4-81. 종양세포들은 다면체(polyhedral)로 호산성 세포질을 가진다. 암세포 둥지는 평판상으로 짜여 있고, 기질의 양이 적다. 기질에는 모세혈관이 잘 발달하고 있다. 일견 부신경절종(paraganglioma)처럼 보인다.

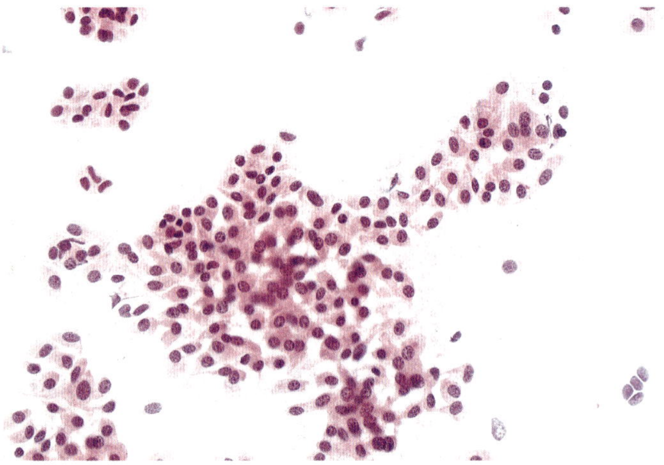

그림 T-4-82. 저배율에서 세포밀도는 중등도이다. 세포는 느슨한 집단 내지 개별세포로 흩어져 도말된다. 세포집단은 대개 단층의 평판상으로 나타난다.

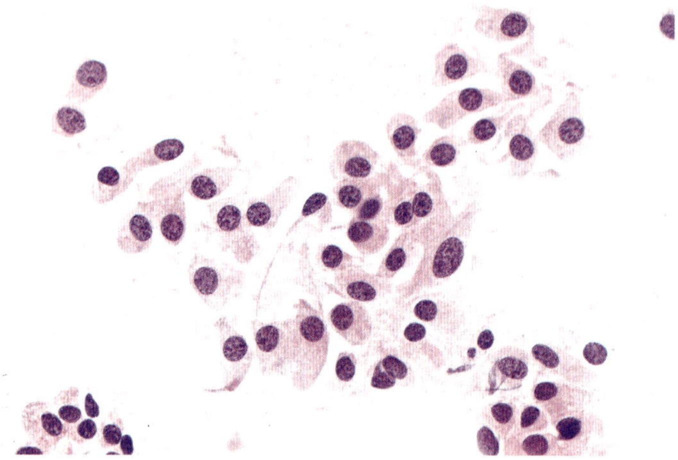

그림 T-4-83. 개별세포들은 엷은 호산성의 세포질을 가진다. 방추상 또는 달걀모양의 세포질이 뚜렷한 경계를 가진다. 핵의 대소부동증이 약간있다. 핵은 둥글고 세포질의 한쪽에 위치하여 형질세포를 닮고 있다. 염색질은 과립상으로 고루 분포한다.

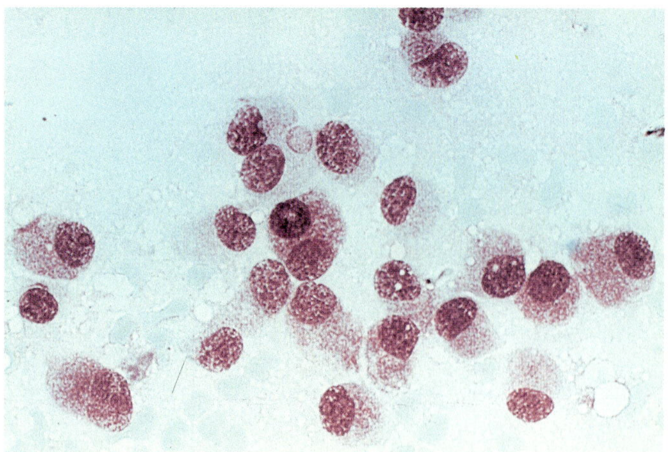

그림 T-4-84. 고배율에서 도말세포들은 낱개로 흩어져 있다. 풍부한 세포질은 미세한 과립으로 꽉 차 있다. 핵은 둥글고, 과립상 염색질을 가진다. 핵은 세포질의 한쪽에 치우쳐, 형질세포의 모양을 하고 있다(Romanovsky 염색).

수질성 암종, medullary carcinoma (2-3)

수질성 암종은 대개 피막을 만들지 않는다. 갑상선의 실질 내로 잘 침윤하고, 혈관과 림프관을 잘 침범한다. 종양 조직의 기질에는 아미로이드가 침착하고, 암세포질 내에서 칼시토닌을 증명한다(면역 염색으로 증명). 종양세포는 다면체, 방추상, 소세포, 거대세포 등 매우 다양한 모양으로 나타날 수 있다. 종양세포들은 평판상(둥지형성), 소시지(육주)모양 또는 면포상(alveolar)으로 배열한다. 창자의 유암종(carcinoid)의 조직상과 흡사할 수 있다. 소세포로 된 암종은 폐장의 소세포 암종과 유사하다. 암세포의 세포질 내에는 친은성 신경내분비과립(calcitonin)이 나타난다.

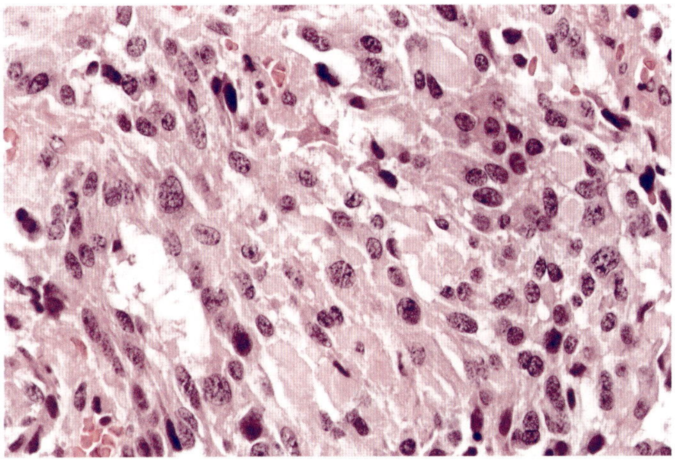

그림 T-4-85. 조직표본은 방추상의 암세포들이 평판상으로 배열한다. 세포질은 풍부하다. 세포들 사이에 유리질같은 반투명성 무구조한 호산성의 작은 덩어리를 본다. 이것이 특수염색(Congo red 염색)에서 아미로이드로 반응한다.

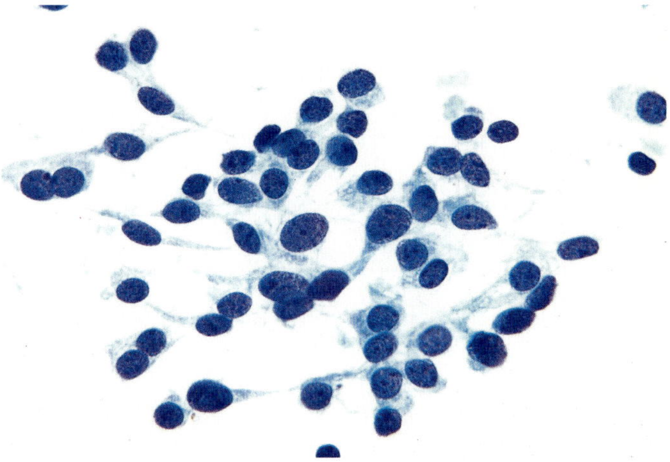

그림 T-4-87. 종양세포의 세포질은 방추상으로 한쪽으로 길게 뻗어 있다. 핵은 계란모양이고, 염색질은 과립상이다. 하나의 작은 핵소체가 있다. 이런 세포소견에 아미로이드 또는 신경내분비과립을 증명함으로써 수질성 암종의 확진이 가능하다.

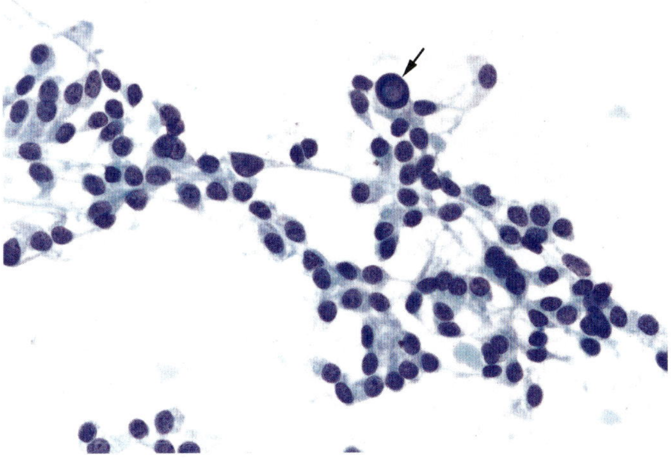

그림 T-4-86. 저배율에서 도말세포의 밀도는 중등도이다. 느슨한 집단으로 도말된다. 세포질의 한쪽이 뻗어 나가 인접한 세포와 연결된다. 핵은 둥글거나 달걀란모양이다. 한 세포는 핵내 봉입체를 보인다(화살표).

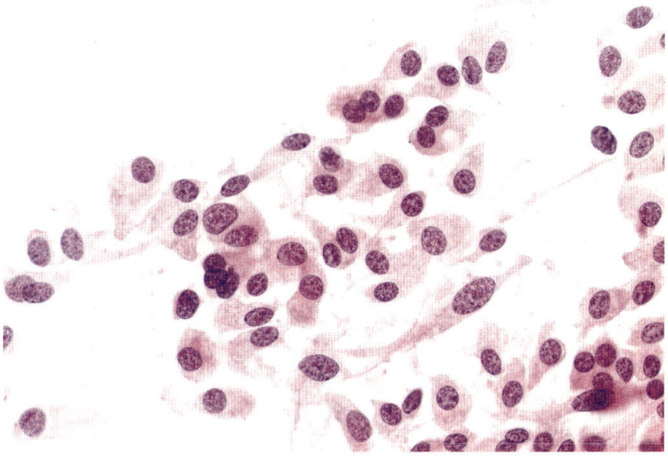

그림 T-4-88. 종양세포들은 방추상이고, 핵은 달걀모양이다. 굵은 과립상염색질이 핵 내 고루 분포한다. 어떤 세포들은 형질세포를 닮고 있다.

수질성 암종, medullary carcinoma (3-3)

환자는 대다수가 갑상선의 결절 때문에 초진을 받게 된다. 분비되는 호르몬(칼시토닌)에 의한 증상(설사)은 매우 드물다. 수질성 암종의 국소침윤으로 인한 증상(삼키기 곤란, 쉰 목소리, 기침 등)으로 병원을 찾게 되는 경우도 간혹 있다.

수질성 암종의 산발형은 단일결절로, 가족형은 다발성 결절로 잘 발생한다. 초진 당시 종양의 크기는 작고 대체적으로 한쪽 엽의 상 1/3과 중 1/3의 경계부위에 잘 생긴다. 이 종양은 단단하고, 충실하고, 견고하다. 피막은 형성되지 않는다. 석회화가 간혹 관찰된다. 기질에 나타나는 amyloid가 이 종양의 진단적인 소견이 된다. 다양한 조직학적 변화처럼 도말표본에서도 암세포의 모양이 각양각색이다. 자주 보는 기본형은 둥글거나 달걀모양의 다면체 세포라고 할 수 있다.

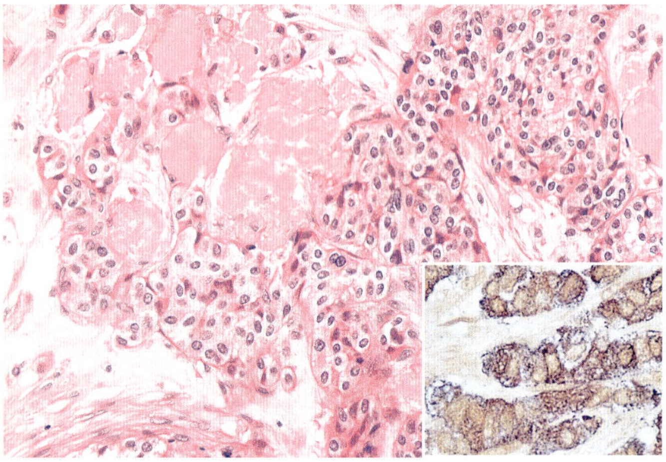

그림 T-4-89. 수질성 암종의 기질(세포 밖)에는 호산성의 무구조한 조각들이 많이 나타난다. 이들의 모양은 다양하다. 이 조각들이 특수염색(Congo-red 염색)결과 아미로이드로 확인된다. 주위에는 종양세포들이 작은 둥지를 만든다. (삽입그림) 친은염색(argentaffin stain)으로 양성 반응을 보이는 수질성 암종세포들이 줄을 지어 육주모양으로 배열한다.

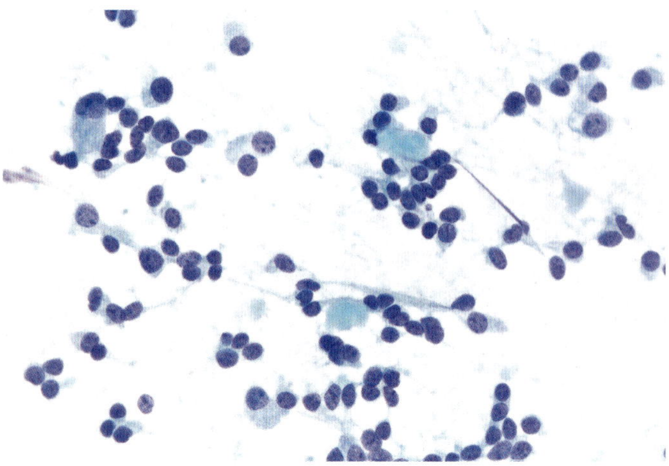

그림 T-4-90. 저배율에서 흩어진 개별세포들 사이에 엷고 푸른색의 작은 조각들이 산재한다. 이들은 연한 교질(thin colloid)의 모양과 색깔이 비슷하다. 종양기질에 있는 아미로이드가 Pap. 염색에서 이렇게 나타난다.

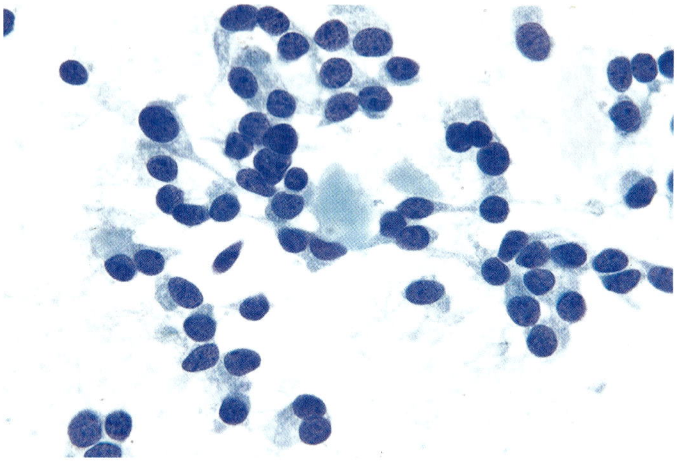

그림 T-4-91. 중등대 배율에서 아미로이드의 특징적인 소견을 본다. 아미로이드 조각은 그 모양이 일정하지 않다. 연한 푸른색으로 염색된다. MGG 염색에서는 자홍색으로 염색된다.

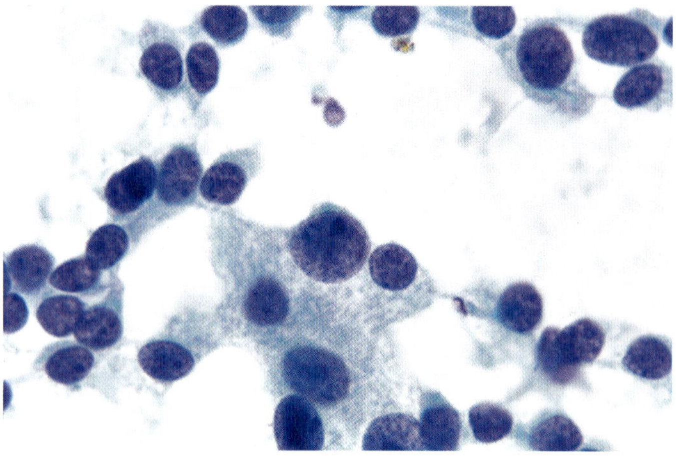

그림 T-4-92. 고배율에서 이 암종세포의 특징을 본다. 핵은 굵은 과립상 염색질로 채워진다. 이런 과립상 염색질을 과장해서 소금에 뿌린 후추에 비유한다(pepper and salt chromatin). 이런 염색질은 일반적으로 내분비 세포의 핵에 관찰되는 특징적인 변화이다. 핵막은 뚜렷하지 않다. 세포질 내 과립은 Pap. 염색에서는 뚜렷하지 않다.

악성 림프종, malignant lymphoma (1-2)

림프계 세포(lymphoid cell)로 구성된 악성 종양이 갑상선을 현저하게 침범했거나 갑상선에 국한해서 발생한 경우를 갑상선의 원발성 악성 림프종이라고 규정한다. 전신적인 림프종이 갑상선을 2차적으로 침범한 속발성 림프종과 구별한다(치료방법과 예후가 상이함). 원발성 림프종의 발생빈도는 모든 갑상선암의 5%를 차지한다. 하시모토 갑상선염의 경과 중에 발생하는 악성 림프종이 바로 원발성 림프종이다. 80%의 원발성 림프종이 하시모토 갑상선염에 속발한다. 이것들은 대부분 B-세포 기원이며 주변층 B-세포 림프종(점막연관성 림프조직 기원 림프종, MALT lymphoma)일 가능성이 높다.

갑상선은 단단하다. 피막을 뚫고 인접장기로 잘 침윤한다. 이런 증상이 빨리 나타나기 때문에 미분화암종의 임상증상과 잘 혼동한다.

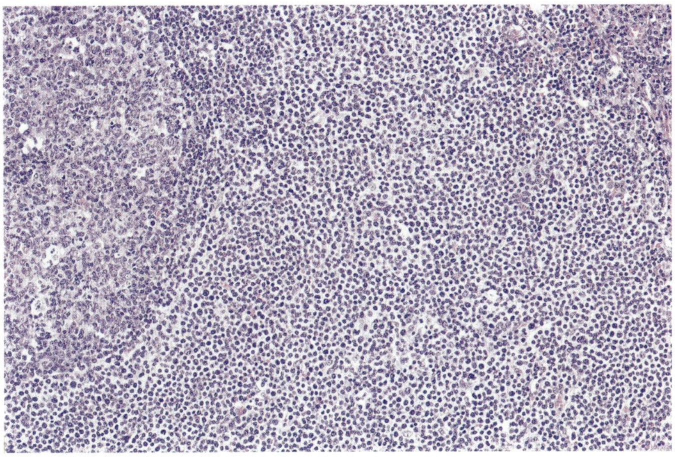

그림 T-4-93. 저배율에서 왼쪽으로 림프소절의 중심 일부가 보인다. 그 주위에 얇은 외투층(mantle zone)을 인정한다. 그 밖으로 시야의 대부분을 작은 림프구가 홍수를 이루고 있다. 이 종양세포들이 주변층(marginal zone)을 형성하는 단핵구양 B-세포(monocytoid B-cell)이다. 이런 림프종을 주변층 B-세포 림프종(marginal zone B-cell lymphoma)이라고 하고, 흔히 하시모토 갑상선염에 속발하는 갑상선의 원발성 림프종이다.

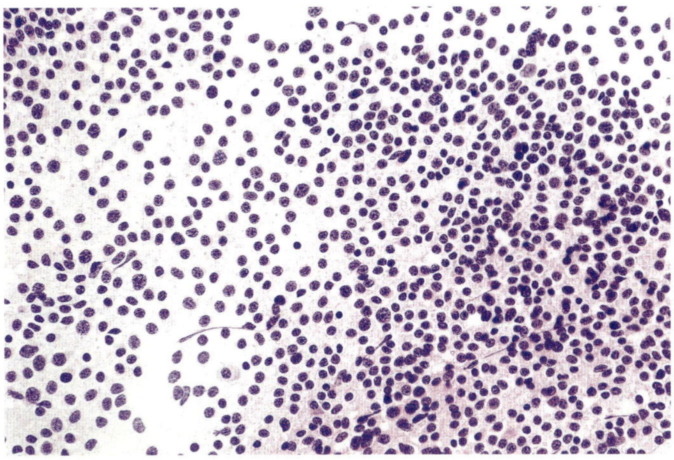

그림 T-4-94. 세포밀도는 최고로 높다. 고만고만한 둥근 세포들이 단층으로 카펫처럼 깔려 있다. 핵이 중첩하지도 않고 서로 융합하여 집단을 만들지도 않는다. 마치 말초혈액의 도말소견을 보는 것 같다.

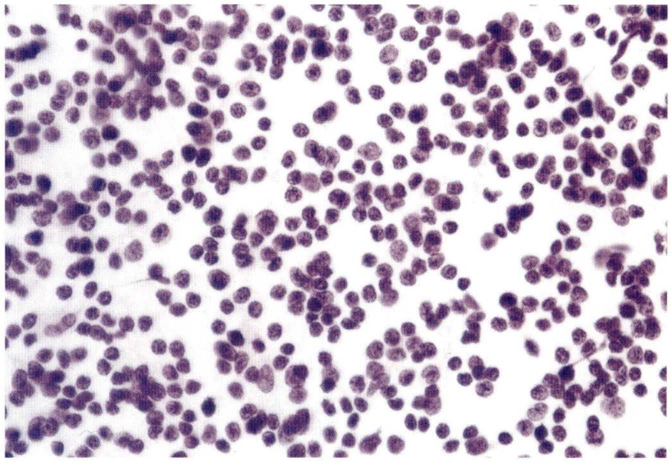

그림 T-4-95. 중배율에서 도말세포의 모양이 서로 약간 다르다는 것을 알 수 있다. 작은 림프구, 조직구, 큰 림프구, 형질세포들이 섞여 있다.

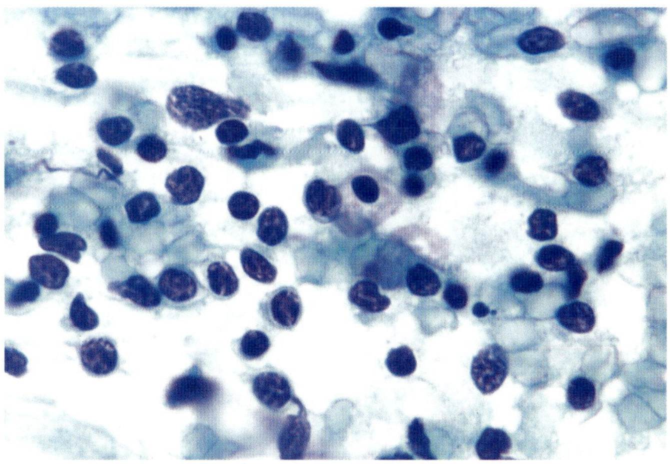

그림 T-4-96. 고배율에서 림프계 세포들의 모양이 서로 다르고, 조직구와 변성에 빠진 여포 상피세포들이 섞여 있다. 하시모토 갑상선염에 속발한 악성 림프종이다. 이렇게 다양한 림프계 세포들이 도말을 구성할 경우 림프종으로 확진하기 곤란하다. 생검으로 림프구의 단일 크론을 증명해서 확진을 얻는다.

악성 림프종, malignant lymphoma (2-2)

악성 림프종은 육안적으로 회백색이고 균질적으로 단단한 고기 덩어리 같아서 생선회(fish fresh)에 곧 잘 비유된다. 종양의 피막은 없고 갑상선 실질 내로 광범위하게 침윤한다. 대다수의 원발성 림프종이 비 호지킨스 림프종이고 B-림프구 계열이다. 소세포형(저등급)과 대세포형(고등급)으로 구분된다. 대세포형이 더 자주 발생한다(미만성 대세포 림프종). 주변층 B-세포 림프종은 소세포형에 속한다. 소세포 림프종이 대세포형보다 예후가 양호하다. 갑자기 커져서 주위 구조들을 잘 침범하는 것이 바로 대세포형이다.

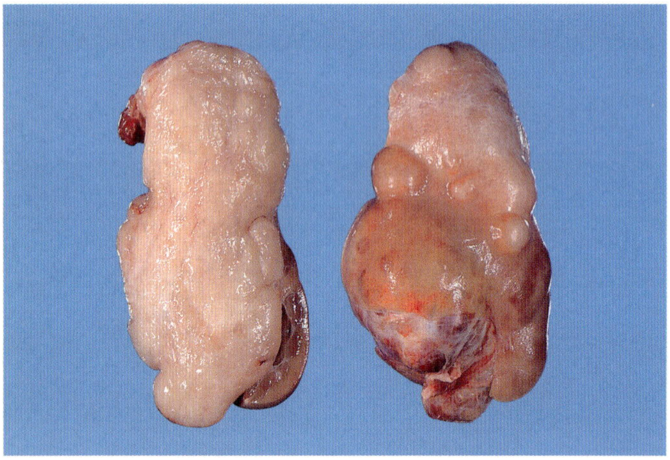

그림 T-4-97. 갑상선의 거의 모든 실질을 침범한 악성 림프종의 전형적인 육안소견이다. 표면(오른쪽 반)은 결절상이고 매끈한 갑상선의 피막으로 둘러싸여 있지만 현미경 검사에서 피막의 여러 곳이 이미 종양세포의 침윤을 받고 있다. 왼쪽 절단면은 생선회감과 아주 비슷하다.

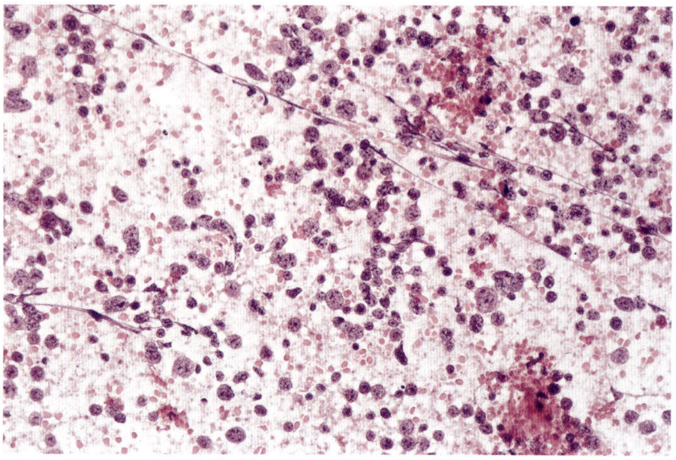

그림 T-4-99. 도말세포의 밀도는 높다. 주로 큰 핵을 가진 세포들이 소수의 작은 괴사세포를 동반한다. 낱개로 흩어져 도말된다. 림프선소체(lymphoglandular body)로 배경을 얼룩지게 한다.

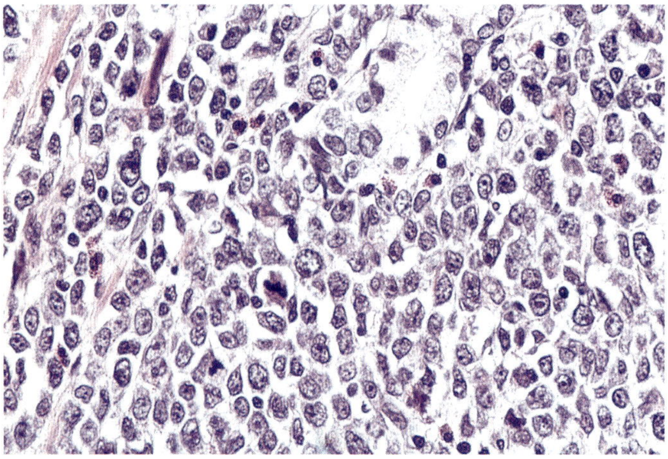

그림 T-4-98. 비교적 크고, 약간 불규칙한 모양의 핵을 가진 세포들이 평판상으로 짜여 있다. 세포질은 비교적 많은 편이다. 그림의 상부에 일부 남아 있는 여포상피가 종양세포의 침윤을 받고 있다(림프상피 병변, lymphoepithelial lesion).

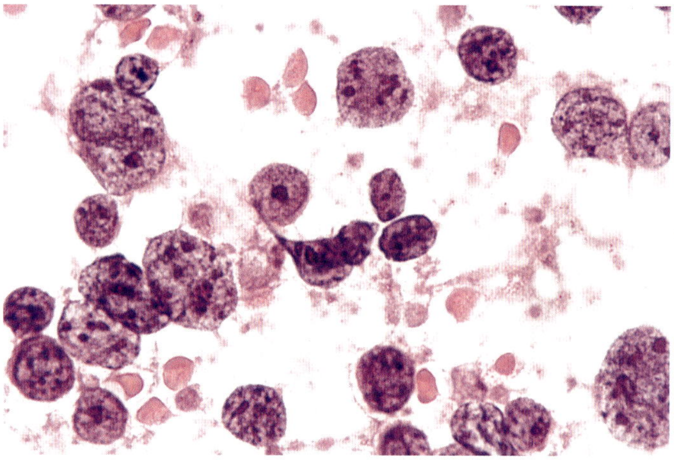

그림 T-4-100. 고배율에서 림프계의 큰 종양세포들의 형태학적 특징이 잘 나타난다. 세포핵의 대소부동증과 다형성이 심하다. 핵소체는 크고, 다양하고, 뚜렷하고, 여러 개가 한 핵안에 나타난다. 림프선소체가 배경에 흩어져 있다.

부갑상선, Parathyroid Gland

부갑상선은 보통 4개의 독립된 샘으로 구성된다. 갑상선의 좌우 양엽의 상극과 하극 뒤쪽에 각각 한 개씩 붙어 있다. 개별 샘들의 무게는 일정하지 않지만, 총 4개의 평균 무게는 남자에서 120mg, 여자에서 142mg이다. 한 개의 무게가 60mg 을 넘을 때에 비정상적이라고 할 수 있다.

부갑상선에 발생하는 가장 흔한 병적상태는 원발성 부갑상선기능항진증(primary hyperparathyroidism)이다. 기능항진증을 일으키는 질병으로 부갑상선의 증식증(15%), 선종(80%) 및 암종(5% 미만)이 있다. 부갑상선의 증식증은 4개의 샘이 다같이 커지지만(그림 T-5-1), 선종과 암종은 한 샘에만 국한해서 발생한다. 속발성 부갑상선기능항진증은 그 원인 질병이 임상적으로 뚜렷하기 때문에(예, 신부전증) 진단에는 별문제가 없다.

원발성 부갑상선기능항진증의 원인 질병은 반드시 외과적으로 제거되어야 한다. 화학요법이나 방사선조사의 치료효과는 별로 없는 것으로 알려지고 있다. 수술 전에 기능항진증의 원인 실체를 규명하는데는 FNA가 별로 도움을 주지 못한다. 세포학적으로는 부갑상선의 증식증이나 선종 또는 암종을 서로 감별할 수 없을 뿐만 아니라 심지어 갑상선의 병변과도 감별이 불가능하다.

원발성 부갑상선기능항진증의 원인 질병을 찾기 위하여 동결절편검사(frozen section)가 실시된다. 우선 가장 큰 샘부터 절제하여 화학천평으로 무게를 단다. 연속적으로 나머지 샘들의 동결절편검사를 하고, 부갑상선 조직임을 확인한다. 4개의 샘 중 하나만 커져있으면 종양(선종 또는 암종)이고, 4개 다 커져있으면 증식증이 된다(그림 T-5-1). 증식증일 경우 마지막 4번째 샘의 부분절제를 끝으로 진단과 치료의 전 과정을 마치게 된다.

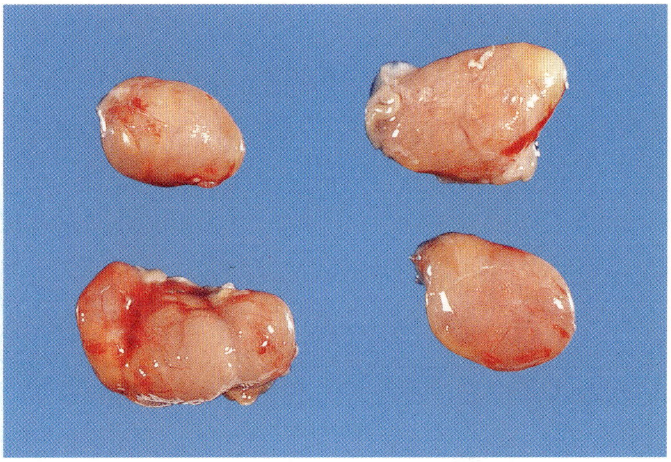

그림 T-5-1. 부갑상선 증식증. 좌우상하에 위치한 4개의 부갑상선이 전부 종대 되어 있어서 부갑상선의 증식증이다.

부갑상선의 FNA는 부갑상선 선종의 일차적인 외과적 절제가 실패했을 때(제거 후 혈청 칼슘의 지속적 상승, 인산염의 지속적 저하) 초음파나 컴퓨터 단층촬영의 도움으로 목주위 또는 종격동에 남아 있는 결절의 본태를 파악하는데 결정적인 단서를 제공한다. 또한 부갑상선의 암종이 뼈나 다른 장기에 전이가 의심될 때에 FNA는 매우 유익한 정보를 제공한다.

부갑상선선종, parathyroid adenoma

갑상선의 실질내 매입된 부갑상선은 드물고(0.2%), 갑상선의 좌우엽 상하 양극의 피막에 붙어 있는 경우(갑상선 밖)가 일반적으로 부갑상선이 자리를 잡고 있는 위치이다. 갑상선의 안과 밖에 위치하고 있는 부갑상선에서 다같이 증식증, 선종 및 암종이 발생할 수 있다. 이들의 조직학적 변화가 영락없이 갑상선의 여포상 종양의 그것을 닮고 있기 때문에 부갑상선 종양과 갑상선의 여포상 종양을 세포학적으로 감별하기는 곤란하다. 또한, 부갑상선의 증식증으로부터 선종과 암종을 세포학적으로 가려내는 일도 쉽지 않다. 부갑상선 기원을 갑상선 기원으로부터 구별하는 데는 특수염색(은친화성 염색)이나 면역 세포화학적 검색(갑상선 글로불린과 부갑상선 호르몬)을 필요로 한다.

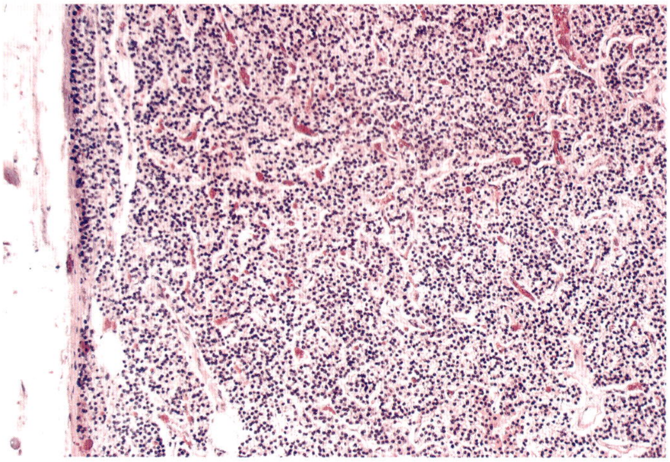

그림 T-5-2. 부갑상선 선종의 저배율 소견이다. 종양조직은 얇은 피막으로 둘러싸여 있다. 종양세포들은 평판상으로 조밀하게 배열한다. 종양조직 내에 혈관이 잘 발달하고 있다. 지방조직이 전혀 섞여 있지 않다. 이런 조직 소견은 증식증, 선종, 암종에 다같이 나타난다.

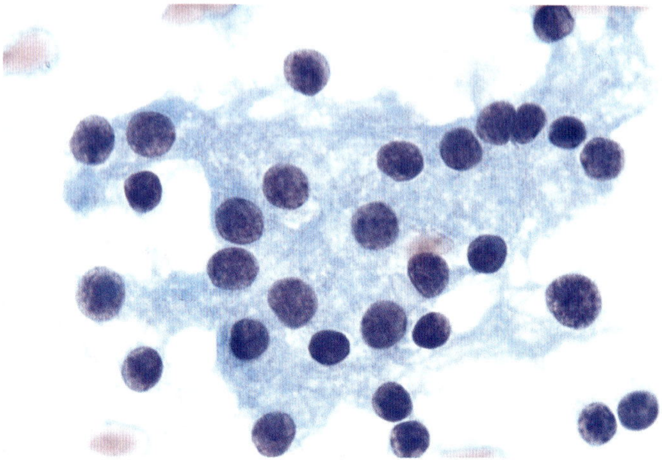

그림 T-5-4. 종양세포는 획일적으로 둥근핵을 가진다. 핵은 약간 검게 염색되고, 염색질이 과립상이다. 세포질은 미세한 과립상이고, 너덜너덜 떨어져서 경계가 흐려있다.

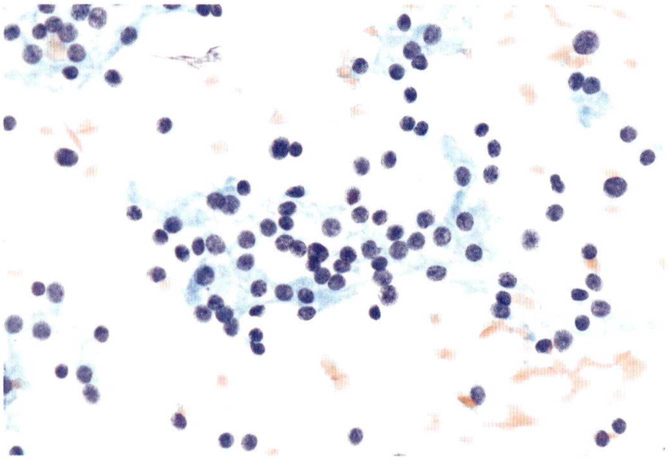

그림 T-5-3. 저배율에서 세포밀도는 중등도이다. 느슨한 평판상의 세포집단이 불규칙하게 흩어져 있다. 세포집단의 주위에 나핵을 동반한다. 종양세포는 매우 엷은 세포질을 가진다. 핵은 균일하게 둥글다.

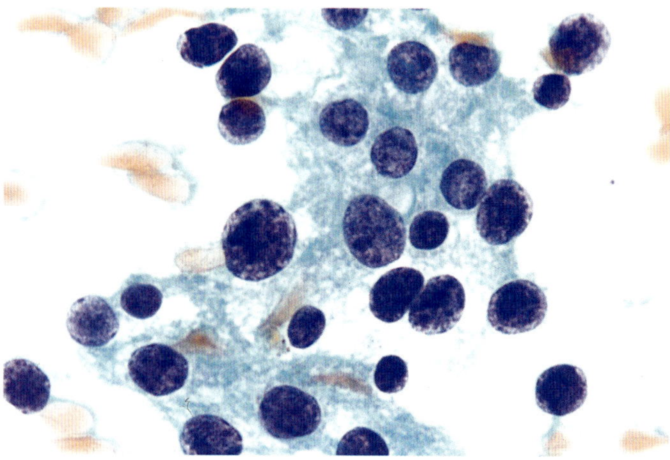

그림 T-5-5. 종양세포의 둥근핵은 대소부동증을 보인다. 굵은 과립상 염색질을 가진다. 신경내분비 세포(neuroendocrine cell)의 염색질에서 보는 특징적인 소금에 뿌린 후추를 연상케 한다.

부갑상선암종, parathyroid carcinoma

부갑상선 기능항진증을 수술 전에 FNA로 평가하는 일은 별로 도움이 되지 않는다. 부갑상선 종양의 위치를 확정하기 위한 수단으로 목부위의 초음파나 종격동의 CT 유도로 실시되는 FNA는 도움이 될 수 있다. 최근, FNA가 부갑상선 병변을 갑상선의 여포상 종양으로부터 감별할 수 있는 가능성을 검증한 보고에 따르면, 매우 실망스러운 결과를 접하게 된다. 부갑상선호르몬에 대한 면역염색의 양성 결과만이 문제의 세포를 부갑상선 기원이라고 단정할 수 있는 유일한 단서가 된다.

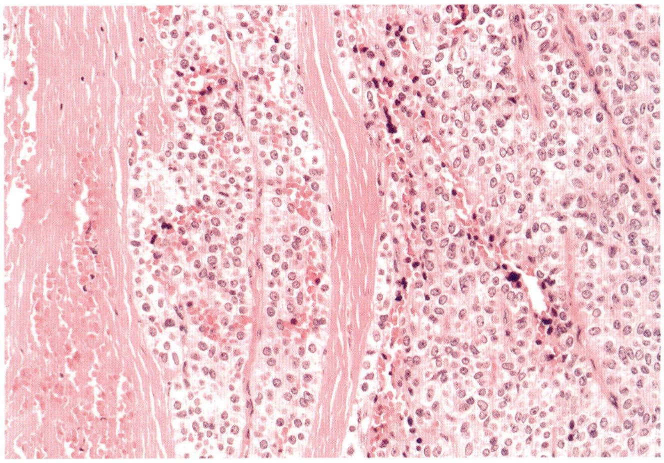

그림 T-5-6. 조직은 주세포(chief cell)로 구성된 부갑상선의 암종이다. 종양세포들은 두꺼운 피막을 뚫고 피막내 혈관을 침범한다. 종양조직 내 혈관이 풍부하다.

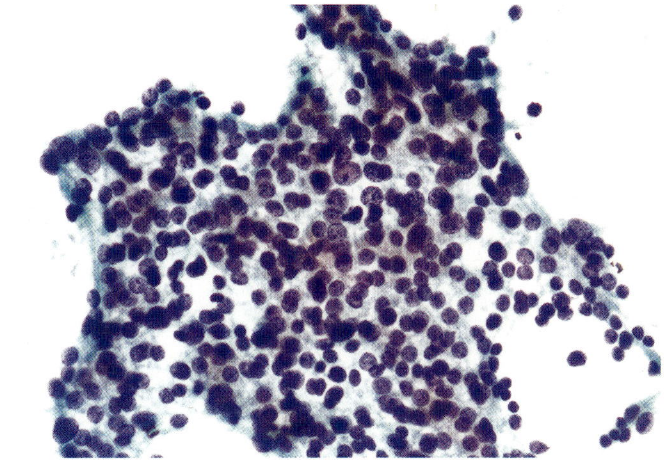

그림 T-5-8. 평판상의 세포집단 내에 국소적으로 중첩된 부위가 있다. 핵은 둥글고, 매우 단조롭게 생기고, 대소부동증이 경미하게 관찰된다. 여포상 종양 세포의 집단과 흡사하다.

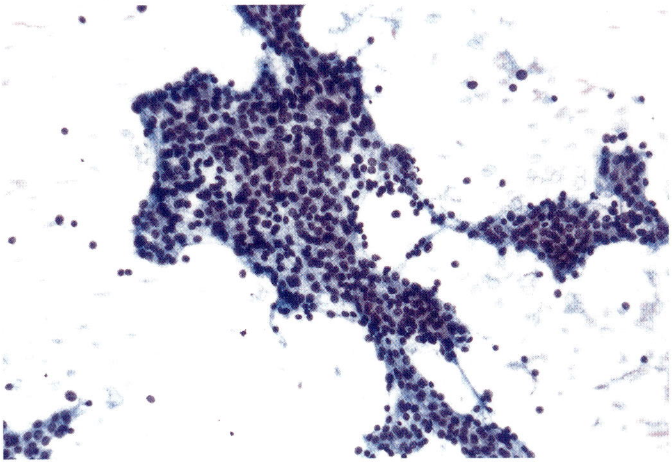

그림 T-5-7. 저배율에서 한 세포의 집단이 불규칙한 변두리를 가진다. 핵들은 국소적으로 중첩되고 있다. 세포집단의 주위에는 나핵이 흩어져 있다. 교질은 보이지 않는다.

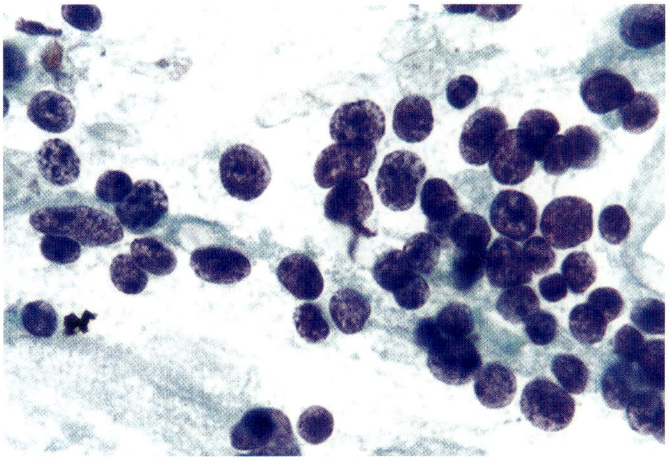

그림 T-5-9. 종양세포의 핵은 둥글고 대소동증이 경하게 인정된다. 핵은 농염된다. 염색질은 굵은 과립상(소금에 뿌린 후추)이다. 세포질은 연약해서 떨어져 나가고 나핵으로 남아 있다. 갑상선의 여포상 종양세포를 매우 닮고 있어 감별이 어렵다.

찾아보기

유방

갑상선

INDEX

Breast

Thyroid

흡인세포진단의 실제
유방과 갑상선

정가 35,000원

ISBN 978-89-0743-585-5

2007년 11월 5일 인 쇄
2007년 11월 10일 발 행

저 자 : 이 중 달

발행자 : 최 병 진

발행처 : 도서출판 **고 려 의 학**
(110-524) 서울시 종로구 명륜동 4가 91
TEL 765-0333 / 0337
FAX. 743-2288
등록번호 : 제1-519호 1978. 6. 29